Arman T. Askari / Adrian W. Messerli

# Cardiovascular Hemodynamics

An Introductory Guide

Second Edition

# 心血管血流动力学指南

## (第2版)

主　编　〔美〕阿曼·T.阿斯卡里
阿德里安·W.梅塞尔利

主　译　李　彤

天津出版传媒集团
天津科技翻译出版有限公司

著作权合同登记号:图字:02-2020-125

图书在版编目(CIP)数据

心血管血流动力学指南 / (美)阿曼·T.阿斯卡里(Arman T. Askari),(美)阿德里安·W.梅塞尔利(Adrian W. Messerli)主编;李彤主译. —天津:天津科技翻译出版有限公司,2023.4

书名原文: Cardiovascular Hemodynamics:An Introductory Guide

ISBN 978-7-5433-4304-7

Ⅰ.心… Ⅱ.①阿… ②阿… ③李… Ⅲ.①心血管液体动力学 Ⅳ.①R331.3

中国国家版本馆 CIP 数据核字(2023)第 012351 号



授权单位:Springer Nature Switzerland AG.
出　　版:天津科技翻译出版有限公司
出 版 人:刘子媛
地　　址:天津市南开区白堤路 244 号
邮政编码:300192
电　　话:(022)87894896
传　　真:(022)87893237
网　　址:www.tsttpc.com
印　　刷:天津海顺印业包装有限公司
发　　行:全国新华书店
版本记录:889mm×1194mm　16 开本　18.25 印张　350 千字
2023 年 4 月第 1 版　2023 年 4 月第 1 次印刷
定价:180.00 元

# 主译简介

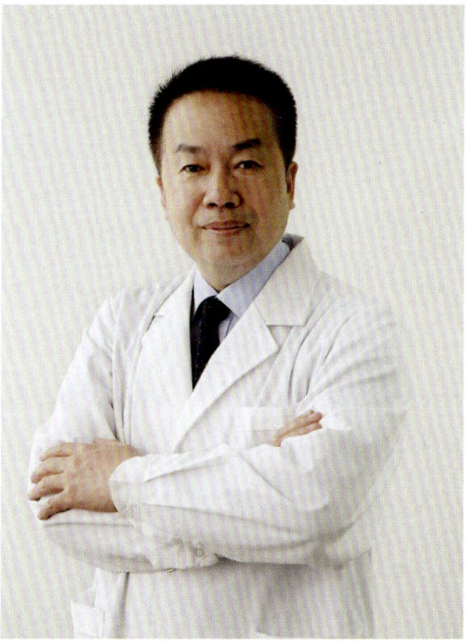

**李彤** 主任医师，二级教授，博士生导师，心血管外科专家，国务院特殊津贴专家，天津市杰出人才，天津市“131人才工程”第一层次人才，首届津门名医，曾荣获第十二届中国医师奖、市级五一劳动奖章，以及全国模范军队转业干部、全国卫生系统先进工作者、天津市担当作为先进典型等称号。

天津市第三中心医院心脏中心学术带头人，天津市ECMO治疗与培训基地主任，天津市重症疾病体外生命支持重点实验室主任。曾任全国心血管外科重点学科——第四军医大学西京医院心血管外科病区主任。

在心血管外科、心血管危重症救治和体外生命支持领域开展临床实践及科学研究30余年，突破完成危重冠心病冠脉旁路移植术、多瓣膜置换及成形术、终末期心脏病心脏移植等高难度手术，在心外科危重症领域不断创新。在全国首批创建集心脏内、外科及CCU为一体的“心脏中心”和ECMO为核心的“重症疾病体外生命支持中心”，为心脏疾病救治的内外科一体化提供标准。聚焦ECMO为核心的组合式人工器官支持技术10余年，学科获批为“天津市十三五、十四五临床重点学科”，搭建了危重症患者“京津冀”救治绿色通道和网络，辐射半径达200千米。带领团队打破国外技术垄断，发明具备抗凝血功能的生物活性涂层，并申报获得国家发明专利；研发成功具备抗凝血功能国产ECMO套包及插管、人工肾套包等高性能医疗耗材。获批成立天津市唯一一家“ECMO治疗与培训基地”，对ECMO操作以及管理进行同质化、标准化、规范化培训，在新冠肺炎疫情防控以及各种突发社会公共卫生事件中发挥重要作用。

先后获得省部级科技进步一等奖2项；获得省部级科技进步二等奖3项；获得天津市科学技术委员会认定成果11项，其中国际先进成果8项，国内领先成果3项，承担国家及省部级课题10余项；先后在国内外重要刊物上发表文章200余篇，申请国家发明专利5项。

# 译者名单

主　译　李　彤

副主译　粮与恒　高文卿　黄　雷

译　者　(按姓氏汉语拼音排序)

崔晓琼　高文卿　龚奕杰　郭书栋　侯跃龙

黄　雷　粮与恒　李　彤　李田乐　刘　东

马群兴　米　睿　宁　萌　齐炳才　齐振昌

王俊义　魏　锦　吴　鹏　尹承芬　张　强

赵　越　郑　玥　郑伟锋

# 编者名单

**Ahmed Abdel-Latif** VA Medical Center, Lexington, KY, USA
Saha Cardiovascular Research Center, University of Kentucky, Lexington, KY, USA

**Olcay Aksoy** David Geffen School of Medicine, UCLA Medical Center, Los Angeles, CA, USA

**Paul Anaya** Gill Heart Institute, University of Kentucky, Lexington, KY, USA

**Jordan D. Awerbach** Division of Cardiovascular Medicine, Duke University Health System, Durham, NC, USA

**Chirag Bavishi** Department of Cardiology, Lifespan Cardiovascular Institute, Rhode Island Hospital, Warren Alpert Medical School of Brown University, Providence, RI, USA

**David C. Booth** The Gill Heart and Vascular Institute, University of Kentucky Medical Center, Lexington, KY, USA

**Michael P. Brunner** Spectrum Health Medical Group, Grand Rapids, MI, USA

**Justin M. Dunn** Interventional Cardiology, Summa Health, Akron, OH, USA

**Stephen G. Ellis** Cleveland Clinic, Cleveland, OH, USA

**Michael D. Faulx** Cleveland Clinic, Cleveland, OH, USA

**Sachin S. Goel** Prairie Heart Institute, St John's Hospital, Springfield, IL, USA

**Andrew D. M. Grant** Libin Cardiovascular Institute, Calgary, AB, Canada

**Brian P. Griffin** Cardiovascular Imaging, Cleveland Clinic, Cleveland, OH, USA

**Richard A. Grimm** Cleveland Clinic, Cleveland, OH, USA

**Ehud Grossman** The Chaim Sheba Medical Center, The Sackler Faculty of Medicine, Tel-Aviv University, Tel Aviv, Israel

**Mazen A. Hanna** Cleveland Clinic, Cleveland, OH, USA

**Michael A. Hanna** Cleveland Clinic, Cleveland, OH, USA

**James E. Harvey** York Hospital, WellSpan Health System, York, PA, USA

**Frederick Heupler** Cleveland Clinic, Cleveland, OH, USA

**Daniel H. Katz** Beth Israel Deaconess Medical Center, Boston, MA, USA

**Allan Klein** The Miller Family Heart and Vascular Institute, Cleveland Clinic, Cleveland, OH, USA

**Richard A. Krasuski** Division of Cardiovascular Medicine, Duke University Health System, Durham, NC, USA

**Amar Krishnaswamy** Interventional Cardiology, Cleveland Clinic, Cleveland, OH, USA

**Tracy E. Macaulay** Gill Heart Institute, University of Kentucky, Lexington, KY, USA

**Franz H. Messerli** Department of Cardiology, University of Bern, Bern, Switzerland

**Alexandra-Maria Neagoe** Department of Cardiology, University Hospital Bern, Bern, Switzerland

**Gbolahan Ogunbayo** Gill Heart Institute and Division of Cardiovascular Medicine, University of Kentucky, Lexington, KY, USA

VA Medical Center, Lexington, KY, USA

**Alper Ozkan** Acibadem University, Istanbul, Turkey

**Navin Rajagopalan** Heart Failure/Cardiac Transplant Program, The Gill Heart and Vascular Institute, Lexington, KY, USA

**Roberto Ramirez** Department of Cardiology, Mount Sinai St. Luke's Hospital, New York, NY, USA

**Emrush Rexhaj** Department of Cardiology, University Hospital Bern, Bern, Switzerland

Department for Biomedical Research, University of Bern, Bern, Switzerland

**Leonardo Rodriguez** Cleveland Clinic, Cleveland, OH, USA

**Marwa A. Sabe** Beth Israel Deaconess Medical Center, Boston, MA, USA

Harvard Medical School, Boston, MA, USA

**Begum Sezer** UCLA Medical Center, Los Angeles, CA, USA

**William J. Stewart** Department of Cardiovascular Medicine, Cleveland Clinic, Cleveland, OH, USA

**Jose Mariano T. Tan** Spectrum Health Medical Group, Grand Rapids, MI, USA

**Jordan S. Thomas** Advanced Heart Failure/Transplant Cardiology, Ohio State University, Columbus, OH, USA

**E. Murat Tuzcu** Heart and Vascular Institute, Cleveland Clinic, Cleveland, OH, USA

**Amanda R. Vest** Division of Cardiology, Tufts Medical Center, Boston, MA, USA

**Chun Pong Wong** Department of Cardiology, Khoo Teck Puat Hospital, National Healthcare Group, Singapore, Singapore

**Omeed Zardkoohi** Northwestern Medicine, Chicago, IL, USA

**Khaled M. Ziada** Gill Heart and Vascular Institute, University of Kentucky, Lexington, KY, USA

**Andrew O. Zurick III** St. Thomas Heart, Nashville, TN, USA

# 中文版序言

随着社会经济的发展和人们生活方式的改变，心血管疾病已成为影响人类健康的第一大疾病，心脏危重症也成为亚专科学科。

临床上，心脏危重症通常需要进行血流动力学监测。应用血流动力学监测的指标可以揭示机体的生理或病理改变、了解病情的进展过程。血流动力学监测在临床治疗方向判定、治疗方法选择，以及疗效评估等方面起到越来越重要的作用。

目前，心脏危重症学科已完成了治疗理念和理论体系的初步建立，带动了心脏内科、外科监护以及治疗水平显著提升，但同时也面临着患者病情日趋复杂、整体救治水平参差不齐、医护人员救治任务重、学科新技术更新迭代日趋加快等诸多挑战。因此，进一步提高心脏危重症的整体救治水平、规范心脏危重症的救治流程、建立同质化的救治标准迫在眉睫。

本书主译李彤教授为我国著名心血管外科专家，在心血管外科、心血管危重症救治和体外生命支持领域做出了突出的贡献。此次，李彤教授牵头组织了一批心脏危重症领域的中青年学者，历经两年多的艰辛努力，圆满完成了《心血管血流动力学指南》第 2 版的翻译工作，使我国心脏危重症领域又多了一本优秀的译著。本书兼顾理论和实践，有助于读者全面了解心血管疾病的血流动力学基础和监测策略，并通过解读真实的临床案例，加深读者对基础理论的领悟，以期读者于临床实践中灵活运用。相信本书的翻译出版将对心脏危重症事业的规范化发展起到一定的推动作用。

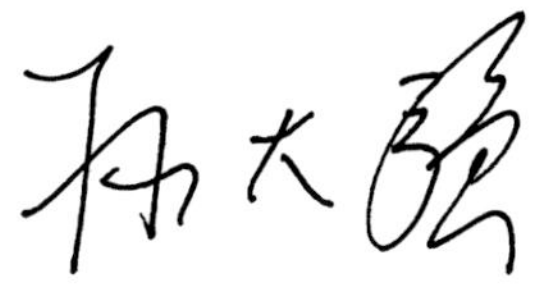

2023 年 1 月

# 中文版前言

心血管血流动力学是心脏重症患者治疗的基础理论内容,在一定基础理论的指导下,血流动力学在临床心脏重症患者的诊断、监测,以及治疗方案的确定和调整等方面都起到决定性的作用。

本书涵盖了心脏病学的生理学基础理论、血流动力学的评估手段、药物,以及体外生命支持手段对于血流动力学的影响等内容,同时介绍了心力衰竭治疗领域的新型药物以及器械支持的治疗进展,尤其是结合常见的临床病例,从病史、体格检查、超声和影像学表现,以及血流动力学评估等方面进行了详尽的阐述,兼顾理论和实践。本书是心血管专科医生、危重症科医生、全科医生等学习和参考的临床指导用书。

由于译者的水平有限,在翻译过程中难免有错漏之处,恳请读者批评指正。

非常感谢阿斯卡里和梅塞尔利教授为我们编写了如此经典的心脏病学佳作,感谢诸位译者在翻译过程中的辛苦付出。希望本书的出版会对广大临床工作者有所裨益。

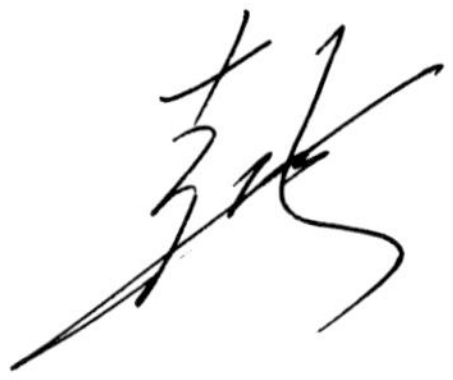

2023 年 1 月

# 第二版前言

对于任何心血管护理提供者来说，了解生理学对于提供患者护理是绝对必要的。无论是坐在超声心动图阅览室，还是在实验室进行导管检查，或是在冠状动脉监护室，这样的了解同样重要。虽然从系统的角度来看，心血管生理学的基础近年来变化不大，但在将这些概念应用于新技术的能力方面取得了实质性的进展。

《心血管血流动力学指南》第2版的主要目标是，不仅要阐述心血管生理学的基础教育，还应侧重于血流动力学原理的临床应用。为了实现这一点，我们更新了第1版的所有章节，并增加了一个新的部分，即"选择性干预对心血管血流动力学的影响"。

由于心力衰竭带来的巨大经济负担，医疗系统面临着越来越大的压力，需要减少通常可以避免的心力衰竭患者的再入院率。我们相信，扎实的心力衰竭生理学知识将成为此类患者的照护者必要的工具，以减少再入院费用。此外，我们还增加了一章"门诊血流动力学客观评估"，旨在让读者熟悉最近在优化患者护理方面被证明有帮助的进步(医学和技术)。

当然，强调心血管生理学的基本原理仍然是我们的重点，我们使用了大量的数字、血流动力学波形、表格、开放式的问题回顾和血流动力学要点来指导我们的读者。我们相信这本手册将对每一位希望全面了解心血管医学血流动力学基础的心血管医学专业的学生和从业者具有巨大的价值和帮助。

阿曼·T. 阿斯卡里，MD
阿德里安·W. 梅塞尔利，MD

# 目 录


第 1 部分　心肌功能的组成部分 …… 1

第 1 章　前负荷 …… 2

第 2 章　后负荷 …… 17

第 3 章　收缩力 …… 30

第 4 章　心输出量 …… 38

第 2 部分　选择性干预对心血管血流动力学的影响 …… 45

第 5 章　肾素-血管紧张素-醛固酮轴调节剂和其他血管扩张剂 …… 46

第 6 章　β 受体阻滞剂及钙通道阻滞剂 …… 56

第 7 章　升压药、单纯正性肌力药、复合功能药 …… 70

第 8 章　改善心力衰竭预后的新型有效药物 …… 82

第 9 章　机械循环支持 …… 91

第 3 部分　血流动力学评价方法 …… 105

第 10 章　重要的临床发现 …… 106

第 11 章　超声心动图 …… 119

第 12 章　CT 和 MRI 下的血流动力学 …… 140

第 13 章　门诊血流动力学客观评估 …… 157

第 14 章　心导管检查：左心和右心导管检查 …… 169

第 4 部分　特殊的血流动力学受损情况 …… 181

第 15 章　心脏压塞 …… 182

第 16 章　缩窄性心包炎和限制型心肌病 …… 193

第 17 章　瓣膜性心脏病 …… 209

第 18 章　肺动脉高压 …… 223

第 19 章　急性失代偿性心力衰竭 …… 238

第 20 章　心内分流 …… 251

第 21 章　休克 …… 260

第 22 章　冠状动脉内血流动力学 …… 270

索引 …… 279

# 第 1 部分

# 心肌功能的组成部分

# 第 1 章

# 前负荷

Amanda R. Vest

## 理解概念

心输出量的 4 个主要决定因素是心脏前负荷、心肌收缩力、心率和心脏后负荷。在这 4 个要素中，前负荷是主要的决定因素。心脏前负荷是一种半定量综合评估，在不同的心血管疾病文献中曾被描述为舒张末期心肌纤维张力、舒张末期心肌纤维长度、心室舒张末期容量和心室舒张末期充盈压力[1]。目前认为前负荷与以上可测量参数并不同义，而更多的是囊括以上所有导致心室舒张末期心室壁压力的生理学参数。

心脏前负荷可表示为一个基于 LaPlace 定律的数学概念。该定律表明，对于薄壁球面结构，$T=PR/2$，其中 $T$ 为壁面张力，$P$ 为腔体压力，$R$ 为腔体半径。对于像左心室这样的厚壁结构，这种关系可以用 $\sigma=PR/2w$ 更好地描述，$\sigma$ 是心室壁压力，$w$ 是心室壁厚度，$T=\sigma w$。根据 LaPlace 方程的结构，心室前负荷可描述为左心室 $\sigma$，即 $\sigma\text{LV}=(\text{EDPLV})(\text{EDRLV})/2w\text{LV}$，EDPLV 代表左心室舒张末期压力，EDR 为左心室舒张末期半径。因此，压力、半径(体积的替代物)和壁厚参数都被证实与这个数学定义相关。

A. R. Vest (✉)
Division of Cardiology, Tufts Medical Center,
Boston, MA, USA
e-mail: avest@tuftsmedicalcenter.org

临床上，有创血流动力学监测可以更加直观地监测前负荷。对许多临床医生来说，舒张末期压力监测(心房收缩后、收缩期开始前测得的心室压力)是最相关的前负荷表现。心室舒张末期压力的无创评估也是可行的，但是体积评估依赖于几何假设，此种假设会被许多心力衰竭患者常见的心律失常、心脏结构变化、局部运动异常和慢性心室扩张所改变。腔室内的被动压力-容积关系是指数关系而不是线性关系，它是孤立心肌被动长度-张力曲线的反映。这一事实构成了用压力代替前负荷的最大限制之一，与较低容积相比，在较高容积时，腔室压力与容积的变化比更大。此外，压力和容积之间的关系被各种心脏疾病所影响，如心包缩窄的存在。总的来说，前负荷是一种生理作用概念，包含的不仅仅是压力记录上的单个值(图 1.1)。

前负荷的概念可以应用于心房或者心室。在结构正常的心脏中，右心房承受的前负荷将决定随后右心室的前负荷，最终决定心脏左侧的前负荷。心脏输出的其他决定因素在这一部分的后面几章讨论。

## 前负荷的生理学理论

### 腔内解剖学功能

心脏前负荷将随着总负荷或更大的静脉回流量的增加而增加，从而增加心肌壁的张力和舒张末期阶段腔内的压力。相反，血容量或静脉回流量减

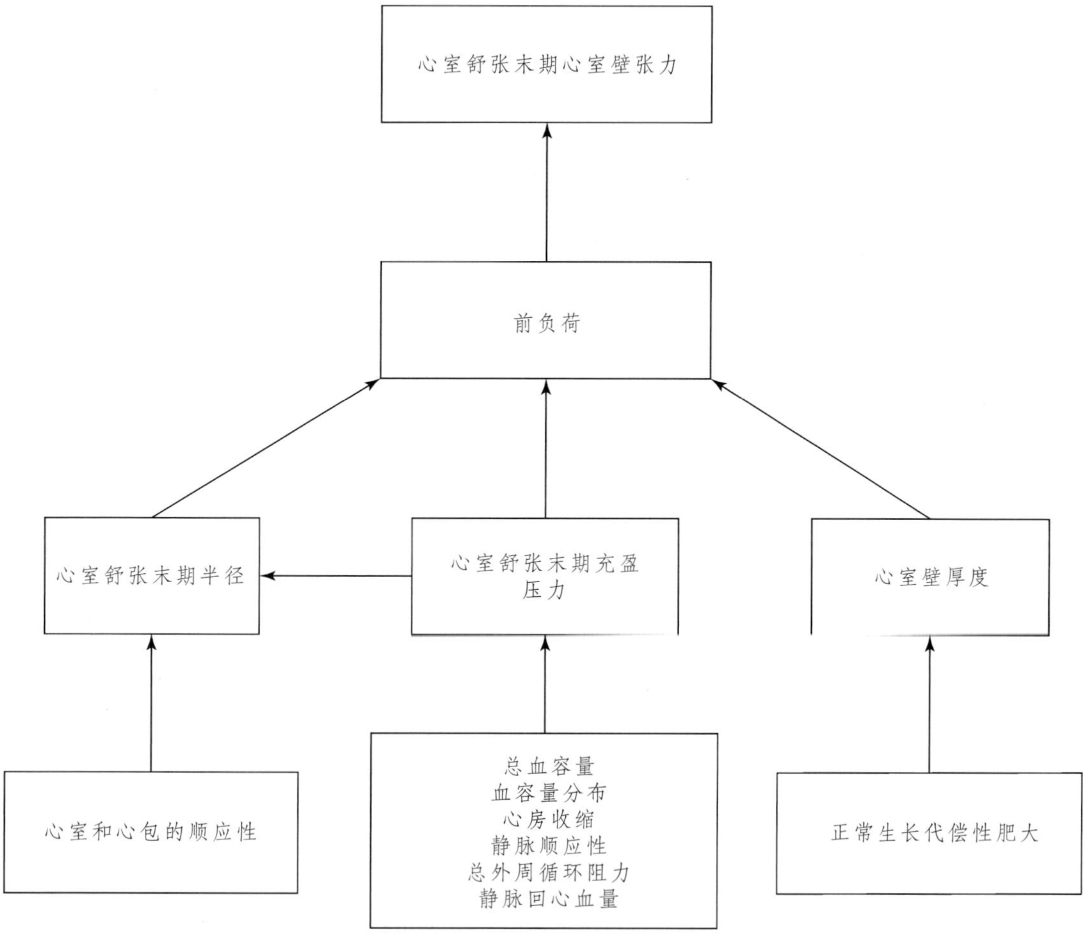


**图 1.1**　影响前负荷测量的因素。(From Norton [1])

少将导致心腔体充盈量和腔壁应力减小，最终导致舒张压下降。右心房中心静脉导管是有创监测心脏前负荷最容易和使用最多的方法。其常用于重症监护环境，在评估患者的前负荷状态时，为临床医生提供有用的信息。

心动周期包括心室舒张充盈期，通过心房收缩充盈、扩张，达到舒张末期容积、等容收缩，然后主动脉(和肺动脉)瓣膜打开，心脏搏出。与此同时，在心室收缩期间，当血液继续进入心房时，房室瓣关闭，心房压力逐渐升高。一旦心室达到收缩末期容积，会进入一段等容舒张期，这会导致二尖瓣和三尖瓣开放，血液从心房进入心室充盈，开始下一个周期。在整个舒张期和心室充盈期，心房和心室之间压力梯度极小。这是因为正常开放的二尖瓣或三尖瓣几乎没有流动阻力；当血液从全身静脉或肺静脉回流时，心房和心室也有明显的被动充盈。在正常静息心率下，舒张期约占心动周期的 2/3。随着心率增加，收缩期和舒张期间隔缩短(图 1.2)[2]。

心脏左右两侧的主要区别是压力的大小。在正常的心脏中，右心侧的压力明显低于左心侧。因为即使阻力贯穿肺部血管，但肺血管阻力远小于全身血管系统提供的阻力。正常肺动脉收缩压和舒张压一般分别不超过 30mmHg 和 15mmHg(1mmHg≈0.133kPa)；右心房最大压力一般为 8mmHg(图 1.3)。

## 右心房压力波形变化

当中心静脉导管正确放置时，其尖端位于上腔静脉远段[3]，这个位置的压力接近右心房压力。如图所示，右心房压力也接近右心室舒张末期压力，因为正常三尖瓣存在极小的压力梯度。相反，右心室舒张末期压力反映右心室舒张末期容积，由于通过

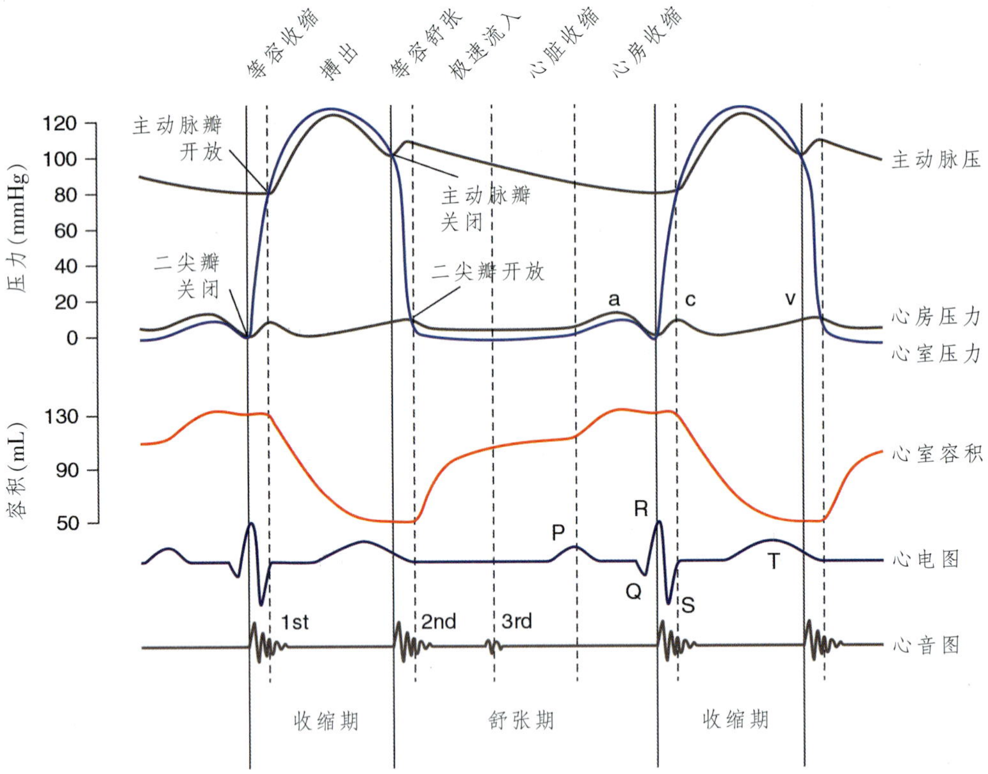


图 1.2 心动周期。(From Wikipedia: DanielChangMD revised original work of DestinyQx; Redrawn as Xavax)

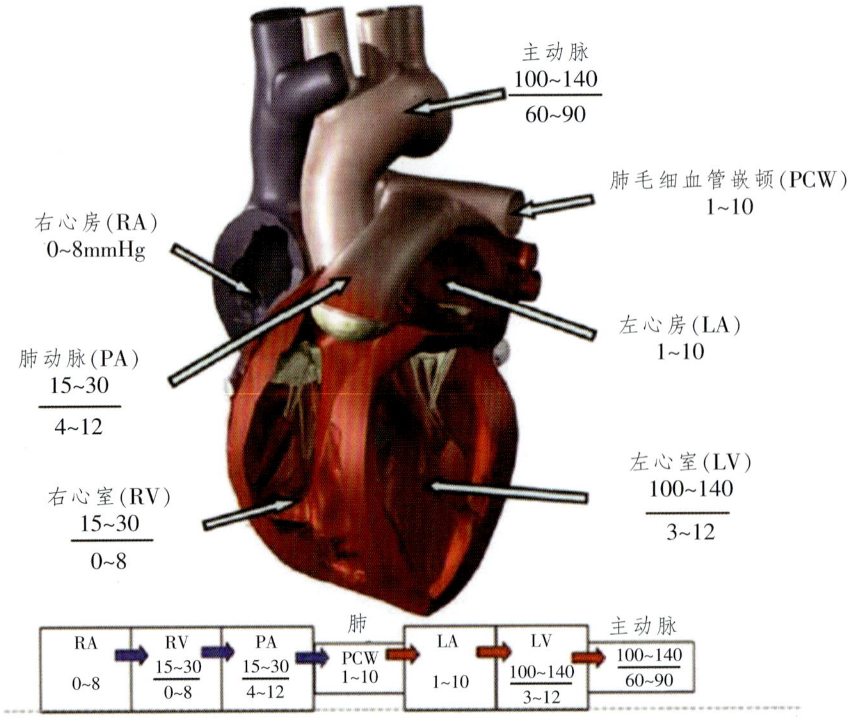


图 1.3 心腔内和大血管内的平均压力。(From Iaizzo[48])

左右心室的血流量守恒，因此也将反映左心室舒张末期压力（LVEDP）和容积。因此，右心房压力可以作为心脏前负荷的有效替代，且置入的侵入性导管更少。然而，心脏结构和功能的异常会干扰“中心静脉压监测可以近似于左心室前负荷”的假设。因此，在内科和外科重症监护病房，对于心脏结构正常的患者，中心静脉压在前负荷评估中比危重心脏病患者具有更大的作用。右心房压力波形显示压力升高与心房收缩（a 波）、三尖瓣传导的心室收缩反射（c 波）和三尖瓣关闭时右心房静脉充盈（v 波）。x 降支可能源于右心室收缩导致三尖瓣环向下，而 y 降支则对应于血液从右心房流入心室[4]（图 1.4）。

如图所示，在 P 波的心房去极化和以 a 波为代表的心房收缩压力偏转之间，一般存在约 80ms 的点机械延迟。延迟的程度取决于用于压力传导路线的长度。

正常右心房压力或中心静脉压的范围是 0~8mmHg（如果用水压计测量，为 0~10cm$H_2O$）。心房压力通常被认为是 a 波对压力的平均值。当心房波不存在时（由于心房颤动或心房停顿），c 波之前与 R 波相关的压迹称为 z 点，它是测量中心静脉压最合适的点。由于中心静脉位于胸腔内，因此在吸气和呼气时，所获得的波形会受到胸腔内压力变化的影响。吸气是通过产生一个负的胸腔内压（胸腔扩张）来实现的，这将通过中心静脉追踪的向下移动来反映。因此，通常在呼气末、吸气之前读取平均压力。在机械通气的患者中这种关系则相反，因为吸气通常是通过施加正压来实现的，因此，呼气末的压力往往处于呼吸低谷的低点。电子换能器应始终沿右心房调平并归零，常以腋中线的第四肋间隙作为调平的解剖标志。

表 1.1 列出了波形的其他变化，以及相应的应考虑因素。特别相关的是在三尖瓣反流中所见的大收缩波。在三尖瓣明显反流的情况下，c 波和 x 波下降将被一个显著的向上偏转（收缩波）所取代，该偏转发生在 v 波出现之前。此波表示心室收缩时血液回流到心房。

## 右心房压力评估前负荷

平均右心房压力或中心静脉压主要反映静脉回流到心脏，从而反映患者的容积状况。低血容量患者的血压较低，血管舒张性休克（如败血症或过敏反应）患者的血压也较低。右心房压力升高见于右心室衰竭（如右心室梗死、肺栓塞）、肺动脉高压（目前的定义是静止时肺动脉平均压≥25mmHg[5]）、三尖瓣狭窄或反流、心脏压塞、心包收缩和高血容量（如无尿性肾衰竭）的病例。慢性或急性失代偿性左心室衰竭伴收缩期或舒张期衰竭时，右心房压力也可能升高。

## 前负荷储备和静脉系统

在一项关于前负荷依赖性的早期人体研究中，在肝脏尾部的下腔静脉阻塞球囊充气后，观察到 LVEDP 和心脏指数持续下降[6]。相反，已经证实在各种情况下，仰卧位受试者被动腿提高（PLR）的设置会增加右心的回心血量，而对于充盈不足并显示出前负荷储备的心脏来说，这些额外的容积会增加左心室的每搏输出量。静脉系统包含循环容积的主

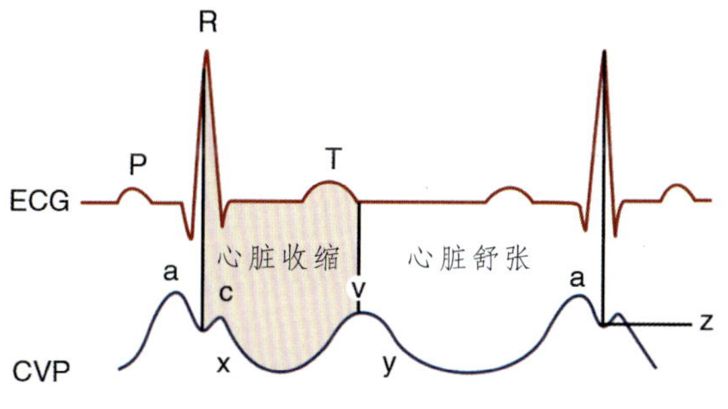


图 1.4　典型的中心静脉压波形示例。（From Atchabahian and Gupta [49]）基线 c 波表示右心室收缩开始，因此是估测右心室充盈压力和前负荷的最佳点。

表 1.1　右心房波形变化及其含义

| 波形变化 | 含义 |
|---|---|
| a 波消失 | 心房颤动或心房停滞 |
| “大炮波” | 房室分离-三尖瓣关闭时心房收缩 |
| 所有腔内压力升高，伴随明显的 x 降支 | 心脏压塞 |
| 所有腔内压力升高，伴随急剧的 y 降支 | 缩窄性心包炎 |
| 心脏收缩波增大 | 三尖瓣反流 |

要部分(在某些情况下高达75%),因为静脉的容积比动脉大。因此,静脉收缩有可能将大量血液从外周血管转移到中央循环。

静脉回流是血流从外周流到右心房的速度,取决于压力梯度和静脉回流的阻力。如果血液从受试者的循环容积中移出,直到静脉系统内没有压力(即没有向外腔内扩张血管壁的力量),系统中仍然包含的血液体积称为无应力容积。无应力容积可以通过改变静脉平滑肌的收缩状态来调节。静脉收缩使无应力容积减少,在其他参数相同的情况下,会增加静脉回流和右心房压力。在实验中使用氯化六羟季铵,无应力容积几乎增加到18mL/kg,这说明反射补偿范围可用[7]。在运动过程中,如跑步,脾脏和皮肤血管床的反射静脉收缩和骨骼肌泵的作用都有助于增加静脉血回流到高输出量的心脏,从而保持足够的右心房压力,以支持心室充盈。由于心输出量的突然减少,静脉的被动反冲会将血液重新分配到心脏来恢复足够的心输出量。相反,心泵输出量的连续下降导致相应的动脉压降低和静脉压升高[8]。

从动脉系统输送到静脉系统的血量将降低动脉压、升高静脉压。然而,由于这两个系统的容量不同,动脉压的变化将是静脉压变化的19倍[9]。如果心输出量突然下降,动脉系统压力的下降将远远超过静脉系统压力的升高。同样,动脉压的大幅升高只会导致静脉压的小幅下降。同等因素下,静脉压和心输出量的关系是相互的。因此,心脏和静脉系统之间不断发生相互作用,以适应体位和容积状态的变化。当右心房处的静脉回心血量等于心输出量时,可以达到平衡状态。静脉张力的反射控制及控制心血管稳态的主要储备的信号仍不完全清楚。

## 前负荷和呼吸周期

在吸气过程中,胸腔内负压传递到胸腔组织,导致血管内和心内压力值下降。如前所述,右心房和肺动脉楔压将会下降。吸气后,随着静脉血容积增加,右心房充盈,并沿压力梯度向下传递至心脏。这导致与胸腔内压相关的右心室容积和舒张末期压力增大,尽管胸膜压力整体增加,导致右心室舒张末期压力完全性下降。在自发性吸气期间,心脏右侧血流增加,导致肺内压轻微升高。心脏左侧发生的情况是矛盾的,因为它们受到几个参数潜在矛盾变化的影响。然而,对封闭胸腔的动物模型的观察发现,流经右心室的血容量增加时,左心室的每搏输出量瞬时减少,可能是由于左心室中的室间隔偏移,导致舒张末期血容量减少[10]。吸气时,使用正压机械通气的患者呼吸关系发生逆转,通过测量血流动力学压力减去胸膜压力来计算跨壁压,在呼吸周期中会显示出更复杂的变化序列。胸膜内压力可通过食管导管测量,或根据患者机械通气模式的压力设置来粗略估计。

## 肺毛细血管楔压波形

使用中心静脉压评估心脏前负荷的一个关键原则是右心室舒张末期压力与左心室舒张末期压力的关系。经验表明,在很多情况下,这种压力关系并不成立[11]。肺动脉导管检查以前仅限于实验室研究,随着20世纪70年代Swan-Ganz导管的出现,这一技术开始应用于临床。这是一种多腔导管,可测量远段注射口的肺动脉压力和近段注射口的右心房压力。球囊充气口是用来在远段导管尖端对一个小充气球囊进行充气和放气,它被引入肺动脉分支。当球囊充气并在肺动脉分支内推进时,在左心房和导管尖端之间会有一列静态血液,可以测量左心房的下游压力(图1.5和图1.6)。

在球囊膨胀时,获得的波形反映左心室压力,因此,它将显示与右心房a、c和v波追踪相似的波痕迹轮廓,由相应的左侧生理事件产生,虽然楔压通常高于右心房压力。肺毛细血管楔压(PCWP)是心力衰竭患者临床评估前负荷的关键参数,因为在不存在二尖瓣狭窄的情况下,PCWP接近左心室舒张末期压力,因此,正确的测量技术至关重要。a波将发生在QRS波群的末尾或之后,而v波紧随T波。根据a波的平均振幅测量PCWP,如果不存在心房收缩,也可在QRS波群末端附近的z点测量。如果存在一个较大的收缩波(v波),提示二尖瓣反流、室间隔缺损或舒张功能障碍伴心房舒张功能受损,振幅也应记录下来。如果不确定是否获得了真实的PCWP波形,则应确保v波在T波之后下降;在导管检查实验中,血液样品可以从远段导管中提取,端口处于楔形位置,应该与动脉饱和度一样,是

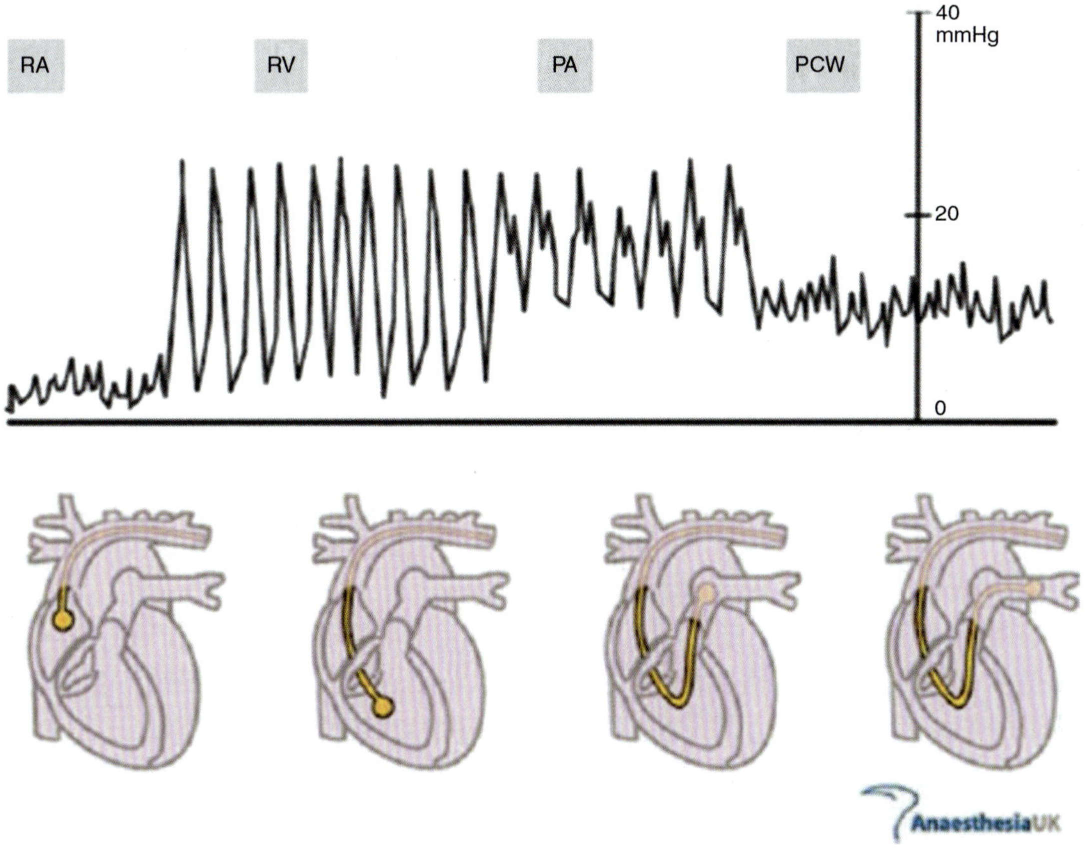


**图 1.5**　肺动脉导管测得心脏内压力波形特征。(From Anesthesia UK, frca.co.uk)

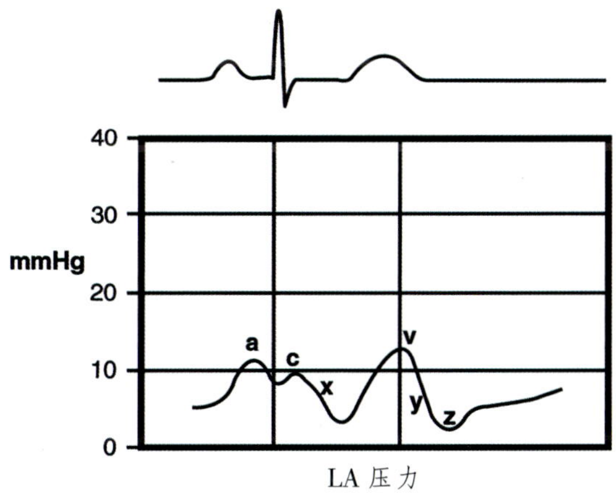


**图 1.6**　肺毛细血管楔压波形示例。[From The ABCs of *A to V: Right Atrial/Left Atrial (PCW) Pressures*, CathLabDigest.com]注意在心电图 P 波后不久出现左心房收缩的"a"波，在心电图 T 波后出现"v"波。"v"波落在"T"波之后，这有助于区分肺毛细血管楔状剖面中明显的"v"波与肺动脉收缩的变形波形，后者发生在"T"波之前，意味着导管不在楔状位置。

一个真正的 PCWP。如果波形与呼吸变化有关，PCWP 应该在呼气末期测量。

由于左心房压力的变化必须通过肺血管传导回导管尖端，因此，楔形波的总延时大于右心房。球囊状肺动脉导管典型的机械时间延迟为 150~160ms。在平均肺动脉和 PCWP 之间应该存在一个压力梯度，当球囊充气时，PCWP 逐渐下降。事实上，肺动脉舒张压(PAD)和平均 PCWP 之间通常有一个 1~4mmHg 的梯度，以确保血液通过肺血管向前流动，尽管有时 PAD 和 PCWP 几乎相等[12]。但是，如果楔压超过 PAD，则表示测量有误差，例如，在 PCWP 波形中错误地识别了楔压的 PA，或者球囊膨胀进入一个非常小的分支血管，称为过楔压。在肺动脉高压的情况下，PAD 和 PCWP 之间的差异会更大，肺动脉压升高，但 PCWP 不同时升高。

## 评估肺部前负荷肺毛细血管楔压

PCWP 的价值在于它能够代表患者的容积状态和左心室功能是否充分。如果得到的结果正确，PCWP 将测量毛细血管静水压，该压力将迫使液体从毛细血管流出，并进入肺间质。这种压力通常为

6~12mmHg，与 20~25mmHg 的毛细管血浆胶体渗透压相反，后者的作用是将液体保留在血管中[13]。这些相反作用力的不平衡，或者过滤系数的改变，可以促进液体进入肺间质，导致肺水肿。当唯一改变的参数是流体静止压力时，PCWP 和胸部 X 线片两者之间有明显的相关性。从 PCWP 的 18mmHg 可以看到肺水肿的特征；一旦静水压力超过胶体渗透压约 25mmHg，就可能出现明显的肺水肿。因此，PCWP 的 18mmHg 临界压力常被看作肺水肿的血流动力学相关数值[14]。正常的 PCWP 压力通常为 6~12mmHg[12]。

心脏前负荷的有创临床评估金标准是左心室舒张末期压力，它是用导管通过动脉系统，穿过主动脉瓣逆行进入左心室测量的。PCWP 与LVEDP 的相关性，而不是肺动脉压的相关性，此前已经在急性心肌梗死等情况下得到证实[15]。虽然 PCWP 是左心室前负荷的良好替代，但一项研究表明，在大约 30% 的心脏病患者中，LVEDP 比 PCWP 高 5mmHg[16]。

理解“PCWP 不能准确评估前负荷的情况”是很重要的。如前所述，左心室舒张末期压力与容积之间呈指数关系。因此，同样的体积变化，在心室容积较小时，压力变化较小，而在心室扩张时压力变化较大。在心脏压塞或收缩时，左心室容积与压力的关系也可能是倾斜的。表 1.2 中概述了 PCWP 可能错误反映 LVEDP 的其他情况。二尖瓣反流引起收缩期反流波，在 v 波之前开始，与中心静脉波形中三尖瓣反流的形态相似。在单纯二尖瓣狭窄时，由于心房收缩时血液流经狭窄的瓣膜口时受到阻力，a 波会明显升高。y 轴下降通常延长，表明对被动左心室充盈的阻力增加。同样重要的是，在静息状态下测得的 PCWP 可能不能充分代表劳力性呼吸困难的血流动力学病因。踏车运动试验期间的右心导管检查越来越多地用于评估射血分数保持的潜在心力衰竭患者，在这些患者中，左心房压力只有在用力时才可能升高到异常水平[17]。

表 1.2　PCWP 不能准确反映 LVEDP 的情况

| PCWP 低于 LVEDP | PCWP 高于 LVEDP |
|---|---|
| 主动脉反流 | 正压通气 |
| 左心房高顺应性 | 二尖瓣狭窄 |
| | 二尖瓣反流 |
| | 肺静脉阻塞在肺毛细血管和左心房之间 |
| | 左心房黏液瘤 |

临床心力衰竭管理的另一个最新进展是测量肺动脉动压和获得每日心脏前负荷评估的能力，指导门诊治疗 CHAMPION 试验让 CardioMEMS 设备获得了批准（Abbott，St. Paul，Minnesota，USA），将压力传感器植入肺动脉，并将 PA 收缩压和舒张压的测量数据无线传输给医护人员。尽管单盲设计和缺乏全面的心力衰竭疾病管理比较研究给该方法的临床作用留下了疑问，但 CHAMPION 试验显示，与对照组相比，随机化监测策略后的 6 个月内，心力衰竭住院率降低了 30%[18]。然而，在临床充血症状出现之前，能够替代 PA 评估心脏舒张期的动态心脏前负荷和识别容积状态的上升趋势，显然是血流动力学原理应用于临床护理的技术进步。

在没有这些复杂因素的情况下，楔压应该反映左心室舒张末期充盈压力。LVEDP 被认为是量化心脏前负荷单参数的“金标准”，但需要注意的是，如上所述，前负荷是导致舒张末期被动心室壁应力的几个因素的组合。在需要准确了解左心室前负荷的情况下，如在评估肺动脉高压的病因时，可能需要使用左心室导管直接测量 LVEDP。其缺点是 LVEDP 需要动脉插管和导管逆行通过主动脉瓣进入左心室。该手术有风险，通常仅作为更广泛的左心导管手术的一个组成部分。此外，由于导管进入左心室的时间仅为几分钟，在患者住院期间，通常只能得到 LVEDP 的单一测量值。这与 Swan-Ganz 导管形成了鲜明的对比，后者可能会保留许多天，许多危重患者在重症监护住院期间会进行一系列 PCWP 测量。但是，应该记住的是，LVEDP 只反映 LV 的操作依从性，如果 LA 是高度顺应，并且能够补偿长期升高的 LVEDP，则 LVEDP 可能高于 PCWP(图 1.7)。

正常的 LVEDP 通常定义为 8~12mmHg，通常以 16 或 18mmHg 作为临床试验显著升高的阈值[19]。如图 1.3 所示，心脏左侧的腔室压力通常高于右侧低压系统中的压力。

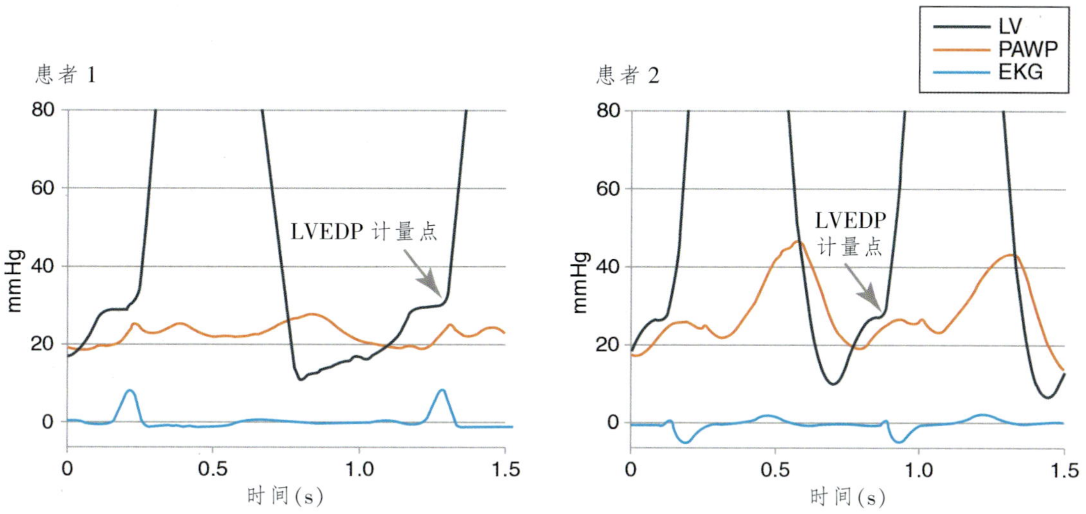


**图 1.7**　两例患者 LVEDP 相似，但肺毛细血管楔压不同，其中患者 1 的左心房对 LVEDP 升高有较好的补偿。(Reddy et al.[50])

## 前负荷依赖性和压力-容积环

在成功获得准确的前负荷血流动力学评估后，下一个挑战是解释该参数对整体心脏功能的影响。第一个概念是心室功能的前负荷依赖性。据报道，Carl Ludwig 首次描述了心脏工作依赖于舒张充盈，他在 1856 年写道："……一颗充满血液的坚强的心脏或多或少会清空自己，换句话说，心脏充盈改变了收缩力的程度。"[20] Ernest Henry Starling 详细地描述了前负荷和心脏功能的关系，他在 1912 年到 1914 年的一系列论文以及 1915 年在剑桥大学的 Linacre 演讲中发表了对这一关系的论述[21]。如图 1.8 所示，心室压力与心室容积之间的关系可以用压力-容积环来描述。舒张末期位于环的右下角。随后的上升行程(图右侧的垂直线)是等容收缩。然后是射血，收缩末期位于左上角，然后是等容舒张下行。如上图所示，在收缩期，前负荷的增加会导致更大的射血量——至少在一定程度上如此。关于"正常人的心脏是否达到一个前负荷点后，进一步舒张末期伸展将导致射血减少"仍存在争议[22]。所谓的 Frank-Starling 曲线的下降支在衰竭的心脏中有更好的描述，并将在本书的其他部分进行讨论(图 1.8)。

在这一点上，在思考心肌细胞力学的基础上理解前负荷的概念是有价值的。"前负荷"一词最初起源于离体的肌纤维研究，在该研究中，心肌细胞以

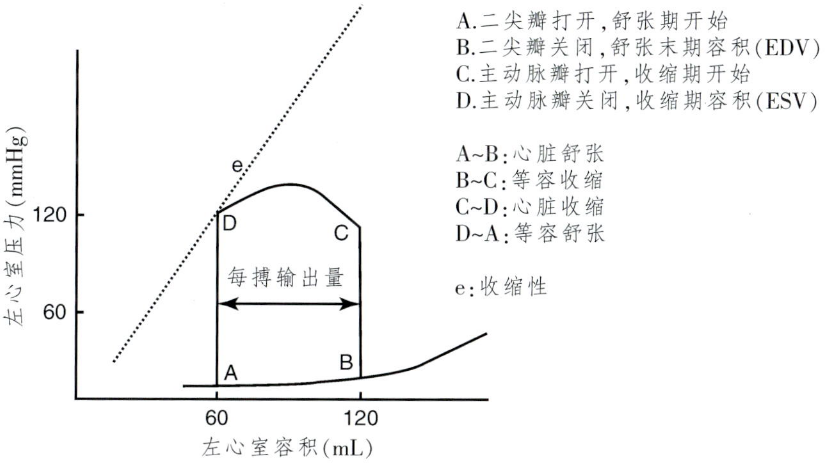


**图 1.8**　单一心动周期的压力-容积环。

施加于静止肌肉样本(如乳头肌)一端重量的形式，受到确定的力的作用。另一端保持系紧状态,收缩前施加的力是前负荷。通过改变前负荷,可以记录初始长度与缩短(等张收缩)或展开力(等距收缩)之间的关系。在任何肌节长度上产生的最大力是由粗细纤维的重叠程度决定的,因此,可用肌动蛋白-肌球蛋白交叉桥的数量来预估。力呈线性增加,直到肌节长度达到最大负荷(约 2.2μm)[23]。结构蛋白在心肌内构成一种强大的平行弹性成分,并阻止心肌的增加超出最大预紧度的展开力。上行的肌纤维长度-张力关系类似于随着全心脏前负荷的增加而增加的每搏输出量,也被长度依赖性的肌丝钙敏感性所调节[24]。已经提出的机制包括增强钙与肌钙蛋白 C 的结合,在较长的肌节长度上缩小肌丝间隙,在较长的肌节长度上增加肌浆网钙的释放和吸收。

回到整个心脏，左心室压力-容积关系的主要决定因素是心室初始容积、心室几何形状、室壁厚度和心肌硬度。压力-容积环突出了舒张期充盈过程中压力和容积的非线性关系。充盈阶段曲线的瞬时斜率(即压力变化/体积变化)表示舒张硬度。这个参数的正确叫法为弹性,并且可以被概念化为心室作为一个具有刚度(顺应性的倒数)的弹簧,在收缩时增加,在放松时减少。通过计算曲线的梯度,可以计算出心室舒张期任意时刻的弹性。当容量超过140mL(确切的容量取决于心脏的大小)时,心室将变得越来越难以填充,需要比舒张早期更大的压力增加来影响容积变化。弹性 (即体积变化/压力变化)的数学倒数是顺应性。一个变厚、变硬的心室,例如个体左心室肥大,其舒张期曲线将显示一个更陡峭的梯度,因此弹性更大。应该记住,舒张期是一个消耗能量的主动过程,ATP 被水解，破坏肌动蛋白-肌球蛋白交联,使肌节延长。因此,心室顺应性也经常在缺血过程中下降。在顺应性较低的情况下,高 LVEDP 实际上可能反映了相对较小的 LVEDV。相反,在正常左心室,顺应性在典型生理范围内较高，因为腔室在曲线较平的区域运行,在该区域，适度的小压力上升可使容积显著增加,从而促进最佳搏出容积。

生理压力-容积关系的重要性在于它通过前负荷的变化调节心室功能。这种异量性调节是在逐拍的基础上进行的,确保左、右心室输出量与呼吸和体位的变化相匹配[25]。在心肌病理反应中,舒张末期压力和容积的增加也可以提供较长期的代偿性每搏输出量增加,因为剩余的功能心肌增加了心肌纤维的长度。然而,这种补偿的范围是有限的,因为扩张的衰竭心脏也会出现纤维化、不良重构和不利的代谢状态。这就解释了舒张末期容积的急性增加导致每搏输出量增加与慢性心脏扩张导致每搏输出量减少之间的差异。

这些考虑因素说明了充分判断前负荷的困难。心脏显示其最佳每搏输出量的前负荷水平不仅取决于血容量状态,还取决于单个心脏特有的心室顺应性和几何形状。临床经验表明,一些扩张的衰竭心室在较高的楔压和 LVEDP 下表现最佳，高于正常水平。然而,这不能被认为是事实,因为许多心力衰竭患者积极利尿后表现出症状和心输出量改善,使肺毛细血管楔压值恢复到正常范围(图 1.9)。

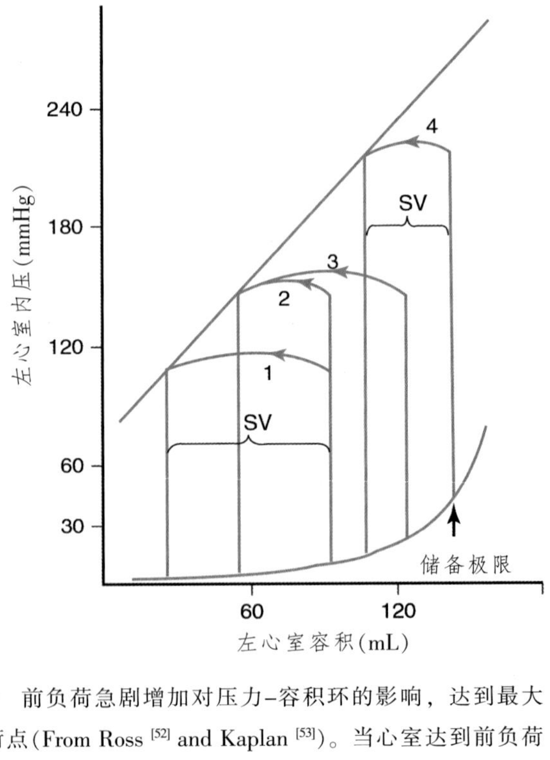


**图 1.9** 前负荷急剧增加对压力-容积环的影响，达到最大前负荷点(From Ross [52] and Kaplan [53])。当心室达到前负荷储备极限时,心室无法再扩张,前负荷固定;在这一点上(循环 4),任何后负荷的进一步增加都会导致每搏输出量的减少。

# 临床实践中的前负荷

## 侵入性的血流动力学

前负荷储备和前负荷充分性的评估对低血容量或感染性休克患者的管理尤其重要。使用中心静脉导管或肺动脉导管进行有创血流动力学监测，通常是重症监护病房或手术室的标准技术。根据右心房或肺楔压、中心静脉或反映组织氧合充足与否的混合静脉饱和来进行液体复苏滴定。各种目标导向的算法已经在基础研究中开发出来，并证明了早期有效容积复苏在创伤、外科手术或脓毒症患者中的价值[26]。然而，自从近 40 年前引入临床护理以来，肺动脉导管在实际临床实践中的局限性已得到充分证明。如前所述，为使肺动脉楔压准确反映 LVEDP，必须满足以下条件：①导管定位正确，获得有效且准确的楔形描记；②楔压得到正确的解释；③楔压是 LVEDP 的准确反映；④左心室舒张末期压力和容积之间存在可预测的线性关系。在对 2711 个肺楔形波记录的技术充分性进行评估时，作者报告其中有 31%的记录是技术上不合格的[27]。据估计，在大约 1/3 的病例中，即使获得了有效的波形，做出管理决策的医生也会错误地解释数据[28]。这些问题，以及正压通气、心肌顺应性变化和心室相互依赖性带来的额外问题，可能严重影响肺毛细血管楔压在准确反映心脏前负荷方面的效用。这些因素可能部分解释了为什么随机对照试验没有显示危重患者肺动脉导管置管的结果得到改善。

# 非侵入性的前负荷评估技术

近年来，评估前负荷和进一步充分评估每搏输出量的替代技术也被进行了试验（表 1.3）。各种不同的经胸和经食管超声心动图测量已经进行了实验。一种简单的策略是评估正压通气过程中的腔静脉塌陷，其目标是识别 RA 压力<10mmHg 的患者，这些患者在接受正压通气之前将受益于进一步的静脉输液量[29]。另一项相关的技术是被动抬腿，它作为评估功能性血流动力学状态和潜在液体反应性的一种手段而受到关注。如上所述，从水平位置被

表 1.3 心脏前负荷临床评估技术

| 技术 | 优点 | 缺点 |
|---|---|---|
| 肺毛细血管楔压[15] | 右心和肺动脉多重压，心输出量和指数均可测量 | 侵入性的，一些结构性疾病会出现不准确，需要解释 |
| 左心室舒张末期压力[15] | 前负荷测量的金标准 | 需要动脉插管，跨主动脉瓣 |
| 动态肺动脉舒张压传感器[18] | 启用动态监测，以检测前负荷增加 | 依赖 PA 舒张压，需要进一步的临床验证 |
| 腔静脉超声评估 | 无创，操作简单 | 敏感性可能较差 |
| 被动抬腿[7] | 无创，操作简单 | 需要一张床来执行适当的运动 |
| 右心室舒张末期容积指数(RVEDVI)[33] | 预测对液体的反应中行程量的变化 | 需要快速反应的热敏电阻和 PA 置管 |
| 左心室舒张末期面积(EDA)[36] | 无血管通路 | 需要经食管超声心动图研究 |
| 胸腔内血容量评估(ITBV)[38] | 比 PCWP 或 CVP 更能预警前负荷的增大 | 需要股动脉插管 |
| 食管多普勒[41] | 食管探头是微创的 | 重症监护的作用仍有待确定 |
| 氧化氘和溴化钠稀释技术 | 准确估计体内总水量和胞外总水量 | 需要同位素摄入或注射和血液或尿液收集 |
| 放射性同位素血容量分析(红细胞质量和血浆体积测量)[44] | 测量血管内容积 | 需要注射同位素和采血 |
| 生物阻抗谱[45] | 无创 | 不能从全身体液中区分血管内液体 |
| 胸部阻抗测量[46] | 无创 | 有创血流动力学的不完全表现 |

动抬腿会导致前负荷的瞬时增加,并作为一种内生流体冲击。通过放射性标记红细胞研究来确定下肢静脉血容量的结果表明,在执行被动抬腿时,每条腿的静脉血容量减少了约150mL[30]。如果右心室对前负荷敏感,静脉回流增加300mL将增加右心室输出,从而使左心室充盈。少数小样本研究已经证明,PLR增加了肺动脉楔压和左心室舒张末期直径,支持了将这种容积的血液转移到右心房确实对心脏前负荷有显著贡献的理论。然而,在心脏前负荷储备有限的情况下,意味着进一步的舒张充盈不会增加左心室每搏输出量,静脉回流的增加不会导致心输出量的增加。在前负荷反应性心脏中观察到,在回心血量超过500mL后,心输出量短暂增加[31],提示该操作的效果取决于个体的容量状态。这一观察的临床效用在一项机械通气患者的研究中得到了强调,该患者被判断需要容积扩张,在PLR后记录主动脉血流,然后记录到500mL静脉液体冲击。PLR的实现是通过将患者从45°头抬高的半卧位,通过床的负45°倾斜,使上体与水平平行,使下肢抬高45°。当PLR使主动脉血流增加至少10%时,可预测至少15%的体积扩张引起的主动脉血流增加,其敏感性为97%,特异性为94%[32]。因此,PLR的初步试验似乎提供了一种潜在的有用的非侵入性临床工具,用于评估哪些危重患者将对前负荷反应灵敏,并应进一步扩大容量。

## 其他侵入性的前负荷测量技术

使用带有快速反应热敏电阻的肺动脉导管和ECG电极,可以计算右心室射血分数,从而可以计算右心室舒张末期和收缩末期容积。右心室舒张末期容积指数是通过右心室舒张末期容积除以体表面积得出的,并已在机械通气患者的外科危重监护中得到评估。其中一项研究旨在确定急性呼吸衰竭患者的前负荷状态。测定呼气末正压的程度(PEEP),记录RVEDVI、楔压、心脏指数的系列相应测量值。他们发现,在所有水平的PEEP中,心脏指数与RVEDVI的相关性显著高于楔压——在PEEP水平较高时,心脏指数与楔压呈负相关,但与RVEDVI仍呈正相关[33]。RVEDVI的价值在于它能够预测液体冲击反应时心脏容积的变化,并已被证明是一个比楔压更好的预测心输出量的模型[34]。然而,值得注意的是,一些作者认为,与超声心动图相比,RVEDVI高估了前负荷[35]。

左心室的大小也用于评估前负荷的充分性(表1.3)。经食管超声心动图也越来越多地用于评估左心室充盈,经胃中乳头短轴视图左心室舒张末期面积被证明是一个有用的参数,与心脏前负荷相关。在一组异质性重症监护室患者中,那些对血容量挑战反应良好的患者的左心室EDA明显较低[36]。然而,在这项研究中,EDA评估使用率被认为比其他评估心脏手术患者EDA和前负荷的研究要低。尽管如此,至少有一家重症监护中心在左心室超声心动图前负荷评估方面取得了如此大的成功,以至于它已成为血流动力学的主要方法[37]。

麻醉学和外科文献中的另一项技术是经肺热稀释法,它使床旁测量胸腔内血容量成为可能。ITBV已被证明是一个比PCWP和CVP更强的前负荷预测器[38]。经肺双指示剂热稀释法测定心输出量和ITBV可以通过放置在降主动脉(通过股动脉)的导管进行,导管可以同时测量热稀释和指示剂稀释。这两个指标是自由扩散冷盐水和血浆结合指标,如吲哚菁绿(ICG)。当同时注射时,冷指示剂将与间质平衡,而ICG将保留在血管内空间。基于质量守恒,ITBV可以从心输出量和染料示踪剂在注射部位(右心房)和检测部位之间的平均传输时间计算出来。在一项研究中,10例麻醉患者观察到从仰卧位到坐姿标准化改变后,ITBV下降有显著性差异,与每搏输出量指数变化相关。本研究发现,ITBV和EDV在麻醉患者的小样本中是心脏前负荷的等效指标[39]。另一组比较了57例重症监护患者血流动力学稳定早期的前负荷变量,发现ITBV是比CVP或PCWP更可靠的前负荷指标[40]。然而,这种技术需要股动脉置管。

食管多普勒技术是一种评估高危手术患者的前负荷充分性有创性技术。这是一种测量实时降主动脉血流的微创方法,使用多普勒频移现象作为血细胞速度的标志。位于食管的探头靠近降主动脉,为获取多普勒血流信号提供了良好的窗口,可以计算心输出量。校正后的左心室射血时间(或血流时间)与左心室前负荷有很好的相关性。一般情况下,<0.35 秒的校正血流时间表明有可能对容量扩张做出反应, 而>0.45 秒的读数则表明容量扩张不会进一步刺激心输出量的增加[41]。食管多普勒技术已被证明可以有效地指导护士主导的、规范的术后早期复苏,从而减少并发症,缩短心脏手术患者的住院时间[42]。它的前景在医疗重症监护领域也得到了认可,在那里,连续的实时监测可以用于获得干预措施的即时反馈。插入探头只需要几分钟,需要最低限度的技术技能,并且没有出现任何重要的并发症[43]。然而,主动脉血流测量的计算确实依赖于主动脉几何体假设。

最后,一系列动态评估血容量的技术,作为心脏前负荷的替代品,已经被开发出来,用于指导心力衰竭患者的临床管理(表 1.3)。技术范围从仅限于研究使用氧化氘和溴化钠,分别测量身体总容量和细胞外容积,到用放射性同位素测量血容量分析试验中的红细胞质量和血容量[44]。前负荷升高和组织水肿之间的关系是用于增加生物阻抗光谱学的技巧,其中包括将电压和电流的电极放置在身体的标定点上[45],并通过植入式起搏-除颤设备或从测量胸壁来测量胸壁阻抗[46]。目前,人们对左心室辅助装置(LVAD)血流波形的潜在作用很感兴趣,它可以为机械支持的终末期心力衰竭患者提供无创的前负荷评估, 最近发表的一篇文章显示,PCWP与心脏 LVAD 血流波形的心室充盈相位斜率之间存在相关性[47]。

## 要点总结

- 前负荷是心脏充盈的综合评估,代表心输出量的主要决定因素。
- 左心室舒张末期压力和容积是前负荷常见的替代参数。
- 然而, 心肌被动拉伸的长度-张力关系是指数关系而不是线性关系,这限制了压力作为前负荷的直接替代作用。
- 前负荷随循环容量增大、静脉收缩、运动、动静脉瘘、心室顺应性、心室充盈时间、左心室收缩功能衰竭的增加而增加。
- 前负荷随容量减少、静脉回流减少、心房收缩受损、三尖瓣或二尖瓣狭窄、心室顺应性降低而降低。
- 心房压力波形包括 a、c、v 波,x、y 降支。
- 心房压力通常以 a 波的平均值来测量。
- 吸气通常会降低所有的心内压。
- 通过在肺动脉分支内充气 Swan-Ganz 导管球囊,可以测量左心房的下游压力。
- 压力-容积环定位于舒张末期位于环路的右下角。
- 充盈阶段弹性体压力-容积曲线的瞬时斜率。
- 评估左心室前负荷充分性的有创方法包括中心静脉压、肺动脉舒张压和肺毛细血管楔压。左心室舒张末期压力被认为是金标准。
- 无创评估左心室前负荷充分性的方法包括腔静脉塌陷、右心室舒张末期容积指数、左心室舒张末期面积、食管多普勒评估左心室流入量和胸内血容量。

## 复习题

1. 下列哪一项未被用作心脏前负荷的替代参数?

A.左心室收缩末期压力。

B.肺毛细血管楔压。

C.胸腔内血容量。

D.舒张末期心肌纤维张力。

E.腔静脉塌陷的程度。

答案:(A)。然而,左心室舒张末期压力是临床常用的心脏前负荷指标。

2. 关于中心静脉压监测,下列哪一项陈述是正确的?

A.健康成人的正常中心静脉压为 5~12mmHg。

B.在吸气时应将中心静脉压作为 a 波和 v 波之间的最低点。

C.深吸气时中心静脉压升高。

D.心脏压塞未见 x 降支。

E.在 v 波出现之前,显著的三尖瓣反流将导致明显的向上偏转。

答案:(E)。正常的中心静脉压是 0~8mmHg,尽管对于那些需要维持前负荷的危重患者来说,较高的曲线可能是一个适当的目标。压力通常被解读为 a 波的平均峰值, 理想情况下是在呼气结束时,吸气前中心静脉压下降。心脏压塞导致 y 降支缺失，常导致显著的 x 降支。

3. 下列哪一项通常不会导致肺毛细血管楔压不代表左心房压力?

A.肺静脉高压。

B.在一个非常小的分支血管中充气。

C.主动脉瓣狭窄。

D.二尖瓣反流。

答案:(C)。肺静脉高压、Swan-Ganz 球囊过楔和心房黏液瘤均可导致肺毛细血管楔压读数高于实际左心房压力。严重的二尖瓣反流会导致在 v 波之前出现较大的收缩期反流波,所以必须注意正确解释压力波形,并将压力估计为 a 波的峰值,因为包含反流的向上偏转会导致对真实压力的高估。

4. 关于心室“弹性”,下列哪一项陈述是正确的?

A.这是心肌舒张期伸展易受影响的表现。

B.可计算为压力变化除以体积变化,即填充阶段压力-容积曲线的瞬时斜率。

C.成人心脏容量超过 40mL 后,左心室更难填充,弹性降低。

D.左心室肥大的心脏弹性低于正常值。

E.在低弹性的情况下,采用高弹性 LVEDP 实际上可能反映了一个相对较小的 LVEDV。

答案:(B)。弹性是对心肌舒张期硬度的测量,是顺应性的倒数。成人左心室弹性降低约 140mL。左心室肥大导致弹性比正常值高,顺应性比正常值低。在一个弹性较高的心室中,具有较高弹性的 LVEDP 实际上可能反映了一个相对较小的 LVEDV。

5. 74 岁女性,长期高血压、糖尿病伴意识不清、发热、低血压,血压 88/48mmHg。她被诊断为尿毒症,并收住重症监护室。既往门诊超声心动图显示严重的左心室肥大,大部分位于上隔区,左心室射血分数为 65%。下列陈述是对的还是错的?

A.与正常左心室相比,同心肥大具有更大的弹性。

B.左心室僵硬,前负荷增加。

C.该患者可能对血容量消耗特别敏感。

D.尿毒症痊愈后,患者的门诊用药方案应包括 β 受体阻滞剂和硝酸盐。

答案:(A)对的。较僵硬的心室有较大的弹性和较差的顺应性——这两个参数是反向相关的。

(B)错的。随着心室顺应性的降低,在静脉回流程度相同和充盈时间较短的情况下,随着舒张末期容积的减少,前负荷也会降低。

(C)对的。由于舒张末期容积的减少和左心室肥大的恶化,这颗心脏变得更加“前负荷依赖”,这意味着与结构正常的心脏相比,同样的前负荷减少将导致每搏输出量更大的下降。由于左室流出道阻塞的发展,如前所述,个体在容量耗竭或分布性休克的情况下,无论二尖瓣收缩前运动与否,均可显示出显著的脑卒中体积减小。当前负荷增加时,如静脉血容量回升,患者的血压可能会显著改善。

(D)错的。β 受体阻滞剂常用于左心室肥大或肥厚型心肌病患者。通过降低心率、延长舒张期心室充盈期,从而提高前负荷。相反,硝酸盐可引起静脉扩张和前负荷降低,因此,可能会降低该患者的前负荷,并诱发左室流出道梯度。

6. 60 岁男性,有冠状动脉疾病,高血压,吸烟,表现为胸痛和下壁 ST 段抬高。完全性心脏传导阻滞,心率为 48 次/分。在紧急心导管检查中,右冠状动脉急性阻塞,随后成功干预。然而,肌钙蛋白 T 的峰值为 28ng/mL,提示明显的下壁心肌梗死。到达冠状动脉重症监护病房时,血压为 90/72mmHg,右房压为 21mmHg,PA 压为 27/17mmHg,肺毛细血管楔压为 14mmHg,心脏指数为 1.8L/(min·m$^2$)。下列陈述是对的还是错的?

A.被动抬腿可以用来衡量前负荷的依赖性。

B.呼气末正压并不会影响心脏指数,因为肺毛细血管楔压是正常的。

C.房室起搏有望改善心脏指数。

D.在这种情况下使用多巴酚丁胺会增加前负荷。

答案:(A)正确。被动抬腿提供了一个“内源性液体挑战”和暂时增强静脉回流,因此也增加了前负荷。如果在此操作后血压和(或)心脏指数立即改善,表明患者将对容积复苏有反应。所描述的情况与右心室梗死一致。在这种情况下,由于患者高度依赖于前负荷,适当使用补液可以改善血压和心脏指数。

(B)错的。呼气末正压机械通气会阻碍吸气时静脉回流到胸腔,因此可能会减少每搏输出量,尤其是在前负荷不足的心脏。

（C）对的。心房收缩(通常提供大约 20%的心室充盈)的丧失，可能对患者的右心室前负荷依赖性尤其不利。临时起搏可明显改善房室协调功能。

（D）错的。在这种情况下使用多巴酚丁胺可以通过诱导肺血管扩张来增强收缩力和减少右心室后负荷。全身周围血管扩张可使前负荷略有降低。

（宁萌　译）

## 参考文献


1. Norton JM. Towards consistent definitions for preload and afterload. Adv Physiol Educ. 2001;25:53–61.
2. Mohrman DE, Lois JH. Cardiovascular physiology, Lange physiology series. 5th ed. London: McGraw Hill; 2003.
3. Schuster M, Nave H, Piepenbrock S, Pabst R, Panning B. The carina as a landmark in central venous catheter placement. Br J Anaesth. 2000;85:192–4.
4. Daily EK, Schoroeder JS. Techniques in bedside hemodynamic monitoring. 2nd ed. St. Louis: Mosby; 1994.
5. Badesch DB, Champion HC, Sanchez MA, Hoeper MM, Loyd JE, Manes A, McGoon M, Naeije R, Olschewski H, Oudiz RJ, Torbicki A. Diagnosis and assessment of pulmonary arterial hypertension. J Am Coll Cardiol. 2009;54(1 Suppl):S55–66.
6. Ross J Jr, Braunwald E. Studies on Starling's Law of the Heart: IX. The effect of impeding venous return on performance of the normal and failing human left ventricle. Circulation. 1964;30:719–27.
7. Rothe CF. Physiology of venous return. An unappreciated boost to the heart. Arch Intern Med. 1986;146(5):977–82.
8. Tyberg JV. Venous modulation of ventricular preload. Am Heart J. 1992;123(4. Pt 1):1098–104.
9. Johnson LR. Essential medical physiology. 3rd ed. San Diego: Academic; 2003.
10. Peters J, Fraser C, Stuart RS, Baumgartner W, Robotham JL. Negative intrathoracic pressure decreases independently left ventricular filling and emptying. Am J Phys. 1989;257(1 Pt 2):H120–31.
11. Forrester JS, Diamond G, McHugh TJ, Swan HJ. Filling pressures in the right and left sides of the heart in acute myocardial infarction. A reappraisal of central-venous-pressure monitoring. N Engl J Med. 1971;285(4):190–3.
12. Ahrens TS, Taylor LA. Hemodynamic waveform analysis. Philadelphia: WB Saunders; 1992.
13. Warren SE, Dennish G. Vasodilator treatment for acute and chronic heart failure. Br Heart J. 1978;40:1059–60.
14. Yamamuro A, Yoshida K, Hozumi T, Akasaka T, Takagi T, Kaji S, Kawamoto T, Yoshikawa J. Noninvasive evaluation of pulmonary capillary wedge pressure in patients with acute myocardial infarction by deceleration time of pulmonary venous flow velocity in diastole. J Am Coll Cardiol. 1999;34:90–4.
15. Rahimtoola SH, Loeb HS, Ehsani A, Sinno MZ, Chuquimia R, Lal R, Rosen KM, Gunnar RM. Relationship of pulmonary artery to left ventricular diastolic pressures in acute myocardial infarction. Circulation. 1972;46:283–90.
16. Flores ED, Lange RA, Hills LD. Relation of mean pulmonary arterial wedge pressure and left ventricular end-diastolic pressure. Am J Cardiol. 1990;66:1532–3.
17. Borlaug BA, Nishimura RA, Sorajja P, Lam CSP, Redfield MM. Exercise hemodynamics enhance diagnosis of early heart failure with preserved ejection fraction. Circ Heart Fail. 2010;3:588–95.
18. Abraham WT, Adamson PB, Bourge RC, Aaron MF, Costanzo MR, Stevenson LW, Strickland W, Neelagaru S, Raval N, Krueger S, Weiner S, Shavelle D, Jeffries B, Yadav JS, CHAMPION Trial Study Group. Wireless pulmonary artery haemodynamic monitoring in chronic heart failure: a randomised controlled trial. Lancet. 2011;377:658–66.
19. Zile MR, Gaasch WH, Carroll JD, Feldman MD, Aurigemma GP, Schaer GL, Ghali JK, Liebson PR. Heart failure with a normal ejection fraction: is measurement of diastolic function necessary to make the diagnosis of diastolic heart failure? Circulation. 2001;104:779–82.
20. Katz AM. Ernest Henry Starling, his predecessors, and the "law of the heart". Circulation. 2002;106:2986–92.
21. Starling EH. The Linacre lecture on the law of the heart. In: Chapman CB, Mitchell JH, editors. Starling on the heart. London: Dawsons of Pall Mall; 1965. p. 119–47.
22. Ross J Jr, Franklin D, Sasayama S. Preload, afterload, and the role of afterload mismatch in the descending limb of cardiac function. Eur J Cardiol. 1976;4(Suppl):77–86.
23. Julian FJ, Morgan DL. The effect on tension of non-uniform distribution of length changes applied to frog muscle fibres. J Physiol. 1979;293:379–92.
24. Fuchs F, Smith SH. Calcium, cross-bridges, and the Frank-Starling relationship. News Physiol Sci. 2001;16:5–10.
25. Fuster V, Walsh R. Hurst's the heart, vol. 1. 13th ed. Harrington: McGraw Hill; 2011.
26. Plnsky PR. Hemodynamic evaluation and monitoring in the ICU. Chest. 2007;132:2020–9.
27. Morris AH, Chapman RH, Gardner RM. Frequency of technical problems encountered in the measurement of pulmonary artery wedge pressure. Crit Care Med. 1984;12:164–70.
28. Iberti TJ, Fischer EP, Leibowitz AB, Panacek EA, Silverstein JH, Albertson TE. A multicenter study of physicians' knowledge of the pulmonary artery catheter. Pulmonary Artery Catheter Study Group. JAMA. 1990;264:2928–32.
29. Jellinek H, Krafft P, Fitzgerald RD, Schwarz S, Pinsky MR. Right atrial pressure predicts hemodynamic response to apneic positive airway pressure. Crit Care Med. 2000;28(3):672–8.
30. Pinsky MR, Brochard L, Mancebo J. Applied physiology in intensive care medicine. Berlin: Springer; 2006.
31. Wong DH, O'Connor D, Tremper KK, Zaccari J, Thompson P, Hill D. Changes in cardiac output after acute blood loss and position change in man. Crit Care Med. 1989;17:979–83.
32. Monnet X, Rienzo M, Osman D, Anguel N, Richard C, Pinsky MR, Teboul JL. Passive leg raising predicts fluid responsiveness in the critically ill. Crit Care

Med. 2006;34(5):1402–7.
33. Cheatham ML, Nelson LD, Chang MC, Safcsak K. Right ventricular end-diastolic volume index as a predictor of preload status in patients on positive end-expiratory pressure. Crit Care Med. 1998;26(11):1801–6.
34. Diebel L, Wilson RF, Heins J, Larky H, Warsow K, Wilson S. End-diastolic volume versus pulmonary artery wedge pressure in evaluating cardiac preload in trauma patients. J Trauma. 1994;37(6):950–5.
35. Kraut EJ, Owings JT, Anderson JT, Hanowell L, Moore P. Right ventricular volumes overestimate left ventricular preload in critically ill patients. J Trauma. 1997;42(5):839–46.
36. Tousignant CP, Walsh F, Mazer CD. TEE and preload assessment in critically ill patients. Anesthesiol Analg. 2000;90:351–5.
37. Loubieres Y, Vieillard-Baron A, Beauchet A, Fourme T, Page B, Jardin F. Echocardiographic evaluation of left ventricular function in critically ill patients: dynamic loading challenge using medical antishock trousers. Chest. 2000;118:1718–23.
38. Hoeft A, Schorn B, Weyland A, Scholz M, Buhre W, Stepanek E, Allen SJ, Sonntag H. Bedside assessment of intravascular volume status in patients undergoing coronary bypass surgery. Anesthesiology. 1994;81:76–86.
39. Buhre W, Buhre K, Kazmaier S, Sonntag H, Weylandà A. Assessment of cardiac preload by indicator dilution and transoesophageal echocardiography. Eur J Anaesthesiol. 2001;18:662–7.
40. Sakka SG, Meier-Hellmann A. Evaluation of cardiac output and cardiac preload. In: Vincent JL, editor. Yearbook of intensive care and emergency medicine. Berlin: Springer; 2000. p. 671–9.
41. Barash PG, Cullen BF, Stoelting RK, editors. Clinical anesthesia. Philadelphia: Lippincott Williams & Wilkins; 2009.
42. McKendry M, McGloin H, Saberi D, Caudwell L, Brady AR, Singer M. Randomised controlled trial assessing the impact of a nurse delivered, flow monitored protocol for optimisation of circulatory status after cardiac surgery. BMJ. 2004;329:258–61.
43. Marik ME. Pulmonary artery catheterization and esophageal Doppler monitoring in the ICU. Chest. 1999;116:1085–91.
44. Manzone TA, Dam HQ, Soltis D, Sagar VV. Blood volume analysis: a new technique and new clinical interest reinvigorate a classic study. J Nucl Med Technol. 2007;35:55–63.
45. Weyer S, Zink MD, Wartzek T, Leicht L, Mischke K, Vollmer T, Leonhardt S. Bioelectrical impedance spectroscopy as a fluid management system in heart failure. Physiol Meas. 2014;35:917–30.
46. Zile MR, Sharma V, Johnson JW, Warman EN, Baicu CF, Bennett TD. Prediction of all-cause mortality based on the direct measurement of intrathoracic impedance. Circ Heart Fail. 2016;9:e002761.
47. Grinstein J, Rodgers D, Kalantari S, Sayer G, Kim GH, Sarswat N, Adatya S, Ota T, Jeevanandam V, Burkhoff D, Uriel N. HVAD waveform analysis as a noninvasive marker of pulmonary capillary wedge pressure: a first step toward the development of a smart left ventricular assist device pump. ASAIO J. 2018;64:10–5.
48. Iaizzo PA, editor. Handbook of cardiac anatomy, physiology, and devices. 2nd ed. New York: Springer; 2009.
49. Atchabahian A, Gupta R. The Anesthesia Guide. New York: McGraw-Hill Medical, 2013.
50. Reddy YNV, El-Sabbagh A, Nishimura RA. Comparing pulmonary arterial wedge pressure and left ventricular end diastolic pressure for assessment of left-sided filling pressures. JAMA Cardiol. 2018;3:453–4.
51. Loushin MK, Quill JL, Iaizzo PA. Mechanical aspects of cardiac performance. In: Iaizzo PA, editor. Handbook of cardiac anatomy, physiology, and devices. 2nd ed. New York: Springer; 2009. p. 271–96.
52. Ross J. Afterload mismatch in aortic and mitral valve disease: implications for surgical therapy. J Am Coll Cardiol. 1985;5:811.
53. Kaplan JL. Kaplan's cardiac anesthesia. 7th ed. Amsterdam: Elsevier; 2016.

## 推荐阅读

Ahrens TS, Taylor LA. Hemodynamic waveform analysis. Philadelphia: WB Saunders; 1992. Chapters 2 and 3.

Daily EK, Schoroeder JS. Techniques in bedside hemodynamic monitoring. 5th ed. St. Louis: Mosby; 1994.

Fuster V, Walsh R. Hurst's the heart, vol. 1. 13th ed. McGraw Hill: Harrington; 2011. Part 2, Chapters 5.

# 第 2 章

# 后负荷

Amanda R. Vest

## 理解概念

正如第一章关于前负荷的讨论，心脏后负荷也是对心输出量决定因素的半定量综合评估。心输出量的 4 个主要决定因素分别是心脏前负荷、心肌收缩力、心率和心脏后负荷。后负荷是心脏泵送血液进入脉管系统的阻力。在离体肌纤维实验中，对垂直安装的静态肌肉样本施以一定重量的牵拉力，以物理形式作用于心肌细胞。肌纤维的另一端束缚固定。随后，肌肉被电刺激收缩并抬起附加重物。一旦受到刺激，肌肉就会产生张力或收缩力，直到它克服所施加负荷的反作用力，即后负荷。一旦超过后负荷，重物将被抬起，肌纤维出现缩短。肌纤维缩短的程度和速度与施加的后负荷强度成反比。如果肌肉样本两端都拴住并固定，或者施加的后负荷超过肌纤维产生的最大力，由此产生等长收缩，意味着收缩期产生张力的过程中肌纤维长度不发生变化[1]。

对后负荷的另一种表述是能够比较不同大小肌纤维的张力(定义为单位横截面积的力)。可以将这种概念运用到完整的心室上。整个心脏的后负荷可以理解为左心室肌纤维在收缩时对抗舒张末期容积时受到的应力。心室壁应力很难直接测量，但室壁应力可以通过 LaPlace 方程 $\sigma=PR/2w$ 来描述，其中 $\sigma$ 是室壁应力，$P$ 是压强，$R$ 是心室半径，$w$ 是室壁厚度。该方程适用于球形腔室，而对于圆柱形容器，该方程需修正为 $\sigma=PR/w$。考虑到心室几何形状的变化，收缩末期室壁应力还可用更复杂的数学计算来量化。通过 LaPlace 定律可知，在一定的心室内压条件下，相对于较小的心室，扩张的左心室（心室半径扩大）必须产生更大的内向应力才能产生相同的收缩压。这使得心室容易受到“后负荷–收缩不匹配”的影响，也解释了为什么可以通过减少扩张左心室的后负荷来增加每搏输出量。相反，肥大的左心室壁将获得较低的室壁应力，更容易产生克服心室后负荷的收缩压。

另一种定义后负荷的概念是血流进入主动脉的阻抗，称为动脉输入阻抗。这个参数用来量化压力随流量变化的比值。其可以使用动脉压、血管弹性、血管容积和血液黏滞度的值来计算，而且需要有创测量主动脉瞬时压力和流量，这使其只能作为一种研究工具。心室后负荷的两个主要决定因素是收缩压和心室半径，因为临床上假设心室大小是保持不变的，所以动脉收缩压是最常用来替代后负荷的参数。在无主动脉瓣和肺动脉瓣狭窄的情况下，瓣膜远段的最大收缩压反映了相应心室产生的最大压力。因此，可以通过测量主动脉和肺动脉峰值压来分别估算左、右心室后负荷。

每搏输出量和后负荷之间存在反比关系[2]。如上所述，这是因为肌肉缩短的长度不能超过作用在

A. R. Vest (✉)
Division of Cardiology, Tufts Medical Center,
Boston, MA, USA
e-mail: avest@tuftsmedicalcenter.org

其上的总负荷所决定的长度。当这一负荷增加时，肌节的缩短程度更大，因此，与较低的后负荷相比，粗细纤维重叠和横桥形成的程度将减小(图 2.1)。

# 后负荷生理和理论

## 后负荷与动脉血管系统

对抗心室收缩的力是贯穿于动脉树的各种因素的总和，称为动脉阻抗。总收缩负荷不仅包括来自大动脉的阻抗，还包括来自外周中小动脉的阻抗。Stephen Hales(1677—1761)提出了一个简化的动脉系统功能模型，其缓冲、传导和阻抗的功能分别由近段弹性动脉、中型肌动脉和外周小动脉来实现[3]。这个经典的模型可用于明确各级动脉血管的不同属性，并强调外周小动脉是外周阻力的主要来源。

动脉阻抗的 3 个主要决定因素是阻力、惯性和顺应性。血管中的阻力可以用 Poiseuille 方程 $R=8\times\eta\times l/\pi r4$ 描述，其中 $R$ 是阻力，$\eta$ 代表血液黏滞度，$l$ 是血管长度，$r$ 是血管半径。由此可见，血液黏滞度升高(如红细胞增多症)会增加血流阻力。重要的是，阻力与半径的 4 次方成反比，微动脉直径的微小变化便可对总外周循环阻力产生较大的影响[4]。对于升主动脉，总外周循环阻力可表示为 $R=P_o/\mathrm{CO}$，其中 $P_o$ 表示平均主动脉压，CO 表示心输出量，$R$ 表示总外周循环阻力。通过导入心输出量方程，将公式重新调整为 $P_o=(\mathrm{CO})R=(\mathrm{SV})(\mathrm{HR})R$。通过公式转换我们得知，平均主动脉压与心输出量和外周阻力都有直接关系。惯性与血管内容量有关，其对抗血流的加速并依赖于心率。顺应性是血管壁的一种特性，高顺应性的血管更容易扩张。弹性则与顺应性相互关联。顺应性也是心率依赖性的。在搏动性动脉系统中，惯性和顺应性的心率依赖性导致瞬时压力和流量之间存在时相偏移[1]。动脉脉搏波以心室收缩产生的上升波形为起始，在收缩早期，主动脉压力迅速升高。主动脉近段的流速峰值略早于压力峰值。主动脉和大动脉在收缩期扩张，以适应一定的压力波动。这种近段系统间断的输入转化成远段毛细血管床几乎恒定地流动，符合 Hales 缓冲模型。这是通过大的弹性血管对每搏输出量的吸收效应，将收缩期的能量转化为动脉壁的牵拉实现的。当血管内压力下降时，血管壁回缩，储存的能量在舒张期重新释放以维持心动周期中这一阶段的血压和远段血流的稳定。这被称为 Windkessel 效应，它既取决于主动脉和大动脉的容量，也取决于缺少收缩期扩张效应的小血管的流动阻力。然而，这个在现在看来过于简单的模型，当时却整合了波传播和反射的元素。

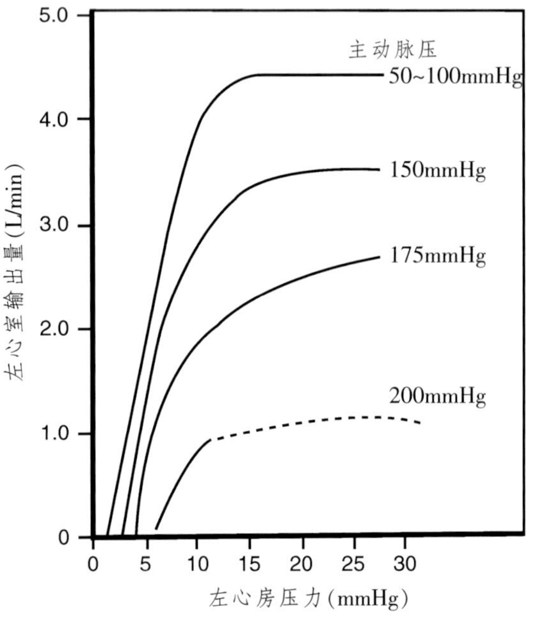


**图 2.1** 后负荷与心功能的负相关关系。(Adapted from Sagawa [31])

## 反射压力波

后负荷的另一个潜在影响因素是外周血管向心室产生的反向反射压力波现象，这一点在 Hales 模型中没有提及。反射波足够快的传播速度(也称为脉冲波速度)使其在同一心动周期内即可到达近段主动脉而覆盖入射波，两者对动脉波形都有一定的贡献。反射波出现在收缩期会增加后负荷，舒张期到达近段主动脉因能够增加冠状动脉流量而更为有利。反射波的主要部分在动脉分叉，特别是腹主动脉发出的肾动脉分支和髂动脉分叉部位。反射波的程度可以改变老年患者和高血压患者的血压和血流波形。在工业化社会中，老龄化往往伴随收缩压升高和动脉顺应性降低；舒张压也略有下降趋势。内膜-中膜增厚会导致老化的大动脉逐渐硬化，前向入射波的增加和反射波的提前返回会导致主动脉收缩压和脉压升高[5](图 2.2)。

Framingham 的一项亚组研究发现动脉僵硬程度(即弹性，与顺应性相反)随着年龄的增长而增加[6]。其结果为入射波和逆向反射波速度均增加，同时收缩压和脉压也增加。增强的入射波增加了心肌耗氧量，随着时间的推移，可诱导心室肥大。此外，提前返回的反射压力波通过增加收缩末期压力增加了后负荷，消除了舒张期对冠状动脉血流的支持，良好的心室-动脉耦联逐渐消失[7]。随着年龄增长，管腔容积改变最大的是中央大动脉，而非周围血管系统。反射波的这些变化导致舒张功能障碍，运动能力下降以及心力衰竭尤其是射血分数保留(HFpEF)的远期心力衰竭风险增加[8]。即使在考虑了其他已知的心血管危险因素后，大动脉硬度(测量颈-股动脉搏动速度)仍可预测心血管事件和死亡率[9]。

一旦大动脉顺应性下降，失去吸收收缩期搏动的缓冲作用，可导致肾脏和脑等器官的大血管损伤，进而导致微循环系统受到搏动性血流的影响。微血管系统通常被认为包括直径<400μm 的小动脉、直径<100μm 的微小动脉和具有单层内皮细胞的毛细血管。衰老相关性减退的 Windkessel 效应降低产生更具搏动性的微循环血流，是导致终末器官损害的一个推动因素[10]。

## 输入阻抗和特性阻抗

有人提出动脉系统中的血流和交流电路(AC)中的电流之间有相似之处[11]。类似的电路包含电容和电阻，电容储电和放电相交替，从而将峰值电压和电流分开。阻抗是由幅值(模数)和相角两个分量组成的矢量，表示正弦压力与正弦电流动分离的角度。电流和电压随交流周期波动可产生电阻，在概念上可转化为动脉阻抗(Zin)。但应注意的是，血流模式并非表现为正弦形，因此必须使用 Fourier 分析将生物学压力和流量值转换为基本的正弦波和一系列谐波。根据每对压力正弦波和流量(即谐波)在其特定的相位角得出阻抗值。为了在这种情况下有效地应用欧姆定律，系统应处于稳定状态(血管紧张性应恒定)、时间恒定(阻力不存在心搏间的变化)和线性。由于无法解释心室收缩过程中的弹性变化，心室收缩期的非线性特点确实在某种程度上限制了该技术的使用。因此，根据左心室压力和主动脉血流的有创测量值得出的输入阻抗并不准确，因为主动脉瓣介入操作增加了显著的非线性特性。然而，当作为动脉树整体考虑时，压强和流量变化很小，足以将体循环动脉和肺循环动脉输入阻抗分别视为体循环和肺循环动脉树有效的数学描述。

在顺应性血管系统中使用阻抗概念时，血流相对于压力正弦波是提前的。这在相位角上描述

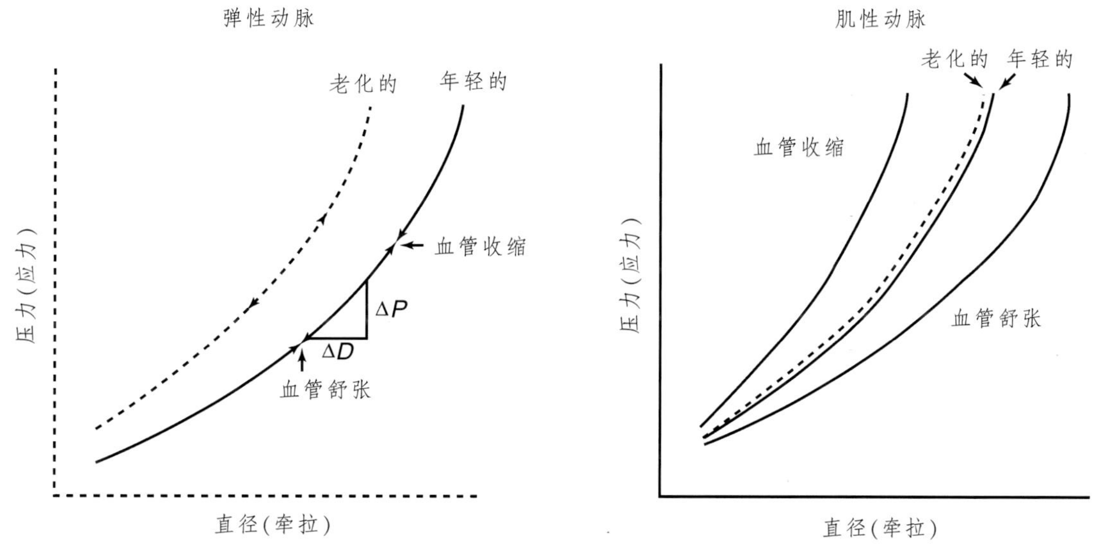


**图 2.2**　弹性动脉和肌性动脉的压力-直径关系。(From ichols and Edwards[5])

为-90°。惯性使血流延迟，产生+90°的相位角。阻抗模量随频率的增加而减小。在有弹性的大动脉中，顺应性和惯性效应相互作用，使压力和正弦波保持同相。这样就产生了相位角为0的搏动或特性阻抗。在这种情况下，模数将是恒定的，与频率变化无关。如果系统没有反射波，输入阻抗等于特性阻抗。但是，反射波向近段主动脉逆行移动会导致动脉输入阻抗与特性阻抗之间存在显著差异，其中包含反射波。这种差异在较低的频率下更为明显，此时反射波返回的相位是不一致的。相反，在高频下，波长小于动脉系统的长度，因此，相位不一致的反射波可相互抵消。因此，在高频下，输入阻抗几乎等于特性阻抗[12]。主动脉输入阻抗谱在频域中提供有关动脉弹性、脉搏波反射率和外周阻力的信息。其临床意义是搏动成分(弹性和反射性)的增加会导致心室-动脉不匹配，不利于心脏效率(图2.3)。

## 通过有创血流动力学参数评估后负荷

将阻抗概念作为临床测量工具加以应用的努力受到了推导数值所需的多种复杂的高级分析函数的阻碍，因此，更常用的是更为简单的平均主动脉压或平均收缩压作为后负荷的替代值。临床上，心脏后负荷的有创性测量通常是由一根充满液体的导管进行压力的描计，导管的尖端恰好位于升主

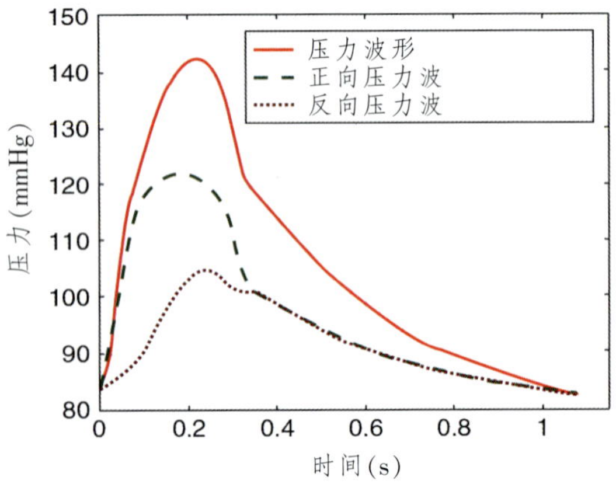


**图2.3** 波反射对收缩压曲线的影响。(From Chirinos and Sweitzer [32].)波分离分析显示正向(绿色虚线)和反向(红色虚线)压力波对收缩压曲线的影响。

动脉中主动脉瓣上方。临床医生必须牢记在这种情况下存在压力恢复的可能。这描述了由动能重新转换为势能引起狭窄下游压强的增加，并且可能是导管和多普勒跨瓣压力梯度之间差异的来源。借助Bernoulli定理可推导出狭窄处的血流多普勒评估，但要求在整个流体系统的所有部分中，导管头端、势能和动能之和必须相等。因此，在主动脉瓣狭窄的情况下，压力最低的地方(瓣口)是流速最高的地方。越过狭窄后，流速降低，压力增加，压力增加的总量(压力恢复)取决于跨瓣时血流分离和涡流形成引起的动能消耗。其结果是，当在血流的最小直径点(最小喷流面积)测量多普勒梯度时，测量值将高于在已恢复压力的近段主动脉获得的有创导管测量值。轻度主动脉瓣狭窄的瓣尖会形成一个漏斗形孔口，与更为严重狭窄的瓣膜相比，其形成导致更大的压力恢复[13]。这种现象发生的程度还取决于瓣口径与升主动脉间的关系。在同等程度主动脉瓣狭窄的条件下，较小的主动脉与较大主动脉相比，压力损失更小，从而增加了压力恢复。

由于心室收缩、动脉系统及其血流之间的关系太过复杂，因此，可能无法找到单个参数来完全评估心脏后负荷(图2.4)。

## 心室壁应力动脉输入阻抗

如前所述，主动脉输入阻抗仅是定义后负荷的两个生物物理学概念之一；另一个是心室壁应力，LaPlace将其定义为$PR/2\omega$。室壁应力也具有一些临床局限性，因为心室压力和大小的值是瞬时的，无法用于解释心动周期中快速变化的负荷。计算过程还高度依赖于心室的几何假设。为比较输入阻抗和室壁应力这两种不同的后负荷评价方法作为心室功能指标的有效性，Ross等构建了一套动物模型方案，旨在阐明室壁应力和阻抗对心室每搏输出量产生负面影响的相对重要性。这些早期实验发现，调节心室功能(表现为缩短分数的降低)的主导因素是室壁应力水平，而非输入阻力或搏动阻抗[14]。

### 后负荷不匹配

与此观察结果相关的认知是，脉搏阻抗越大，

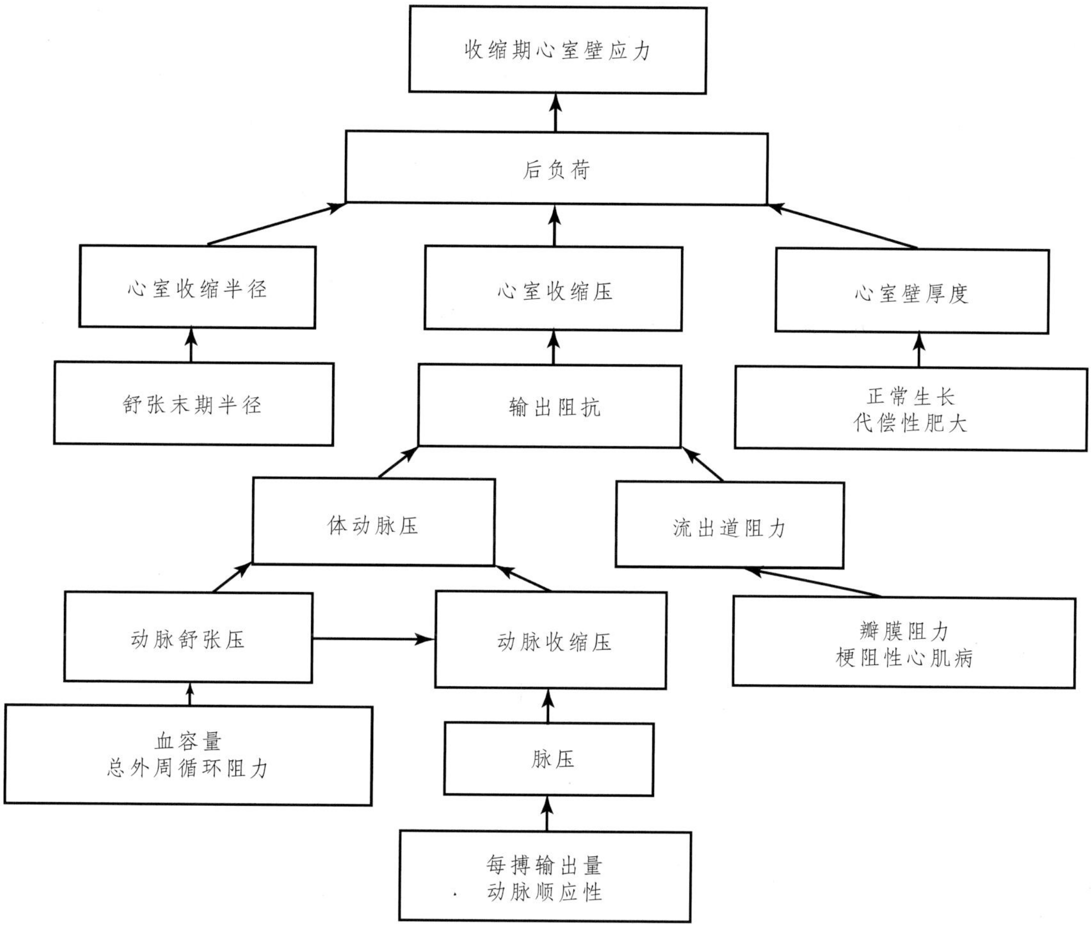


**图 2.4**　决定后负荷的因素。(From Norton [33])

平均阻抗变化引起的管壁应力变化越大。这可能是随脉搏阻力升高，心室容积大幅增加的结果，再次强调了心室几何结构对这些操作结果的影响。这种认识促使 1976 年后负荷不匹配概念的产生，该框架用于评估心脏后负荷与心肌正性肌力状态的匹配性。在正常生理情况下，后负荷增加通常伴随着静脉回流的增加（由于血液从动脉向静脉系统流动），因此，舒张末期容积增加。这有助于在后负荷增加的情况下维持每搏输出量。如果舒张末期容积不能代偿后负荷的增加，则正常心脏可被诱发出急性后负荷不匹配[15]，导致搏出量、射血分数和心室周长下降。发生不匹配的一种病例情形是对容积不足的血管系统突然输注缩血管药物。在容积超负荷这一相反的血流动力学条件下（已达到前负荷极限且平均肌纤维长度超过 2.2μm），正常左心室也能被诱发出后负荷不匹配。施加在已达左心室舒张末期容积最大时，工作的心室上的额外后负荷会导致每搏输出量急剧下降，除非采用正性肌力药物增强心肌收缩力。因此，给予一定的后负荷可以作为一项指标，判断心脏的做功是否处于心脏前负荷的上限或者下限附近[16]。即使在基础状态下，也会存在后负荷不匹配，这就解释了为什么在严重的左心室功能不全或二尖瓣关闭不全等情况下，治疗性的后负荷降低可以显著改善心输出量，前提是要维持一定的前负荷，增加心室的舒张末期容积获得。

除了对未麻醉大型动物的完整心脏进行急性后负荷反应的研究外，人们还在动物模型中对持续增加后负荷的远期影响做了广泛研究。Ross 等在 12 只狗的左心室放置了超声传感器，用于测量左心室壁缩短的程度和速度，并用微压计测量左心室腔压力。他们用充气橡胶袖带行近段主动脉缩窄术，维持平均收缩压 210mmHg。记录缩窄前、缩窄后即刻、缩窄后早期（平均 9 天）和晚期（平均 2.5 周）的心室压力和心室大小。室壁应力以球形模型计算。缩窄后即刻室壁厚度减小，计算出的室壁应力峰值超过对照组 55%。与对照组相比，缩短分数急剧下降 24%，周径平均缩短速率($V_{CF}$)下降 39%。在急性期(平均 9 天)，尽管左心室收缩峰压平均值恒定在 210mmHg，但心室收缩末期扩张，直径增加 4%，室壁应力峰值也降低至超过对照组 37%的水平。缩短百分率和周径平均缩短率 $V_{CF}$ 仍然低于对照水平，分别为 –12%和–20%。在平均 2.5 周的后期阶段，左心室壁显著肥大，与对照组相比，心室壁横截面积增加了 15%，室壁应力峰值也随室壁厚度的增加降低到超过 22%。舒张末期直径和缩短分数恢复正常[16]。通常认为在后负荷显著持续升高的情况下，通过恢复缩短分数至基线状态，此时的心室功能已得到成功代偿。这项研究强调了一种概念，即最初的后负荷不匹配会导致每搏输出量急剧减少，但可以通过增加室壁厚度产生心肌的生理学肥大来进行对抗，从而再次产生基线水平的每搏输出量。然而，在这项早期验证性概念研究中，有限的研究时间无法让研究者对快速肥大的心脏进行观察，因为心脏会随时间的推移继续保持更高的压力输出，以对抗增加的后负荷。主动脉缩窄技术已应用于多种实验动物模型，最常见的是小鼠，这使研究者能够研究生理性肥大的发展过程，以及随后如何进展为心力衰竭，阐明了控制肥大反应的心肌信号传导通路[17]。

## 心室–动脉耦联和压力–容积环

心室与后负荷的关系是心室动脉耦联概念的关键，其可用压力–容积环来描述。主动脉有效弹性($E_a$)描述了血管适应搏动血流的能力。$E_a$ 可以通过收缩末期压力除以每搏输出量来计算，即应力/张力或压力/直径图($\Delta P/\Delta D$)的斜率，也称为舒张末期压力–容积关系。弹性与顺应性相关联，而顺应性是扩张的难易度。动脉压水平较低时，动脉壁由柔顺性较好的弹性纤维支撑，而压力较高时，较硬的胶原纤维占主导作用。因此，动脉压越高，曲线的斜率越大。人类主动脉中的胶原蛋白硬度至少是弹性蛋白的 500 倍，从 20 岁到 70 岁的过程中，主动脉壁中的胶原蛋白含量增加了至少一倍(图 2.5)。

在心动周期的左心室射血期，随着心室容积的减小，心室增压的能力也在降低。心室最小容积是收缩末期容积，为心室完整的每搏输出量射血的标志点。随后，主动脉瓣关闭，舒张期开始。因此，在一定收缩力和前负荷的条件下，收缩末期容积将由后负荷决定。其他条件相同的情况下，主动脉压升高将导致每搏输出量减少，而主动脉压降低使每搏输出量增加。例如，在主动脉瓣狭窄患者中，压力–容积环可能呈现出较高的压力峰值、较小的搏出量和

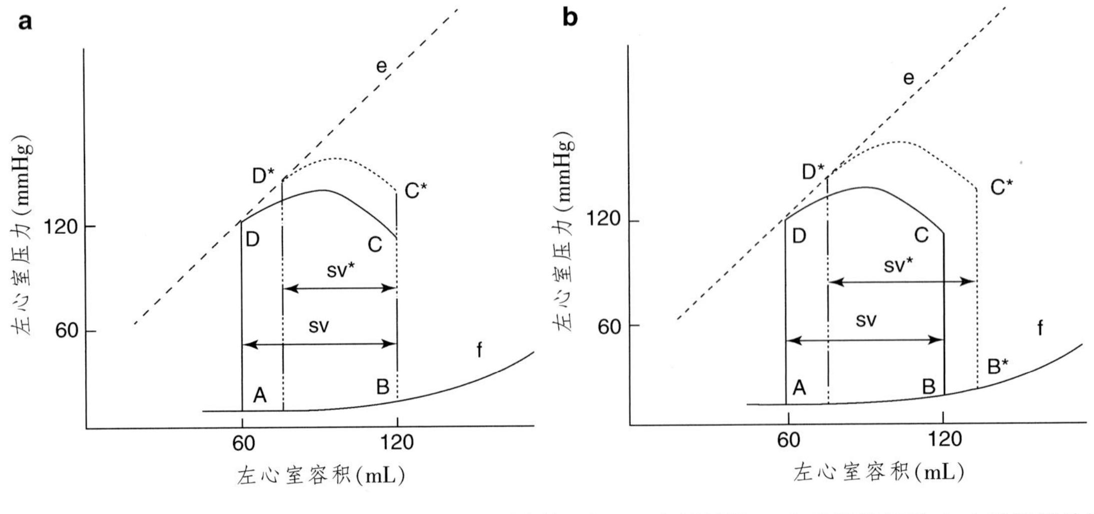


图 2.5 (a)后负荷急剧增加对压力–容积环的影响。A.二尖瓣打开；B.二尖瓣关闭；C.主动脉瓣打开；D.主动脉瓣关闭；e.收缩末期压力–容积关系；f.舒张末期压力–容积关系(或心室弹性)。虚线环表示增加后负荷的效果。(b)显示增加后负荷(虚线环)可增加前负荷和舒张末期容积，使每搏输出量保持不变。SV，每搏输出量。(From Iaizzo [19])

较高的收缩期末期容积，曲线将变成更高、更窄的形状。随着时间推移，代偿性肥大会减轻高室壁应力，提高心室克服高后负荷的能力，增加每搏输出量，从而使压力–容积环的宽度增加。在后负荷突然增加的条件下，每搏输出量会减少，从而导致收缩末容积升高。随后的几次心搏中，收缩末期容积的增加较舒张末期容积的增加更为显著(通常可增强心室功能)，最后的净改变是每搏输出量降低，且压力–容积环宽度减小。随着后负荷的减少，左心室更容易射出血液，因此，增加了每搏输出量，减少了收缩末期容积。由于射血期后心室中残留的血液更少，与后负荷减少之前相比，心室舒张末期的填充容积将更小。尽管前负荷轻微降低，但由于舒张末容积的减少小于收缩期容积的减少，因此每搏输出量还是净增加的。

动脉有效弹性与 $E_{es}$ 的比值(心室收缩末压与容积关系的斜率)是体现将血液泵入脉管系统效率的一项指标。该数值反映了心室–动脉的耦联，有助于将心室泵和脉管系统之间的关系概念化。初始阶段随着 $E_a$ 的增加，动脉可以容纳更多血流，并且需要更大的每搏功。如果 $E_a$ 继续增加，每搏功将达到一个最大的平台值，此时动脉和心室的特性呈现一致性，即 $E_a=E_{es}$。$E_a$ 也会随着心室效率的提高而增加，后者定义为额外每搏功/$MVO_2$/心搏。心室效率在 $E_a=E_{es}/2$ 时最大，这意味着当 $E_a/E_{es}$ 比率在 0.5~1.0 范围内时，心室–动脉耦联呈现最佳的状态[18](图 2.6)。

## 后负荷和心脏效率

心脏做功需要大量的能量。心脏主要是有氧代谢，因此，心脏做功通常以心肌氧耗量来衡量。心肌细胞富含线粒体，主要通过脂肪酸分解产生足够的 ATP，以满足维持心动周期所需的细胞机械动力。产生和维持室壁收缩张力所需的能量是决定心肌能量消耗的关键因素。心力衰竭的标志之一是紊乱

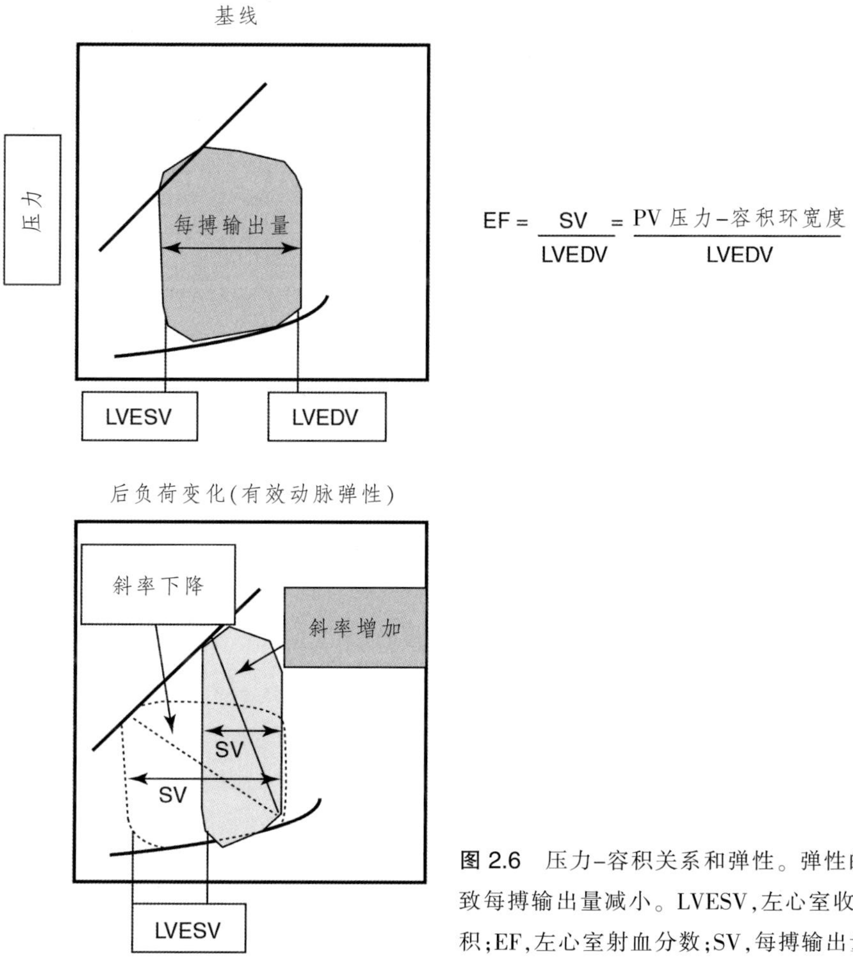


图 2.6 压力–容积关系和弹性。弹性的增加表现为图中对角线坡度变陡峭，导致每搏输出量减小。LVESV，左心室收缩末期容积；LVEDV，左心室舒张末期容积；EF，左心室射血分数；SV，每搏输出量。(From Bashore [35])

且无效的心肌代谢。后负荷的程度也与缺血心脏(能量代谢)高度相关。降低后负荷和降低心率是降低心肌氧耗量的主要策略。收缩压仅增加20~30mmHg即可通过降低每搏输出量、增加心肌氧需求量,对衰竭或缺血的左心室功能产生显著的负面影响。在高后负荷情况下,毛细血管床的氧摄取已接近最大,因此可能无法满足心肌的氧需求,特别是在冠状动脉血流因限流性狭窄病变无法再增加时。心肌氧需求量的其他决定因素有心率、前负荷和收缩力。静息状态下每100g心肌组织的$MVO_2$约为8mL $O_2$/min[19]。利用Fick原理可以测量心脏瞬时氧耗量;但需要在冠状静脉窦插管直接测量静脉血氧饱和度和冠状动脉血流量。因此,有必要对$MVO_2$进行间接评估。相对变化可通过计算压力心率乘积来估算。早在1912年,有人在离体的猫和兔心肌中建立了一种简单的评估方法,即心率乘以收缩压[20]。其他研究人员利用离体的犬心证实了这一无创血流动力学氧耗量评估方法的有效性,其中主动脉压是决定心肌氧耗量的主要影响因素。根据冠状动脉血流量和冠状动静脉氧分压差的乘积计算,随着后负荷的增加,心脏做功增加175%时,氧耗量可增加178%[21]。这些研究者还建立了以mmHg·s为单位的时间-张力指数/搏动作为氧耗量的替代参数,衍生自主动脉压力曲线收缩期下面积。他们还指出,根据LaPlace定律,与小内径心脏相比,大内径心脏产生相同心室内时间-张力指数需要更大的心肌纤维张力。这一事实强调了扩张衰竭的心脏固有的机械效率低下。我们还注意到,有些研究使用健康人群作为受试者,发现$MVO_2$与心率的相关系数为0.88,而使用心率压力乘积时为0.90[22]。但一些作者强调,这些间接指标存在局限性,即$MVO_2$无法捕获心肌收缩和心室大小的所有潜在的重要变化,特别是在健康程度差一些的受试者中[23]。

LaPlace定律也可以用来解释为什么压力超负荷的左心室(如主动脉瓣狭窄)比容量超负荷的心室(如主动脉瓣反流)产生更多的心肌氧供。LaPlace指出,室壁张力与$PR/2$成正比,其中$P$为心腔内压力,$R$为心腔半径。压力负荷过重的心室显示压力大幅增加,相当于室壁张力大大增加,最终$MVO_2$大幅增加。相反,在容量负荷过重的心室,心室半径会增大,但没有压力负荷模型中压力增大得那样显著。因此,容量超负荷情况下室壁应力上升将不那么显著,相应的$MVO_2$也不会显著升高。

# 临床实践中的后负荷

## 肺血管系统中的后负荷

后负荷通常围绕左心室进行讨论,但也适用于右心室及其泵入血液的肺血管床。值得注意的是,右心室和左心室处理后负荷的方式存在显著差异。通常情况下,每搏输出量相同时,肺血管系统的血流阻力要低得多,约为左心室血流阻力的1/10。在后负荷增加时,室壁更厚的左心室能够产生更大的压力,通常能产生相同的每搏输出量。右心室做功更接近于它的完全收缩能力,因为它只相当于左心室肌肉质量的1/6,却完成了其1/4的工作量。由于肺血管阻力比体循环小得多,因此得以泵出与左心室相同的心输出量。在这个高度匹配的心室动脉框架内工作,右心室对后负荷的升高显得非常敏感。即使是结构正常的右心室,在肺血管阻力小幅升高时也可能减少每搏输出量。然而,右心室也可随时间推移重构以适应更高的肺动脉压力,正常情况下不引起右心衰竭的最大平均动脉压力约为40mmHg。当肺动脉压力超过这个值时,右心室处于代偿和维持每搏输出量而发生严重扩张和功能障碍[24]。

肺小动脉通常为主要的阻力血管;然而,肺小动脉比体循环小动脉接受了更具搏动性的血流输入。在这个更小的血管系统中,缓冲血管、传输血管和阻力血管的角色并不像体循环那样明确归属于某类血管。肺动脉高压目前定义为平均肺动脉压>25mmHg,肺毛细血管楔压<15mmHg,提示肺高压并非继发于左心疾病[25]。各种病因的肺高压都倾向于共同的组织病理学特征表现,即原发性纤维组织增生、中膜增厚和肺小动脉闭塞[26]。用肺血管扩张剂降低右心室后负荷是治疗肺动脉高压和右心室衰竭的关键。吸入型NO在肺血管压力的有创评估中有一定作用,有助于确定肺血管扩张的可能性,而使用持续氧疗可帮助降低低氧性血管的收缩程度。肺动脉高压治疗药物包括钙通道拮抗剂(硝苯

地平、氨氯地平)、前列环素类似物(依前列醇、曲前列素、依洛前列素)、内皮素受体拮抗剂(波生坦、安贝生坦、马西替坦)、磷酸二酯酶-5 抑制剂(西地那非、他达拉非)和可溶性鸟苷酸环化酶模拟物(利奥西呱)[27]。

## 后负荷和呼吸周期

机械通气可能影响对前负荷(如右心房和肺毛细血管楔压)的有创评估,并通过降低跨胸腔压力梯度降低前负荷,这在第 1 章中讨论过。肺正压通气也会影响后负荷。肺血管阻力程度,也就是右心室后负荷,与气道压力升高的程度成正比。随着右心室后负荷显著升高,右心室扩张并引起心室内依赖,室间隔偏向左心室,从而减少左心室的充盈和每搏输出量。相反,气道正压通过增加胸主动脉压力(相对于周围动脉压力)产生增加左心室每搏输出量的直接效应。在考虑瓣膜病变和后负荷问题时,值得一提的是二尖瓣反流对心脏后负荷的影响。心室收缩期左心室舒张末期部分血流会在经病变二尖瓣回流至左心房,因此,二尖瓣反流会减少后负荷。因此,左心室将在后负荷减少的情况下工作,这是因为一些血液排入了低压的左心房,而非通常情况下顺流入高压的主动脉。

## 总外周循环阻力

总外周循环阻力(TPR)是指体循环中所有区域阻力的总和。尽管我们已知,由小动脉引起的血流阻力实际上只是整个心脏后负荷的一个组成部分,但有时也将其推断为心脏所面临的总后负荷。TPR 可由欧姆定律近似得到。对于应用 Swan-Ganz 导管计算心输出量的患者,体循环血管阻力(SVR)和肺血管阻力(PVR)的数值通常以 Wood 单位表示:

SVR=80×(平均动脉压-平均右房压)/心输出量

PVR=80×(肺动脉平均压力-肺毛细血管楔压)/心输出量

这些方程给出的值的单位是 $dyn \cdot s \cdot cm^{-5}$。用于测量血管阻力的其他单位是帕斯卡秒/立方米($Pa\ s/m^3$),或者为了方便,当使用 mmHg 为压力单位和 L/min 为心输出量单位时,阻力可以用 mmHg min/L 表示。这相当于混合参考单位(HRU),也称为 Wood 单位,儿童心脏病学家比较偏向使用这一单位。乘以系数 8 可以从 Wood 单位转换到 $MPa\ s/m^3$,或者乘以系数 80 从 Wood 单位转换到国际单位 $dyn \cdot s \cdot cm^{-5}$。

施加于动脉系统的阻力以串联和并联的方式排布。在串联回路中,总阻力为各部位阻力之和。相反,并联回路中总阻力等于单个部位阻力的倒数之和,因此,与串联模式相比,并联模式的总阻力要低得多。因此,大多数器官的动脉供血是并联排列的,从而降低了心室对所有器官的灌注压力。一个器官的阻力上升对其他动脉床的影响很小。

动脉系统阻力的产生主要在于小动脉。这些血管的直径范围为 10~150μm,不断受到来自交感神经系统和局部血管活性物质的调节,以控制血液流入特定的毛细血管床。局部血管扩张物质包括血小板源性介质,如血清素,以及内皮源性介质,如 NO。

## 降低后负荷疗法

降低后负荷疗法的概念最初在临床上以主动脉内球囊反搏的形式应用于心肌梗死后心源性休克患者的辅助。临床结果表明该技术可减轻左心室负荷,提高左心室射血分数,改善冠状动脉灌注。药物降低心脏后负荷主要是静脉输注硝普钠,在心脏急症治疗中非常有用。和硝普钠相比,硝酸甘油具有更强的同时扩张小静脉和小动脉的作用,也可用于降低心脏后负荷。血管紧张素转换酶(ACE)抑制剂、血管紧张素受体阻滞剂、肼苯哒嗪和二氢吡啶类钙通道阻滞剂也可作为备选,其中,静脉注射用二氢吡啶类药物氯维地平越来越多地用于重症治疗。

血管扩张剂对大弹性动脉的直接影响很小,但可通过降低小动脉的弹性来显著降低来自外周血管的反射波振幅。反射波的振幅和速度降低了收缩期动脉压,增加了减速期主动脉近段血流。后负荷降低后,通过纠正后负荷不匹配,有助于改善心源性休克、二尖瓣或主动脉瓣严重反流,甚至主动脉瓣狭窄伴失代偿性左心室功能障碍患者的心输出量和临床状态[28]。由于肾素-血管紧张素-醛固酮系统的激活,失代偿性心力衰竭的后负荷往往较高,同时,由于前向血流缓慢,有效血流速度较高。虽然心力衰竭心输出量降低时交感神经激活导致血管收缩具有代偿作用以维持动脉血压,但这些代偿调节可能适得其反,进一步增加衰竭心脏的后负荷。因此,对于左心室扩张且前负荷充足的患者,应用药物降低后负荷可以显著改善心输出量和症状(图2.7)。

对主动脉瓣狭窄患者施行降低后负荷治疗似乎违反原则,因为传统意义上通过狭窄主动脉瓣的心输出量是固定的;血压降低后,心输出量不仅没有提高,反而存在低血压风险。然而,此时我们要强调后负荷存在复杂性,因为主动脉瓣狭窄实际上并非决定心室泵血阻力的唯一因素。串联模式下阻力是叠加的,因此,通过减少远段小动脉阻力,尽管跨主动脉瓣的近段阻力保持不变,但仍然可以降低主动脉输入阻抗中的阻力成分。因此,对于严重且无法干预的主动脉瓣狭窄,使用硝普钠降低总外周循环阻力(即平均动脉压)可以成功地减少心室泵血功能障碍与高后负荷之间的不匹配。相反,对相对正常的心血管系统或主动脉瓣狭窄但射血分数保留的心脏使用硝普钠可能会降低心输出量。这是由于硝普钠能同时扩张静脉而减少前负荷,实际上会导致后负荷不匹配。另一种使用药物降低后负荷可能引起临床状态恶化的情况是存在显著的肺内分流。硝普钠可抑制肺血管系统的缺氧性收缩,从而向肺内氧合不良的区域(如肺大叶实变)提供血液。这将加重通气灌注不匹配,有可能使动脉血氧饱和度恶化。还应避免在缺血状态下单独应用硝普钠减低心脏后负荷。冠状动脉狭窄时,硝普钠被证实可减低心肌灌注,而硝酸甘油则主要通过扩张冠状动脉侧支血管而增强心肌灌注[28,29]。

## 要点总结

• 后负荷是指心脏将血液泵入血管系统时所受到的阻力。

• 根据 LaPlace 定律,后负荷可以用室壁张力来表示。

• 或者,后负荷可以被概念化为动脉系统的输入阻抗,类似于电路系统。

• 每搏输出量与后负荷成负相关关系。

• 主动脉和近段大动脉的弹性纤维、胶原纤维的比例较高,因此,有很高的顺应性。

• 这些弹性动脉管壁能吸收收缩期的血流搏动,将能量储存并转化为回弹力,以维持舒张期的压力和血流,即 Windkessel 效应。

• 小动脉是动脉阻力的主要来源,小动脉张力高度依赖于交感神经系统和局部递质。

• 当动脉分叉及不连续处的血液在收缩期折返回近段主动脉时可增加后负荷。

• 随年龄增长或高血压等病理过程中,后负荷随收缩期入射波幅度的增加和反射波的早期折返而增加。

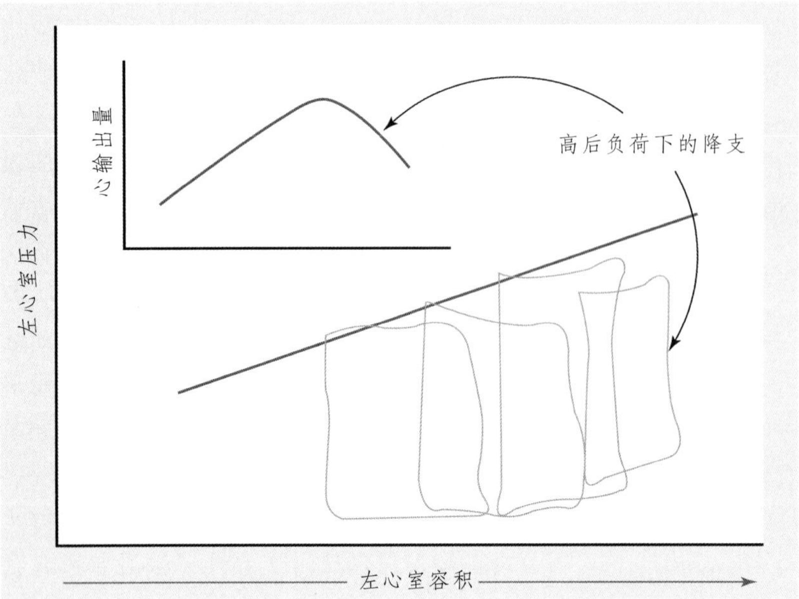


图 2.7 在收缩性心力衰竭中后负荷不匹配的状态(From Ross [15])。随着后负荷的增加,每搏输出量在减小(压力–容积环宽度减小)。

• 后负荷不匹配是指心室功能与后负荷不匹配的情形，其增加了心肌耗氧量，降低了心脏能量效率。

• 随着时间的推移，后负荷不匹配会导致心室肥大。

• 主动脉内球囊反搏和药物，如硝普钠、肼苯哒嗪和ACE抑制剂，可以减少全身后负荷。

• 肺血管扩张剂是肺动脉高压治疗的基石，可减轻右心室的后负荷。

## 复习题

1.心输出量的决定因素主要是：

A.前负荷。

B.心肌收缩力。

C.心率。

D.后负荷。

答案：(A)。

2.下列关于脉管系统的陈述中哪一项是错误的？

A.随着年龄增长，大弹性动脉的硬化源于血管的中层。

B.血管顺应性依赖于心率。

C.周围小血管表现出明显的Windkessel效应。

D. 逆行的反射压力波通常出现于动脉分叉部分，如髂动脉分叉。

E.反射波落入舒张期对心血管系统更有利。

答案：(C)。近段弹性动脉具有Windkessel效应。较小的外周动脉和小动脉有收缩能力，但它们并未暴露于高搏动性血流中，也缺乏弹性，当血管内压力下降时无法产生显著的回弹。落入舒张期的反射波可帮助增加冠状动脉血流。

3.关于后负荷不匹配的概念，下列哪一项陈述是正确的？

A.血管扩张时，患者可能会发生后负荷不匹配。

B.后负荷增加通常伴有静脉回流的减少，这是由于静脉系统可获取的回流血液减少。

C.在容积不足的情况下，猛然输注血管升压素可造成后负荷不匹配。

D.前负荷较高的正常心脏，当其后负荷及心肌收缩力均突然增加时可发生后负荷不匹配。

E.慢性后负荷不匹配不会导致结构性心肌改变。

答案：(C)。在正常生理环境下，由于血液从动脉系统向静脉系统流动，后负荷的增加通常伴随着静脉回流的增加。正常心脏如果舒张末期容积不能补偿后负荷的增加，就会引起不匹配。或者，对已在最大舒张末期容积下做功的心室施加额外的后负荷，将导致每搏输出量急剧下降，除非收缩力也得到增强。

4. 下列关于临床减轻后负荷的潜在策略的陈述，哪一项是正确的？

A.主动脉内球囊反搏的目的是降低收缩压，从而减少后负荷。

B.在某些肺部条件下，硝普钠可引起缺氧。

C. 在无法改变的梗阻性病变（如主动脉瓣狭窄）中，降低后负荷是被严格禁止的。

D. 心力衰竭心输出量下降时交感神经激活引起的血管收缩具有代偿意义，目的是维持血压。因此，应避免降低后负荷。

E.西地那非是一种选择性的肺动脉扩张剂，对体循环血管床没有影响。

答案：(B)。硝普钠可抑制肺血管系统的缺氧性收缩，向肺内氧合不良区域（如肺大叶实变）供血。这将加重通气灌注不匹配现象，可能导致动脉血氧饱和度恶化。主动脉内球囊反搏增加舒张压，减少左心室壁张力。严重主动脉狭窄伴左心室射血分数降低的危重患者可用IABP或硝普钠降低后负荷。对失代偿的收缩型心力衰竭患者，扩血管可纠正后负荷不匹配，提高心输出量。西地那非确有一定的外周血管扩张作用，因此，考虑到体循环低血压问题，其剂量可能受到限制。

5.一例70岁男性主动脉瓣狭窄患者(超声心动图显示峰压/平均压为68/42mmHg，主动脉瓣面积为0.6cm$^2$)，临床表现为进行性加重的呼吸困难、下肢水肿、少尿、体重增加15磅(1磅=0.454kg)。血压为88/74mmHg。外周湿冷，意识稍差。他最近一次超声的左心室射血分数是25%。下列陈述是对的还是错的？

A.由于存在重度主动脉瓣狭窄，减轻后负荷的唯一选择是瓣膜成形术或瓣膜置换。

B.存在后负荷不匹配。

C. 压力回复可能会导致多普勒高估跨瓣压梯度,在升主动脉直径较小的情况下更容易发生。

D.计算出的SVR可能会偏高;低于预期的SVR可能提示脓毒症引起的低血压。

答案:(A)错。动脉系统产生的总阻力是血管系统中诸多阻力成分的总和。小动脉提供的阻力是对狭窄瓣膜所形成的阻力的补充。因此,通过扩张小动脉也可降低后负荷。

(B)对。我们虽未提供该患者的有创血流动力学数据,但外周湿冷,精神迟滞和少尿强烈提示低心输出量状态。因此,不良的心室功能与主动脉瓣狭窄以及肾素血管紧张素系统激活外周血管收缩产生的高后负荷匹配不良。如果低血压可耐受,可通过扩张外周血管更好地匹配低每搏输出量。主动脉球囊反搏和(或)低剂量静脉用硝普钠可在明确的主动脉瓣狭窄治疗前成功地改善心输出量,使失代偿患者病情得到稳定。

(C)对。压力回复是发生在近段主动脉,狭窄主动脉瓣远段的速度下降和压力增加现象。这可能会导致多普勒对跨瓣压力梯度的高估,最有可能发生在升主动脉直径较小的情况下。

(D)对。如上所述,预估的全身血管阻力在正常范围的高值或以上。1200~2500dyn·s·cm$^{-5}$范围内的数值符合这一病理情况。如果计算值远低于此值,则应考虑额外存在分布性休克过程,如脓毒症。值得注意的是,心源性休克和心输出量低的患者,其混合静脉血氧饱和度和心输出量有时会出现振奋人心的升高,而SVR下降的实际病因是早期脓毒症导致周围血管扩张。

6.一例55岁高血压、糖尿病和慢性肾病的女性患者,主诉为突发呼吸困难。其血压为210/110mmHg,右心房压力为15mmHg,心率为92次/分。检查符合肺水肿。诊断为高血压急症。下列陈述是对的还是错的?

A.与高血压和糖尿病有关的动脉顺应性降低最常发生在小动脉。

B.有效动脉弹性的计算方法是每搏输出量除以收缩压。

C.如果已知平均动脉压为143mmHg,心输出量为4.0L/min,则系统血管阻力将计算在2500dyn·s·cm$^{-5}$区域。

D.如果该患者做了动静脉瘘手术以备今后血液透析,后负荷预期会下降,前负荷会增加。

答案:(A)错。与高血压和糖尿病相关的动脉硬化在大弹性动脉最为显著。增强的入射波和反射压力波的早期折返均可增加后负荷。

(B)错。有效动脉弹性为收缩压除以每搏输出量。可视化为应力/应力图上的斜率。

(C)对。MAP=(2×舒张压+收缩压)/3=143。SVR=80×(平均动脉压−右心房压力)/心输出量=80×(143−15)/4=2560。

(D)对。建立动静脉分流后,通过引导血液从高阻力小动脉流向低阻力静脉系统,可减少后负荷,并因此增加静脉向心脏的回流。后负荷的降低会使心肌氧需求量略有降低,但也会对冠状动脉血流量产生负面影响[30]。

(吴鹏 齐炳才 译)

## 参考文献


1. Fuster V, Walsh R, Harrington R. Hurst's the heart, vol. 1. 13th ed. New York: McGraw Hill; 2011.
2. MacGregor DC, Covell JW, Mahler F, Dilley RB, Ross JJ. Relations between afterload, stroke volume, and descending limb of Starling's curve. Am J Physiol. 1974;227(4):884–90.
3. Hales S. Statistical essays: containing haemastaticks, History of medicine series. Library of New York Academy of Medicine. New York: Hafner; 1733. Reproduced in 1964, no. 22.
4. Poiseuille JLM. Recherches experimentales sur le mouvement des liquids dans les tubes de tres petits diametres. Mem Savant Etrangers. 1846;9:433–544.
5. Nichols WW, Edwards DG. Arterial elastance and wave reflection augmentation of systolic blood pressure: deleterious effects and implications for therapy. J Cardiovasc Pharmacol Ther. 2001;6:5.
6. Mitchell GF, Parise H, Benjamin EJ, Larson MG, Keyes MJ, Vita JA, Vasan RS, Levy D. Changes in arterial stiffness and wave reflection with advancing age in healthy men and women: the Framingham heart study. Hypertension. 2004;43:1239–45.
7. Hashimoto J, Ito S. Some mechanical aspects of arterial aging: physiological overview based on pulse wave analysis. Ther Adv Cardiovasc Dis. 2009;3:367.
8. Chirinos JA, Kips JG, Jacobs DR Jr, Brumback L, Duprez DA, Kronmal R, Bluemke D, Townsend RR, Vermeersch S, Segers P. Arterial wave reflections and incident cardiovascular events and heart failure. J Am

Coll Cardiol. 2012;60:2170–7.
9. Ben-Shlomo Y, Spears M, Boustred C, May M, Anderson SG, Benjamin EJ, Boutouyrie P, Cameron J, Chen C-H, Cruickshank JK, Hwang S-J, Lakatta EG, Laurent S, Maldonado J, Mitchell GF, Najjar SS, Newman AB, Ohishi M, Pannier B, Pereira T, Vasan RS, Shokawa T, Sutton-Tyrell K, Verbeke F, Wang K-L, Webb DJ, Willum Hansen T, Zoungas S, McEniery CM, Cockcroft JR, Wilkinson IB. Aortic pulse wave velocity improves cardiovascular event prediction: an individual participant meta-analysis of prospective observational data from 17,635 subjects. J Am Coll Cardiol. 2014;63:636–46.
10. O'Rourke MF, Hashimoto J. Mechanical factors in arterial aging: a clinical perspective. J Am Coll Cardiol. 2007;50:1–13.
11. Little RC, Little WC. Cardiac preload, afterload, and heart failure. Arch Intern Med. 1982;142(4):819–22.
12. Westerhof N, Stergiopulos N, Noble MIM. Snapshots of hemodynamics: an aid for clinical research and graduate education. 2nd ed. New York: Springer; 2010.
13. Niederberger J, Schima H, Maurer G, Baumgartner H. Importance of pressure recovery for the assessment of aortic stenosis by Doppler ultrasound. Role of aortic size, aortic valve area, and direction of the stenotic jet in vitro. Circulation. 1996;94:1934–40.
14. Covell JW, Pouleur H, Ross J Jr. Left ventricular wall stress and aortic input impedance. Fed Proc. 1980;39(2):202–7.
15. Ross J Jr. Afterload mismatch and preload reserve: a conceptual framework for the analysis of ventricular function. Prog Cardiovasc Dis. 1976;18(4):255–64.
16. Ross J Jr, Franklin D, Sasayama S. Preload, afterload, and the role of afterload mismatch in the descending limb of cardiac function. Eur J Cardiol. 1976;4(Suppl):77–86.
17. Rockman HA, Ross RS, Harris AN, Knowlton KU, Steinhelper ME, Field LJ, Ross J Jr, Chien KR. Segregation of atrial-specific and inducible expression of an atrial natriuretic factor transgene in an *in vivo* murine model of cardiac hypertrophy. Proc Natl Acad Sci. 1991;88:8277–81.
18. Fuster V, Walsh R. Hurst's the heart, vol. 1. 13th ed. McGraw Hill: Harrington; 2011.
19. Iaizzo PA. Handbook of cardiac anatomy, physiology and devices. 2nd ed. New York: Springer; 2009. p. 271–96.
20. Rhode E, Ogawa S. Uber den einfluss der mechanischen bedingungen auf die totigkeit und den sauerstaffverback des warmbluterheizens. Arch Exp Path u Pharmakol. 1912;68:401–34.
21. Sarnoff SJ, Braunwald E, Welch GH Jr, Case RB, Stainsby WN, Macruz R. Hemodynamic determinants of oxygen consumption of the heart with specific reference to the tension time index. Am J Phys. 1958;192:148–56.
22. Kitamura K, Jorgensen CR, Gobel FL, Taylor HL, Wang Y. Hemodynamic correlates of myocardial oxygen consumption during upright exercise. J Appl Physiol. 1972;32:516–22.
23. Goldstein RE, Epstein SE. The use of indirect indices of myocardial oxygen consumption in evaluating angina pectoris. Chest. 1973;63(3):302–5.
24. Daily EK, Schroeder JS. Techniques in bedside hemodynamic monitoring. 5th ed. St. Louis: Mosby; 1994.
25. Badesch DB, Champion HC, Sanchez MA, Hoeper MM, Loyd JE, Manes A, McGoon M, Naeije R, Olschewski H, Oudiz RJ, Torbicki A. Diagnosis and assessment of pulmonary arterial hypertension. J Am Coll Cardiol. 2009;54:S55–66.
26. Farber HW, Loscalzo J. Pulmonary arterial hypertension. N Engl J Med. 2004;351:1655–65.
27. Hoeper MM, McLaughlin VV, Dalaan AM, Satoh T, Galie N. Treatment of pulmonary hypertension. Lancet Respir Med. 2016;4(4):323–36.
28. Khot UN, Novaro GM, Popović ZB, Mills RM, Thomas JD, Tuzcu EM, Hammer D, Nissen SE, Francis GS. Nitroprusside in critically ill patients with left ventricular dysfunction and aortic stenosis. N Engl J Med. 2003;348:1756–63.
29. Flaherty JT, Magee PA, Gardner TL, Potter A, MacAllister NP. Comparison of intravenous nitroglycerin and sodium nitroprusside for treatment of acute hypertension developing after coronary artery bypass surgery. Circulation. 1982;65:1072–7.
30. Bos WJ, Zietse R, Wesseling KH, Westerhof N. Effects of arteriovenous fistulas on cardiac oxygen supply and demand. Kidney Int. 1999;55(5):2049–53.
31. Sagawa K. Analysis of the ventricular pumping capacity as function of input and output pressure loads. In: Reeve EB, Guyton AC, editors. Physical bases of circulatory transport: regulation and exchange. Philadelphia: WB Saunders; 1967. p. 141–9.
32. Chirinos JA, Sweitzer N. Ventricular-Arterial coupling in chronic heart failure. Card Fail Rev. 2017;3:12–8.
33. Norton JM. Toward consistent definitions for preload and afterload. Adv Physiol Educ. 2001;25(1–4):53–61.
34. Loushin MK, Quill JL, Iaizzo PA. Mechanical aspects of cardiac performance. In: Iaizzo PA, editor. Handbook of cardiac anatomy, physiology, and devices. 2nd ed. New York: Springer; 2009. p. 271–96.
35. Bashore TM. Clinical hemodynamics in valvular heart disease. In: Wang A, Bashore TM, editors. Valvular heart disease. New York: Humana-Springer; 2009. p. 93–122.

## 推荐阅读

Fuster V, Walsh R, Harrington R. Hurst's the heart, vol. 1. 1st ed. New York: McGraw Hill; 2011. (Part 2, Chapter 5 and Part 3, Chapter 14).

Nichols WW, Edwards DG. Arterial elastance and wave reflection augmentation of systolic blood pressure: deleterious effects and implications for therapy. J Cardiovasc Pharmacol Ther. 2001;6:5.

Ross J Jr. Afterload mismatch and preload reserve: a conceptual framework for the analysis of ventricular function. Prog Cardiovasc Dis. 1976;18(4):255–64.

Weber T, Chirinos JA. Pulsatile arterial haemodynamics in heart failure. Eur Heart J. 2018;37:2129.

# 第 3 章

# 收缩力

Jordan S. Thomas，Justin M. Dunn

## 引言

心肌收缩力——通常称为正性肌力——是心肌的固有收缩能力，与负荷条件无关，即前负荷和后负荷(分别在第 1 章和第 2 章中讨论)。因此，对于给定的前负荷和后负荷，收缩力为影响收缩蛋白相互作用的所有其他因素的表现。所有这些因素的结合使得对“收缩力”的简单定义变得困难，通过对收缩力变化的讨论，使其更容易理解。临床上，左心室收缩力的变化可以定义为在恒定舒张末期容积和主动脉压下每搏功的变化。

通过评估左心室压力升高率或 dP/dt，可以更好地理解收缩力(图 3.1)。这些左心室压力曲线的轮廓提供了一个合理的心肌收缩力指标。每个曲线上升支的斜率表明心室的压力变化最大率。压力变化最大率随时间变化，也称为最大 dP/dt，由每条曲线上升段最陡部分的切线表示。这个斜率在心动周期早期(从二尖瓣关闭到主动脉瓣打开)的等容收缩期是最大的(图 3.2)。

J. S. Thomas
Advanced Heart Failure/Transplant Cardiology, Ohio State University, Columbus, OH, USA
e-mail: Jordan.thomas@osumc.edu

J. M. Dunn (✉)
Interventional Cardiology, Summa Health, Akron, OH, USA
e-mail: dunnjus@summahealth.org

临床上，精确测量收缩力是很难的。在心导管实验室，压力最大上升率($dP/dt_{max}$)可以在等容收缩期，通过在心室中直接放置导管来测量。这种测量常被用作收缩力的指标[3]。左心室 $dP/dt_{max}$ 下降，低于 1200mmHg/s 的正常值，提示心肌收缩力降低。

射血分数，定义为每搏输出量与舒张末期容积的比值，在临床上广泛用作心脏收缩力的无创替代指标[4]。在目前的实践中，EF 最常用的是超声心动图无创测量，但是替代的方法包括心肌核素显像(ECT)，新近发展的心脏 MRI 检查，每种成像各有其优缺点。正常射血分数参考值根据性别和使用的成像方式而变化。然而，在临床实践中，大多数成像模式可以认为 EF 在 50%~70%的范围内是正常的，而 EF<50%则提示至少一定程度的心肌收缩力下降。

随着成像技术的发展，二维斑点追踪超声心动图(STE)应变成像已成为一种重要的无创性测量手段，是测量心肌组织整体和节段性变形及潜在收缩力最直接的方法之一。应变超声心动图以其高敏感性和重复性，在多种心血管疾病状态下得到了验证，在临床和研究领域都具有巨大的应用前景[5]。

## 收缩生理学

当兴奋波通过心肌细胞膜上的缝隙连接传播，并通过 T 小管进入细胞时，心肌开始收缩。在动作电位的第二时相，肌纤维膜中的钙渗透性增加，钙

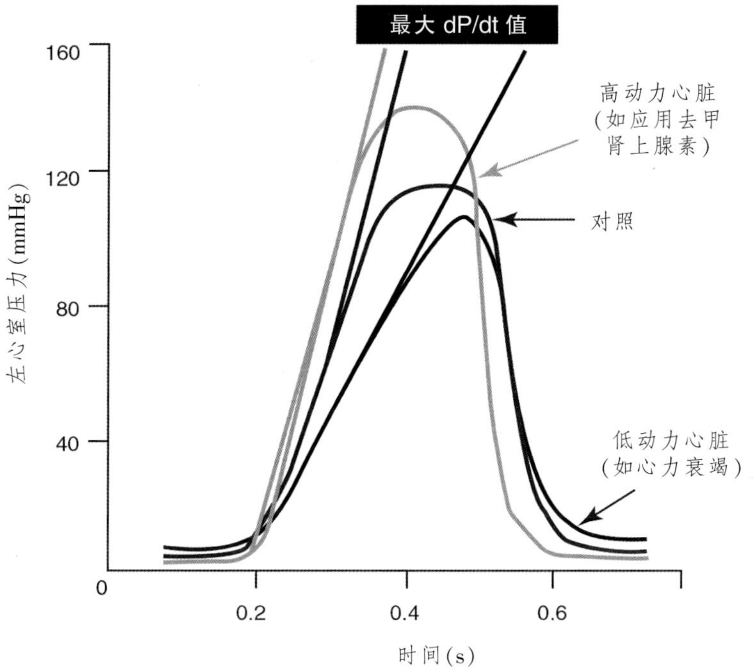


**图 3.1**　左心室压力曲线，切线指向上升支最陡峭的部分，提示最大 dP/dt 值。红色：对照。蓝色：高动力心脏，如应用去甲肾上腺素。黑色：低动力心脏，如心力衰竭。(Adapted from Berne and Levy [1], p. 313, Fig. 16.9)

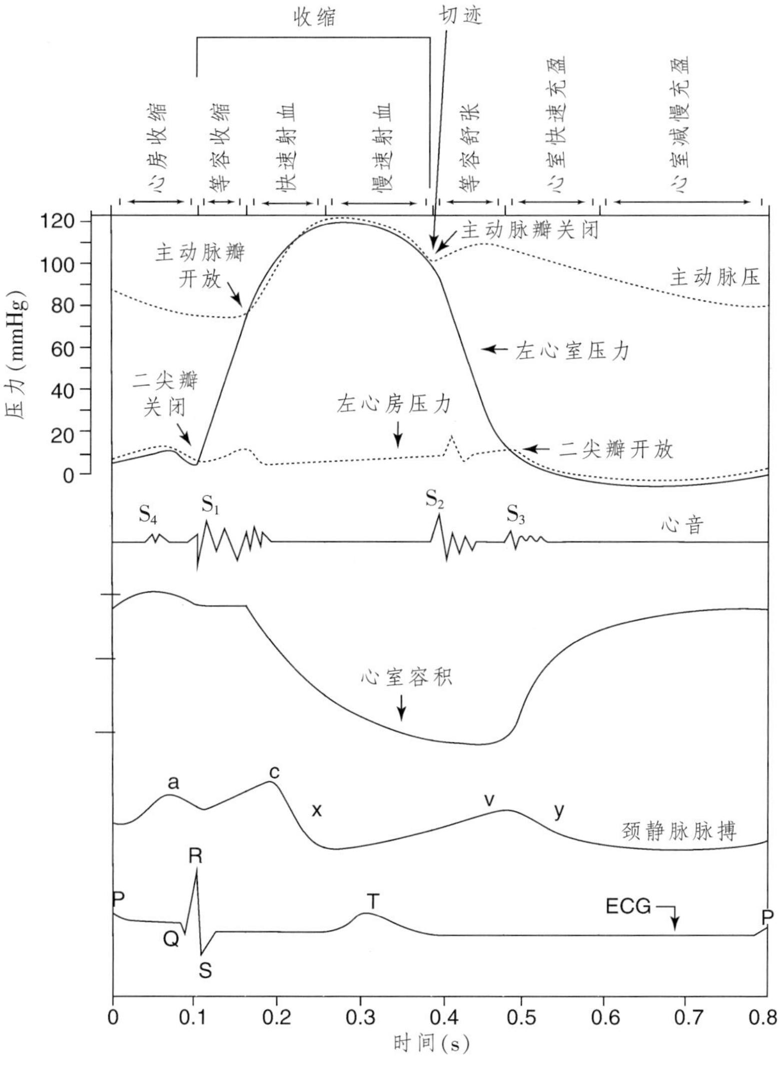


**图 3.2**　左心房、主动脉和左心室压力波形与主动脉流量、心室容积、心音、静脉脉冲和完整心动周期的心电图的时间关联性。ECG：心电图；$S_1$，第一心音；$S_2$，第二心音；$S_3$，第三心音；$S_4$，第四心音。(Adapted from Berne and Levy [2], p. 313, Fig. 16.10)

离子通过肌纤维膜或 T 小管中的钙通道进入细胞(肌膜内陷)。这种细胞外钙离子触发了细胞内肌浆网更大量储存的钙离子的释放。然后，钙离子与肌钙蛋白 C 结合，形成钙-肌钙蛋白复合物，随后与原肌球蛋白相互作用，疏通细肌球蛋白丝和粗肌球蛋白丝之间的活性位点，允许跨桥循环，从而发生收缩。

要理解收缩力的概念，重要的是重新审视收缩力从细胞水平开始变化的基本机制。这一讨论必须从钙在心脏收缩和舒张中的基本作用开始。随着心肌中的每一个自发兴奋波，肌膜中的钠通道都被动作电位打开。钠离子进入胞浆，使膜去极化。去极化在肌膜或 T 小管中打开电压门控的 L 型钙通道，允许钙离子从细胞外空间流入。每一个钙通道都控制着若干钙离子释放通道，钙离子释放通道由肌浆网膜上的 4 个 ryanodine 受体组成。通过 L 型钙通道流入的钙离子触发了 ryanodine 受体的构象变化，从而允许钙离子通过钙离子通道释放，从肌浆网流入细胞液。肌浆网释放的钙离子大约是从细胞外进入的钙离子量的 10 倍(图 3.3)。

在收缩期，胞浆中的钙离子与肌钙蛋白 C 结合，通过解除肌钙蛋白 I 对收缩蛋白(细肌动蛋白丝和粗肌球蛋白丝)的基线抑制，开始心肌收缩。当细胞溶质钙水平较低时，肌钙蛋白复合物(肌钙蛋白 C/I/T)将原肌球蛋白固定在细肌动蛋白丝上的一个位置，以防止粗肌球蛋白丝和细肌动蛋白丝上的肌球蛋白结合位点之间跨桥的相互作用。当钙离子与肌钙蛋白 C 结合时，会发生构象变化，从而减弱肌钙蛋白 I 与肌动蛋白之间的结合。这种构象变化使原肌球蛋白远离肌球蛋白结合位点，并允许肌球蛋白跨桥与肌动蛋白相互作用(图 3.4)。

收缩期结束时，细胞外钙离子停止进入，肌浆网不再受刺激释放钙。肌浆网随后开始通过 ATP 依赖的过程大量吸收钙。一种 cAMP 依赖性蛋白激酶 A(cAMPPKA)磷酸化磷蛋白，进而刺激肌浆网膜上的肌浆网钙 ATP 酶(SERCA)泵吸收钙，促进松弛。cAMP-PKA 对肌钙蛋白 I 的磷酸化也抑制了钙与肌钙蛋白 C 的结合，使肌钙蛋白恢复其对肌

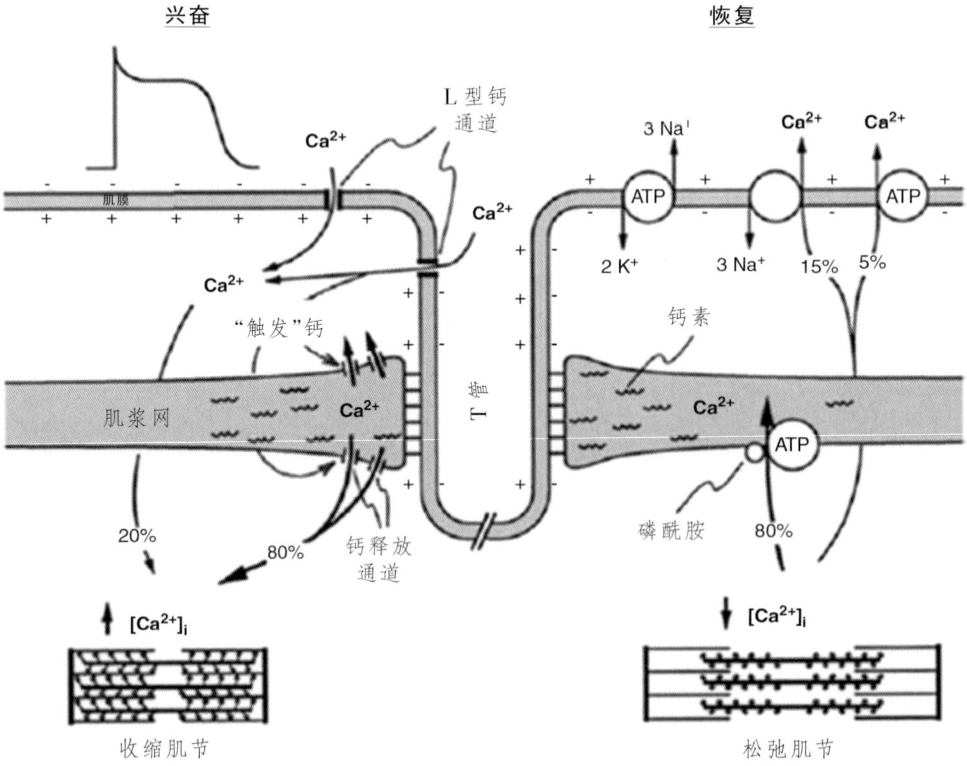


**图 3.3** 心肌兴奋-收缩耦合中钙离子的运动示意图。兴奋时，间质液中钙离子的流入，触发了肌浆网中钙离子的释放。游离的胞浆 $Ca^{2+}$激活肌丝收缩(收缩期)。松弛(舒张期)是由于肌浆网吸收 $Ca^{2+}$，通过 $Na^+$-$Ca^{2+}$交换排出细胞内的 $Ca^{2+}$，并在一定程度上通过 $Ca^{2+}$泵而产生的。(Adapted from Berne and Levy [2], p. 365)

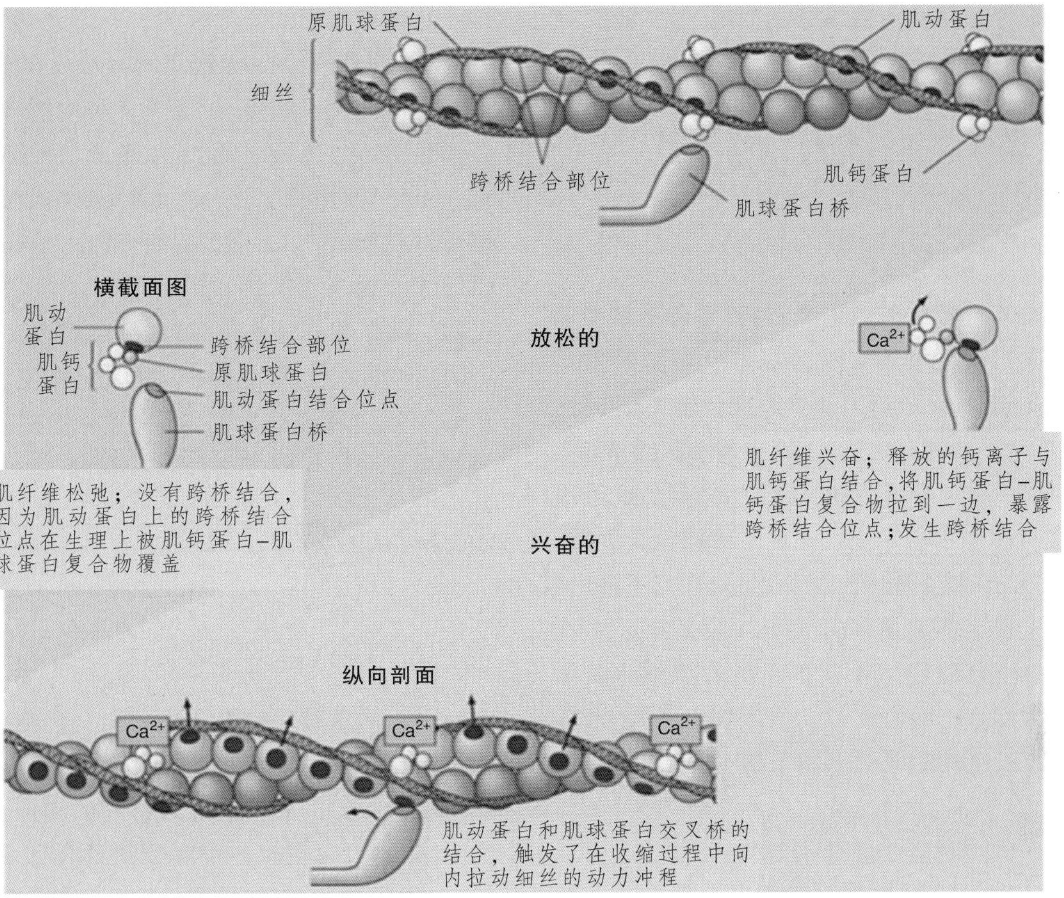


**图 3.4** 在松弛和兴奋状态下细肌丝的组织。在松弛状态下，肌动蛋白上的肌球蛋白结合位点被肌钙蛋白-肌球蛋白复合物所覆盖。当 $Ca^{2+}$浓度升高，$Ca^{2+}$与肌钙蛋白结合时，肌钙蛋白-肌球蛋白复合物被从肌球蛋白结合位点拉开，从而使肌球蛋白跨桥与肌动蛋白相互作用。ATP 的水解引起肌球蛋白分子构象的改变，肌动蛋白丝被拉向肌节的中心。一种新的 ATP 与肌球蛋白结合，导致跨桥的释放。如果 $Ca^{2+}$水平仍然升高，则循环重复。如果 $Ca^{2+}$水平低，则会导致松弛。

球蛋白结合位点的静息抑制，并允许舒张。

儿茶酚胺可增强心脏收缩和舒张，这种生理现象具有重要的临床意义。儿茶酚胺（主要是内源性去甲肾上腺素和内源性肾上腺素）作用于心肌细胞膜的 β 受体，导致 ATP 形成 cAMP 和 PKA 活化，进而通过增加心肌细胞膜中 L 型钙通道的开放，促进细胞外钙内流。作为钙内流的应答，儿茶酚胺还可以通过增加 ryanodine 受体钙释放的比例来增强心肌收缩力。儿茶酚胺的正性肌力和负性肌力（舒张）作用是由磷蛋白磷酸化介导的，通过 SERCA 受体加速钙进入肌浆网。cAMP-PKA 对磷酸蛋白的磷酸化消除了其 SERCA 受体的基线抑制作用。虽然在生理上不太明显，儿茶酚胺对 $\alpha_1$ 受体的刺激增加了胞浆中肌醇 1,4,5-三磷酸（IP3）的形成，这也刺激了肌浆网中钙的释放。

副交感神经系统对收缩力的影响要小得多，因为通过乙酰胆碱作用于毒蕈碱（$M_2$）受体的迷走神经纤维主要分布在心房，很少分布在心室。这就解释了副交感神经刺激为什么主要影响心率，而不是收缩力。然而，在正常情况下，交感神经系统和副交感神经系统之间存在复杂的相互作用，交感神经纤维持续放电以对抗强直性迷走神经抑制。

值得一提的是，尽管事实上人们很难理解，有两个因素影响了收缩力：Anrep 效应和 Bowditch 效应。Anrep 效应是心脏在后负荷突然增加时，增加收缩能力的内在能力[6]。这在去神经的心脏中可以看到，表明这是一种内在机制。另一个因素是 Bowditch 效应或 Treppe 效应，也称为频率依赖性激活。这是心脏在心率增加的情况下轻度增加收缩力的能力 [7]。这种现象可能是由于心率快时钠钾

ATP 酶无法跟上钠离子内流，从而通过钠-钙交换器，导致细胞内钙离子的增加。

## 心脏疾病中的收缩力

### 缺血

心肌缺血导致收缩力下降，主要是由于继发氧气供应不足导致线粒体 ATP 生成减少[8]。这种需氧 ATP 形成的减少，导致了功能失调性收缩时间缩短，并降低肌浆网钙泵功能。在这些条件下，糖酵解、葡萄糖摄取和糖原分解增加，导致丙酮酸增加[9]。丙酮酸在线粒体中不易氧化，在胞浆中转化为乳酸，导致细胞内 pH 值下降[10]。当细胞内 pH 值下降时，肌浆网膜的钙泵需要更多的 ATP 才能正常工作[11]。此外，当 pH 值降低时，给定数量的心肌细胞收缩所需的钙浓度也会增加[12]。这将导致使用更多的ATP 以便使钙泵回到肌浆网，剩余用于收缩的 ATP 更少。

### 心力衰竭

在低收缩力状态下，正常心脏和衰竭心脏心室肌的收缩能力相似[13]。然而，随着对收缩需求的增加，衰竭心脏维持其收缩储备的能力(通过心率或交感神经刺激增加收缩力)受到严重抑制[14]。

与正常心肌相比，心力衰竭时收缩储备不足的主要机制之一是肾上腺素对心肌细胞收缩力的作用减弱[15]。心力衰竭患者心肌的 β 肾上腺素能受体密度、异丙肾上腺素介导的腺苷酸环化酶刺激和 β 肾上腺素能激动剂的收缩反应显著降低[16]。心力衰竭时泵功能差，反射介导的交感神经活动持续增加，以维持血压[17]。正是这种持续的交感神经活动和 β 肾上腺素能受体的去甲肾上腺素浓度的增加，导致 β 肾上腺素能信号的显著变化和 β 肾上腺素能受体的下调[18]。在扩张型心肌病中，$\beta_1$ 受体的密度比 $\beta_2$ 受体有选择性地降低，后者维持其密度，但与一些下游效应分子解耦合。目前尚不清楚肾上腺素能信号异常在心力衰竭中是适应性的，还是不适应性的。通过降低左心室收缩力，脱敏作用可能是有害的；但是，通过减少能量消耗和保护肌肉免受肾上腺素能持续刺激的影响，它也可能是有益的。

导致衰竭心脏收缩力改变的第二个主要机制是心肌细胞内钙的异常调节。心力衰竭时，肌浆网改变，从而使收缩峰值胞浆钙峰浓度降低，造成肌浆网对钙的吸收减慢。这些异常可以解释收缩功能障碍的特征，包括发力能力降低、力衰减速率降低[19]和舒张功能不全，后者由舒张期钙水平速率依赖性升高所致[20]。有证据表明，SERCA(心肌肌浆网 $Ca^{2+}$-ATP 酶)、L 型钙通道的改变，以及 ryanodine 受体、钠钾 ATP 酶和钠-钙交换器的改变都可能在心力衰竭的发生和发展中发挥一定作用。为了进一步阐明心力衰竭的机制，有关研究仍在继续，以期开发出靶向治疗的方法。

## 药物和收缩力[21,22]

### 多巴酚丁胺($\beta_1>\beta_2>\alpha$)

多巴酚丁胺是一种合成的拟交感神经胺，近似于纯 $\beta_1$ 激动剂的血流动力学特征。临床上可用的制剂是对映体的外消旋混合物。(+)和(-)对映体刺激 $\beta_1$ 受体，并在较小程度上刺激 $\beta_2$ 受体。然而，(+)对映体作为 $\alpha_1$ 拮抗剂，而(-)对映体作为 $\alpha_1$ 激动剂。因此，对映体对 $\alpha_1$ 受体的作用本质上是相互对立的。总的作用是 $\beta_1$ 受体激动剂导致心率增加、收缩力和舒张迟缓。多巴酚丁胺对外周 $\beta_2$ 受体有中度激动作用，引起轻度外周血管舒张。然而，尽管有外周血管舒张作用，由于其对收缩力的影响继而增加的每搏输出量，血压通常不会改变，甚至可以升高。多巴酚丁胺常用于低输出量心力衰竭的短期治疗。常用剂量：初始剂量为 2.5μg/(kg·min)，滴定至预期效果。最大剂量为 20μg/(kg·min)，很少有需要超过 10μg/(kg·min)的剂量。起效时间在 1~2 分钟，10 分钟内达到峰值。停药后，药物效应很快就会停止。在较大剂量下可发生心动过速和期前收缩，但是这些副作用在多巴胺中更常见。

### 多巴胺(D→β→α)

多巴胺是一种内源性拟交感神经胺，发挥神经递质的作用。它是去甲肾上腺素和肾上腺素的生物合成前体，与多巴酚丁胺不同，它从心脏神经末梢的储存中释放内源性去甲肾上腺素(这被抑制去甲肾上腺素释放的交界前多巴胺能受体所覆盖)。低剂量[<3μg/(kg·min)]时，它通过激活肾脏和肠系膜血管床中的 $D_1$ 受体而具有外周血管舒张作用。中等剂量[3~10μg/(kg·min)]时，多巴胺刺激 $\beta_1$ 和 $\beta_2$ 受体，可以增加心率及收缩力，使外周血管舒张。高剂量[>10μg/(kg·min)]时，多巴胺开始激活外周 $\alpha_1$ 受体。这种影响导致随着剂量的增加，外周血管收缩逐渐增加。在这些高剂量下，多巴胺的作用变得更像去甲肾上腺素。高剂量也会导致肺血管收缩，在大剂量多巴胺输注的情况下，PCWP 可能使 LVEDP 的估算不可靠。多巴胺通常不推荐用于肺水肿患者，因为它的静脉收缩效应可以增加静脉回流。

1~5 分钟起效，持续约 10 分钟。在较高剂量下，心动过速和室性心律失常很常见。

## 去甲肾上腺素($\beta_1>\alpha>\beta_2$)

去甲肾上腺素是一种内源性神经递质，是心脏中一种有效的 $\beta_1$ 受体激动剂，具有正性肌力和正性变力效应。它也是一种有效的外周 $\alpha_1$ 受体激动剂(比肾上腺素还强)，引起剂量依赖性全身血管阻力增加。由于这些强大的 α 效应，由此产生的血管收缩限制了去甲肾上腺素的正性肌力作用。它对 β 受体的影响很小。它由多巴胺合成，是肾上腺素的前体。去甲肾上腺素可用于心源性休克，在缺血性疾病中被认为比肾上腺素更安全，尽管它仍然不是一线选择。

给药：通常从 8~12μg/min 开始，滴定或停用至预期效果。1~2 分钟起效，持续时间为 1~2 分钟。

## 肾上腺素($\beta_1=\beta_2>\alpha$)

肾上腺素是一种由去甲肾上腺素合成的内源性神经递质，对所有受体都是相对非选择性的，但它主要给予混合的 β 和 $\beta_1$ 激动，在较高剂量下还具有一些 α 介导的效应。低生理输注率[<0.01μg/(kg·min)] 可通过激活 β 受体增加收缩力和加速脉冲产生，相反，激活 $\beta_2$ 受体降低外周阻力和血压。当 α 介导的收缩作用大于 $\beta_2$ 介导的血管舒张作用时，更高剂量[>0.2μg/(kg·min)]会使外周阻力增加。正性肌力、正性变时性和血管收缩共同作用以升高血压。

肾上腺素通常应避免用于因心肌缺血而导致心源性休克的患者，因为心脏负荷和心肌耗氧量显著增加。常规给药：ACLS 1mg IV(10mL 1:10 000)，用于过敏反应 0.1mg SQ/IM(0.1mL 1:1000)或 0.1mg IV(1mL 1:10 000)5~10 分钟。给药后数秒钟起效，持续 1~2 分钟。

## 异丙肾上腺素($\beta_1>\beta_2$)

异丙肾上腺素是一种合成的肾上腺素类似物。它是一种纯 β 激动剂，几乎没有 α 效应。它对心脏有正性肌力和正性变时性作用。在外周血管内皮细胞中，$\beta_2$ 刺激可导致外周阻力降低，通常会造成血压下降。这种药能显著增加心肌收缩力和耗氧量，因此很少用于缺血性心脏病。它的使用通常仅限于对缓慢心律失常、难治性尖端扭转性心动过速、难治性支气管痉挛的临时治疗，以及在心脏移植患者中增加心率。剂量：最初为 0.5μg/min，大多数患者对 2~20μg/min 有效。起效时间为 30~60 秒，持续时间为 8~50 分钟。

## 米力农(PDE-3 抑制剂)

米力农通过抑制心肌细胞磷酸二酯酶发挥其正性肌力作用。这种抑制减少了细胞内 cAMP 的分解，最终导致钙离子进入细胞并增加收缩力。它也会引起一些外周血管舒张。因此，米力农具有正性肌力、血管舒张性和最小变时性作用。用于低输出量心力衰竭的短期管理，类似于多巴酚丁胺。给药：初始剂量为 50μg/kg，持续 10 分钟，然后剂量为 0.25~0.75μg/(kg·min)。通常在 5~15 分钟内起效。米力农主要由肾脏原型排出，因此，有明显肾功能不全的患者需要调整剂量。

## 地高辛

理论上，地高辛(洋地黄)通过抑制肌膜钠钾 ATP 酶泵提高收缩力，通常维持跨膜钠离子以及钾离子梯度。抑制这种泵会导致细胞内钠离子含量上升，导致通过钠-钙交换器从细胞中排出的钙离子减少。这导致更多的钙离子被泵入肌浆网，每一个动作电位都有更多的钙离子被释放到肌丝中。肌浆网钙离子释放增加，从而增强收缩力。正性肌力效应的程度与钠钾 ATP 酶的抑制程度有关。

地高辛是一种相对较弱的正性肌力药，主要用于治疗慢性失代偿收缩功能障碍，尤其是伴有房性心律失常时。

## 要点总结

- 收缩性，或称肌力，是心肌的固有收缩能力，与前负荷和后负荷无关。
- 可通过评估左心室压力升高率或者 dP/dt 来评估收缩力。随着超声心动图技术的进步，应变成像二维斑点追踪技术是一种无创性评价心肌整体和节段收缩功能的有效方法，在多种心血管疾病状态下得到了很好的验证。
- 与正常心脏相比，低动力心脏舒张末期压力升高，心室压力缓慢上升，射血期延长。高动力的心脏舒张末期压力降低，心室压力快速上升，射血期缩短。
- 收缩力主要由心肌细胞中钙的加工和利用方式决定。
- 缺血主要通过减少 ATP 生成，导致收缩力降低。
- 衰竭的心脏通过多种机制失去收缩储备，包括肾上腺素能刺激反应减弱和心肌细胞内钙处理异常。
- 外源性肌力因子通过几种不同的机制增强心肌收缩力。

## 复习题

1.钙离子进入细胞后，会引发构象变化，哪种受体能让钙离子从肌浆网释放出来？

A.SERCA。

B.L 型。

C.钙释放通道。

D.钠-钙交换器。

E.ryanodine。

答案：(E)。心肌细胞膜去极化通过电压门控的 L 型钙通道引起钙离子流入。钙离子的流入会触发肌浆网膜上 ryanodine 受体的构象变化，它允许钙离子通过钙通道流入胞浆。

2.心脏因后负荷突然增加而增强肌力的能力称为：

A.Bowditch 效应。

B.Lusitropic 效应。

C.Anrep 效应。

D.Chronotropic 效应。

E.Treppe 效应。

答案：(C)。Anrep 效应是心脏在后负荷急剧增加时增加收缩力的内在能力。这甚至可以在失去神经的心脏中看到。Bowditch 或 Treppe 效应是心脏在心率增加的情况下增加收缩力的能力。

特别感谢 Frederick Heupler Jr.，MD 对本章前一版本的贡献。

（魏锦 译）

## 参考文献

1. Berne RM, Levy MN. Physiology. 5th ed. St. Louis: Mosby; 2004.
2. Berne RM, Levy MN. Physiology. 4th ed. St. Louis: Mosby; 1998.
3. Mohrman DE, Heller LJ. Cardiovascular physiology. 6th ed. London: McGraw-Hill; 2006.
4. Berne RM, Levy MN. Cardiovascular physiology. 8th ed. St. Louis: Mosby; 2001.
5. Gorcsan J III, Tanaka H. Echocardiographic assessment of myocardial strain. J Am Coll Cardiol. 2011;58:1401–13.
6. von Anrep G. On the part played by the suprarenals in the normal vascular reactions of the body. J Physiol. 1912;45:307.
7. Bowditch HP. Uber die Eigenthiimlichkeiten der Reizbarkeit, welche die Muskelfasern des Herzens zeigen. Ber Sachs Ges Wiss. 1871;23:652–89.
8. Leidtke AJ. Alterations of carbohydrate and lipid metabolism in the acutely ischemic heart. Prog Cardiovasc Dis. 1981;23:321–36.
9. Young LH, et al. Regulation of myocardial glucose uptake and transport during ischemia and energetic stress. Am J Cardiol. 1999;83:25H–30.
10. Stanley WC. Myocardial energy metabolism during ischemia and the mechanisms of metabolic therapies. J Cardiovasc Pharmacol Ther. 2004;9:S31–45.
11. Fabiato A, et al. Effects of pH on the myofilaments and the sarcoplasmic reticulum of skinned cells from cardiac and skeletal muscles. J Physiol. 1978;276:233–55.
12. Murphy E, et al. Amiloride delays the ischemia-induced rise in cytosolic free calcium. Circ Res. 1991;68:1250–8.
13. Hasenfuss G, et al. Calcium cycling in congestive heart failure. J Mol Cell Cardiol. 2002;34:951–69.
14. Houser SR, et al. Is depressed myocyte contractility centrally involved in heart failure? Circ Res. 2003;92:350–8.

15. Mann DL. Basic mechanisms of disease progression in the failing heart: the role of excessive adrenergic drive. Prog Cardiovasc Dis. 1998;41:1–8.
16. Bristow MR. Beta-adrenergic receptor blockade in chronic heart failure. Circulation. 2000;101:558.
17. Alpert NR, et al. The failing human heart. Cardiovasc Res. 2002;54:1–10.
18. Bristow MR. The adrenergic nervous system in heart failure. N Engl J Med. 1984;311:850–1.
19. Houser SR, et al. Functional properties of failing human ventricular myocytes. Trends Cardiovasc Med. 2000;10:101–7.
20. Beuckelmann DJ, et al. Altered diastolic [Ca2+] i handling in human ventricular myocytes from patients with terminal heart failure. Am Heart J. 1995;129:684–9.
21. Opie LH. Drugs for the heart. 7th ed. Philadelphia: Saunders Elsevier; 2009.
22. Marino PL. ICU book. 3rd ed. Philadelphia: Lippincott Williams & Wilkins; 2007.

## 推荐阅读

Darovic GO. Hemodynamic monitoring: invasive and noninvasive clinical application. 3rd ed. Philadelphia: WB Saunders; 2002.

Kern MJ. Hemodynamic rounds: interpretation of cardiac pathophysiology from waveform analysis. 2nd ed. New York: Wiley-Liss; 1999.

Ragosta M. Textbook of clinical hemodynamics. Philadelphia: Saunders; 2008.

# 第 4 章

# 心输出量

Daniel H. Katz, Frederick Heupler Jr., Marwa A. Sabe

## 心输出量的定义和决定因素

心输出量(CO)的定义是每分钟从心脏射出的血液容量。正常成人静息时心输出量为5~6L/min[1]，单位体表面积的心输出量为2.6~3.2L/(min/m$^2$)。心输出量是每搏输出量与心率的乘积[2]，而决定每搏输出量以及心输出量的3个主要因素为前负荷、后负荷和心肌收缩力，这3个因素在前3章中都有深入讨论。前负荷和心肌收缩力与每搏输出量成正比，而后负荷与之成反比[2]。此外，心输出量也会受到心脏结构异常(如瓣膜反流和心内分流)的影响，这些都会使正常向主动脉流动的血液容量减少。这些将在后面的章节中进行讨论。

前负荷可以通过影响每搏输出量(SV)和心率来影响心输出量(见第1章)。其与心室舒张末期压力或者简单的“充盈压”直接相关。前负荷对每搏输出量的影响可以通过Frank-Starling机制进行解释[3](图4.1)。随着更多的血液流入左心室，心室舒张末期压力增加，从而使左心室壁受到的牵张力更大。心室壁就像弹簧一样，心室壁受到的牵张力越大，反弹就越强，心脏射血量就越多[3]。然而，如果心肌所受的牵张力超过某个特定点，心脏就会发生相反的情况，每搏输出量和心输出量反而会减少。前负荷也会影响心率。虽然共识认为血容量减少导致心动过速是由于压力感受器放电减少，但是有效循环血量的增加也可能导致心率增快。右心房所受的牵张力增加，则窦房结所受的牵张力也会增加，进而会导致心脏以更快的速度搏动。与此同时，右心房所受的牵张力增加也会引起班布里奇反射，这是一种交感神经系统介导的反射，通过增快心率以应对牵张力的增加[4]。

后负荷是一种拮抗心肌收缩的力量(见第2章)。它的数值等同于收缩期心室壁的张力。Laplace定律通过公式描述了心室壁张力或者后负荷之间的关系，即：$\sigma=(P\times r)/(2w)$，$\sigma$指心室壁应力，$P$是腔室内压力，$r$是腔室的半径，$w$是室壁厚度。换句话说，室壁张力(后负荷)与心室腔内压力和大小(半径)成正比，与室壁厚度成反比关系。心室扩张会增加后负荷，而左心室肥大(LVH)是一种试图减少后负荷的代偿机制[4]。后负荷的主要组成部分是血管系统施加在心室上的力，可以通过血管阻力很好地评估。

关于心肌收缩力和心输出量关系的深入讨论，

D. H. Katz
Beth Israel Deaconess Medical Center, Boston, MA, USA
e-mail: dkatz@bidmc.harvard.edu

F. Heupler Jr.
Cleveland Clinic, Cleveland, OH, USA
e-mail: heuplef@ccf.org

M. A. Sabe (✉)
Beth Israel Deaconess Medical Center, Boston, MA, USA
Harvard Medical School, Boston, MA, USA
e-mail: msabe@bidmc.harvard.edu

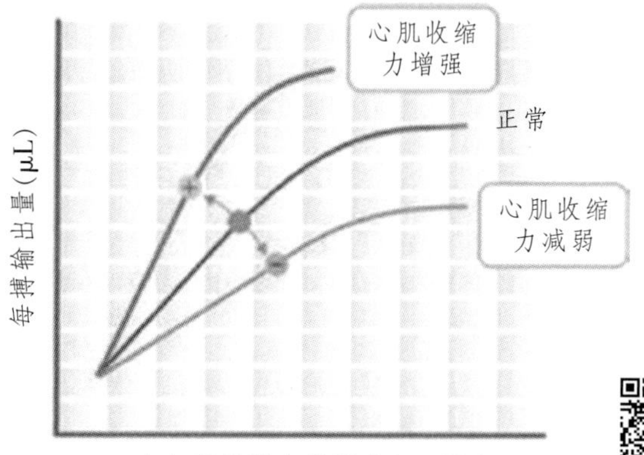


**图 4.1**　心输出量、前负荷与心肌收缩力的关系。(Adapted from http://scisense.com/education/cv-application.html)

请参阅第 3 章。提高心肌收缩力,无论是增加前负荷还是后负荷,最终均可以增加心输出量。

## 循环血流动力学

心脏是两套相互关联的心血管系统的中心,即中心的或外周的、心血管系统和肺心血管系统。在这些系统中的血流状态基本上都是用管道流体方程来描述的,其中,通过管道的压力梯度等于通过管道的流量乘以该管道的阻力。

$$\Delta P = Q \times R$$

上述方程则可以应用于循环系统,通过定义 Q 为心输出量,R 是体循环血管阻力(SVR)或者肺血管阻力(PVR),而 $\Delta P$ 是在每个血管系统的压力变化值。一般来说,$\Delta P$ 是指血管系统变化前后平均血压之差。具体来讲,肺循环的压力变化值约为平均肺动脉压减去肺毛细血管楔压(mPAP–PCWP),体循环的压力变化值约为平均动脉压减去右心房压力(MAP–RAP)。右心房压力也称为中心静脉压(CVP)。因此,体循环心输出量等于(MAP–RAP)/SVR。如前所述,通过结合使用 Swan–Ganz 导管技术和侵入性或非侵入性血压监测,就可以很容易地测量上述压力数值[3]。

从生理学方面看,欧姆定律也是有用的,因为它提示我们血管回路的压力梯度是血流和血管阻力的共同结果。在临床上,血压取决于心输出量和血管阻力的共同作用。无论是疾病还是药物引起的血压紊乱,都是这两种因素单一或共同变化的结果。值得注意的是,在低心输出量的情况下,由于血管阻力代偿性增加,血压也可能表现为正常值。血压正常并不意味着有正常的组织灌注!

尽管压力变化是心输出量和血管阻力变化的结果,但是血管阻力无法直接测量。相反,我们可以使用不同的工具来测量压力和心输出量,本章将详细讨论(但通常使用 Swan–Ganz 导管),并通过欧姆定律计算血管阻力。心输出量、灌注压和血管阻力的正常值见表 4.1。

# 血流动力学紊乱:心力衰竭与休克

心力衰竭的定义是:①心输出量不足以维持正常的器官功能;②在较高的充盈压下才能维持足够的心输出量。临床上遇到的大多数心力衰竭属于后一类。这些患者的症状和体征经常表现为因充盈压升高引起的容积超负荷(见第 10 章)。通过利尿或透析等方法可以清除体液,从而控制容积超负荷状

**表 4.1　血流动力学参数**

| 血流动力学参数 | 公式 | 正常值 |
|---|---|---|
| CO | HR×SV | 4~6L/min |
| CI | CO/BSA | 2.6~4.3L/(min·$m^2$) |
| SVR | (MAP–CVP)/CO×80 | 800~1400dyn·s·$cm^{-5}$ |
| SVRI | (MAP–CVP)/CI×80 | 1500~2300dyn·s·($cm^{-5}$·$m^{-2}$) |
| PVR | (PAP–PCWP)/CO×80 | 140~250dyn·s·$cm^{-5}$ |
| PVRI | (PAP–PCWP)/CI×80 | 240~450dyn·s·($cm^{-5}$·$m^{-2}$) |

CO,心输出量;CI,心脏指数;BSA,体表面积;SVR,体循环血管阻力;SVRI,体循环血管阻力指数;PVR,肺血管阻力 ;PVRI,肺血管阻力指数。

态。然而，假设人体的需求保持恒定，那么各种各样的损伤都会使功能正常的心脏（正常或充盈压升高）进入心输出量不足的状态。这些损伤一定会改变影响心输出量4个因素中的一个或多个因素（表4.2）。

组织灌注不足是一种称为循环休克的临床状态。人体组织需要持续的氧气供应来维持有氧代谢。当这种供应途径受损时，身体组织慢慢地恢复到无氧代谢，产生有毒的代谢分解产物，如乳酸。通过这种机制，休克会导致终末期器官功能障碍，最终导致器官衰竭。如上所述，由低心输出量引起的休克是组织灌注不足的一个可能原因。从血流动力学角度来看，循环休克的3种主要类型分别是心源性、低血容量性和血管源性（也称为分布性）休克。心源性和低血容量性休克属于低心输出量状态的休克，而血管源性休克则为高输出量类型的休克[5]。

可以通过已讨论过的血流动力学参数来鉴别这些状态。虽然心源性休克和低血容量性休克都与低心输出量和高SVR相关，但是可以被PCWP区分，心源性休克时PCWP升高，而低血容量性休克时PCWP降低。血管源性休克是由于血管舒张导致的低SVR状态，其原因包括败血症、甲状腺功能亢进、贫血、过敏反应和动静脉瘘[6]。血管源性休克通常伴有心输出量增高。心力衰竭和休克的管理将分别在第19章和第21章中进行更广泛的讨论。

## 心输出量的测量方法

在危重患者中，鉴别上述休克状态对治疗至关重要，特别是当心输出量不足可能与发病率和死亡率增加相关时[7]；因此，使用可靠的方法来测量心输出量是非常必要的。

多个床旁指标可以帮助评估心输出量和（或）组织灌注是否足够。神志状态，特别是患者问诊时会出现昏睡，以及尿量减少是大脑和肾脏灌注不足的早期指标。前臂和腿变凉也可以表明心输出量降低，因为此时血管阻力增加，血液会从四肢分流优先供应内脏器官[8]。脉搏压力比值是另一个有用的床旁指标，可通过收缩压和舒张压的差值再除以收缩压[(SBP–DBP)/SBP]计算。<25%可被认为心脏指数<2.2L/(min·m$^2$)[9]。

还有几种测量心输出量的方法。这些方法包括侵入性方法，如热稀释法和Fick方法，需要使用Swan–Ganz肺动脉导管，以及非侵入性方法，如经肺热稀释法[10]。非侵入性方法在临床上可以帮助确定患者是否处于低心输出量状态；然而，在重症监护病房，为了精确监测以指导治疗干预，侵入性方法是测量心输出量的主要手段。

表4.2 影响心输出量和血流动力学的损伤

| | 主要影响所列因素的损伤举例 |
|---|---|
| 前负荷 | 出血、心脏压塞、肺栓塞 |
| 后负荷 | 交感紧张增加、血压升高 |
| 心肌收缩力 | 心肌缺血、全身酸中毒、负性肌力（钙离子拮抗剂、β受体阻滞剂） |
| 心率 | 心脏阻滞、窦房结或房室结阻滞 |

## 热稀释法

通过使用肺动脉导管，可以直接采用热稀释法（Fegler于1953年介绍）或间接采用Fick方法测量心输出量[1]。热稀释法测量心输出量的步骤包括将冷的液体注入位于肺动脉的Swan–Ganz导管。这种注入的液体通过导管流入右心室，在那里与血液混合，血液的温度比注入的液体高。血液和该液体的混合物随后流入肺动脉，肺动脉中导管尖端的热敏电阻感知温度的变化[6]。随着每一次心搏，冰冷的液体从右心被冲走，血液温度升高[1]。通过仪器获取时间–温度曲线后，采用Stewart–Hamilton公式计算心输出量。该公式的关键组成部分是心输出量、指示剂液体量及其浓度随时间的积分。心输出量与热稀释曲线下面积成反比，而热稀释曲线下面积通过指示剂浓度随时间的积分来测量[3,6]。当心输出量较低时，冷的液体从右心室冲出需要更长的时间，才能使血液温度回到基线，产生的是低振幅、延长的曲线，并且曲线下面积较大。另一方面，当心输出量较高时，注射的液体会以更快的速度通过心脏，血液温度会更快地回到基线[3]。这会产生高振幅、更短的曲线和更小的曲线下面积（图4.2）。这种方法的优点是使用计算机来计算，测量速度更快，需要的抽血量更少。然而，对于心输出量<2.5L/min的患者，这种方法就会变得不那么有用，因为它往往会高估这些患者的心输出量[3]。在三尖瓣反流患者中，由于指

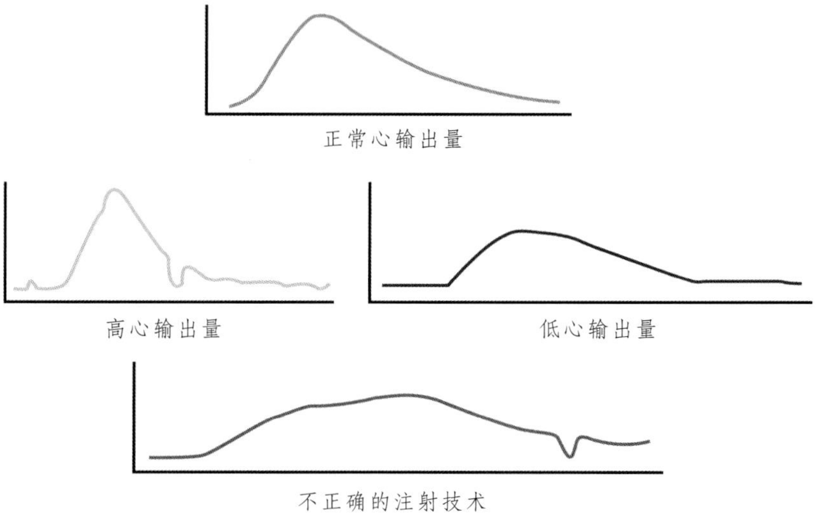


**图 4.2**　热稀释法下的心输出量曲线。(Adapted from Braunwald et al. [3])

示剂在心脏内往复循环，它还会错误地计算心输出量，从而产生类似于低心输出量曲线的曲线，低估心输出量[5]。另一方面，左向右分流往往高估了心输出量，因为通过分流会减少注入一部分指示剂，因此，下游检测到的温度变化会很快，类似于真正的高心输出量状态[5]。

另一种测量心输出量的方法是连续心输出量热测量法。该方法在标准热稀释法中使用热的指示剂液体，而不是冷的指示剂液体[11]。肺动脉导管右心室部的热丝会释放出少量的热量，通过肺动脉导管尖端的热敏电阻进行测量。心输出量每 30~60 秒自动计算和更新一次，使得平均心输出量的测量时间超过 3~6 分钟。这种方法的主要缺点是，在血流动力学不稳定的情况下，如液体复苏或血脑屏障出血时，其反应速度不快。

## Fick 心输出量测量法

Fick 方法可用于提供间接的心输出量测量，其原理是通过 Swan-Ganz 导管获得的血样的血氧饱和度。这种方法是 1870 年由 Eugene Fick 提出的，其原理是外周组织耗氧量等于心输出量乘以动脉和静脉系统的血氧浓度的变化量[1]。换句话说，当血容量以较低的速率到达组织时，组织必须从每毫升血液中提取更多的可用氧来满足其耗氧量。其公式为：

$$\text{耗氧量}=\text{心输出量}\times\text{动静脉耗氧量的差值}$$

为了计算动脉或静脉血中氧气的精确浓度，必须计算红细胞所携带的氧气量和血液中溶解的极少量氧气。其公式如下：

$$\text{氧含量}=\text{Hgb(g/dL)}\times 1.34(\text{mL }O_2/\text{g of Hgb}\times SO_2(\%))+0.003\,2\times PO_2$$

其中，Hgb 表示血红蛋白浓度，$SO_2$ 表示氧饱和度，$PO_2$ 表示未结合于血红蛋白而溶解于血液中的部分氧分压。和与血红蛋白结合的氧相比，溶解氧含量非常少，常常被忽略。因此，动静脉血氧含量差也可以表示为：

$$\text{动静脉血氧含量差}=(SaO_2-SvO_2)\times 1.34\times \text{Hgb}$$

其中，$SaO_2$ 和 $SvO_2$ 分别表示动脉和静脉的血氧饱和度。动脉血氧饱和度可以通过动脉压波形或脉搏血氧计来测量。静脉血氧饱和度是通过测量主肺动脉的动脉血氧饱和度获得的，也称为混合静脉血氧饱和度。综上，Fick 方程可以写为：

$$\text{心输出量(L/min)}=\frac{VO_2(\text{mL/min})}{(SaO_2-SvO_2)\times 1.34\times \text{Hgb}}\times 10$$

$VO_2$ 为氧耗量。心输出量通常用以下公式进行校正：心脏指数(CI)=CO/BSA，其中 CI 表示心脏指数，BSA 表示体表面积。在 ICU 中，CI 通常用于监测患者的血流动力学状态以指导治疗。心脏指数的正常范围为 2.6~4.3L/(min·$m^2$)[13]，老年人的数值通常较低。

在健康成年人中，氧耗量的正常值为200~300mL/min，或在校正体型时为110~160mL/(min·m²)[5]。

当使用热量计测量氧耗量而非估算时，Fick方法会更准确，特别是在高血流动力学的非正常状态下，如脓毒症[10]。然而，在一般的临床诊疗中，即使计算所得的心脏指数并不精确，估测的心脏指数的趋势也可以说明治疗或损伤后会产生一定的临床变化。Fick方法的缺点与其他侵入性方法相似，包括感染或肺出血的风险。

## 其他评估心输出量的方法

另一种评估心输出量的方法是心室造影术[1]。这种方法需要在左心室放置导管，然后注射对比剂。多次记录心动周期，通过用左心室舒张末期容积减去收缩末期容积来计算每搏输出量体积。这种方法特别适用于瓣膜狭窄或反流的情况。然而，在心室增大的患者中，心输出量可能会被误判[1]。它的侵入性更强，需要动脉入路，并且将导管置入左心室存在左心室结构损伤和心律失常的相关风险。

一种侵入性较低的心输出量测量方法称为经肺热稀释法，通过使用PICCO监测仪进行测量。它无须在心脏中置管[10]。取而代之的是在中心静脉置管，与动脉导管一起放置，动脉导管顶端有一个热敏电阻。指示剂被注入中心静脉，动脉导管热敏电阻在血液流经胸腔时感知血液温度，产生与标准热稀释法相似的热稀释曲线。该方法的优点在于，与使用肺动脉导管的热稀释法相比，其侵入性小，受呼吸运动周期的影响小[14]。然而，对于主动脉瓣狭窄、主动脉瘤和心内分流的患者，它可能是不准确的。

其他测量心输出量的非侵入性或微创方法（见第13章）包括测量主动脉血流的食管多普勒分析、利用部分二氧化碳再呼吸的间接Fick方法、胸廓电生物阻抗和动脉压波形的脉冲轮廓分析[6]。每一种方法都有缺点，使得它们在临床中不太实用。食管多普勒分析需要充分的训练才能获得准确的测量结果。间接Fick方法适用于插管患者，但在严重肺损伤或潮气量变异大（如自主性呼吸）时准确性较差[6]。对于周围水肿或胸腔积液患者，胸电生物阻抗的准确性较差，而脉搏轮廓分析需要使用另一种测量心输出量的方法来校准脉搏轮廓装置[6]。

### 要点总结

- 心输出量等于每搏输出量乘以心率，而每搏输出量受后负荷、前负荷和心肌收缩力影响。
- 心源性休克是一种低心输出量、高肺楔压的状态，常常与低血压相关。在患者即将出现心源性休克时，其血压也可能会保持稳定。患者如果出现极度血流动力学不稳定，很有必要通过测量患者的心输出量来指导治疗。
- 热稀释法或Fick方法是利用Swan-Ganz导管测量心输出量最常用的方法。
- Fick原理表明，心输出量与动静脉氧分压差成反比，与氧耗量成正比。

**公式**

$CO=SV\times HR$

$CI=CO/BSA$

Fick公式：

$CO=VO_2/1.34\times 10\times Hgb(SaO_2-SvO_2)$

$CO=(MAP-CVP)/SVR$

### 复习题

1.男性，65岁，既往冠状动脉旁路移植术后5年，缺血性心肌病史，最近的超声心动图显示射血分数为35%，因心悸气短送入急诊室留观。查体如下：血压120/95mmHg，心率130次/分，窦性心律，氧饱和度88%（不吸氧）。问诊时，患者出现昏睡情况。体格检查时，颈静脉压力约为14cm，可闻及第三心音，双肺爆裂音，四肢凉。已置入Swan-Ganz导管。他最有可能的血流动力学状态是什么？

A.心脏指数=3.5，肺毛细血管楔压=24，体循环血管阻力=400。

B.心脏指数=1.8，肺毛细血管楔压=30，体循环血管阻力=2500。

C.心脏指数=2.5，肺毛细血管楔压=10，体循环血管阻力=1800。

D.心脏指数=2.0，肺毛细血管楔压=10，体循环血管阻力=800。

答案：（B）。患者体格检查湿冷，属于严重的失代偿性心力衰竭。

2.硝普钠是一种强效血管扩张剂,用于上述患者,对于血压会出现什么预期影响呢?

A.血压将会升高。

B.血压将会降低。

C.血压将保持不变。

D.血压变化不能确定。

答案:(D)。虽然血管阻力会下降,但是后负荷的减少将会使心输出量增加。这些因素变化的比率将会影响血压变化的方向和幅度,但这是不能事先预测的。急性失代偿心力衰竭患者应用血管扩张剂可以使血压上升!

3.女性,40 岁,分娩 6 周后呼吸急促。置入 Swan-Ganz 导管用于计算心输出量。$SvO_2$ 40%,Hgb11,$SaO_2$ 98%。利用 Fick 公式计算她的心输出量是多少 L/min? 假设 $VO_2$ 为 250mL/min。

A.心输出量=2.9L/min。

B.心输出量=4.2L/min。

C.心输出量=3.9L/min。

D.心输出量=6.2L/min。

答案:(A)。利用 Fick 公式计算心输出量,过程如下:

$$CO=[VO_2(\text{假设})/1.34\times Hgb\times(SaO_2-SvO_2)]\times 10$$

4.在下列哪一种情况下,热稀释法会高估心输出量?

A. 55 岁类癌综合征及重度三尖瓣反流的女性患者。

B. 48 岁急性下壁心肌梗死及伴发右心室衰竭的男性患者。

C. 40 岁 1 周前患有急性 ST 段抬高心肌梗死,因室间隔穿孔产生心源性休克的男性患者。

D. 66 岁、A 型夹层并伴有重度主动脉瓣关闭不全的女性患者。

答案:(C)。心内分流会高估心输出量。当热稀释法所用的注射液体经过穿孔的室间隔,下游热敏电阻接收的热变化曲线类似于高心输出量状态的热稀释曲线。严重的三尖瓣反流(选项 a)时,该方法会低估心输出量。

5.在下列哪一种情况下,预计氧耗量($VO_2$)(非直接测量)最不准确?

A.一例 60 岁右心室梗死的女性患者。

B.一例 80 岁梭状芽孢杆菌结肠炎伴脓毒症的男性患者。

C.一例 48 岁急性缺血性二尖瓣反流的男性患者。

D.一例 90 岁患有重度主动脉瓣狭窄的男性患者。

答案:(B)。在高血流动力学状态下,例如脓毒症,估算氧耗量是不准确的。

(郑玥 译)

## 参考文献


1. Fuster R, O'Rourke R, Walsh R, Poole-Wilson P. Hurst's the heart. 12th ed. New York: The McGraw-Hill Companies, Inc; 2008.
2. Lilly L. Pathophysiology of heart disease. 3rd ed. Philadelphia: Lippincott Williams & Wilkins; 2003. p. 61, 213–4.
3. Braunwald E, Libby P, Bonow R, Mann D, Zipes D. Braunwald's heart disease. 18th ed. Philadelphia: Saunders; 2008. p. 452–5.
4. Boron W, Boulpaep E. Textbook of medical physiology. Philadelphia: Saunders; 2009.
5. Hall J, Schmidt G, Kress J. Principles of critical care. 4th ed. New York: McGraw-Hill; 2015.
6. Stevenson LW, Perloff JK. The limited reliability of physical signs for estimating hemodynamics in chronic heart failure. JAMA. 1989;261:884–8.
7. Marino P. The ICU book. 4th ed. Philadelphia: Wolters Kluwer Health/Lippincott Williams & Wilkins; 2014. p. 135–50, 239–262
8. Dupont H, Squara P. Cardiac output monitoring. Curr Opin Anaesthesiol. 1996;9:490–4.
9. Nohria A, Lewis E, Stevenson LW. Medical management of advanced heart failure. JAMA. 2002;287(5):628–40.
10. Mohammed I, Phillips C. Determining cardiac output in the intensive care unit. Crit Care Clin. 2010;26:355–64.
11. Miller R. Miller's anesthesia. 7th ed. New York: Churchill Livingstone; 2010.
12. Siegel LC, Hennessy MM, Pearl RG. Delayed time response of the continuous cardiac output pulmonary artery catheter. Anesth Analg. 1996;83:1173–7.
13. Longo DL, Fauc AS, Kasper DL, Hauser SL, Jameson JL, Loscalto J, editors. Harrijan's principles of internal medicine. 18th ed. New York: McGraw–Hill; 2012.
14. Sakka SG, Ruhl CC, Pfeiffer UJ, et al. Assessment of cardiac preload and extravascular lung water by single transpulmonary thermodilution. Intensive Care Med. 2000;26(2):180–7.

## 推荐阅读

Zipes D, Libby P, Bonow R, Mann D, Tomaselli G, editors. Braunwald's heart disease: a textbook of cardiovascular medicine. 11th ed. Philadelphia: Elsevier; 2019. p. 418–61.

Vincent JL, Abraham E, Moore F, Kochanek P, Fink M. Textbook of critical care. 7th ed. Philadelphia: Elsevier; 2017. p. 617–36.

Hall J, Schmidt G, Kress J. Principles of critical care. 4th ed. New York: The McGraw-Hill Companies, Inc; 2015.

# 第 2 部分

# 选择性干预对心血管血流动力学的影响

# 第 5 章

# 肾素-血管紧张素-醛固酮轴调节剂和其他血管扩张剂

Chirag Bavishi, Roberto Ramirez, Franz H. Messerli

## 引言

肾素-血管紧张素-醛固酮系统(RAAS)是一个复杂的系统,通过调节动脉血压、水电解质平衡及心血管血流动力学,对维持人体血流动力学稳定起重要作用。RAAS过度和过少的激活都可能导致重要的心脏和血管功能丧失，从而导致病理性结果。阻断RAAS已被证明对高血压、急性心肌梗死和慢性收缩性心力衰竭患者有益。

## RAAS抑制剂的作用机制

肾素-血管紧张素-醛固酮系统在调节动脉压力、组织灌注和细胞外容量的稳态中起着不可或缺的作用。这一途径是由肾小球入球小动脉球旁细胞合成的肾素分泌激活的。肾素分泌是通过肾脏压力感受器机制、远段小管中钠和氯离子传递的改变、$\beta_1$肾上腺素能受体的交感刺激和血管紧张素Ⅱ直接作用的负反馈等途径相互作用而调节的。一旦被激活，肾素将血管紧张素原水解为血管紧张素Ⅰ，然后通过循环和局部血管紧张素转换酶水解为有活性的血管紧张素Ⅱ。血管紧张素转换酶还通过一氧化氮和前列环素刺激和血管舒张活性使缓激肽失活。血管紧张素Ⅱ主要通过血管紧张素1型(AT-1)和血管紧张素2型(AT-2)受体发挥作用。血管紧张素Ⅱ也刺激肾上腺皮质醛固酮的释放。醛固酮增强了远段小管和集合小管对钠和水的再吸收,促进了钾的排泄。与血管紧张素Ⅱ一样,醛固酮是RAAS的一种效应激素,主要参与容积和血压调节。它还参与了心血管和肾脏炎症、纤维化和重塑的进程。

ACE抑制剂(ACEI)竞争性地抑制ACE,从而阻止血管紧张素Ⅰ转化为血管紧张素Ⅱ(图5.1),并通过AT-1和AT-2受体阻断血管紧张素Ⅱ的下游活性。它们还能抑制醛固酮、血管升压素和纤溶酶原激活物抑制剂-1。ACEI增加缓激肽的浓度,促进其血管舒张;然而,这一机制也引起副作用的发生,如咳嗽和血管性水肿。此外,长期应用ACEI触发ACE逃逸机制;因此,即使抑制ACE,血管紧张

C. Bavishi
Department of Cardiology, Lifespan Cardiovascular Institute, Rhode Island Hospital, Warren Alpert Medical School of Brown University, Providence, RI, USA
e-mail: Cbavishi@lifespan.org

R. Ramirez
Department of Cardiology, Mount Sinai St. Luke's Hospital, New York, NY, USA
e-mail: Roberto.ramirez@mountsinai.org

F. H. Messerli (✉)
Department of Cardiology, University of Bern, Bern, Switzerland

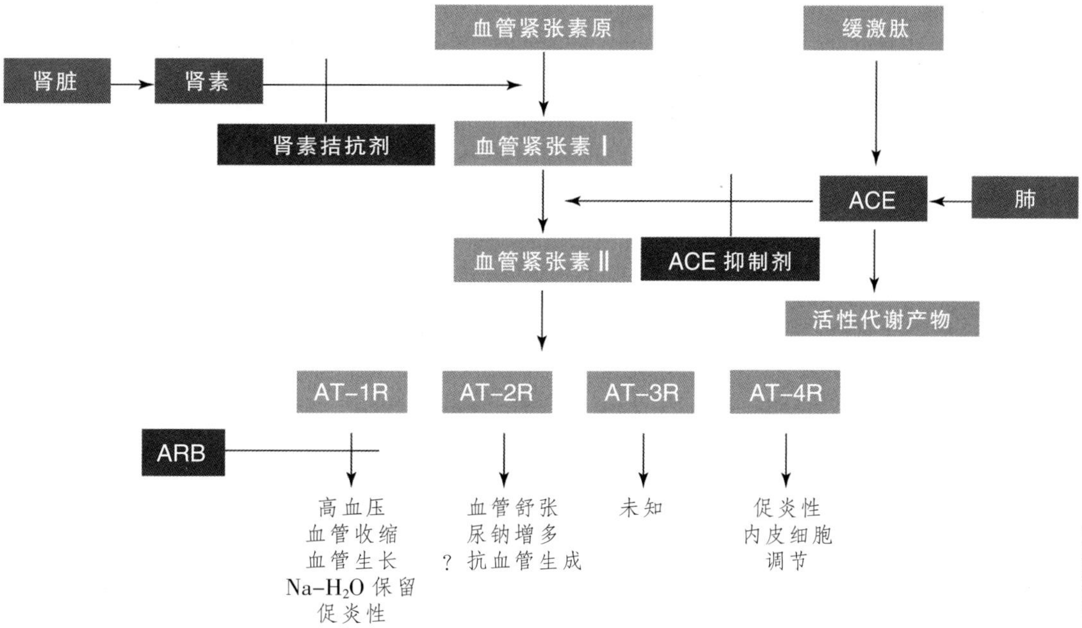


**图 5.1**　肾素-血管紧张素-醛固酮系统。ACEI、ARB 和 DRI 的作用机制。

素Ⅱ也在产生。血管紧张素受体阻滞剂(ARB)可阻止血管紧张素Ⅱ与 AT-1 受体的结合,从而抑制所有血管紧张素Ⅱ调节的有害作用,同时通过 AT-2 受体途径保留血管紧张素Ⅱ的潜在有益作用。与 ACEI 类似,ARB 通过选择性的 AT-1 受体阻断来降低全身血管阻力,从而降低血压。由于直接受体阻断,ARB 没有表现出血管紧张素Ⅱ逃逸现象和缓激肽相关效应。

然而,AT-2 受体的激活可能导致一些缓激肽的释放。直接肾素抑制剂 DRI(阿利克仑)与肾素高亲和力结合,阻止血管紧张素原转化为血管紧张素Ⅰ,从而阻断所有下游血管紧张素肽的合成。这些不同的 RAAS 抑制模式可以解释这些药物之间的临床差异(表 5.1)。

**表 5.1　ARB 与 ACEI 的机制差异**

| 主要机制 | ARB | ACEI |
|---|---|---|
| 血浆血管紧张素Ⅱ | ↑ | ↓ |
| 血浆肾素活性 | ↑ | ↑ |
| 缓激肽 | – | ↑ |
| 前列腺素 $E_2$ 以及前列环素 | – | ↑ |
| NO 释放 | – | ↑ |
| 尿酸水平 | ↓[a] | – |
| 咳嗽 | 未观察到 | 特异性 |

[a] 仅氯沙坦钾。(Table adapted from Messerli et al. )血管紧张素Ⅱ受体抑制。一个新的治疗原则。(Arch Intern Med. 1996)

# 心血管血流动力学

## 血管紧张素转换酶抑制剂

ACEI 的心血管作用在首次服用后立即显现。单次口服可使肺毛细血管楔压、平均动脉压、全身血管阻力降低,心输出量升高[1]。长期口服给药产生维持有益的血流动力学效应,显著改善收缩性心力衰竭患者的左心室功能和症状。在收缩性心力衰竭住院患者中,ACEI 引起心脏前负荷和后负荷剂量依赖性的降低,防止左心室扩张和收缩功能障碍进展。这些影响可能是由于改善的心脏重构和持续前负荷和后负荷减少[1],导致压力-容积环向左偏移(图 5.2)。ACEI 还可以降低肾血管阻力,增加肾脏血流,主要通过肾脏的细胞作用和肾小球血流动力学的改变促进钠和水排泄。所有这些机制都强调了这些药物对心力衰竭的益处。

ACEI 减少 AngⅡ和醛固酮的分泌,增强激肽系统的血管舒张作用,导致周围血管阻力降低,而对心率变化无明显影响[2]。此外,每搏输出量和心输出量的改善见于收缩性心力衰竭患者,也见于

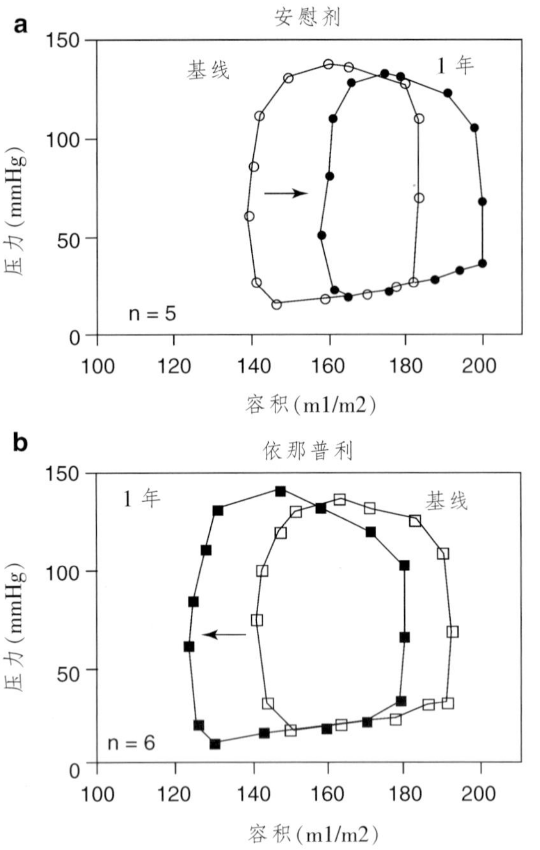


**图 5.2** 在 SOLVD 试验中,随机分为安慰剂组(A 组)和依那普利组(B 组)的患者在基线和 1 年时的平均左心室压力-容积环。1 年后,安慰剂组右移,依那普利组左移。(Reprinted from Konstam et al. with permission of the publisher)

原发性高血压患者[3]。ACEI 在高血压患者的血流动力学效应可扩展到局部循环。在急性或长期的血管紧张素转换酶抑制期间,RAAS 活性增强的患者肾脏和冠状动脉血流增加[4,5]。因此,ACEI 既可以通过抑制血管紧张素Ⅱ的收缩作用,也通过抑制心脏交感神经激活引起的冠状动脉收缩来增加心肌灌注。ACEI 还影响高血压患者的动脉顺应性和波反射[6](图 5.3)。血管紧张素转换酶抑制剂可降低脉搏波速和增强指数(动脉硬化指数),这种作用至少部分地不依赖于血压的变化[7]。血管紧张素转换酶抑制剂还可逆转左心室肥大,与降压效果无关[8]。RAAS 抑制剂比其他降压药更有效地逆转病理性左心室肥大。表 5.2 总结了 ACEI 在心力衰竭、高血压和心肌梗死患者中的重要里程碑试验。

## 血管紧张素受体阻滞剂

由于作用机制相似,ARB 与 ACEI 的心血管血流动力学效应相似。然而,与血管紧张素转换酶抑制剂不同的是,ARB 并不直接调节缓激肽的形成。与 ACEI 相比,ARB 具有更多的下游抑制作用,且缺乏血管紧张素Ⅱ逃逸现象,因此 ARB 具有更强的降压作用。表 5.3 总结了 ARB 在心力衰竭、高血压和心肌梗死患者中的重要里程碑试验。尽管对 ACEI 和 ARB 的头对头试验显示模棱两可的结果,由于更好地同期使用了药物(他汀),ARB 试验中安慰剂组事件的发生率较低。此外,由于 ARB 的不良事件较少,风险效益分析更倾向于使用 ARB,特别是在高血压患者中[9]。

## 醛固酮拮抗剂

醛固酮增多症对心血管血流动力学的病理生理影响不仅仅是体液潴留和容积超负荷。醛固酮增多症通过增加纤溶酶原激活物抑制剂-1 的表达改变纤维蛋白溶解,促进组织纤维化和炎症[10]。醛固酮活性增强导致内皮功能障碍和动脉硬化。此外,有趣的是,醛固酮还参与了交感神经系统激活、压力感受器敏感性降低、电解质排泄增加和心肌细胞凋亡。作为 RAAS 通路的最终介质之一,醛固酮的这些作用仅被 ACEI 和 ARB 部分抑制。因此,除了调节容量,醛固酮拮抗剂的一些临床获益来自消除这些不良反应,以减少靶器官功能障碍。

醛固酮拮抗剂通过增加左心室射血分数、减少左心室舒张末期压力和收缩末期容积来改善左心室结构重建和功能,特别是收缩性心力衰竭和心肌梗死患者。实验研究表明,心肌梗死后早期应用醛固酮拮抗剂可促进心肌恢复,改善电重构和结构重构[12,13]。表 5.4 总结了醛固酮拮抗剂在心力衰竭和心肌梗死患者中的重要里程碑试验。

## 直接肾素抑制剂

直接肾素抑制剂阿利克仑是一种强效的竞争性肾素抑制剂,可与肾素强烈结合,导致循环血管紧张素Ⅱ和其他多肽的水平非常低,从而使 RAAS

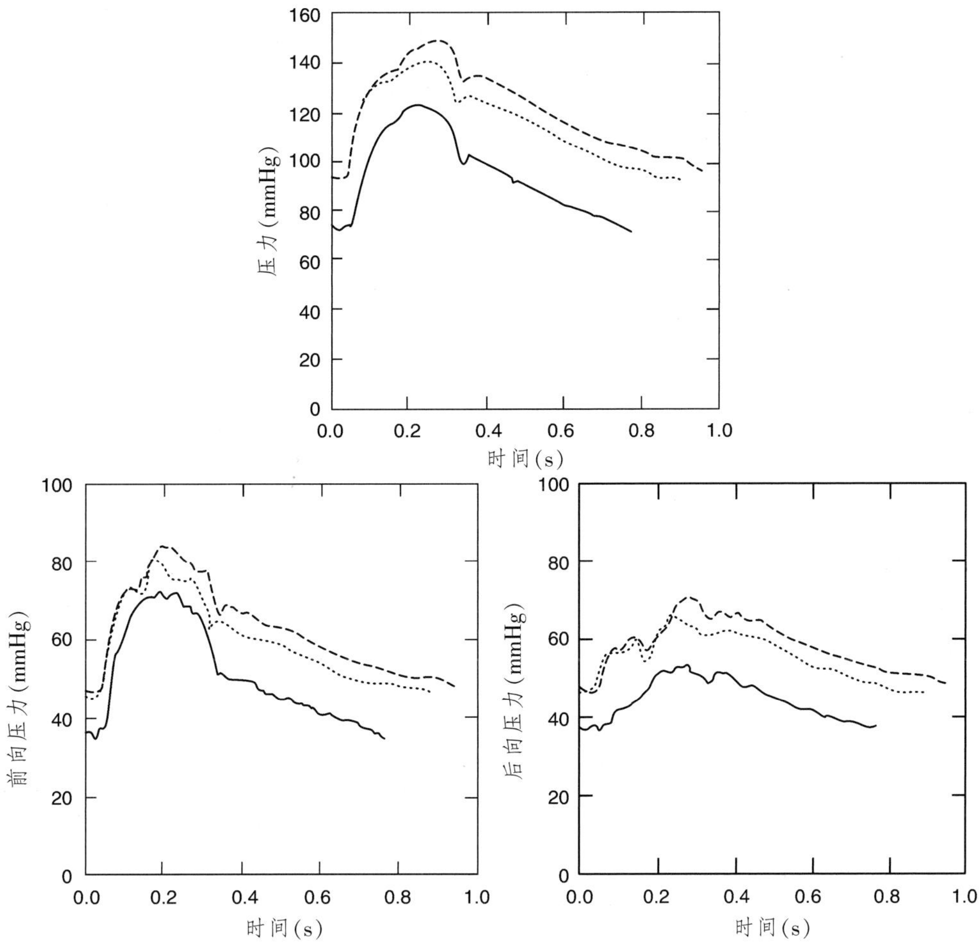


**图 5.3** 一个典型的正常血压(实线)和高血压患者(虚线)的升主动脉压力波形图(上)及其前(左下)和其后(右下)的组成部分)。高血压患者输注卡托普利(点线)后,出现较高的后向波衰减和明显的收缩期峰值后移。(Reprinted from Ting et al. with permission of the publisher)

处于静止状态。阿利克仑在降低血压和左心室重构方面与其他 RAAS 抑制剂同样有效[14,15]。在收缩性心力衰竭患者中,阿利克仑对肾小球出球小动脉有很强的血管舒张作用,导致肾血流量明显减少,滤过分数下降[16]。总的来说,与 ACEI 或 ARB 相比,它在降低心血管结果方面缺乏额外获益,再加上明显的不良反应发生率(腹泻、低血压、高钾血症和肾功能不全),使这种药物失去了吸引力。

## 双 RAAS 阻断剂

理论上,ACEI 和 ARB 的结合应该会导致更强的 RAAS 阻断效果。因此,联合治疗在降低血压方面比单一治疗更有效[17]。尽管如此,ACEI 和 ARB 的双重治疗与单药治疗相比并不优越。多项研究也记录了 ACEI 和 ARB 联合治疗所致不良事件风险的增加,如肾功能恶化、高钾血症、症状性低血压以及由于不良反应而增加的停药。基于对可能损害的明确证据,ACEI 不应该与 ARB 联合应用。随着阿利克仑的出现,现在可以通过将一种 ACEI 药物或一种 ARB 药物与阿利克仑结合来实现双 RAAS 阻断效果。然而,这种双 RAAS 阻断没有被证明是安全的,应当避免。表 5.5 总结了双 RAAS 阻断剂在心力衰竭和心肌梗死患者中的重要里程碑试验。

## 其他血管扩张剂

几项生理学研究表明,心脏功能与血管阻力有关,因此,血管扩张药治疗降低心血管系统阻力,可以改善心血管血流动力学。血管扩张剂大致可分为:静脉扩张剂(如硝酸酯类),可降低左心室充盈压和减轻肺瘀血;动脉扩张剂(如肼苯哒嗪),增强

表 5.2 ACEI 在心血管疾病中的临床关键结果试验

| 试验和年份 | 实验组(N) | 对照组(N) | 患者 | 主要终点 | 随访 | 主要研究结果 |
| --- | --- | --- | --- | --- | --- | --- |
| ALLHAT,2002 | 赖诺普利(9054) | Chlortalidone(15 255),氨氯地平(9048) | 高血压 | 合并致死性冠心病或非致死性心肌梗死 | 4.9 年 | 主要终点无差异 |
| ANBP-2,2003 | 卡托普利(3044) | HCTZ(3039) | 高血压 | 所有心血管事件或全因死亡率 | 4.1 年 | 依那普利显示所有 CV 事件或死亡率降低 11% |
| PilotHYVET,2003 | ACEI(通常是赖诺普利)(431) | 利尿剂(通常为苯妥英钠-噻嗪)(426),安慰剂(426) | 高血压 | 脑卒中,全因死亡率 | 1.12 年 | 全因死亡率无差异。与安慰剂相比,利尿剂降低了 69%的脑卒中风险 |
| SOLVD,1991 | 卡托普利(1285) | 安慰剂(1284) | 慢性心力衰竭 | 全因死亡率 | 3.5 年 | 依那普利显示全因死亡率降低了 16% |
| CONSENSUS,1987 | 卡托普利(127) | 安慰剂(126) | 慢性心力衰竭 | 全因死亡率 | 6 个月 | 卡托普利显示减少 40%死亡率 |
| CONSENSUS Ⅱ,1992 | 卡托普利(3044) | 安慰剂(3046) | 心肌梗死 | 全因死亡率 | 6 个月 | 全因死亡率没有区别 |
| SAVE,1992 | 卡托普利(1115) | 安慰剂(1116) | 心肌梗死和左心室功能不全 | 全因死亡率 | 1.8 年 | 卡托普利减少全因死亡率 19% |
| EUROPA,2003 | 培哚普利(6110) | 安慰剂(6108) | 稳定型冠状动脉疾病 | 复合心血管死亡率,非致死性心肌梗死和心搏骤停 | 4.2 年 | 培哚普利减少复合主要终点 20% |
| HOPE 试验,2000 | 雷米普利($n$=4645) | 安慰剂($n$=4652) | 多重心血管危险因素 | 合并心肌梗死、脑卒中或心血管死亡 | 5 年 | 雷米普利主要终点减少了 22% |

ACEI,血管紧张素转换酶抑制剂。

心输出量;以及均衡型血管扩张剂(如硝普钠、硝酸甘油),它能扩张阻力和容量血管。Franciosa 等在 20 世纪 70 年代初进行的开创性工作表明,静脉输注硝普钠可显著降低左心室充盈压和动脉系统压力,导致心输出量中度增加[18]。随后对难治性心力衰竭患者的研究显示,随着左心室充盈压的降低,他们的体循环血管阻力和心输出量有更显著的改善[19]。在心肌梗死和左心室射血分数降低的患者中也观察到硝普钠有类似作用[20]。尽管硝普钠是一种有效的血管扩张剂,但目前很少使用,这是因为长期输注与硫氰酸盐毒性有关,特别是对于严重肾功能不全和低血压患者。目前,静脉内使用硝酸甘油是急症情况下的首选血管扩张剂。它与硝普钠相比,对血流动力学的影响相当,在局部缺血时对改善冠状动脉血流有更好的效果[21]。尽管血管扩张剂在缓解急性心力衰竭患者的充血和改善症状方面有效,但它们在改善心脏指数方面的作用却不明显。静脉注射血管扩张剂导致的每搏输出量和心输

表 5.3　ARB 在心血管疾病中的主要临床结果试验

| 试验和年份 | 实验组(N) | 对照组(N) | 患者 | 主要终点 | 随访 | 主要研究结果 |
|---|---|---|---|---|---|---|
| LIFE,2002 | 氯沙坦(4605) | 阿替洛尔(4588) | 高血压 | 心肌梗死或脑卒中 | 4.8 年 | 与阿替洛尔相比,氯沙坦导致主要终点事件降低 13% |
| SCOPE,2003 | 坎地沙坦(2477) | 安慰剂(2460) | 高血压 | 心血管死亡,非致死性脑卒中和非致死心肌梗死 | 3.7 年 | 主要终点事件无差异,坎地沙坦可使非致命脑卒中降低 28% |
| Val-HeFT,2001 | 缬沙坦($n$=2511) | 安慰剂($n$=2499) | 慢性心力衰竭 | 全因死亡率;复合全因死亡终点,心搏骤停复苏，心力衰竭住院,静脉给予强心或血管舒张药 | 1.9 年 | 全因死亡率无差异,缬沙坦显示复合终点事件降低 23% |
| VALIANT,2003 | 缬沙坦($n$=4909) | 缬沙坦+卡托普利($n$=4885),卡托普利($n$=4909) | 心肌梗死 | 全因死亡率 | 2.1 年 | 3 组间全因死亡率无差异 |
| OPTIMAAL 2002 | 氯沙坦($n$=2744) | 卡托普利($n$=2733) | 心肌梗死 | 全因死亡率 | 2.7 年 | 两组间全因死亡率无差异 |

ARB,血管紧张素受体阻滞剂。

表 5.4　醛固酮拮抗剂在心血管疾病中的临床主要结果试验

| 试验和年份 | 实验组(N) | 对照组(N) | 患者 | 主要终点 | 随访 | 主要研究结果 |
|---|---|---|---|---|---|---|
| RALES,1999 | 螺内酯(822) | 安慰剂(841) | 慢性收缩性心力衰竭 | 全因死亡率 | 2 年 | 螺内酯可使全因死亡率降低 30% |
| EMPHASIS-HF,2011 | 依普利酮(1364) | 安慰剂(1373) | 慢性收缩性心力衰竭 | 心血管死亡率或心力衰竭住院治疗 | 1.8 年 | 依普利酮可使主要终点事件减少 37% |
| TOPCAT,2014 | 螺内酯(1722) | 安慰剂(1723) | 慢性心力衰竭和射血分数≥45% | 心血管死亡率,心搏骤停复苏或心力衰竭住院治疗 | 3.3 年 | 两组间主要复合终点无差别 |
| EPHESUS,2003 | 依普利酮(3313) | 安慰剂(3319) | 心肌梗死 | 全因死亡率心血管死亡率或住院治疗或心血管事件 | 1.3 年 | 依普利酮减少全因死亡率 15%和心血管死亡率或住院治疗或心血管事件 13% |

出量增加受多个因素调节,如动脉弹性、心室功能、前负荷依赖性、二尖瓣反流等。在心室功能严重受损的患者中,由于显著的心脏收缩力减低,单纯降低前负荷不会产生更高的每搏输出量[22](图 5.4)。在这种情况下,多巴酚丁胺和硝酸甘油联合治疗比单独使用任何一种药物都能更有效地改善血流动力学。

静脉注射血管扩张剂的血流动力学获益也推动了具有血管扩张作用的各种口服药物的发展。肼苯哒嗪联合硝酸异山梨酯(H-ISDN)是目前广泛应用于慢性收缩性心力衰竭治疗的常用方案之一。硝

表 5.5 双 RAAS 阻断在心血管疾病的关键临床结果试验

| 试验和年份 | 实验组(N) | 对照组(N) | 患者 | 主要终点 | 随访 | 主要研究结果 |
|---|---|---|---|---|---|---|
| ALOFT，2008 | Aliskiren+ACEI/ARB(156) | 安慰剂(146) | 慢性心力衰竭 | NT-proBNP 的治疗差异 | 3 个月 | 阿利克仑加入 ACEI/ARB 可使 NT-proBNP 降低 25% |
| ATMOSPHERE，2016 | 依那普利+阿利吉仑(2340) | 阿利克仑(2340)，依那普利(2336) | 慢性心力衰竭 | 心血管死亡或心力衰竭住院的复合终点 | 3.1 年 | 主要终点无差异 |
| CHARM-Added，2003 | 坎地沙坦+ACEI(1276) | 安慰剂(1272) | 慢性心力衰竭 | 心血管死亡率或心力衰竭住院治疗 | 3.4 年 | 坎地沙坦加入 ACEI 后，主要终点降低了 15% |
| ONTARGET，2008 | 雷米普利+替米沙坦(8502) | 雷米普利(8576)，替米沙坦(8542) | CV 病 | 心血管死亡、心肌梗死、脑卒中或心力衰竭住院的复合终点 | 4.6 年 | 3 组的主要结果无差异 |
| VALIANT，2003 | 缬沙坦+卡托普利(4885) | 缬沙坦(4909)，卡托普利(4909) | 心肌梗死 | 全因死亡率 | 2.1 年 | 3 组间全因死亡率无差异 |

ACEI，血管紧张素转换酶抑制剂；ARB，血管紧张素受体阻滞剂；BNP，脑钠肽；CV，心血管；MI，心肌梗死。

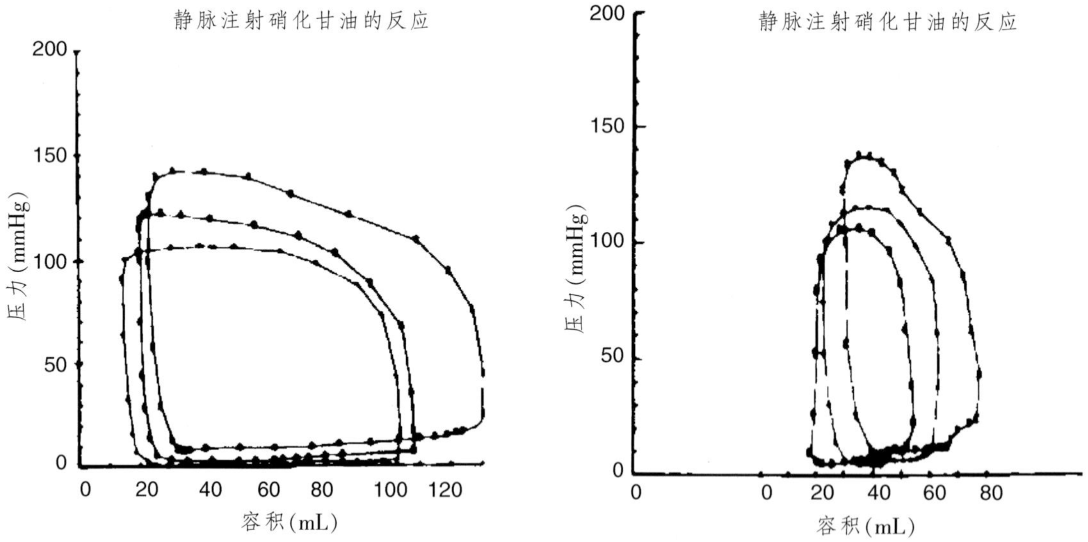


图 5.4 硝酸甘油给药后连续的左心室压力-容积环，由于负荷条件的改变，左心室压力-容积向左下移动。(Reprinted from McKay et al. with permission of the publisher)

酸异山梨酯减轻前负荷和肼苯哒嗪减轻后负荷同时起效(图 5.5)。H-ISDN 可降低左心室充盈压力和肺毛细血管楔压，增加心脏指数和降低体循环血管阻力[23]。这些特性使 H-ISDN 成为收缩性心力衰竭患者的有效治疗手段。与依那普利相比，H-ISDN 在射血分数、运动耗氧量峰值和运动耐力方面有更大的改善[24]。奈西利肽是一种合成利尿钠肽，是一种具有利尿作用的静脉血管扩张剂。在心力衰

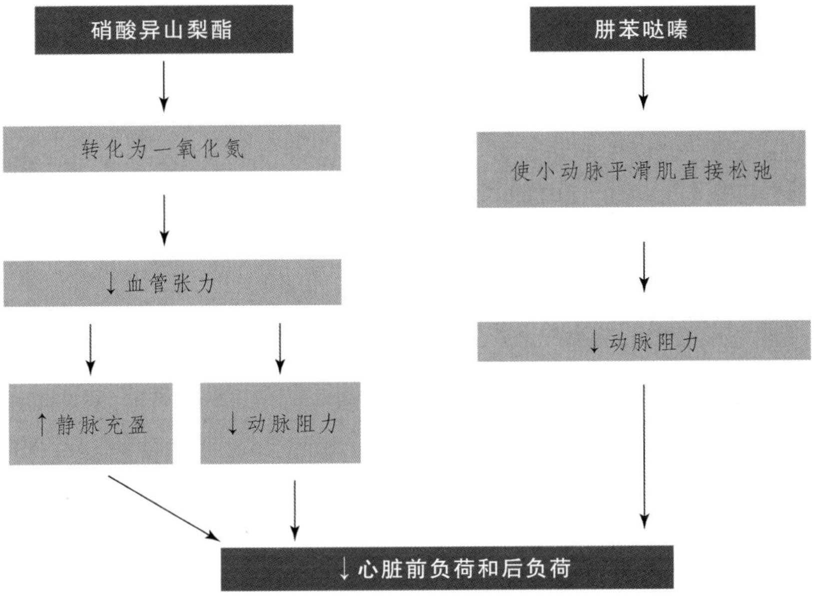


**图 5.5**　肼苯哒嗪与硝酸异山梨酯的作用机制示意图。

竭患者中,奈西利肽剂量依赖性扩张动脉和静脉血管,导致肺毛细血管楔压降低,对心脏收缩力或心输出量影响极小。奈西利肽还具有抗纤维化、逆转肥大、抗炎和抑制醛固酮的特性,并可以防止不利的左心室重构。在一项小型研究中,急性心肌梗死患者应用低剂量奈西利肽显示心脏扩张减少和射血分数改善。静脉血管扩张剂的作用主要局限于急性失代偿性心力衰竭的治疗。对于口服药物,H-ISDN 是指南推荐的治疗慢性收缩性心力衰竭患者药物的一部分。肼苯哒嗪和长效硝酸酯类药物偶尔用于难治性高血压的治疗。表 5.6 总结了血管扩张剂在治疗急性和慢性收缩性心力衰竭患者中的重要里程碑试验。

## 复习题

1.血管紧张素转换酶抑制剂:

A.降低前负荷。

B.降低后负荷。

C.可能会导致高钾血症。

D.改善 HFrEF 患者的长期预后。

E.以上都是正确的。

答案:(E)。ACEI 与所有列出的选项相关。

2.一例不善言辞的老年男性患者在接受了发作性心脏病的初步治疗后,被收住院。你注意到在过去的 3 天里,他变得昏昏欲睡、食欲下降了。他的尿量减少了。他的血压是 190/100mmHg。他的体重增加了 2 磅。肺部检查有啰音。下肢冰冷,并有轻微水肿。

在上述情况下,改善他当前状态的最佳方法是什么?

A.用血管紧张素转换酶抑制剂降低他的后负荷。

B.用 β 受体阻滞剂降低他的后负荷。

C.用血管扩张剂降低他的后负荷。

D.用利尿剂降低他的前负荷。

E.A 和 B。

F.A 和 D。

答案:(C)。这例患者已经表现出 CO 减少(四肢厥冷)和静息瘀血的症状(体检时肺啰音)。单纯降低后负荷的药物将是最佳的。任何可能降低患者前负荷的药物都会使本来就很低的心输出量变得更糟。ACEI 减少了前负荷和后负荷。β 受体阻滞剂不会降低后负荷,但会对收缩力和心率产生负面影响。单独给予利尿剂会通过减少前负荷进一步降低已经很低的 CO。

3.ACEI 降低前负荷的机制为:

A.扩张静脉。

B.抑制缓激肽分解。

C.直接影响钠的重吸收。

D.A 和 B。

E.A 和 C。

答案:(D)。ACEI 降低了前负荷和后负荷。这

表5.6 心血管疾病血管扩张剂的临床关键结果试验

| 试验和年份 | 实验组(N) | 对照组(N) | 患者 | 主要终点 | 随访 | 主要研究结果 |
|---|---|---|---|---|---|---|
| V-HeFT I, 1986 | 肼苯哒嗪-硝酸异山梨酯 | 安慰剂 | 慢性心力衰竭 | 全因死亡率 | 2.3年 | 肼苯哒嗪-硝酸异山梨酯使全因死亡率降低36% |
| A-HeFT, 2004 | 肼苯哒嗪-硝酸异山梨酯 | 安慰剂 | 慢性心力衰竭 | 综合全因死亡率、心力衰竭住院和生活质量变化 | 10个月 | 肼苯哒嗪-硝酸异山梨酯使全因死亡率降低43% |
| WMAC, 2002 | 静脉注射奈西利肽(204),静脉注射硝酸甘油(143) | 安慰剂(142) | 急性失代偿性心力衰竭 | PCWP改变或呼吸困难 | 3小时,24小时 | 奈西利肽在3小时和24小时比静脉注射硝酸甘油或安慰剂改善PCWP。与安慰剂相比,奈西利肽能改善呼吸困难,但静脉注射硝酸甘油不能 |
| ROSE, 2013 | 静脉注射多巴胺(122),静脉注射奈西利肽(119) | 安慰剂(119) | 急性失代偿性心力衰竭 | 72小时累计尿量、血清半胱氨酸蛋白酶抑制剂C变化 | 72小时 | 小剂量多巴胺或小剂量奈西利肽在利尿治疗中无明显疗效 |

PCWP,肺毛细血管楔压。

些药物降低前负荷的机制被认为是减少缓激肽的分解,并通过其降低血管紧张素Ⅱ的水平。缓激肽是一种有效的血管扩张剂,服用这些ACEI药物使缓激肽增加是减少前负荷的主要原因。

4.一例68岁的男性患者出现急性前壁心肌梗死,他在接受左前降支近段PCI手术成功后,开始服用他汀类药物、双联抗血小板治疗、ACEI和β受体阻滞剂。应用醛固酮拮抗剂的指征是什么?

A.他是一例非糖尿病患者,射血分数低,没有心力衰竭。

B.他是一例糖尿病患者,射血分数低,无心力衰竭。

C.他是一例非糖尿病患者,射血分数低,心力衰竭,血清肌酐为2.8。

D.他是一例糖尿病患者,射血分数低,心力衰竭,血钾为5.1mmol/L。

答案:(B)。在Ephesus临床试验中,急性心肌梗死、EF降低(≤40%)和心力衰竭(肺啰音、肺静脉充血或$S_3$)的患者被随机分配到依普利酮或安慰剂组。随机分配的糖尿病患者排除任何心力衰竭的证据。排除标准包括血钾>5mmol/L和血清肌酐>2.5mg/dL。

5.ARB和ACEI:

A.两者都能降低血管紧张素Ⅱ水平。

B.两者都会降低血浆肾素活性。

C.两者都会增加缓激肽的水平。

D.两者都能增加血浆肾素活性。

答案:(D)。ACEI和ARB均可增加血浆肾素活性。ACEI降低了血管紧张素Ⅱ的水平,而ARB与之相关。ACEI能阻断缓激肽的分解,而ARB则不能。

(张强 译)

# 参考文献


1. Konstam MA, Rousseau MF, Kronenberg MW, Udelson JE, Melin J, Stewart D, et al. Effects of the angiotensin converting enzyme inhibitor enalapril on the long-term progression of left ventricular dysfunction in patients with heart failure. SOLVD Investigators. Circulation. 1992;86(2):431–8.
2. Lund-Johansen P, Omvik P. Cardiac effects of ACE inhibition. J Cardiovasc Pharmacol. 1993;22(Suppl 1):S36–40.
3. Oren S, Messerli FH, Grossman E, Garavaglia GE, Frohlich ED. Immediate and short-term cardiovascular effects of fosinopril, a new angiotensin-converting enzyme inhibitor, in patients with essential hypertension. J Am Coll Cardiol. 1991;17(5):1183–7.
4. Paulson OB, Waldemar G, Andersen AR, Barry DI, Pedersen EV, Schmidt JF, et al. Role of angiotensin in autoregulation of cerebral blood flow. Circulation. 1988;77(6 Pt 2):I55–8.
5. Daly P, Rouleau JL, Cousineau D, Burgess JH. Acute effects of captopril on the coronary circulation of patients with hypertension and angina. Am J Med. 1984;76(5B):111–5.
6. Ting CT, Yang TM, Chen JW, Chang MS, Yin FC. Arterial hemodynamics in human hypertension. Effects of angiotensin converting enzyme inhibition. Hypertension. 1993;22(6):839–46.
7. Mallareddy M, Parikh CR, Peixoto AJ. Effect of angiotensin-converting enzyme inhibitors on arterial stiffness in hypertension: systematic review and meta-analysis. J Clin Hypertens (Greenwich). 2006;8(6):398–403.
8. Mathew J, Sleight P, Lonn E, Johnstone D, Pogue J, Yi Q, et al. Reduction of cardiovascular risk by regression of electrocardiographic markers of left ventricular hypertrophy by the angiotensin-converting enzyme inhibitor ramipril. Circulation. 2001;104(14):1615–21.
9. Messerli FH, Bangalore S, Bavishi C, Rimoldi SF. Angiotensin-converting enzyme inhibitors in hypertension: to use or not to use? J Am Coll Cardiol. 2018;71(13):1474–82.
10. Luther JM, Wang Z, Ma J, Makhanova N, Kim HS, Brown NJ. Endogenous aldosterone contributes to acute angiotensin II-stimulated plasminogen activator inhibitor-1 and preproendothelin-1 expression in heart but not aorta. Endocrinology. 2009;150(5):2229–36.
11. Mahmud A, Mahgoub M, Hall M, Feely J. Does aldosterone-to-renin ratio predict the antihypertensive effect of the aldosterone antagonist spironolactone? Am J Hypertens. 2005;18(12. Pt 1):1631–5.
12. Fraccarollo D, Galuppo P, Schraut S, Kneitz S, van Rooijen N, Ertl G, et al. Immediate mineralocorticoid receptor blockade improves myocardial infarct healing by modulation of the inflammatory response. Hypertension. 2008;51(4):905–14.
13. Perrier E, Kerfant BG, Lalevee N, Bideaux P, Rossier MF, Richard S, et al. Mineralocorticoid receptor antagonism prevents the electrical remodeling that precedes cellular hypertrophy after myocardial infarction. Circulation. 2004;110(7):776–83.
14. Chen Y, Meng L, Shao H, Yu F. Aliskiren vs. other antihypertensive drugs in the treatment of hypertension: a meta-analysis. Hypertens Res. 2013;36(3):252–61.
15. Solomon SD, Shin SH, Shah A, Skali H, Desai A, Kober L, et al. Effect of the direct renin inhibitor aliskiren on left ventricular remodelling following myocardial infarction with systolic dysfunction. Eur Heart J. 2011;32(10):1227–34.
16. Schroten NF, Damman K, Hemmelder MH, Voors AA, Navis G, Gaillard CA, et al. Effect of additive renin inhibition with aliskiren on renal blood flow in patients with Chronic Heart Failure and Renal Dysfunction (Additive Renin Inhibition with Aliskiren on renal blood flow and Neurohormonal Activation in patients with Chronic Heart Failure and Renal Dysfunction). Am Heart J. 2015;169(5):693–701 e3.
17. Doulton TW, He FJ, MacGregor GA. Systematic review of combined angiotensin-converting enzyme inhibition and angiotensin receptor blockade in hypertension. Hypertension. 2005;45(5):880–6.
18. Franciosa JA, Limas CJ, Guiha NH, Rodriguera E, Cohn JN. Improved left ventricular function during nitroprusside infusion in acute myocardial infarction. Lancet. 1972;1(7752):650–4.
19. Guiha NH, Cohn JN, Mikulic E, Franciosa JA, Limas CJ. Treatment of refractory heart failure with infusion of nitroprusside. N Engl J Med. 1974;291(12):587–92.
20. Chatterjee K, Parmley WW, Ganz W, Forrester J, Walinsky P, Crexells C, et al. Hemodynamic and metabolic responses to vasodilator therapy in acute myocardial infarction. Circulation. 1973;48(6):1183–93.
21. Flaherty JT, Magee PA, Gardner TL, Potter A, MacAllister NP. Comparison of intravenous nitroglycerin and sodium nitroprusside for treatment of acute hypertension developing after coronary artery bypass surgery. Circulation. 1982;65(6):1072–7.
22. Haber HL, Simek CL, Bergin JD, Sadun A, Gimple LW, Powers ER, et al. Bolus intravenous nitroglycerin predominantly reduces afterload in patients with excessive arterial elastance. J Am Coll Cardiol. 1993;22(1):251–7.
23. Massie B, Chatterjee K, Werner J, Greenberg B, Hart R, Parmley WW. Hemodynamic advantage of combined administration of hydralazine orally and nitrates nonparenterally in the vasodilator therapy of chronic heart failure. Am J Cardiol. 1977;40(5):794–801.
24. Cohn JN, Johnson G, Ziesche S, Cobb F, Francis G, Tristani F, et al. A comparison of enalapril with hydralazine-isosorbide dinitrate in the treatment of chronic congestive heart failure. N Engl J Med. 1991;325(5):303–10.

# 第 6 章

# β 受体阻滞剂及钙通道阻滞剂

Alexandra-Maria Neagoe, Emrush Rexhaj, Ehud Grossman, Franz H. Messerli

## 引言

在本章中，我们介绍了 β 受体阻滞剂（BB）和钙通道阻滞剂（CCB）的药理学特点和血流动力学效应，以及它们的主要治疗适应证。这两类药物是治疗心血管疾病，如动脉性高血压、心律失常和心力衰竭最常用的两种药物。本文将对主要临床研究予以总结。

A.-M. Neagoe
Department of Cardiology, University Hospital Bern, Bern, Switzerland
e-mail: alexandra-maria.neagoe@zgks.ch

E. Rexhaj
Department of Cardiology, University Hospital Bern, Bern, Switzerland
Department for Biomedical Research, University of Bern, Bern, Switzerland
e-mail: emrush.rexhaj@insel.ch

E. Grossman
The Chaim Sheba Medical Center, The Sackler Faculty of Medicine, Tel-Aviv University, Tel Aviv, Israel
e-mail: grosse@tauex.tau.ac.il

F. H. Messerli (✉)
Department of Cardiology, University of Bern, Bern, Switzerland

## β 受体阻滞剂

### 引言

普萘洛尔是 Sir James Black 于 1964 年发现的，当时他正在研究肾上腺素对心绞痛患者心脏的影响，同时普萘洛尔也是第一种被发现的 β 受体阻滞剂[1]。自此，BB 就成为心血管疾病，尤其是心肌梗死后患者最常用的处方药。“心脏保护”一词被广泛用于描述它们的好处。如其名称所示，BB 可阻断肾上腺素和去甲肾上腺素的 β 肾上腺素能受体的作用。表 6.1 总结了 β 肾上腺素能受体的分布及激活后的主要反应。根据它们作用的选择性，它们被分为两组：心脏选择性和非心脏选择性。激动 $\beta_1$ 受体会增加心率（变时作用）、心肌收缩力（肌力作用），以及加速房室结传导（传导作用），然而，$\beta_2$ 受体激动会诱发血管和支气管扩张，以及刺激肝脏内的肝糖原分解。因此，BB 通过抑制 $\beta_1$ 受体可以降低变时性、变力性以及变传导性，同时增加松弛性（松弛作用）。低剂量选择性 $\beta_1$ 的 BB 主要作用于心脏水平，对血管和支气管 β 受体的作用微乎其微，从而降低血管收缩和支气管痉挛的风险。这些心脏选择性效应是剂量依赖性的，大剂量后可能消失。

β 受体阻滞剂的某些特殊的药理性质将一种药物与另一种药物进行区分（表 6.2）：①心脏选择性和对 $\beta_1$ 和（或）$\beta_2$ 受体的相对亲和力；②内在拟

表 6.1 α与β肾上腺素能的受体分布及调节作用

| 受体亚型 | 器官系统 | 作用 |
|---|---|---|
| α | 血管 | ↑收缩力 |
| | 子宫 | ↑收缩力 |
| | 胰腺 | ↓胰岛素分泌 |
| $\beta_1$ | 心脏 | ↑心率 |
| | 肾脏 | ↑收缩力 |
| | 脂肪组织 | ↑传导性 |
| | 甲状旁腺 | ↑兴奋性 |
| | | ↑自动节律性 |
| | | ↑肾素分泌 |
| | | ↑脂肪分解 |
| | | ↑分泌 |
| $\beta_2$ | 心脏 | ↑心率 |
| | 血管 | ↑收缩力 |
| | 骨骼肌 | ↑传导性 |
| | 肝脏 | ↑兴奋性 |
| | 肺脏 | ↑自动节律性 |
| | 胰腺 | ↑血管扩张 |
| | 子宫 | ↑糖原分解 |
| | 膀胱 | ↑收缩力 |
| | 胃肠道 | ↑钾吸收 |
| | 胆囊及胆管 | ↑支气管扩张 |
| | 神经末梢 | ↑胰岛素及胰高血糖素分泌 |
| | 甲状腺 | ↑扩张 |
| | 甲状旁腺 | ↑肾上腺素释放 |
| | | ↑$T_4$~$T_3$转换 |
| | | ↑分泌 |

交感神经活动(部分β受体激动剂作用,使减慢心率作用较其他BB更小);③脂溶性;④半衰期以及排泄途径;⑤药物的附加作用,如血管舒张。

正如Poirier等在一篇很优秀的综述中指出的一样[2],以下内容在临床中很重要:

## 1.心脏选择性

根据定义,药物的这种心脏选择性特性表现为阻滞主要分布于心脏和肾脏肾小球旁细胞中的$\beta_1$受体。这类药物中,奈比洛尔与比索洛尔具备高度$\beta_1$受体选择性。$\beta_2$受体抑制作用也具有剂量依赖性,因此,$\beta_1$受体阻滞剂在较高剂量时也会抑制$\beta_2$受体。哮喘患者的支气管反应性似乎随着BB更多的心脏选择性作用增强而降低,这与药物非选择性有关。

## 2.血管扩张

一些药物如奈比洛尔和卡维地洛通过血管扩张特性来发挥作用。在健康受试者中服用奈比洛尔可降低收缩压和舒张压,以及降低静息时、次最大和最大运动期间的心率[3]。与阿替洛尔相比,具有血管扩张作用的BB(卡维地洛通过$\alpha_1$阻断剂以及奈比洛尔通过刺激NO释放)显著降低了中心血压和波反射(增强指数)[4]。卡维地洛和奈比洛尔已被证实能够提高非缺血性心力衰竭患者的左心收缩功能[5]。

## 3.亲脂性和亲水性

亲脂性药物如普萘洛尔、美托洛尔和奈比洛尔

表 6.2 选定的β受体阻滞剂的药理特性

| β受体阻滞剂 | β受体活性 | 膜稳定活性 | 内在拟交感神经活性 | 血管扩张 | 半衰期(小时) | 排泄途径 | 脂溶性 |
|---|---|---|---|---|---|---|---|
| 普萘洛尔 | 无 | 是 | 否 | 否 | 3.5~6 | 肝脏 | 高 |
| 阿替洛尔 | $\beta_1$ | 否 | 否 | 否 | 6~7 | 肾脏 | 低 |
| 比索洛尔 | $\beta_1$ | 否 | 否 | 否 | 9~12 | 肾脏 | 低 |
| 卡维地洛 | 无 | 否 | 否 | 是 | 7~10 | 肝脏 | 中 |
| 美托洛尔 | $\beta_1$ | 高水平 | 否 | 否 | 酒石酸3~4<br>琥珀酸3~7 | 肝脏 | 中 |
| 奈比洛尔 | $\beta_1$ | 否 | 否 | 是 | 12 | 肝脏 | 低 |
| 索他洛尔 | 无 | | 否 | 否 | 12 | 肾脏 | 低 |

能够透过血脑屏障，半衰期较短。它们主要通过肝脏代谢清除，更容易受到药物相互作用的影响。由于这类药物能透过血脑屏障，其最常见的副作用之一就是多梦和噩梦。亲水性药物主要通过肾脏代谢排出，肾衰竭时需要调整其用量。需要特别注意索他洛尔在肾衰竭患者中的使用，因为它的积累可能导致尖端扭转型室速。

## β受体阻滞剂的血流动力学作用

由于不同的BB药物特性不同，因此它们的心血管血流动力学作用亦不同。

麻醉犬静脉注射普萘洛尔可降低心率、心肌收缩力和心输出量，而增加左心室舒张末期压力、左心房压力和总的和肺外外周阻力[6]。Nakano和Kusakari的研究所示，急性服用普萘洛尔的积累剂量会导致左心室功能曲线向右移动，从而导致心血管功能下降。1967年发表的一项小型研究显示[7]，运动中的健康受试者应用普萘洛尔与心输出量、平均动脉压、左心室每分钟做功量和最大氧摄取量下降，以及计算得出的动静脉氧分压差值和中心静脉压增加相关。在心脏病患者中使用同样的药物显示出同样的效果，尽管在运动期间心输出量通常低于正常受试者。使用普萘洛尔的患者心输出量能下降18%。同时，在所有患者中，心率以及肺动脉氧饱和度都有所下降。应用β受体阻滞剂后，心输出量仅减少了18%，表明在运动中还有其他机制使心输出量增加，而不仅仅是交感神经兴奋。

另一项研究发现，BB可降低心输出量[8]。卡维地洛、普萘洛尔、波吲洛尔和塞利洛尔均显示出心输出量下降。普萘洛尔能引起最大幅度的心率下降，塞利洛尔能引起最小幅度的心率下降。同时，与普萘洛尔相比，卡维地洛可通过扩张冠状动脉改善冠状动脉血流，减少外周阻力。

另一方面，奈比洛尔已被证明能够维持心输出量，同时能够降低动脉硬化、血管阻力、血压和心率，以及增加收缩功能和每搏输出量。周围血管扩张是由一氧化氮释放引起的[9]。

综上所述，非血管扩张型β受体阻滞剂通过增加外周阻力来增加后负荷，而血管扩张型β受体阻滞剂通过降低外周阻力来降低血压，从而降低后负荷。同时，所有β受体阻滞剂都会引起心动过缓，从而降低心肌氧耗量，延长舒张期，从而增加前负荷。

### 对中心压力的影响

研究表明，颈动脉和主动脉血压(BP)曲线是两种不同的波叠加的结果：一种是在心室射血时从心脏发出的正向波，另一种是在心脏周围反射回心脏的反向波。正常情况下，当存在心室-血管耦合时，反射的脉搏波在舒张期返回左心室，用于增加冠状动脉灌注。当静息心率(RHR)被负性变时药物减慢时，反射的脉搏波可能在心室收缩期间返回。由此造成的心室-血管不匹配将增加中心收缩压。当RHR较慢时，为了维持心输出量，每搏输出量必须随着RHR的下降而增加。增加的每搏输出量会增加脉搏压，这样反过来就会增加收缩压而降低舒张压，尤其是大动脉的储备力受损时更明显。显然，并非所有BB都是一样的；血管扩张剂对中心压力几乎没有影响[10]。

## β受体阻滞剂治疗适应证

### 高血压

降低血压的机制尚不清楚；没有单一的机制可以解释这类药物的降压作用。一种可能性是降低心输出量导致血压降低和周围阻力增加[6]。持续治疗可导致外周阻力下降，但仍高于治疗前的水平，因此不能成为降低血压的唯一机制[11]。第二种可能性是中枢神经系统交感神经活动的减少导致周围交感神经活动的减少。然而，这只适用于能够穿透血脑屏障的药物。亲水药物如美托洛尔和索他洛尔不会减少周围交感神经活动，但却能降低血压[12]。另一种可能的机制是肾素分泌减少，血浆中的血管紧张素Ⅱ随之减少[13-15]。带有ISA的BB如吲哚洛尔已被证实可提高血浆肾素水平，同时降低血压[11]。阻断$\beta_2$受体可以减少去甲肾上腺素的分泌，从而降低血压。这种作用在非选择性药物中，如普萘洛尔，表现很明显，而选择性$\beta_1$受体阻滞剂，如阿替洛尔，似乎是良好的降血压药物[16]。然而，如前所述，由于其能提高中心动脉压(或小幅度降低)，其有一种假性抗高血压作用。心率越慢，假性抗高血压作用越大，发病率和死亡率的降低越小[17]。

除了一些患有缺血性心脏病或心力衰竭的患者，美国、英国和大多数其他正式的高血压指南不再推荐使用 BB 作为一线治疗。BB 从未被证明可以降低老年患者心脏病发作、脑卒中和(或)死亡的风险[18]。

欧洲高血压指南仍然认为使用 BB 作为单一治疗或联合治疗的Ⅰ类适应证。首选的药物组合包括噻嗪类利尿剂、钙拮抗剂和血管紧张素转换酶抑制剂或血管紧张素受体阻滞剂，以及在特定情况下添加 BB。因此，在某些临床条件下(如主动脉扩张或交感神经过度兴奋的患者)，我们应该考虑 BB。阿替洛尔和非阿替洛尔类 BB 均已被证明可降低年轻患者的高血压的心血管终点事件而无其他适应证。阿替洛尔与老年人脑卒中风险的增加有关，但其他非阿替洛尔类 BB 是不确定的[19]。同时具有 α 和 β 效应的扩张型 BB 对心输出量、心率、血压和全身血管阻力均有积极影响。卡维地洛在某些方面可能优于传统的 BB，其新发糖尿病的发生率较低，对血脂有益处，并增加了肾脏血流量[20]。由于明确的不良反应以及不同患者人群的不同反应，高血压应选择性地使用 BB。

### 心律失常

BB 不仅具有降压作用，而且具有抗心律失常作用。它们被认为是 Vaughan Williams 分类中的Ⅱ类药物。它们通过阻断儿茶酚胺在 $β_1$ 受体上的影响起作用，从而降低心脏交感神经活动。

《欧洲室性心律失常患者管理和预防心脏性猝死指南》推荐，对于有或无心力衰竭的患者，把 BB 作为治疗室性异位期前收缩、室性心动过速及预防心脏性猝死的一线疗法。此外，指南也同样推荐使用 BB 治疗长 QT 综合征患者。

BB 也被用于心房颤动(AF)患者的心率控制治疗。重要的是，在射血分数降低的心力衰竭(HFrEF)患者中，接受 BB 治疗的心房颤动患者与接受安慰剂治疗的患者相比，其死亡率获益并没有得到证实[21]。总之，BB 不降低心房颤动或心房颤动射频消融后复发的风险。但是，在经 ACEI/ARB 预处理的窦性心律 HFrEF 患者中，BB 可降低心房颤动的发生率[21]。

索他洛尔是唯一一种用于有心房颤动且心室收缩功能正常患者心律控制的 BB 类药物。然而，由于索他洛尔存在尖端扭转型室速的风险，因此在服用索他洛尔时，必须考虑其获益和风险。

### 心力衰竭

BB 与 ACEI 及利尿剂是 HFrEF 标准治疗的一部分，因为它已被证明可以降低此类患者的死亡率和发病率[22–28]。BB 应该在稳定的患者中开始，并逐渐提高剂量至最大耐受剂量。对于因急性心力衰竭入院的患者，一旦患者稳定，应在医学监护下开始使用 BB。

### 冠状动脉疾病

BB 已被证明可降低心肌梗死后的心血管死亡率[29–31]。在非裔美国人、80 岁及以上的患者、射血分数低于 20%的患者、肾功能不全或糖尿病患者中，死亡率降低幅度较小。心肌梗死后，即使是肺部疾病等相对禁忌证的患者，BB 也可获益[32]。对于射血分数正常或接近正常的非 ST 段抬高心肌梗死患者，BB 使用的必要性及持续时间仍需评估[33,34]。

BB 也用于稳定型冠状动脉疾病，治疗稳定型心绞痛患者。抗心绞痛的作用可以通过心肌氧耗量的下降来解释。

## 结论

经过 50 年的临床经验，射血分数降低的心力衰竭仍然是 BB 在心血管疾病中的唯一绝对适应证，而在数十年前则被认为是 BB 治疗的唯一禁忌证。BB 的许多所谓的心脏保护作用主要基于既往的研究和传闻，却从未在同期前瞻性随机研究中被证实[35,36]。

# 钙通道阻滞剂

## 引言

1967 年，Fleckenstein 在一项观察中发现，钙向心肌细胞内流的减少导致负性肌力作用，从而促进了钙拮抗剂(目前称为钙通道阻滞剂)的研发。20世纪80年代,CCB被用于高血压的治疗。随后将其扩展应用于心绞痛、阵发性室上性心动过速、肥厚型心肌病、冠状动脉痉挛、雷诺现象、肺动脉高压、食管痉挛、偏头痛和脑血管痉挛等疾病。在本章中将总结CCB对血流动力学和心血管的主要作用。

### 作用机制

作用机制是通过阻止钙离子进入细胞而作用于L(长效)亚型,从而降低细胞内游离钙的浓度。尽管所有的钙阻滞剂均作用于L型和T型通道,但它们对两种通道的选择性是存在差异的。米贝地尔对T型通道选择性最高,而拉西地平对L型通道的选择性最高[37]。

### 分类

根据其化学结构,CCB可分为二氢吡啶类(硝苯地平、氨氯地平、尼群地平)和非二氢吡啶类。非二氢吡啶类又分为两大类:①苯烷胺类(维拉帕米);②苯并噻嗪类(地尔硫䓬)(表6.3)。由于CCB的分子结构不同,故其作用于钙通道上不同的受体位点。自CCB被发现以来,已经出现了不同几代的CCB。第一代CCB的特点是作用的起始迅速,且半衰期非常短,而第二代和第三代提供了更长的作用时间或缓释,交感神经系统激活减弱以及较少的副作用[38-40](图6.1)。

### 心血管血流动力学

CCB对心血管血流动力学的影响各不相同。二氢吡啶类,如氨氯地平和硝苯地平,是强效的动脉血管扩张剂,而非二氢吡啶类主要作用于心脏;苯烷胺类(维拉帕米)具有负性变时性、负性传导,以及伴有正性松弛作用的负性肌力作用,而苯并噻嗪类药物(地尔硫䓬)具有中间变时作用、传导作用和肌力作用(表6.4和图6.2)。

所有CCB在短时间和长时间给药时都能降低动脉压[41-46]。对5种不同的钙拮抗剂进行头对头对比表明,假定给予足够的剂量,不同药物的降压作用即使有差异,也是微乎其微的。

## 左心室肥大

当持续服用CCB类药物时,大部分CCB类药物都可以降低左心室质量(LVM)[41-43,45,47-85]。在一项包含80项随机、双盲试验的Meta分析中,钙拮抗剂使LVM减少了11%,而血管紧张素转换酶抑制剂减少了10%、利尿剂减少8%、β受体阻滞剂减少6%、血管紧张素受体拮抗剂减少13%[85]。CCB致LVM减少证实了其与心室充盈改善、心室异位减少以及保留左心室收缩力相关。实验研究表明,硝苯地平、尼索地平、氨氯地平还可逆转间质及血管周围心肌纤维化,有助于舒张功能的改善(见下文)和冠状动脉储备。

表6.3 CCB的分类、推荐用途和不良影响

| | |
|---|---|
| 钙通道阻滞剂 | 氨氯地平、氯维地平、尼卡地平、硝苯地平、尼莫地平(二氢吡啶类,作用于血管平滑肌);地尔硫䓬,维拉帕米(非二氢吡啶类,作用于心脏) |
| 机制 | 阻断心肌和平滑肌电压依赖性L型钙通道→↓肌肉收缩力 |
| | 血管平滑肌:氨氯地平=硝苯地平>地尔硫䓬>维拉帕米 |
| | 心脏:维拉帕米>地尔硫䓬>氨氯地平=硝苯地平 |
| 临床应用 | 二氢吡啶类(尼莫地平除外):高血压、心绞痛(包括变异性心绞痛)、雷诺现象 |
| | 尼莫地平:蛛网膜下隙出血(预防脑血管痉挛) |
| | 尼卡地平,氯维地平:高血压急症 |
| | 非二氢吡啶类:高血压,心绞痛,心房颤动 |
| 不良反应 | 非二氢吡啶类:心脏抑制,房室传导阻滞,高泌乳素血症,便秘 |
| | 二氢吡啶:外周水肿,潮红,头晕,牙龈增生 |

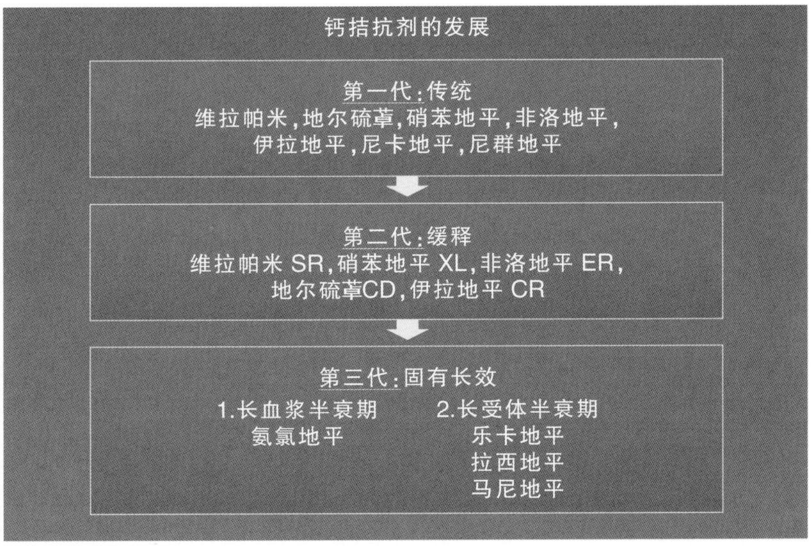


图 6.1　CCB 的发展。

表 6.4　钙通道阻滞剂的作用

| | 二氢吡啶类 | 非二氢吡啶类 | |
|---|---|---|---|
| | | 苯并噻嗪类 | 苯烷胺类 |
| | 氨氯地平 | 地尔硫䓬 | 维拉帕米 |
| (–)变时作用 | – | ↓ | ↓ |
| (–)传导作用 | – | ↓ | ↓ |
| (–)肌力作用 | ↓/– | ↓↓ | ↓↓ |
| (+)松弛作用 | ↑ | ↑↑ | ↑↑ |
| 外周血管扩张 | ↑↑ | ↑ | ↑ |
| 冠状动脉扩张 | ↑ | ↑ | ↑ |
| 心输出量 | – | ↓ | ↓ |
| 血压 | ↓ | ↓ | ↓ |

(–)，负性效应；↑，增加；↓，减少；–，没有差异。

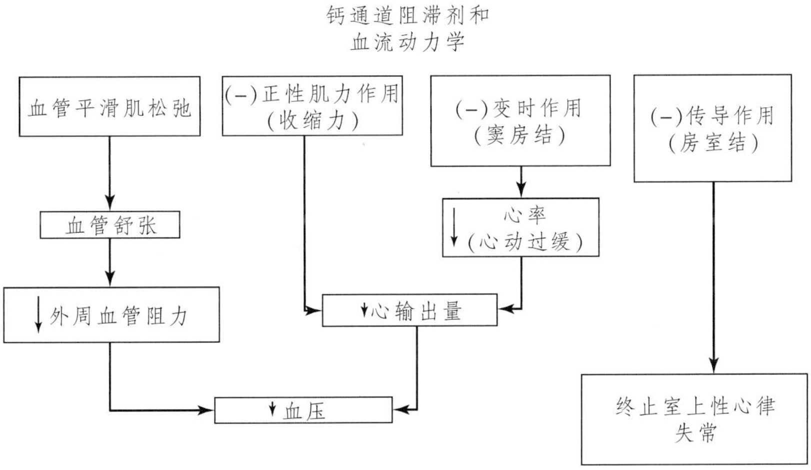


图 6.2　CCB 对血流动力学的影响。

## 对心脏收缩力的影响

总的来说，CCB是负性肌力药物，因此，可能在一定程度上损害心脏的泵功能[86-98]。维拉帕米和地尔硫䓬的负性肌力作用最严重。在某种程度上，这种效应被后负荷降低和主要由二氢吡啶衍生物引起的反射性交感神经活动所掩盖。短期内给予伊拉西平、非洛地平和氨氯地平时，能获得良好的血流动力学反应，如肺楔压和舒张末期心室压降低。然而，心力衰竭患者血流动力学的改善并没有转化为生存率的提高。在前瞻性随机化氨氯地平生存评估研究（PRAISE Ⅰ）[99]中，回顾性亚组分析提示氨氯地平仅延长非缺血性扩张型心肌病患者的生存期；缺血性心肌病患者的心血管发病率和死亡率无明显改善。PRAISE Ⅱ是一项后续试验，专门用于验证在PRAISE原始研究的次级结果中预先设定的亚组分析中的假说；也就是说，氨氯地平会降低心力衰竭患者的全因死亡率。在前期PRAISE Ⅰ试验中观察到氨氯地平改善非缺血性心力衰竭患者的生存率，而PRAISE Ⅱ的结果并没有得到证实。两项试验的综合分析表明，氨氯地平对严重慢性心力衰竭患者的死亡率没有明显的有害或有益影响。类似地，在血管扩张药心力衰竭试验（V-HeFT）Ⅲ研究中，非洛地平对心力衰竭患者是安全的，但却不是很有效[100]。

## 左心室充盈

简单地说，左心室充盈包括舒张早期主动舒张和舒张期晚期被动舒张。CCB已被证明对两者都有良好的效果。这种效应可能与心率有关，维拉帕米最明显，地尔硫䓬不明显，二氢吡啶类CCB更不明显。然而，多数CCB类药物长期使用后，舒张末期被动舒张也会得到改善。高血压患者的临床特征为左心室充盈减少，CCB是否改善其左心室充盈尚不明确。某些慢性高血压患者有潜在或明显的心力衰竭，主要是由于充盈受损导致。CCB降低这类患者的心率可能是有益的，因为其不仅降低了动脉压，而且改善了心室充盈。

## 内皮和抗动脉粥样硬化作用

多项实验研究证明，CCB在某些动物模型中具有抗动脉粥样硬化作用，例如，高脂喂养的兔子。CCB，尤其是二氢吡啶类CCB，可以逆转各种血管床（包括皮下、心外膜、外周动脉和前臂循环）的内皮功能障碍。在比较氨氯地平与依那普利抑制血栓形成的研究中（CAMELOT）[101]发现，那些血压降至属于“正常”JNC-7类别（即收缩压<120mmHg和舒张压BP <80mmHg）的患者冠状动脉粥样硬化的进展速度最慢。冠心病和血压正常的患者服用氨氯地平（不是依那普利）可减少心血管不良事件的发生。血管内超声成像提供了氨氯地平组中动脉粥样硬化进展减慢的证据。

## 结局资料

在一项纳入了15项研究共47 694例冠心病患者的Meta分析中，Bangalore等[102]证实了长效CCB类药物（二氢吡啶类或非二氢吡啶类）可降低脑卒中、心绞痛和心力衰竭的风险，其他心血管事件的结果与对照组相似。与安慰剂相比，CCB能降低心力衰竭风险28%（95% CI，0.73~0.92）。同样，在最近一项关于高血压一线治疗研究的Cochrane Meta分析中，一线ACEI和CCB与小剂量利尿药物有相似的疗效，可降低成年患者的总发病率和死亡率[103]。值得注意的是，收缩期高血压患者联合治疗避免心血管事件的研究（ACCOMPLISH）表明，贝那普利联合氨氯地平治疗在降低发病率和死亡率方面优于氢氯噻嗪[104]。多年来，一直认为糖尿病是肾素-血管紧张素系统阻滞剂的首要适应证，但一项纳入19项随机对照研究、入组25 414例参与者的Meta分析显示，与其他药物（如CCB）相比，ACEI或ARB在降低心血管和肾脏终点风险上没有优势[105]。最后，Wang等[106]通过对氨氯地平的头对头研究得出结论：与其他药物方案相比，以氨氯地平为基础的降压方案可能通过超过24小时更好地降低中心收缩压及动态血压，进而得到更多的预后获益，结果也被两项大规模的高血压试验（抗高血压和降脂治疗来预防心脏病发作试验（ALLHAT）[107]及 Anglo Scandinavian 心脏病预后实验（ASCOT）[108]所证实（图 6.3）。

## 二氢吡啶类 CCB

氨氯地平和硝苯地平是最常用的二氢吡啶类 CCB。这些药物诱导钙离子选择性跨膜内流入血管平滑肌和心肌细胞，从而导致血管舒张，以及冠状动脉和外周血管的外周血管阻力降低（图 6.2）。这种作用使血压降低，而冠状动脉血流量和心肌氧输送会增加[109]。诸如氨氯地平、拉西地平、乐卡地平这些起效慢、作用时间长的 CCB 类药物，随着使用时间的延长，其充分发挥血流动力学作用，并引起长效平缓和逐渐的血压变化。

二氢吡啶类 CCB 的主要适应证之一是降低血压；许多临床试验表明，与其他抗高血压药物相比，这类 CCB 可同等程度地降低血压，从而减少心血管事件。这些研究包括：Syst Eur[110]、Syst China、ASCOT、ALLHAT、缬沙坦抗高血压长期使用评价（VALUE）和 ACCOMPLISH。

## 非二氢吡啶类 CCB

### 1.苯烷胺类

这个子类中最常用的 CCB 是维拉帕米；较少使用的是盖洛帕米和泰尔帕米。与二氢吡啶类 CCB 相比，其全身血管舒张适度且不强。但是，维拉帕米的负性肌力和负性变时效应抑制窦房结（SA）和房室结（AV）传导。因此，心率通常会下降。然而，由于每搏输出量的增加，使心输出量保持稳定[111]。

维拉帕米最常用来降低血压和缓解心绞痛。此外，维拉帕转复室上性心动过速与腺苷有类似的疗效[112–115]。高血压和动脉粥样硬化研究（VHAS）试验中已研究了二氢吡啶类药物和维拉帕米对动脉粥样斑块的作用[116]；总的来说，维拉帕米和氯噻酮在粥样斑块的进展、逆转方面没有显著差异[117]。研究表明，如心血管终点的控制性发作维拉帕米研究（CONVINCE）[118]和国际维拉帕米 SR/群多普利研究

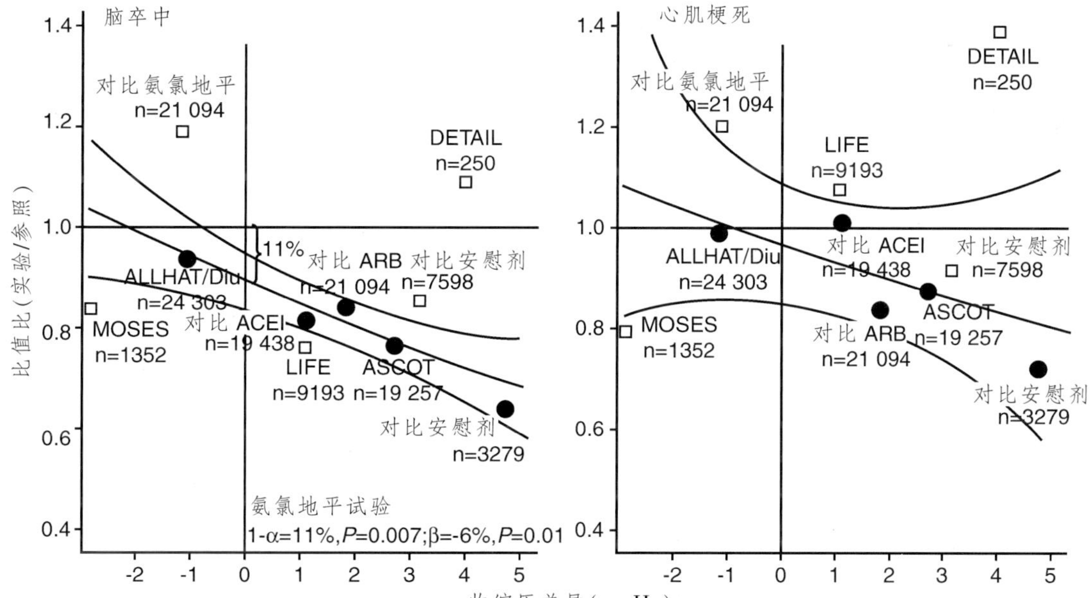


图 6.3 致死性和非致死性脑卒中（左）、致死性和非致死性心肌梗死（右）的比值比与收缩压的差异的优势比（OR）。计算氨氯地平组与安慰剂组或包括 ARB 在内的其他类抗高血压药物的优势比，或者计算血管紧张素受体组与安慰剂组或包括氨氯地平在内的其他抗高血压药物组的优势比。用安慰剂组中相应的平均血压减去氨氯地平或 ARB 组的平均变化血压，得出血压差异。合并一组试验时，以随机分配的患者数作为权重因子，计算各组试验内组间血压差的平均值，计算得出血压差。阳性值提示实验组血压控制较严格。对涉及氨氯地平组的试验绘制回归线，并以个体优势比方差的倒数来加权[105]。

(INVEST)[119]，维拉帕米与β受体阻滞剂或利尿剂等药物相比，心血管事件没有显著性减少。维拉帕米与任何β受体阻滞剂联合使用时都应谨慎，因为其会增加负性肌力作用和变时作用[120]。

## 2.苯并噻嗪类

地尔硫䓬引起血管扩张，特别是冠状动脉的扩张[121,122]。总的来说，地尔硫䓬具有与维拉帕米相似的血流动力学特性。在不合并心力衰竭的心房颤动或心房扑动中，地尔硫䓬比地高辛更适合用于心率控制[123]。由于其具有中度负性肌力作用和变时作用，因此，地尔硫䓬禁用于射血分数降低的心力衰竭[124]、病态窦房结综合征[125]以及二度或三度房室传导阻滞[126]患者。同样，与β受体阻滞剂联合治疗也是相对禁忌。

在北欧的地尔硫䓬试验(NORDIL)中，尽管地尔硫䓬组患者的血压水平更高，但与利尿剂及β受体组患者相比较，地尔硫䓬组患者的脑卒中风险降低[127]。

## 复习题

1.一例前壁心肌梗死患者，目前主要生命体征包括：血压100/60mmHg，心率120次/分，双肺可闻及啰音，四肢冰凉，双侧下肢1+水肿。

下列哪一种药物不应该紧急启用?

A.ACEI。

B.ARB。

C.β受体阻滞剂。

D.利尿剂。

答案：(C)。在列出的所有药物中，β受体阻滞剂具有最严重的有害作用。假定CO=HR×SV，心率是这类患者维持心输出量的因素。

2.在上述患者中，最佳启用β受体阻滞剂的时机应当是何时？

A.立刻。

B.在开始计划出院时。

C.一旦患者病情稳定。

D.使用多巴酚丁胺(如果需要)的同时。

E.不在这次入院期间使用。

答案：(C)。一旦患者的病情处于稳定状态，就应该开始使用β受体阻滞剂。

3.β受体阻滞剂：

A.增加收缩力，增加心率，降低传导性。

B.增加收缩力，降低心率，降低传导性。

C.降低收缩力，增加心率，增加传导性。

D.降低收缩力，降低心率，降低传导性。

答案：(D)。β受体阻滞剂对血流动力学有多种影响，包括负性肌力作用、负性变时作用和负性传导作用。其结果是收缩力下降、心率下降、传导性下降。

4.前瞻性随机氨氯地平生存评估试验(PRAISE-2)中，以下哪一项是氨氯地平对严重慢性心力衰竭的应用作用：

A.氨氯地平对缺血性心肌病患者死亡率的有益作用。

B.降低非缺血性心肌病患者的死亡率。

C.慢性严重心力衰竭患者无明显的有害或有益作用。

D.A和B。

答案：(C)。试验分析表明，氨氯地平对严重慢性心力衰竭患者的死亡率没有明显的有害或有益影响。

5.按负性肌力作用排列下列CCB：

A.地尔硫䓬、维拉帕米、氨氯地平。

B.氨氯地平、维拉帕米、地尔硫䓬。

C.维拉帕米、地尔硫䓬、氨氯地平。

D.氨氯地平、地尔硫䓬、维拉帕米。

答案：(C)。

这一章节的内容已在Grossman E和Messerli F编写的《钙通道阻滞剂在心血管疾病的进展》中进行了修改和更新[40]。

(王俊义 译)

# 参考文献

### β受体阻滞剂(BB)

1. James Black (pharmacologist). Wikipedia.
2. Poirier L, Tobe SW. Contemporary use of b-blockers: clinical relevance of subclassification. Can J Cardiol. 2014;30(5 Suppl):S9–S15.
3. Predel HG, et al. Integrated effects of the vasodilating beta-blocker nebivolol on exercise performance, energy metabolism, cardiovascular and neurohormonal parameters in physically active

patients with arterial hypertension. J Hum Hypertens. 2001;15(10):715–21.
4. Polónia J, et al. Different patterns of peripheral versus central blood pressure in hypertensive patients treated with β-blockers either with or without vasodilator properties or with angiotensin receptor blockers. Blood Press Monit. 2010;15(5):235–9.
5. Karabacak M, Doğan A, Tayyar Ş, Özaydın M, Erdoğan D. Carvedilol and nebivolol improve left ventricular systolic functions in patients with non-ischemic heart failure. Anatol J Cardiol. 2015;15(4):271–6.
6. Epstein SE, Braunwald E. Clinical and hemodynamic appraisal of beta adrenergic blocking drugs. Ann N Y Acad Sci. 1967;139(3):952–67.
7. Nakano A, Kusakari T. Effect of beta adrenergic blockade on the cardiovascular dynamics. Am J Phys. 1966;210(4):833–7.
8. Takahashi H, et al. Effect of vasodilatory B-adrenoceptor blockers on cardiovascular haemodynamics in anaesthetized rats. Clin Exp Pharmacol Physiol. 2002;29:198–203.
9. Kamp O, Metra M, Bugatti S, Bettari L, Dei Cas A, Petrini N, Dei Cas L. Nebivolol: haemodynamic effects and clinical significance of combined beta-blockade and nitric oxide release. Drugs. 2010;70(1):41–56.
10. Messerli FH, Rimoldi SF, Bangalore S, Bavishi C, Laurent S. When an increase in central systolic pressure overrides the benefits of heart rate lowering. J Am Coll Cardiol. 2016;68(7):754–62.
11. Man In't Veld AJ, Schalekamp MA. Effects of 10 different beta-adrenoceptor antagonists on hemodynamics, plasma renin activity, and plasma norepinephrine in hypertension: the key role of vascular resistance changes in relation to partial agonist activity. J Cardiovasc Pharmacol. 1983;5(1):S30–45.
12. Cruickshank JM. Beta blockers in clinical practice. 2nd ed. Edinburgh: Churchill-Livingstone; 1994. p. 1–1204.
13. Buhler FR, Laragh JH, Baer L, et al. Propranolol inhibition of renin secretion: a specific approach to diagnosis and treatment of renin-dependent hypertensive diseases. N Engl J Med. 1972;287(24):1209–14.
14. Castenfors J, Johnsson H, Oro L. Effect of alprenolol on blood pressure and plasma renin activity in hypertensive patients. Acta Med Scand. 1973;193(3):189–95.
15. Hansson L. Beta-adrenergic blockade in essential hypertension: effects of propranolol on hemodynamic parameters and plasma renin activity. Acta Med Scand Suppl. 1973;550:1–40.
16. Vincent HH, Man In't Veld AJ, Boomsma F, et al. Elevated plasma noradrenaline in response to beta-adrenoceptor stimulation in man. Br J Clin Pharmacol. 1982;13(5):717–21.
17. Bangalore S, Sawhney S, Messerli FH. Relation of beta-blocker-induced heart rate lowering and cardioprotection in hypertension. J Am Coll Cardiol. 2008;52(18):1482.
18. Messerli FH, Grossman E, Goldbourt U. Are beta-blockers efficacious as first-line therapy for hypertension in the elderly? A systematic review. JAMA. 1998;279(23):1903–7.
19. Kuyper LM, Khan NA. Atenolol vs nonatenolol β-blockers for the treatment of hypertension: a meta-analysis. Can J Cardiol. 2014;30(5 Suppl):S47–53.
20. Messerli FH, Grossman E. Beta blockers in hypertension: is carvedilol different? Am J Cardiol. 2004;93(9A):7B–12B.
21. Kotecha D, Holmes J, Krum H, Altman DG, Manzano L, Cleland JG, Lip GY, Coats AJ, Andersson B, Kirchhof P, von Lueder TG, Wedel H, Rosano G, Shibata MC, Rigby A, Flather MD. Beta-blockers in heart failure collaborative group. Efficacy of beta blockers in patients with heart failure plus atrial fibrillation: an individual-patient data meta-analysis. Lancet. 2014;384:2235–43.
22. Hjalmarson A, Goldstein S, Fagerberg B, Wedel H, Waagstein F, Kjekshus J, Wikstrand J, ElAllaf D, Vı ´t J, Aldershvile J, Halinen M, Dietz R, Neuhaus KL, Ja ´n A, Thorgeirsson G, Dunselman PH, Gullestad L, Kuch J, Herlitz J, Rickenbacher P, Ball S, Gottlieb S, Deedwania P. MERIT-HF Study Group. Effects of controlled-release metoprolol on total mortality, hospitalizations, and wellbeing in patients with heart failure: the MetoprololCR/XL randomized intervention trial in congestive heart failure (MERIT-HF). JAMA. 2000;283:1295–130.
23. Packer M, Coats AJ, Fowler MB, Katus HA, Krum H, Mohacsi P, Rouleau JL, Tendera M, Castaigne A, Roecker EB, Schultz MK, DeMets DL. Effect of carvedilol on survival in severe chronic heart failure. N Engl J Med. 2001;344:1651–8.
24. Packer M, Bristow MR, Cohn JN, Colucci WS, Fowler MB, Gilbert EM, Shusterman NH. The effect of carvedilol on morbidity and mortality in patients with chronic heart failure. N Engl J Med. 1996;334:1349–55.
25. Hjalmarson A, et al. Effect of metoprolol CR/XL in chronic heart failure: metoprolol CR/XL randomised intervention trial in congestive heart failure (MERIT-HF). Lancet. 1999;353:2001–7.
26. Packer M. Effect of carvedilol on the morbidity of patients with severe chronic heart failure: results of the carvedilol prospective randomized cumulative survival (COPERNICUS) study. Circulation. 2002;106:2194–9.
27. CIBIS-IIInvestigatorsandCommittees. The cardiac insufficiency bisoprolol study II (CIBIS-II): a randomised trial. Lancet. 1999;353:9–13.
28. Flather MD, Shibata MC, Coats AJS, Van Veldhuisen DJ, Parkhomenko A, Borbola J, Cohen-Solal A, Dumitrascu D, Ferrari R, Lechat P, Soler-Soler J, Tavazzi L, Spinarova L, Toman J, Bo¨hm M, Anker SD, Thompson SG, Poole-Wilson PA, SENIORS Investigators. Randomized trial to determine the effect of nebivolol on mortality and cardiovascular hospital admission in elderly patients with heart failure (SENIORS). Eur Heart J. 2005;26:215–25.
29. Hjalmarson A, et al. The beta blocker heart attack trial: beta blocker heart attack study group. JAMA. 1981;246(18):2073–4.
30. Pedersen TR. The Norwegian multicenter study of Timolol after myocardial infarction. Circulation. 1983;67(6/2):I49–53.
31. Dargie HJ. Effect of carvedilol on outcome after myocardial infarction in patients with left-ventricular dysfunction: the CAPRICORN randomised trial. Lancet. 2001;357(9266):1385–90.
32. Gottlieb SS, McCarter RJ, Vogel RA. Effect of beta-blockade on mortality among high-risk and low-risk patients after myocardial infarction. N Engl J Med. 1998;339(8):489–97.
33. Bangalore S, Makani H, Radford M, Thakur K,

Toklu B, Katz SD, DiNicolantonio JJ, Devereaux PJ, Alexander KP, Wetterslev J, Messerli FH. Clinical outcomes with β-blockers for myocardial infarction: a meta-analysis of randomized trials. Am J Med. 2014;127(10):939–53.
34. Bangalore S, Steg G, Deedwania P, Crowley K, Eagle KA, Goto S, Ohman EM, Cannon CP, Smith SC, Zeymer U, Hoffman EB, Messerli FH, Bhatt DL, REACH Registry Investigators. β-Blocker use and clinical outcomes in stable outpatients with and without coronary artery disease. JAMA. 2012;308(13):1340–9. https://doi.org/10.1001/jama.2012.12559.
35. Messerli FH, Bangalore S, Yao SS, Steinberg JS. Cardioprotection with beta-blockers: myths, facts and Pascal's wager. J Intern Med. 2009;266(3):232–41.
36. Messerli FH, Suter T, Bangalore S. What ever happened to cardioprotection with β-blockers? Mayo Clin Proc. 2018;93(4):401–3.

## 钙通道阻滞剂(CCB)

37. De Paoli P, Cerbai E, Koidl B, Kirchengast M, Sartiani L, Mugelli A. Selectivity of different calcium antagonists on T- and L-type calcium currents in guinea-pig ventricular myocytes. Pharmacol Res. 2002;46(6):491–7.
38. Ruzicka M, Leenen FH. Relevance of 24 H blood pressure profile and sympathetic activity for outcome on short- versus long-acting 1,4-dihydropyridines. Am J Hypertens. 1996;9(1):86–94.
39. Leenen FH. Clinical relevance of 24 h blood pressure control by 1,4-dihydropyridines. Am J Hypertens. 1996;9(10 Pt 2):97S–104S; discussion 8S–9S.
40. Grossman E, Messerli FH. Calcium antagonists. Prog Cardiovasc Dis. 2004;47(1):34–57.
41. Amodeo C, Kobrin I, Ventura HO, et al. Immediate and short-term hemodynamic effects of diltiazem in patients. With hypertension. Circulation. 1986;73:108–13.
42. Grossman E, Oren S, Garavaglia GE, et al. Systemic and regional hemodynamic and humoral effects of nitrendipine in essential hypertension. Circulation. 1988;78:1394–400.
43. Grossman E, Messerli FH, Oren S, et al. Cardiovascular effects of isradipine in essential hypertension. Am J Cardiol. 1991;68:65–70.
44. Little WC, Cheng CP, Elvelin L, et al. Vascular selective calcium entry blockers in the treatment of cardiovascular disorders: focus on felodipine. Cardiovasc Drugs Ther. 1995;9:657–63.
45. Schmieder RE, Messerli FH, Garavaglia GE, et al. Cardiovascular effects of verapamil in patients with essential hypertension. Circulation. 1987;75:1030–6.
46. Ventura HO, Messerli FH, Oigman W, et al. Immediate hemodynamic effects of a new calcium-channel blocking agent (nitrendipine) in essential hypertension. Am J Cardiol. 1983;51:783–6.
47. Szlachcic J, Tubau JF, Vollmer C, et al. Effect of diltiazem on left ventricular mass and diastolic filling in mild to moderate hypertension. Am J Cardiol. 1989;63:198–201.
48. Muiesan G, Agabiti-Rosei E, Romanelli G, et al. Adrenergic activity and left ventricular function during treatment of essential hypertension with calcium antagonists. Am J Cardiol. 1986;57:44D–9D.
49. Schulman SP, Weiss JL, Becker LC, et al. The effects of antihypertensive therapy on left ventricular mass in elderly patients. N Engl J Med. 1990;322:1350–6.
50. Granier P, Douste-Blazy MY, Tredez P, et al. Improvement in left ventricular hypertrophy and left ventricular diastolic function following verapamil therapy in mild to moderate hypertension. Eur J Clin Pharmacol. 1990;39(Suppl 1):S45–6.
51. Weiss RJ, Bent B. Diltiazem-induced left ventricular mass regression in hypertensive patients. J Clin Hypertens. 1987;3:135–43.
52. Senda Y, Tohkai H, Kimura M, et al. ECG-gated cardiac scan and echocardiographic assessments of left ventricular hypertrophy: reversal by 6-month treatment with diltiazem. J Cardiovasc Pharmacol. 1990;16:298–304.
53. Gottdiener JS, Reda DJ, Massie BM, et al. Effect of single-drug therapy on reduction of left ventricular mass in mild to moderate hypertension: comparison of six antihypertensive agents. The Department of Veterans Affairs Cooperative Study Group on antihypertensive agents. Circulation. 1997;95:2007–14.
54. van Leeuwen JT, Smit AJ, May JF, et al. Comparative effects of diltiazem and lisinopril on left ventricular structure and filling in mild-to-moderate hypertension. J Cardiovasc Pharmacol. 1995;26:983–9.
55. Leenen FH, Fourney A. Comparison of the effects of amlodipine and diltiazem on 24-hour blood pressure, plasma catecholamines, and left ventricular mass. Am J Cardiol. 1996;78:203–7.
56. Ferrara LA, de Simone G, Mancini M, et al. Changes in left ventricular mass during a double-blind study with chlorthalidone and slow-release nifedipine. Eur J Clin Pharmacol. 1984;27:525–8.
57. Phillips RA, Ardeljan M, Shimabukuro S, et al. Effect of nifedipine GITS on left ventricular mass and diastolic function in severe hypertension. J Cardiovasc Pharmacol. 1991;17:S172–4.
58. Totteri A, Scopelliti G, Campanella G, et al. [Evaluation of regression of left ventricular hypertrophy after antihypertensive therapy. Comparative echo-Doppler study of ace inhibitors and calcium antagonists]. Italian. Minerva Cardioangiol. 1993;41:231–7.
59. Yamakado T, Teramura S, Oonishi T, et al. Regression of left ventricular hypertrophy with long-term treatment of nifedipine in systemic hypertension. Clin Cardiol. 1994;17:615–8.
60. Kirpizidis HG, Papazachariou GS. Comparative effects of fosinopril and nifedipine on regression of left ventricular hypertrophy in hypertensive patients: a double-blind study. Cardiovasc Drugs Ther. 1995;9:141–3.
61. Myers MG, Leenen FH, Tanner J. Differential effects of felodipine and nifedipine on 24-h blood pressure and left ventricular mass. Am J Hypertens. 1995;8:712–8.
62. Ferrara LA, Fasano ML, de Simone G, et al. Antihypertensive and cardiovascular effects of nitrendipine: a controlled study vs. placebo. Clin Pharmacol Ther. 1985;38:434–8.
63. Drayer JI, Hall WD, Smith VE, et al. Effect of the calcium channel blocker nitrendipine on left ventricular mass in patients with hypertension. Clin Pharmacol Ther. 1986;40:679–85.
64. Giles TD, Sander GE, Roffidal LC, et al. Comparison of nitrendipine and hydrochlorothiazide for systemic hypertension. Am J Cardiol. 1987;60:103–6.
65. Machnig T, Henneke KH, Engels G, et al. Nitrendipine

vs. captopril in essential hypertension: effects on circadian blood pressure and left ventricular hypertrophy. Cardiology. 1994;85:101–10.

66. Costantino G, Di Lorenzo L, Buonissimo S, et al. Echocardiographic analysis of anatomical and functional changes in the left heart ventricle during antihypertensive treatment with nicardipine. G Ital Cardiol. 1988;18:644–8.

67. Gokce C, Oram A, Kes S, et al. Effects of nicardipine on left ventricular dimensions and hemodynamics in systemic hypertension. Am J Cardiol. 1990;65:680–2.

68. Sumimoto T, Hiwada K, Ochi T, et al. Effects of long-term treatment with sustained-release nicardipine on left ventricular hypertrophy and function in patients with essential hypertension. J Clin Pharmacol. 1994;34:266–9.

69. Langan J, Rodriguez-Manas L, Sareli P, et al. Clinical experience in hypertension. Cardiology. 1997;88(Suppl 1):56–62.

70. Kloner RA, Sowers JR, DiBona GF, et al. Effect of amlodipine on left ventricular mass in the amlodipine cardiovascular community trial. J Cardiovasc Pharmacol. 1995;26:471–6.

71. Bignotti M, Grandi AM, Gaudio G, et al. One-year antihypertensive treatment with amlodipine: effects on 24-hour blood pressure and left ventricular anatomy and function. Acta Cardiol. 1995;50:135–42.

72. Skoularigis J, Strugo V, Weinberg J, et al. Effects of amlodipine on 24-hour ambulatory blood pressure profiles electrocardiographic monitoring, and left ventricular mass and function in black patients with very severe hypertension. J Clin Pharmacol. 1995;35:1052–9.

73. Carr AA, Prisant LM. The new calcium antagonist isradipine. Effect on blood pressure and the left ventricle in black hypertensive patients. Am J Hypertens. 1990;3:8–15.

74. Saragoca MA, Portela JE, Abreu P, et al. Regression of left ventricular hypertrophy in the short-term treatment of hypertension with isradipine. Am J Hypertens. 1991;4:188S–90S.

75. Vyssoulis GP, Karpanou EA, Pitsavos CE, et al. Regression of left ventricular hypertrophy with isradipine antihypertensive therapy. Am J Hypertens. 1993;6:82S–5S.

76. Manolis AJ, Kolovou G, Handanis S, et al. Regression of left ventricular hypertrophy with isradipine in previously untreated hypertensive patients. Am J Hypertens. 1993;6:86S–8S.

77. Modena MG, Masciocco G, Rossi R, et al. Evaluation of the effectiveness of isradipine SRO in the treatment of hypertensive patients with left ventricular hypertrophy. Cardiovasc Drugs Ther. 1994;8:153–60.

78. Galderisi M, Celentano A, Garofalo M, et al. Reduction of left ventricular mass by short-term antihypertensive treatment with isradipine: a double-blind comparison with enalapril. Int J Clin Pharmacol Ther. 1994;32:312–6.

79. Grandi AM, Bignotti M, Gaudio G, et al. Ambulatory blood pressure and left ventricular changes during antihypertensive treatment: perindopril versus isradipine. J Cardiovasc Pharmacol. 1995;26:737–41.

80. Pringle SD, Barbour M, Simpson IA. Effect of felodipine on left ventricular mass and Doppler-derived hemodynamics in patients with essential hypertension [abstract]. Proceedings of the 4th international symposium on calcium antagonists: pharmacology and clinical research, Florence, Italy, May 25–27, 1989.

81. Cerasola G, Cottone S, Nardi E, et al. Reversal of cardiac hypertrophy and left ventricular function with the calcium antagonist felodipine in hypertensive patients. J Hum Hypertens. 1990;4:703–8.

82. Wetzchewald D, Klaus D, Garanin G, et al. Regression of left ventricular hypertrophy during long-term antihypertensive treatment – a comparison between felodipine and the combination of felodipine and metoprolol. J Intern Med. 1992;231:303–8.

83. Leenen FH, Holliwell DL. Antihypertensive effect of felodipine associated with persistent sympathetic activation and minimal regression of left ventricular hypertrophy. Am J Cardiol. 1992;69:639–45.

84. Nalbantgil I, Onder R, Killiccioglu B, et al. The efficacy of felodipine ER on regression of left ventricular hypertrophy in patients with primary hypertension. Blood Press. 1996;5:285–91.

85. Klingbeil AU, Schneider M, Martus P, et al. A meta-analysis of the effects of treatment on left ventricular mass in essential hypertension. Am J Med. 2003;115:41–6.

86. Kohlhardt M, Fleckenstein A. Inhibition of the slow inward current by nifedipine in mammalian ventricular myocardium. Naunyn Schmiedeberg's Arch Pharmacol. 1977;298:267–72.

87. Nayler WG, Szeto J. Effect of verapamil on contractility, oxygen utilization, and calcium exchangeability in mammalian heart muscle. Cardiovasc Res. 1972;6:120–8.

88. Sung RJ, Elser B, McAllister RG. Intravenous verapamil for termination of re-entrant supraventricular tachycardias: intracardiac studies correlated with plasma verapamil concentrations. Ann Intern Med. 1980;93:682–9.

89. Bonow RO, Rosing DR, Bacharach SL, et al. Effects of verapamil on left ventricular systolic function and diastolic filling in patients with hypertrophic cardiomyopathy. Circulation. 1981;64:787–96.

90. Brooks N, Cattell M, Pidgeon J, et al. Unpredictable response to nifedipine in severe cardiac failure. Br Med J. 1980;281:1324.

91. Chew CY, Hecht HS, Collett JT, et al. Influence of severity of ventricular dysfunction on hemodynamic responses to intravenously administered verapamil in ischemic heart disease. Am J Cardiol. 1981;47:917–22.

92. de Buitleir M, Rowland E, Krikler DM. Hemodynamic effects of nifedipine given alone and in combination with atenolol in patients with impaired left ventricular function. Am J Cardiol. 1985;55:15E–20E.

93. Elkayam U, Weber L, McKay C, et al. Spectrum of acute hemodynamic effects of nifedipine in severe congestive heart failure. Am J Cardiol. 1985;56:560–6.

94. Ferlinz J, Easthope JL, Aronow WS. Effects of verapamil on myocardial performance in coronary disease. Circulation. 1979;59:313–9.

95. Klein HO, Ninio R, Oren V, et al. The acute hemodynamic effects of intravenous verapamil in coronary artery disease. Assessment by equilibrium gated radionuclide ventriculography. Circulation. 1983;67:101–10.

96. Lamping KA, Gross GJ. Differential effects of intravenous vs. intracoronary nifedipine on myocardial segment function in ischemic canine hearts. J Pharmacol Exp Ther. 1984;228:28–32.

97. Serruys PW, Brower RW, ten Katen HJ, et al. Regional wall motion from radiopaque markers after intravenous and intracoronary injections of nifedipine. Circulation. 1981;63:584–91.
98. Thomas P, Sheridan DJ. Vascular selectivity of felodipine: clinical experience. J Cardiovasc Pharmacol. 1990;15(Suppl 4):S17–20.
99. Packer M, O'Connor CM, Ghali JK, et al. Effect of amlodipine on morbidity and mortality in severe chronic heart failure. Prospective randomized amlodipine survival evaluation study group. N Engl J Med. 1996;335:1107–14.
100. Cohn JN, Ziesche S, Smith R, et al. Effect of the calcium antagonist felodipine as supplementary vasodilator therapy in patients with chronic heart failure treated with enalapril: V-HeFT III. Vasodilator-heart failure trial (V-HeFT) study group. Circulation. 1997;96:856–63.
101. Nissen SE, Tuzcu EM, Libby P, Thompson PD, Ghali M, Garza D, Berman L, Shi H, Buebendorf E, Topol EJ, Investigators CAMELOT. Effect of antihypertensive agents on cardiovascular events in patients with coronary disease and normal blood pressure: the CAMELOT study: a randomized controlled trial. JAMA. 2004;292(18):2217–25.
102. Bangalore S, Parkar S, Messerli FH. Long-acting calcium antagonists in patients with coronary artery disease: a meta-analysis. Am J Med. 2009;122(4):356–65.
103. Wright JM, Musini VM, Gill R. First-line drugs for hypertension. Cochrane Database Syst Rev. 2018;4:CD001841.
104. Jamerson K, Weber MA, Bakris GL, Dahlof B, Pitt B, Shi V, et al. Benazepril plus amlodipine or hydrochlorothiazide for hypertension in high-risk patients. N Engl J Med. 2008;359:2417–28.
105. Bangalore S, Fakheri R, Toklu B, Messerli FH. Diabetes mellitus as a compelling indication for use of renin angiotensin system blockers: systematic review and meta-analysis of randomized trials. BMJ. 2016;352:i438.
106. Wang JG, Li Y, Franklin SS, Safar M. Prevention of stroke and myocardial infarction by amlodipine and angiotensin receptor blockers: a quantitative overview. Hypertension. 2007;50(1):181–8.
107. Hjalmarson A, et al. Major outcomes in high-risk hypertensive patients randomized to angiotensin-converting enzyme inhibitor or calcium channel blocker vs diuretic: The antihypertensive and lipid-lowering treatment to prevent heart attack trial (ALLHAT). JAMA. 2002;288(23):2981–97.
108. Dahlof B, Sever PS, Poulter NR, Wedel H, Beevers DG, Caulfield M, et al. Prevention of cardiovascular events with an antihypertensive regimen of amlodipine adding perindopril as required versus atenolol adding bendroflumethiazide as required, in the Anglo-Scandinavian cardiac outcomes trial-blood pressure lowering arm (ASCOT-BPLA): a multicentre randomised controlled trial. Lancet. 2005;366(9489):895–906.
109. Opie LH. First line drugs in chronic stable effort angina – the case for newer, longer-acting calcium channel blocking agents. J Am Coll Cardiol. 2000;36(6):1967–71.
110. Staessen JA, Fagard R, Thijs L, Celis H, Arabidze GG, Birkenhager WH, et al. Randomised double-blind comparison of placebo and active treatment for older patients with isolated systolic hypertension. The systolic hypertension in Europe (Syst-Eur) trial Investigators. Lancet. 1997;350(9080):757–64. Epub 1997/09/23. PubMed PMID: 9297994.
111. Lund-Johansen P, Omvik P. Central hemodynamic changes of calcium antagonists at rest and during exercise in essential hypertension. J Cardiovasc Pharmacol. 1987;10(Suppl 1):S139–48.
112. Rinkenberger RL, Prystowsky EN, Heger JJ, Troup PJ, Jackman WM, Zipes DP. Effects of intravenous and chronic oral verapamil administration in patients with supraventricular tachyarrhythmias. Circulation. 1980;62(5):996–1010.
113. Page RL, Joglar JA, Caldwell MA, Calkins H, Conti JB, Deal BJ, et al. 2015 ACC/AHA/HRS guideline for the management of adult patients with supraventricular tachycardia: a report of the American College of Cardiology/American Heart Association task force on clinical practice guidelines and the Heart Rhythm Society. J Am Coll Cardiol. 2016;67(13):e27–e115.
114. Alabed S, Sabouni A, Providencia R, Atallah E, Qintar M, Chico TJ. Adenosine versus intravenous calcium channel antagonists for supraventricular tachycardia. Cochrane Database Syst Rev. 2017;10:Cd005154.
115. Delaney B, Loy J, Kelly AM. The relative efficacy of adenosine versus verapamil for the treatment of stable paroxysmal supraventricular tachycardia in adults: a meta-analysis. Eur J Emerg Med. 2011;18(3):148–52.
116. Rosei EA, Dal Palu C, Leonetti G, Magnani B, Pessina A, Zanchetti A. Clinical results of the verapamil in hypertension and atherosclerosis study. VHAS investigators. J Hypertens. 1997;15(11):1337–44.
117. Zanchetti A, Rosei EA, Dal Palu C, Leonetti G, Magnani B, Pessina A. The verapamil in hypertension and atherosclerosis study (VHAS): results of long-term randomized treatment with either verapamil or chlorthalidone on carotid intima-media thickness. J Hypertens. 1998;16(11):1667–76.
118. Black HR, Elliott WJ, Grandits G, Grambsch P, Lucente T, Neaton JD, et al. Results of the Controlled ONset Verapamil INvestigation of Cardiovascular Endpoints (CONVINCE) trial by geographical region. J Hypertens. 2005;23(5):1099–106.
119. Pepine CJ, Handberg EM, Cooper-DeHoff RM, Marks RG, Kowey P, Messerli FH, et al. A calcium antagonist vs a non-calcium antagonist hypertension treatment strategy for patients with coronary artery disease. The international verapamil-Trandolapril study (INVEST): a randomized controlled trial. JAMA. 2003;290(21):2805–16.
120. Lee TH, Salomon DR, Rayment CM, Antman EM. Hypotension and sinus arrest with exercise-induced hyperkalemia and combined verapamil/propranolol therapy. Am J Med. 1986;80(6):1203–4.
121. Joyal M, Cremer KF, Pieper JA, Feldman RL, Pepine CJ. Systemic, left ventricular and coronary hemodynamic effects of intravenous diltiazem in coronary artery disease. Am J Cardiol. 1985;56(7):413–7.
122. Kenny J, Daly K, Bergman G, Kerkez S, Jewitt DE. Beneficial effects of diltiazem in coronary artery disease. Br Heart J. 1984;52(1):53–6.
123. Tsuneda T, Yamashita T, Fukunami M, Kumagai K, Niwano S, Okumura K, et al. Rate control and quality of life in patients with permanent atrial

fibrillation: the quality of life and atrial fibrillation (QOLAF) study. Circ J. 2006;70(8):965–70.
124. Goldstein RE, Boccuzzi SJ, Cruess D, Nattel S. Diltiazem increases late-onset congestive heart failure in postinfarction patients with early reduction in ejection fraction. The adverse experience committee; and the multicenter diltiazem postinfarction research group. Circulation. 1991;83(1):52–60.
125. Sugimoto T, Ishikawa T, Kaseno K, Nakase S. Electrophysiologic effects of diltiazem, a calcium antagonist, in patients with impaired sinus or atrioventricular node function. Angiology. 1980;31(10):700–9.
126. Zeltser D, Justo D, Halkin A, Rosso R, Ish-Shalom M, Hochenberg M, et al. Drug-induced atrioventricular block: prognosis after discontinuation of the culprit drug. J Am Coll Cardiol. 2004;44(1):105–8.
127. Hansson L, Hedner T, Lund-Johansen P, Kjeldsen SE, Lindholm LH, Syvertsen JO, et al. Randomised trial of effects of calcium antagonists compared with diuretics and beta-blockers on cardiovascular morbidity and mortality in hypertension: the Nordic diltiazem (NORDIL) study. Lancet. 2000;356(9227):359–65.

# 第 7 章

# 升压药、单纯正性肌力药、复合功能药

Paul Anaya, Tracy E. Macaulay

## 引言

对于重症休克患者，可以通过机械辅助[如主动脉内球囊反搏、心室辅助装置或者体外膜肺氧合(ECMO)]维持血流动力学稳定；但是，最常用且最先应用的标准措施是药物治疗。应用血管活性药物的首要目标是通过改善平均动脉压和心输出量，维持充分的组织灌注和氧供[1,2]。在考虑选用何种血管扩张剂、正性肌力药或缩血管药时，应牢记的重要原则是在维持最低有效灌注压力以保证充分供氧的同时，尽可能降低心肌氧耗量。

对血管活性药如何影响血流动力学的认识，是指导在任何既定临床条件下制订合理用药方案的关键所在。本书的第一部分已就基础血流动力学原理做了详细的讨论。简言之，心脏功能取决于前负荷和后负荷的生理既定条件。根据 Frank–Starling 曲线，每搏输出量(或心输出量)将随着前负荷的增加而增加(图 7.1)。

左心室前负荷可以通过左心房压力、肺毛细血管楔压(PCWP)或左心室舒张末期压力来评估。右心室前负荷可以通过右心房压力、中心静脉压或右心室舒张末期压力来评估。大体上，前负荷可以视作心室舒张能力的表现，其通常以心室充盈压的形式被提及。很重要的一点是，整个心脏是被心包包裹的，即存在生理上限，心包限制了心室随前负荷持续增加而不断舒张的程度。确切地说，LV 的舒张压受限于并部分取决于心包(或 RV)的压力[3]。从数学角度上说，舒张压等于心室充盈压减去心包压力。正常生理条件下，心包压力小到可以忽略不计，舒张压大致与充盈压相等。但在急性失代偿性心力衰竭伴容积超负荷时，显著上升的心包压不容忽视。虽然测量的左房压(或 PCWP)升高，而舒张压

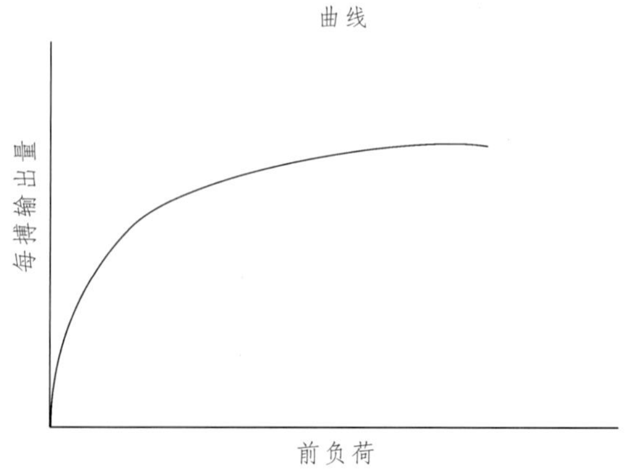


**图 7.1** 应用于心脏血流动力学的 Frank–Starling 曲线描述了前负荷与每搏输出量或心输出量之间的关系。

P. Anaya (✉) · T. E. Macaulay
Gill Heart Institute, University of Kentucky, Lexington, KY, USA
e-mail: paulanaya@uky.edu; tracy.macaulay@uky.edu

(如前负荷)实际上是降低的,因此,根据 Frank-Starling 曲线,每搏输出量与前负荷的关系曲线应左移。此外,如图 7.2 所示,无论每例患者处在 Frank-Starling 曲线的哪个位置,各种给定前负荷状态导致的曲线下移均提示后负荷增加或左心室收缩功能下降。相反,给定前负荷状态导致的曲线上移均提示后负荷下降或左心室收缩功能升高。后负荷与心脏功能呈负相关,即后负荷增加导致心输出量下降,而后负荷下降一般会造成心输出量增加。左心室压力-容积曲线关系中涉及了心脏功能、固有收缩功能、前负荷和后负荷等信息(图 7.3)。这些曲线是在心导管室中使用心内压力传感器,通过药理或机械手段改变心室容积产生的。这些

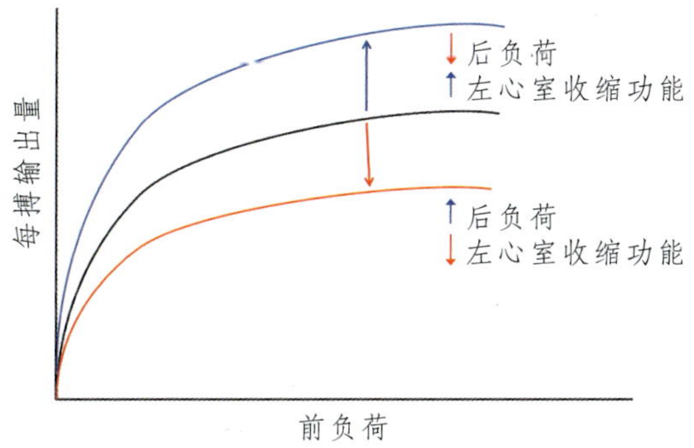


**图 7.2**　后负荷和左心室收缩功能对 Frank-Starling 曲线的影响。

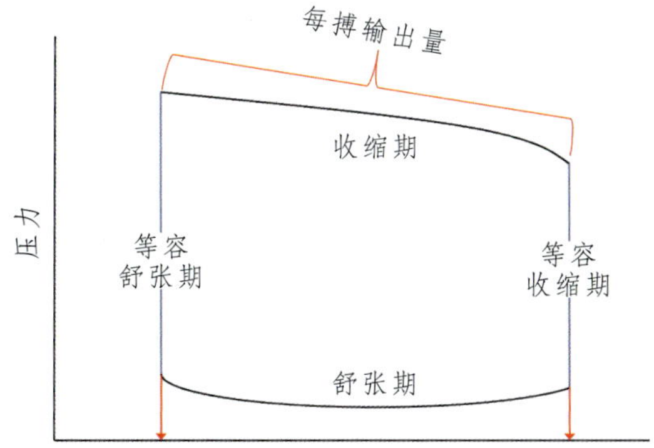


**图 7.3**　压力-容积环曲线描述了在单个心动周期中发生的容积和压力变化。如图所示,心动周期包括:舒张期(或充盈期),始于二尖瓣开放时;等容收缩期,指从二尖瓣关闭到主动脉瓣开放前;收缩期(或射血阶段),始于主动脉瓣开放时;等容舒张期,指从主动脉瓣关闭到二尖瓣开放前。每搏输出量:为左心室舒张末期容积与左心室收缩末期容积之差。

容积上的改变形成了一系列压力-容积环(图 7.4)。通过将收缩末期压力-容积的点连线,我们将生成的直线定义为左心室收缩末期弹性,代表左心室固有的收缩功能。此外,从收缩末期容积点到舒张末期容积点的连线定义为动脉弹性,代表心室后负荷。

# 药理学基础和对血流动力学的影响

## 血管扩张剂

血管扩张剂在治疗高血压中应用最广泛。其对左心室收缩功能障碍(LVSD)伴或不伴有肺水肿的患者都有益处,并且已被证实在急性和慢性治疗中均可降低死亡率[4,5]。血管扩张剂的主要作用部位是外周血管,它们可协助一氧化氮发挥作用,或直接作为 NO 供体,以强化血管扩张。治疗急性失代偿性心力衰竭或心源性休克的常用血管扩张剂包括硝普钠和硝酸甘油。而 ACE 抑制剂、血管紧张素受体阻断剂、β 受体阻滞剂、钙通道阻滞剂、肼苯哒嗪和长效口服硝酸酯类药也能实现血管扩张,这些药物被常规用于慢性心力衰竭和高血压患者的治疗。由于血管扩张剂的主要作用是降低血管阻力,因此

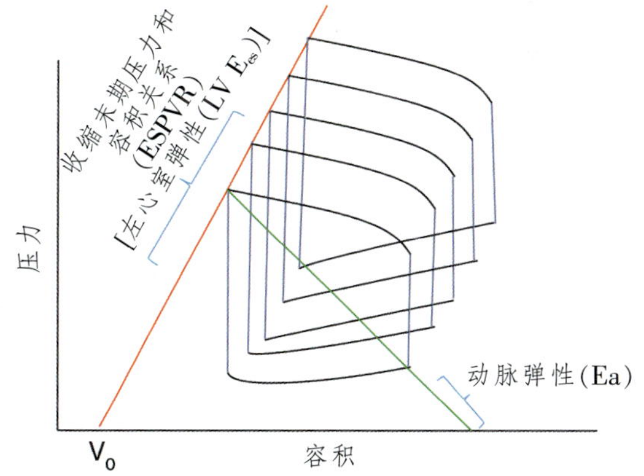


**图 7.4**　通过改变前负荷,可以形成一系列压力-容积环。这些可以用来定义心室收缩末期弹性(LV $E_{es}$)。这种收缩末期压力-容积线性关系通常被认为是左心室收缩力的一种测量方法,斜率越大,表示收缩力越高,而斜率越小,表示收缩力越低。同样,收缩末期压力-容积点与舒张末期压力-容积点之间的线性定义了 LV 后负荷衍生出的动脉弹性(Ea)。黑色=心室的收缩期和舒张期;蓝色=等容期;红色=左心室弹性(左心室收缩功能);绿色=动脉弹性(后负荷)。

压力-容积曲线表现为每搏输出量单纯因为LV后负荷下降而升高(图7.5)。这些药物对静脉扩张有不同程度的影响,也可能使前负荷轻度降低,但LV收缩力并无变化,所以收缩末压力-容积关系保持不变。

### 硝酸甘油

硝酸甘油(NTG)是NO的直接前体,其提供的外源NO可上调血管cGMP,造成平滑肌舒张(表7.1)。硝酸甘油优先扩张静脉,因此可以降低心脏前负荷。它也是有效的冠状动脉扩张剂,因此成为伴有心肌缺血、高血压和(或)肺毛细血管楔压升高患者的理想选择。相对禁忌证包括右心室衰竭、肥厚型心肌病、心包疾病或心脏压塞。尽管有理想的血流动力学效应,但是大宗临床试验证实,静脉使用硝酸酯类药物并不降低死亡率[6,7]。快速耐药可在持续用药24小时后出现,一般可通过增加药量或间断停药得到改善[8]。

### 硝普钠

硝普钠是内皮依赖性血管扩张剂,与硝酸甘油相似,其在血管内也是直接的NO供体。但不同的是,硝普钠优先扩张动脉[9]。因此,与降低心脏前负荷时首选的硝酸甘油相比,硝普钠更多用于降低后负荷。与其他血管扩张剂不同,硝普钠只导致轻度

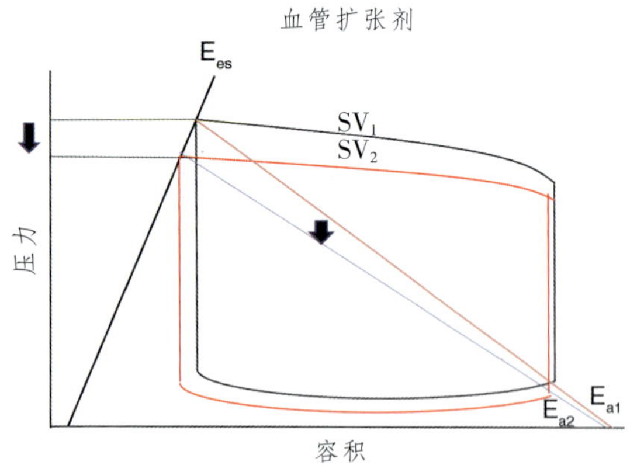


图7.5 血管扩张剂的血流动力学影响。后负荷的下降被描述为动脉弹性的下降($E_{a1}$→$E_{a2}$)和收缩末期压力的下降。这导致搏出量增加($SV_2$> $SV_1$)。血管扩张剂不影响左心室收缩力。黑色环=基础血流动力学曲线;红色环=干预后的血流动力学曲线。

的心率上升,整体降低心肌需氧量。硝普钠的分子结构中有5个氰化物离子,后者会在肝衰竭或肾衰竭的患者体内分别以氰化物或硫氰酸盐的形式蓄积而中毒,因此限制了其应用。大剂量[10μg/(kg·min)]长时间(>2天)使用可显著增加中毒风险。尽管如此,由于其显著的疗效和起效迅速,硝普钠仍被认为是金标准的静脉降压药(表7.2)。

### 其他血管扩张剂

静脉钙通道阻滞剂,如地尔硫䓬,在多种临床情况的管理中起着重要作用。阻断钙进入冠状动脉和外周动脉的平滑肌细胞可致血管舒张,并且对心肌产生负性变时作用和肌力作用。负性变时作用可用于对快速心室率的治疗,特别是对于伴有室上性心动过速的患者。需要注意的是,显著的负性肌力作用使得地尔硫䓬仅被推荐用于射血分数正常且无临床心力衰竭的患者。地尔硫䓬也可用于高血压急症的管理;然而,由于生物半衰期长达3~4.5小时,使其不如其他快速生效的药物实用。另外,由于其起效较慢,通常需要在持续泵入前给予一次静脉推注。

艾司洛尔是选择性$\beta_1$肾上腺素能受体阻滞剂,其起效迅速且半衰期短,易于管理。与拉贝洛尔和卡维地洛不同,艾司洛尔的扩张血管作用很弱,因此一般不作为血管扩张剂使用。相比之下,其主要发挥负性变时作用,因此常用于治疗快速性心律失常。最近兴起了将艾司洛尔用于脓毒症休克的治疗,主要也是由于其负性变时作用,成为当前研究的一个主题[10]。

奈西利肽是一种重组B型利钠肽。早期研究显示,奈西利肽的主要临床作用是扩张外周血管[11]。它也可促进排钠和排尿,并由此降低肺毛细血管楔压。这一复合作用理论上可通过同时降低心室前、后负荷改善心功能和增加每搏输出量。尽管最初因其改善呼吸困难的临床效果而广受推崇,随后的随机临床试验并未能证明在肾功能、死亡率或再次住院率方面有任何实质意义上的改善[11-13]。

### 正性肌力药

静脉正性肌力药可用于治疗低心输出量性心力衰竭和心源性休克[14]。心源性休克时,心输出量

表 7.1 血管扩张剂

| 通用名(商品名) | 起始剂量 | 维持量 | 不良反应 | 注意事项和禁忌证 | 适应证 |
|---|---|---|---|---|---|
| 硝酸甘油(Nitrostat IV) | 5μg/min | 每3分钟增加1次,至极量200μg/min | 头痛,快速耐药 | 右心室衰竭,心包疾病,限制性心肌病 | 用于治疗缺血症状(低剂量),高血压(高剂量)和肺水肿 |
| 硝普钠(Nipride) | 0.5μg/(kg·min) | 每5分钟增加1次,至极量5~10μg/(kg·min);建议48小时 | 长时和(或)大剂量应用时可有氰化物中毒和高铁血红蛋白血症 | 严重肝肾损害 | 由高后负荷引起的急性失代偿心力衰竭,心源性肺水肿 |
| 地尔硫䓬(Cardizem) | 心律失常-10mgIVP (0.25mg/kg) | 5~20mg/h 静滴 | 房室传导阻滞 | 充血性心力衰竭,心动过缓,病窦综合征,WPW | 房性心律失常,阵发性室上性心动过速 |
| 维拉帕米(Isoptin) | 心律失常-2.5~5mgIVP | N/A | 房室传导阻滞 | 充血性心力衰竭,心动过缓,病窦综合征,WPW | 房性心律失常,阵发性室上性心动过速 |
| 尼卡地平(Cardene) | 无须推注 | 3~15mg/h | 低血压,心动过速,水肿 | 主动脉狭窄 | 高血压危象 |
| 奈西利肽(Natrecor) | 2μg/kg IV | 0.01μg/(kg·min);极量0.03μg/(kg·min);滴定0.005μg/(kg·min),q3h | 低血压,肾衰竭 | 瓣膜性心脏病,心包疾病,低血压,限制性心肌病 | 急性失代偿性心力衰竭伴容积超负荷 |

表7.2 血管扩张剂概观

| | 硝酸甘油 | 硝普钠 | 地尔硫䓬 | 维拉帕米 | 尼卡地平 |
|---|---|---|---|---|---|
| 作用机制 | NO供体，↑cGMP | NO供体，↑cGMP | 钙通道阻滞剂 | 钙通道阻滞剂 | 钙通道阻滞剂 |
| 血流动力学影响 | 扩张静脉>动脉 | 动脉=静脉 | 降HR,扩张血管 | 降HR,扩张血管 | 扩张血管 |
| 收缩力 | 无影响 | 无影响 | 下降 | 下降 | 无影响 |
| 心率(HR) | 无直接作用(可致反射性心动过速) | ↑(反射性) | 0/↓ | 0/↓ | ↑(反射性) |
| 窦房结自主性 | 无影响 | 无影响 | 下降 | 下降 | 无影响 |
| 房室传导 | 无影响 | 无影响 | 下降 | 下降 | 无影响 |
| 血管扩张 | ↑↑ | ↑↑↑↑ | ↑↑↑ | ↑↑↑↑ | ↑↑↑↑↑ |

cGMP:环状单磷酸鸟苷。

下降造成组织灌注不足，导致肾上腺素活动增加。尽管内源性儿茶酚胺的急性释放暂时有效,但是长期肾上腺素刺激最终导致 $\beta_1$ 受体下调和收缩功能降低。此时有必要通过使用正性肌力药(如多巴酚丁胺、米力农或左西孟旦）直接刺激现有的 $\beta_1$ 受体,抑制磷酸二酯酶(PDE)Ⅲ或钙增敏来增加心输出量和实现充分的组织灌注。正性肌力药的不良反应包括室上性和室性快速性心律失常。因此,这些药应仅限用于危急重症患者的短期使用。另外,尽管它们可改善血流动力学,但是尚无证据证明能降低死亡率[15,16]。

正性肌力药的净生理作用是心肌收缩功能增加和心率增加,从而导致心输出量增加。尽管这些作用改善了心脏做功,但是以增加心肌需氧和耗氧为代价(表7.3)。压力-容积曲线上将出现收缩末压力-容积曲线左移(图7.6),导致每搏输出量和心输出量的增加。尽管心输出量增加,但血压变化很小,任何预期中的搏动压力升高都会被这些药物在外周血管上的作用所抵消,特别是米力农。

## 多巴酚丁胺

多巴酚丁胺是一种合成的儿茶酚胺,可作为纯正性肌力药。它与 $\beta_1$ 和 $\beta_2$ 受体具有高亲和力(3:1),而与 $\alpha$ 受体的亲和力较小($\beta_1>\beta_2>\alpha$)[8,14,15]。多巴酚丁胺的主要作用是通过直接结合Gs蛋白耦联的 $\beta_1$ 受体来增强心肌的收缩功能,该受体激活腺苷酸

表7.3 正性肌力药概述

| 通用名 | 商品名 | 起始剂量 | 维持剂量 | 药代动力学特点 | 副作用 |
|---|---|---|---|---|---|
| 多巴酚丁胺 | Dobutrex | 1μg/(kg·min) | 20μg/(kg·min) | 通过甲基化和结合代谢,无活性的代谢物经肾脏排泄,t1/2 2分钟 | 心绞痛,高血压,快速性心律失常,头痛 |
| 异丙肾上腺素 | Isuprel | 0.01μg/(kg·min) | 每5分钟加量1次直至剂量0.3μg/(kg·min) | 肝脏代谢,t1/2 3~7小时 | 晕厥,快速性心律失常,精神错乱,震颤 |
| 米力农 | Primacor | 0.25μg/(kg·min) | 0.75μg/(kg·min) | 肾脏排出(83%为原形),t1/2 2.3小时(肾衰竭时延长) | 室性心律失常,低血压,头痛 |
| 左西孟旦 | Simdax | 6~12μg/kg IVP | 0.05~0.2μg/(kg·min) | 超过10分钟的活性代谢物由肝脏代谢,t1/2 70小时(肾衰竭时延长) | 低血压 |

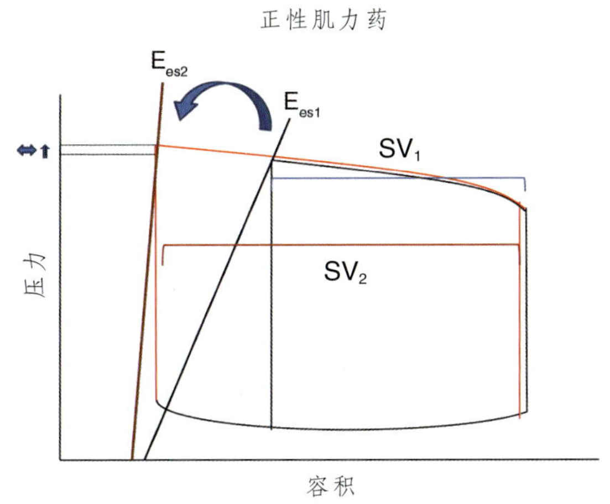


图 7.6 正性肌力药对血流动力学的影响。净作用是收缩末期压力-容积曲线左移[LV 收缩末期弹性($E_{es1}$→$E_{es2}$)],表明收缩力增强,每搏输出量增加($SV_2$>$SV_1$),心脏功能得到改善。黑色=基础血流动力学曲线;红色=干预后的血流动力学曲线。

环化酶以产生环状 AMP(cAMP)。cAMP 的产生会刺激钙流入细胞质,促进肌动蛋白-肌球蛋白与肌钙蛋白复合物的相互作用,从而增加肌力。在治疗左心衰竭时,多巴酚丁胺的剂量可低至 1μg/(kg·min),最高达 20μg/(kg·min)。当泵入量超过 5μg/(kg·min)时,可出现对外周血管的作用。多巴酚丁胺与血管平滑肌细胞中的 $β_2$ 受体结合也会生成 cAMP。相比于在心脏中的作用,cAMP 在平滑肌细胞激活 cAMP 依赖的蛋白激酶(CAMK),使肌浆网在细胞内再次摄入胞浆中的钙离子,导致血管舒张[15]。这一作用可在一定程度上被血管壁中 α 受体的激活所拮抗,后者可引起外周血管收缩。然而,多巴酚丁胺的总体作用有利于增加心肌收缩力和轻度血管扩张。其他优点包括半衰期短(2 分钟)和外周刺激较小,使得多巴酚丁胺可以通过外周静脉泵入。它由肝脏代谢,尚无已知的活性代谢产物,可安全用于肾功能不全的患者。

## 异丙肾上腺素

异丙肾上腺素是一种非选择性 β 受体激动剂,是强力的正性变时、肌力作用药物。其最常用于心脏移植术后由于心动过缓而出现心源性休克的患者。有时其也用于抑制一些室性快速性心律失常[17]。异丙肾上腺素虽然可以增加心输出量,但也有外周血管扩张作用,所以不能显著提升血压。因此,不建议将其单独用于心源性休克的治疗。与多巴酚丁胺相似,异丙肾上腺素也有较小的 α 受体活性,因此可通过外周静脉使用。

## 米力农

米力农是选择性磷酸二酯酶(PDE)Ⅲ的抑制剂,其可通过抑制 cAMP 的降解增加后者在心脏组织的细胞内含量[14,18]。该药物作用于 β 受体通路的下游,通过其作用导致细胞内钙的增加,从而增强心肌的收缩力。与多巴酚丁胺相比,米力农通过抑制肺和外周血管中 PDEⅢ的活性而在外周血管中具有稍微强一些的血管舒张作用。除了其对心脏的正性肌力作用,米力农也可降低后负荷和左心房压力,改善左心室舒张功能。与多巴酚丁胺一样,米力农适用于严重的左心功能不全患者。但是,在已经接受 β 受体阻滞剂治疗的患者中,应用米力农可能比多巴酚丁胺效果更好[19]。对于心源性休克治疗好转中的患者,应用米力农可以允许加用口服 β 受体阻滞剂治疗,从而确保向口服药物治疗心力衰竭过渡[20]。然而,短期使用米力农治疗轻、中度心力衰竭加重未能缩短住院时间,并与心律失常增加相关[14]。与多巴酚丁胺相比,两者在临床结果和心律失常的发生率方面均无差异[19]。米力农经肾脏代谢,因此对于严重肾功能不全的患者,应避免使用或减少剂量。

## 左西孟旦

左西孟旦是一种钙增敏剂,适用于严重急性失代偿性心力衰竭的短期治疗。它增加肌钙蛋白复合物的钙敏感性,从而改善心肌收缩力[21,22]。它不改变细胞内钙的浓度,从而将对舒张功能的影响降至最低。此外,它还激活血管平滑肌细胞和线粒体中的钾-ATP 通道,促进血管舒张,并可能在心肌缺血时提供心肌保护作用(尽管后一种特点尚有争议,需进一步研究证实)[21]。该药在严重肝或肾损害时禁忌使用,并由于诸多副作用限制了应用,后者包括心房颤动、室性心律失常、低血压和低钾血症等。尽管左西孟旦已在许多国家使用,但尚未获得美国食品药品监督管理局(FDA)的批准。

### 血管升压药

血管升压药主要作用于外周血管系统，以实现血管收缩。因此，这类药物通常经中心静脉给药，以避免对外周静脉造成局部刺激损害和外渗导致的局部组织缺血。这类药物包括多巴胺、去甲肾上腺素、肾上腺素和去氧肾上腺素（表7.4）。血管升压药的血流动力学效应详见图7.7和图7.8。这些药物主要通过收缩血管增加体循环血管阻力，从而使心脏后负荷增加。这样虽然能够提升体循环血压，但需要以心率加快和后负荷增加造成的心肌需氧增加作为代价，并因此可能降低心脏每搏输出量。对于内源性儿茶酚胺药，如多巴胺、去甲肾上腺素和肾上腺素，上述影响可同时通过轻度增加心肌收缩力而有所缓解。

## 儿茶酚胺类

### 多巴胺

多巴胺是一种内源性儿茶酚胺，具有独特的

表7.4 血管升压药

| 药物 | 商品名 | 起始剂量 | 维持剂量 |
|---|---|---|---|
| 多巴胺 | Intropin | 3~10μg/(kg·min) | 20μg/(kg·min) |
| 肾上腺素 | Adrenalin | 0.05μg/(kg·min) | 0.2~0.8μg/(kg·min) |
| 去甲肾上腺素 | Lovephed | 0.02~0.04μg/(kg·min) | 0.4~1μg/(kg·min) |
| 去氧肾上腺素 | Neo-Synephrine | 100μg/min | 40~60μg/(kg·min) |
| 血管升压素 | Pitressin | 0.01U/min | 0.04U/min |

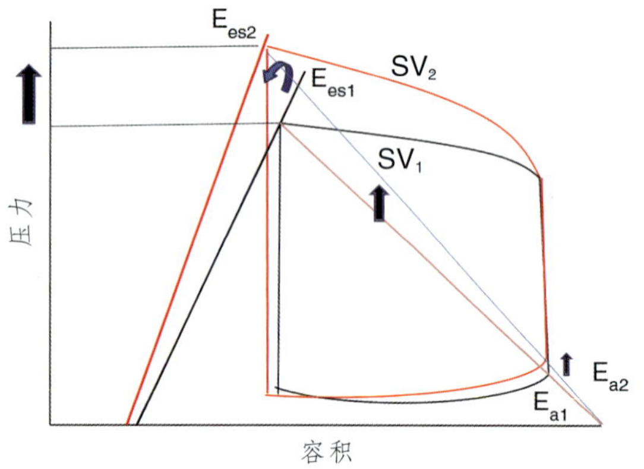


图7.7 儿茶酚胺类血管升压药的血流动力学影响。儿茶酚胺类升压药可改善收缩功能，其表现为收缩末期压力-容积关系（$E_{es1}$→$E_{es2}$）稍微向左移动。但是，这些药物的主要作用是收缩外周血管，导致后负荷增加（$E_{a2}$>$E_{a1}$）。由于这些药物增加后负荷的同时也有正性肌力作用，其净效应将取决于哪个作用更强。因此，每搏输出量可能会比纯正性肌力药增加得少，或者保持不变，以后因为后负荷增加显著而下降（$SV_1 \approx SV_2$）。这些药物最适用于血管扩张性休克，以满足维持有效组织灌注压的需求。黑色=基础血流动力学曲线；红色=升压药作用后的血流动力学曲线；粉色=基础动脉弹性（后负荷）；蓝色=升压药作用后的动脉弹性（后负荷）。

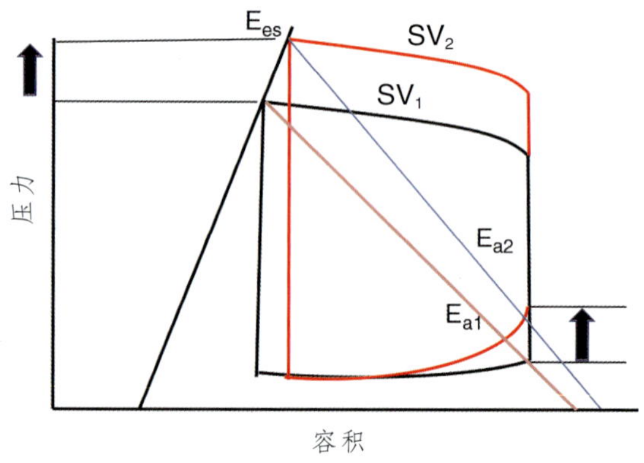


图7.8 血管收缩剂的血流动力学影响。这些药物主要增加体循环血管阻力，导致压力-容积曲线上移。后负荷的增加不会影响固有收缩功能，但会导致左心室收缩末期压力升高，舒张末期压力升高以及后负荷（$E_{a1}$→$E_{a2}$）增加。综合作用导致心肌需氧量增加和每搏输出量减少（$SV_2$<$SV_1$）。因此，体循环血压的改善是以心输出量下降为代价的。黑色=基础血流动力学曲线；红色=血管收缩作用后的血流动力学曲线；粉色=基础动脉弹性（后负荷）；蓝色=血管收缩作用后的动脉弹性（后负荷）。

剂量依赖性药理作用。低剂量[≤5μg/(kg·min)]主要具有多巴胺能受体(DA1)活性，导致血管扩张并增加肾、肠系膜和冠状动脉的血流量[15]。传统经验认为，小剂量[≤5μg/(kg·min)]多巴胺输注具有肾脏保护作用，并且有助于预防对比剂肾病。但是，多项研究结果之间相互矛盾，总体而言，没有证据显示使用小剂量多巴胺能真正保护肾脏或改善临床结局[23-25]。3~10μg/(kg·min)的多巴胺将刺激 $\beta_1$ 和 $\beta_2$ 受体($\beta_1>\beta_2$)，起正性肌力和正性变时作用。在大剂量[10~20μg/(kg·min)]应用时，α 受体的激活占主导地位，并超过了正性肌力作用，从而通过外周血管收缩增加了全身血管阻力来维持血压。由于在此剂量范围内会增加体循环血管阻力，因此增加了心肌的需氧量。接受多巴胺治疗的患者可能出现肺静脉收缩，这可能会降低 PCWP 测量的可靠性，影响对左心室舒张末期充盈压的评估[14,15]。

### 去甲肾上腺素和肾上腺素

去甲肾上腺素和肾上腺素是源自多巴胺的内源性儿茶酚胺，并具有混合受体活性。去甲肾上腺素具有 $\beta_1$ 和 α 受体活性，与 $\beta_2$ 受体的亲和力较小。与多巴胺相比，其在临床上有更强的血管收缩能力和更弱的正性肌力作用。因此，去甲肾上腺素仍然是治疗感染性或血管扩张性休克的首选儿茶酚胺类药物。肾上腺素是 $\beta_1$、$\beta_2$ 和 α 受体最强效的激动剂。持续泵入肾上腺素易出现多种不良反应，如心律失常、组织缺血、高血糖、脑出血、肺水肿和内脏血流减少等，限制了其广泛应用。肾上腺素应作为对多巴胺和去甲肾上腺素疗效不佳时的备选[8,14,26]。

静脉注射肾上腺素在心源性猝死急救中发挥着重要作用，如治疗无脉室性心动过速、心室颤动、心脏停搏或无脉电活动，剂量范围在 0.5~1mg IV(经心内 0.1~0.5mg 或经气管插管 0.1mg/kg)。另一种可能更为常见的紧急使用情况是对药物的过敏反应。这种情况下，肾上腺素的用法用量应酌情调整。对于全身性过敏反应(即低血压、血管扩张性休克)，应紧急静脉注射 10μg 肾上腺素。该剂量应每隔 1 分钟重复一次，直到可以开始静脉持续泵入或患者的血流动力学充分稳定。对于不太严重的反应，可以皮下或肌内注射肾上腺素 0.3~0.5mg(0.3~0.5mL 1:1000 溶液)。当类固醇和其他对症治疗生效时，常需要重复给药。

## 单纯缩血管药

### 去氧肾上腺素

去氧肾上腺素是纯 α 受体激动剂，几乎没有 β 受体活性。它是强效收缩血管药，适用于麻醉药诱发或血管迷走性低血压，以及血管扩张性休克。剂量通常从 100~180μg/min 开始，直到血压稳定，然后将剂量降低至 40~60μg/min 维持泵入。强有力的血管收缩活动可能导致肾上腺素驱动反射性下降。在血流动力学上，主要作用是增加后负荷(图 7.8)。心肌缺血或心力衰竭导致休克的患者应慎用该药，因为这类患者通常需要增加心肌收缩力和降低后负荷。表 7.5 总结了升压药和正性肌力药的血流动力学效应。

### 血管升压素

血管升压素是一种内源性非儿茶酚胺升压剂，主要由垂体在应答各种生理刺激时分泌，包括低血压、血管内容量减少、血浆渗透压升高、疼痛和缺氧[8,14]。肾上腺和心肌分别在应答循环血中儿茶酚胺和管壁压力增加时，也会少量释放血管升压素。血管升压素有两个结合受体：$V_1$ 和 $V_2$。根据分布，$V_1$ 受体可进一步细分为 $V_{1a}$ 和 $V_{1b}$。$V_{1a}$ 受体主要分布于血管平滑肌细胞，$V_{1b}$ 则主要位于脑垂体。$V_2$ 受体仅位于肾脏集合管中。血管升压素与 $V_1$ 受体结合可致血管收缩，而与 $V_2$ 受体结合造成肾脏水潴留。这些作用同时增加心脏前、后负荷，进而提高体循环血压，理论上有可能通过调节 Frank-Starling 机制增加心输出量[26,27]。然而，血管升压素对后负荷的影响占主导地位，因此心输出量的增加十分有限。此外，与儿茶酚胺类血管升压素相比，其对冠状动脉和脑循环的血管收缩作用相对较弱。血管升压素主要用于血管扩张性休克和有高级生命支持的心源性猝死[28]。它的一个潜在优势是用于酸中毒的患者，因为此类患者存在低 pH 值和低氧，对儿茶酚胺类药物反应下降。对于血管扩张性休克患者，

表7.5 血管升压药和正性肌力药的血流动力学效应[a]

| 药物类型,通用名(商品名) | HR | MAP | PCWP | SVRI | CO | 受体活性 |
|---|---|---|---|---|---|---|
| 血管升压药 | | | | | | |
| 多巴胺 | ↑↑ | | | | | |
| <3 | | 0 | 0 | 0 | 0 | $D>b_1$ |
| 3~10 | | ↑ | ↑ | 0 | 1 | $b_1>b_2>D$ |
| >10 | | ↑↑ | ↑↑ | ↑ | ↑ | $a_1>b_1>>b_2$ |
| 肾上腺素 | ↑↑↑ | | | | | |
| <0.05 | | 0 | 0 | 0/↓ | ↑↑↑ | $b_1>>b_2$ |
| 0.05~0.15 | | ↑ | ↑↑ | ↑ | ↑↑↑ | $b_1>a_1>b_2$ |
| >0.15 | | ↑↑ | ↑↑ | ↑↑↑ | ↑↑ | $a_1>b_1$ |
| 去甲肾上腺素 | ↑↑ | ↑↑↑ | ↑↑↑ | ↑↑↑ | 0 | $a_1>>b_1$ |
| 去氧肾上腺素 | 0 | ↑↑ | ↑↑ | ↑ | 0 | $a_1$ |
| 血管升压素 | | | | | | |
| 正性肌力药 | | | | | | |
| 多巴酚丁胺(Dobutrex) | ↑ | | | | | $b_1>b_2>a_1$ |
| 2~10 | | ↑ | ↓ | ↑ | ↑ | |
| 10~20 | | 0/↓ | ↓ | 0/↓ | ↑↑ | |
| 异丙肾上腺素(Isuprel) | | ↓↓ | ↓↓ | ↓↓↓ | ↑↑↑ | $b_1>>b_2$ |
| 氨力农(Inocor) | ↑ | 0 | ↓ | ↓↓ | ↑ | PDEⅢ抑制剂 |
| 米力农 | ↑ | ↓↓ | ↓ | ↓↓ | ↑↑ | PDEⅢ抑制剂 |
| 左西孟旦 | 0 | ↓↓ | ↓ | ↓↓ | ↑↑ | 钙增敏剂 |

[a] 所有列出剂量单位是 μg/(kg·min);

D,多巴胺受体;$b_1$,$\beta_1$;$b_2$,$\beta_2$;$a_1$,$\alpha_1$;PDE,磷酸二酯酶。

推荐使用固定剂量的升压素持续泵入作为去甲肾上腺素的辅助治疗,以增加去甲肾上腺素的血管敏感性,进而提高升压效果。

# 结论

尽管机械循环支持的进步极大地帮助了心源性休克患者的治疗,但血管活性药物仍是治疗的主要手段。因此,心脏重症监护从业者必须了解这些药物的药理作用和血流动力学效应,以提供更好的患者监护。

## 要点总结

• 静脉血管扩张剂,如硝酸甘油、硝普钠和奈西利肽等,在治疗伴有容积超负荷和体循环血管阻力升高的急性失代偿性心力衰竭中发挥着重要作用。

• 正性肌力药多巴酚丁胺和米力农在β受体通路上发挥不同水平的作用,以增强心肌收缩力。

• 血管升压素应该用于短期改善休克患者的灌注压力(充分液体复苏之后)。

• 血管活性药的选择应基于药理学、血流动力学目标和具体临床情况综合考虑。

• 血管升压素作为单一疗法,仅提供轻度的血管收缩作用,但在血管扩张性休克患者,与儿茶酚胺联用时会有协同作用,效果加强。

• 肾上腺素用途广泛,可以经静脉、经气管插管或在ACLS中直接心内给药,在特定休克患者中持续泵入,或在过敏反应中经肌内或皮下注射给药。

• 艾司洛尔不是血管扩张剂,目前在休克患者的治疗中作用非常有限。

## 病例1

男性患者,57岁,有非缺血性心肌病史(LVEF 30%),因进行性呼吸困难、干咳、腿肿和少尿,4周前来院就诊。他曾因社区获得性肺炎在急诊部接受治疗，但症状未缓解，且逐渐加重。本次就诊时，患者血压 120/95mmHg，心率 104 次/分，无发热，呼吸 30 次/分。氧饱和度（室内空气中）90%。查体：发育正常，呼吸窘迫。颈部查体：颈静脉怒张，双侧颈动脉搏动减弱。两肺可闻及湿啰音，上至双侧肺野中部。心脏检查可闻及心律齐、心动过速、持续并移位的 PMI，心尖部可闻及 $S_1S_2$ 低钝、短暂 $S_3$ 和 3/6 级收缩期杂音。腹部存在肝腹部反流和肝大体征。四肢温暖。ECG 提示窦性心动过速，105 次/分，广泛低电压，左前束支传导阻滞，无急性心肌缺血表现。胸部 X 线片显示双侧肺水肿。行动脉置管和深静脉置管后给予硝普钠。同时予吸氧和静脉利尿剂。几分钟后复测，血压 100/60mmHg，心率 90 次/分，患者诉呼吸窘迫好转。尿量和氧和度均有好转。

1.在该患者的分类中，以下哪项血流动力学特征最能描述该患者？

A.暖，干。

B.暖，湿。

C.冷，干。

D.冷，湿。

答案：(B)。临床特征的最佳描述是暖和湿。临床发现提示存在容积超负荷，因此患者是湿型的。另外，患者触诊是暖型的，临床体征支持灌注充分。实验室检查和影像学也进一步证实了此推断。相比之下，暖、干型具有正常的血流动力学特征，或血管内容积减少但灌注依旧充分。冷、湿型整体上组织灌注不充分，但容积超负荷，冷、干型灌注不充分，血容量不足。

2.预期所给予治疗的血流动力学效应会导致以下哪一项？

A.收缩末期压力-容积曲线左移，每搏输出量增加。

B.收缩末期压力-容积曲线右移，每搏输出量增加。

C.后负荷降低，每搏输出量增加。

D.前负荷下降多于后负荷。

答案：(C)。静脉血管扩张剂的主要血流动力学作用是降低后负荷。后负荷的降低可以改善心功能，导致每搏输出量增加。这一作用不影响收缩末期压力-容积曲线和前负荷。尽管心功能改善后可以增加尿量，并因此降低前负荷，但血管扩张剂的主要作用是降低后负荷。

3.患者入院后两天出现高热，并有低血压和心动过速。体格检查显示颈静脉怒张缓解，外周水肿改善，四肢温暖。实验室检查显示轻度白细胞增多，已送血培养但结果尚未回报。下列哪一项是最佳后续治疗方案：

A.开始静脉使用广谱抗生素，继续静脉给予硝酸酯类药和利尿剂治疗失代偿性心力衰竭。

B.停止静脉应用硝酸酯类药和利尿剂。不使用抗生素，直到血培养结果回报。

C.检查降钙素原水平，并继续使用静脉硝酸酯类药和利尿剂治疗。

D.开始静脉使用广谱抗生素，停用硝酸酯类药和利尿剂治疗，并考虑应用血管升压药支持。

答案：(D)。该患者的临床状态往往会伴有血流动力学改变。识别这些变化对治疗策略的制订举足轻重。在题目描述的情况下，患者已经出现菌血症和脓毒症休克的临床表现。尽管患者早期表现为急性失代偿性心力衰竭伴容积超负荷，并接受了静脉血管扩张剂和利尿治疗，但目前的临床征象提示患者需要接受针对脓毒症性休克的治疗，包括静脉抗生素、容量复苏和可能需要血管升压药。

## 病例 2

男性患者，70 岁，有 CAD 和缺血性心肌病史，因出国旅游后主诉劳累、胸部压迫感和进行性呼吸困难伴轻微活动受限。在本次旅行之前 6 个月的最后一次临床随访时，患者可以打高尔夫球并能轻松爬上 2 层楼。他一直坚持口服药物治疗，包括卡维地洛 25mg(bid)、沙库比特/缬沙坦 49/51mg(bid)、肼苯哒嗪 50mg(tid)、单硝酸异山梨酯 30mg(qd)和螺内酯 25mg(qd)。因急性失代偿性心力衰竭伴肺水肿收入院，并予静脉利尿剂治疗。尽管治疗初始时有效，患者于住院第 2 天开始对治疗反应欠佳，尿量急剧减少。后发展为呼吸衰竭并最终予以机械通气辅助。右心导管检查显示：SBP 85/50mmHg，HR 110 次/分，RAP 18mmHg，RV 68/15，PA 压 70/30/43，PCWP 28mmHg，CO 3.6L/min（热稀释法），CI 1.8L/(min/m²)。

4.该患者下一步的最佳治疗是：

A.停用口服药物，开始静脉正性肌力药支持。

B.停用β受体阻滞剂，开始静脉多巴胺治疗。

C.除卡维地洛外停用其他口服药，加用米力农作为正性肌力药辅助，继续静脉利尿。

D.继续口服药物，开始米力农治疗，继续静脉利尿。

答案：(D)。该患者表现为心源性休克，其特征是心输出量异常低下和左、右心室充盈压升高。经计算，体循环血管阻力正常，这可能是患者接受慢性心力衰竭治疗的表现。因此，使用正性肌力药物可增强左心室收缩力，从而最有可能使患者获益。左、右心室充盈压升高与容积超负荷状态一致，提示应积极利尿。停用患者的慢性心力衰竭治疗可能会增加后负荷，使正性肌力药治疗的潜在获益受损。如果不能进行口服治疗，可以使用静脉血管扩张剂。一些研究也显示突然停用β受体阻滞剂与不良的临床预后相关，包括发生室性心律失常的风险增加等。

5.正性肌力药联合血管扩张剂治疗预期的血流动力学改变是：

A.收缩末期压力-容积曲线左移，导致每搏输出量增加。

B.后负荷降低，收缩末期压力-容积曲线左移。

C.后负荷降低，收缩末期压力-容积曲线净值无改变。

D.前负荷与后负荷均降低，收缩末期压力-容积曲线左移。

答案：(B)。血管扩张剂和正性肌力药联用，对血流动力学的预期效应包括收缩末期压力-容积曲线左移(更陡的斜度)，提示左心室收缩功能改善。同时，血管扩张剂的主要作用是降低后负荷，导致收缩末期压力下降。综合效应是心功能改善，心输出量增加。

## 病例3

女性患者，60岁，因急性前壁ST段抬高心肌梗死入院，有糖尿病史、HTN和CKD4病史。她被立即送往心导管室行紧急诊断性心导管检查，并对冠状动脉左前降支近段的血栓栓塞行经皮介入治疗。另外，患者右冠状动脉也存在闭塞，并可见来自左旋支的大钝缘支，但是未予以干预。同期行右心导管检查显示RAP 10，RVP 35/12，PAP 40/25/30，PCWP 25，CO 4.1L/(min/m$^2$)，CI 2.3L/(min/m$^2$)。患者在气管插管和镇静后转出心导管室。并予输注多巴酚丁胺、去甲肾上腺素、多巴胺和去氧肾上腺素。生命体征显示BP 100/70mmHg，HR 120次/分，T 37℃。超声心动图显示重度左心室收缩功能不全，LVEF 20%，全心运动减低。

6.为改善心功能，以下哪一项措施最合理？

A.继续目前的药物治疗。

B.停用血管升压药，继续应用正性肌力药。

C.加用静脉利尿剂。

D.准备机械循环支持。

答案：(B)。根据右心导管检查结果发现，患者正在维持正常临界值的心脏指数。计算的体循环血管阻力升高，而患者血压正常伴心动过速。综合考虑，患者后负荷异常升高，其原因很可能是给予的血管升压药治疗。因此，逐步停用这些药物预期将改善心脏功能，并可能最终停用正性肌力药支持。最后，出院前对其他阻塞性病变的血运重建将为改善左心室收缩功能提供最佳机会。

(赵越 译)

## 参考文献

1. Tuchschmidt J, Fried J, Astiz M, et al. Elevation of cardiac output and oxygen delivery improves outcome in septic shock. Chest. 1992;102(1):216–20.
2. Felker GM, O'Connor CM. Inotropic therapy for heart failure: an evidence based approach. Am Heart J. 2001;142(3):393–401.
3. Taylor RR, Covell JS, Sonnenblick EH, Ross J Jr. Dependence of ventricular distensibility on filling of the opposite ventricle. Am J Phys. 1967;213(3):711–8.
4. The CONSENSUS Trial Study Group. Effects of enalapril on mortality in severe congestive heart failure. Results of the Cooperative North Scandinavian Enalapril Survival Study (CONSENSUS). N Engl J Med. 1987;316(23):1429–35.
5. Mullens W, Abrahams Z, Francis GS, et al. Sodium nitroprusside for advanced low-output heart failure. J Am Coll Cardiol. 2008;52(3):200–7.
6. Gruppo Italiano per lo Studio della Sopravvivenza nell'infarto Miocardico. GISSI-3: effects of lisino-

pril and transdermal glyceryl trinitrate singly and together on 6-week mortality and ventricular function after acute myocardial infarction. Lancet. 1994;343(8906):1115–22.
7. Flather M, Pipilis A, Collins R, et al. Randomized controlled trial of oral captopril, of oral isosorbide mononitrate and of intravenous magnesium sulphate started early in acute myocardial infarction: safety and haemodynamic effects. ISIS-4 (Fourth International Study of Infarct Survival) Pilot Study Investigators. Eur Heart J. 1994;15(5):608–19.
8. Opie L, Gersch B, editors. Drugs for the heart. 6th ed. Philadelphia: Elsevier; 2005. p. 161–2.
9. Dell'Italia LJ, Starling MR, Blumhardt R, et al. Comparative effects of volume loading, dobutamine, and nitroprusside in patients with predominant right ventricular infarction. Circulation. 1985;72(6):1327–35.
10. Morelli A, Ertmer C, Westphal M, et al. Effect of heart rate control with esmolol on hemodynamic and clinical outcomes in patients with septic shock. A randomized clinical trial. JAMA. 2013;310(16):1683–91.
11. Publication committee for the VMAC Investigators. Intravenous nesiritide vs nitroglycerin for treatment of decompensated congestive heart failure. A randomized controlled trial. JAMA. 2002;287(15):1531–40.
12. Silver MA, Horton DP, Ghali JK, et al. Effect of nesiritide versus dobutamine on short-term outcomes in the treatment of patients with acutely decompensated heart failure. J Am Coll Cardiol. 2002;39(5):798–803.
13. O'Connor CM, Starling RC, Hernandez AF, et al. Effect of nesiritide in patients with acute decompensated heart failure. N Engl J Med. 2011;365:32–43.
14. Overgaard CB, Dzavik V. Inotropes and Vasopressors: review of physiology and clinical use in cardiovascular disease. Circulation. 2008;118:1047–56.
15. Leier CV, Heban PT, Huss P, et al. Comparative systemic and regional hemodynamic effects of dopamine and dobutamine in patients with cardiomyopathic heart failure. Circulation. 1978;58(3 pt 1):466–75.
16. Unverferth DV, Magorien RD, Lewis RP, et al. Long-term benefit of dobutamine in patients with congestive cardiomyopathy. Am Heart J. 1980;100(5):622–30.
17. Viskin S. Long QT syndromes and torsade de pointes. Lancet. 1999;354(9190):1625–33.
18. Cuffe MS, Califf RM, Adams KF Jr, et al. Short-term intravenous milrinone for acute exacerbation of chronic heart failure: a randomized controlled trial. JAMA. 2002;287(12):1541–7.
19. Lowes BD, Tsvetkova T, Eichhorn EJ, et al. Milrinone versus dobutamine in heart failure subjects treated chronically with carvedilol. Int J Cardiol. 2001;81:141–9.
20. Kumar A, Choudhary G, Antonio C, et al. Carvedilol titration in patients with congestive heart failure receiving inotropic therapy. Am Heart J. 2001;142:512–5.
21. Nieminem MS, Fruhwald S, Heunks LMA, et al. Levosimendan: current data, clinical use and future development. Heart Lung Vessel. 2013;5(4):227–45.
22. Schumann J, Henrich EC, Strobl H, et al. Inotropic agents and vasodilator strategies for the treatment of cardiogenic shock or low output syndrome. Cochrane Database Syst Rev. 2018:CD009669.pub3. https://doi.org/10.1002/14651858.
23. Bellomo R, Chapman M, Finfer S, et al. Low-dose dopamine in patients with early renal dysfunction: a placebo-controlled randomised trial. Australian and New Zealand Intensive Care Society (ANZICS) Clinical Trials Group. Lancet. 2000;356(9248):2139–43.
24. Marik PE, Iglesias J. Low-dose dopamine does not prevent acute renal failure in patients with septic shock and oliguria. NORA- SEPT II Study Investigators. Am J Med. 1999;107(4):387–90.
25. Kellum JA, M Decker J. Use of dopamine in acute renal failure: a meta-analysis. Crit Care Med. 2001;29(8):1526–31.
26. Bassi G, Radermacher P, Calzia E. Catecholamines and vasopressin during critical illness. Endocrinol Metab Clin N Am. 2006;35(4):839–57.
27. Barrett LK, Singer M, Clapp LH. Vasopressin: mechanisms of action on the vasculature in health and in septic shock. Crit Care Med. 2007;35(1):33–40.
28. Lindner KH, Dirks B, Strohmenger HU, et al. Randomised comparison of epinephrine and vasopressin in patients with out-of-hospital ventricular fibrillation. Lancet. 1997;349(9051):535–7.

# 第 8 章

# 改善心力衰竭预后的新型有效药物

David C. Booth，Navin Rajagopalan

## 背景和引言

在过去 5 年里，FDA 批准了两种用于治疗心力衰竭的新型药物，分别是血管紧张素受体脑啡肽酶抑制剂（ARNi）、沙库巴曲/缬沙坦和窦房节电流（$I_f$）选择特异性抑制剂伊伐布雷定。在这些药物获得批准之前，对于慢性收缩性心力衰竭，使用血管舒张药物包括肼苯哒嗪和异山梨醇[1,4,5]，以及调节神经体液功能，同时结合使用血管紧张素转换酶抑制剂、β 受体阻滞剂和盐皮质受体阻滞剂[2,3,6–11]一直被认为是用来改善慢性收缩性心力衰竭预后最有效的药物治疗方式。同时，大多数被涉及的药物试验都证明了药物对血流动力学的益处。关于沙库巴曲/缬沙坦和伊伐布雷定对血流动力学影响的临床数据鲜有报道，但是我们已经完成了这两种药物对收缩性心力衰竭预后的随机临床试验。本章总结了这两种药物对预后、生活质量及血流动力学影响的有效数据。其他已经证明能改善收缩性心力衰竭的方式包括植入除颤器、心脏再同步化治疗和左心室辅助装置，但这些都不是我们讨论的重点。

D. C. Booth (✉)
The Gill Heart and Vascular Institute, University of Kentucky Medical Center, Lexington, KY, USA
e-mail: dcbooth@email.uky.edu

N. Rajagopalan
Heart Failure/Cardiac Transplant Program, The Gill Heart and Vascular Institute, Lexington, KY, USA
e-mail: n.rajagopalan@uky.edu

## 沙库巴曲/缬沙坦的基本原理和研究

心力衰竭激活交感神经系统（SNS）和肾素–血管紧张素醛固酮系统，导致血管收缩和交感张力增加，进而下调 β 受体。RAAS 的激活导致血管紧张素和醛固酮分泌增加，这也导致抗利尿激素（ADH）分泌增加。这些神经激素失调导致体液潴留，使心力衰竭患者的体液循环障碍持续。血管紧张素转换酶拮抗剂或血管紧张素受体阻滞剂、β 受体拮抗剂和肾上腺皮质激素具有调节交感神经系统和肾素–血管紧张素醛固酮系统的作用。

自 20 世纪 80 年代初以来，利钠肽系统（NPS）开始作为心力衰竭治疗的潜在靶点而受到关注。NPS 中有 3 种激素：心房利钠肽（ANP）、B 型利钠肽（BNP）和 C 型心房利钠肽（CNP）。同时，CNP 从内皮细胞和心肌成纤维细胞分泌，具有血管舒张和抗血管重构的作用，ANP 和 BNP 分别从心房和心室分泌，因血管纤维的扩张和体液容积的超负荷释放，具有增加利尿、利钠和血管舒张作用，抵消 SNS 和 RAAS 活化的不良反应[12]。血管紧张素受体拮抗剂主要作用于 1 型受体，随着血管紧张素受体拮抗剂的发展，人们希望一种更特异的 RAAS 拮抗剂能进一步改善心力衰竭患者的生存结局。然而，尽管缬沙坦心力衰竭试验(Val HeFT)[13](2001)证明了其可以使心力衰竭住院治疗率的下降，并成为FDA 批准的心力衰竭治疗的方式，但是缬沙坦组和安慰剂组的总死亡率相似。利钠肽有益作用的证明导致了人类重组 BNP 的发展，FDA 于 2001 年批准使用奈西利肽，它可以改善失代偿性心力衰竭患者的呼吸困难。然而，2011 年的随机大样本临床试验，奈西利肽在失代偿性心力衰竭的临床作用研究(ASCEND-HF)[14]证实了奈西利肽对呼吸困难、30 天死亡率或再住院率没有显著的提升。同时，奈西利肽组血压显著降低。其结果导致现在奈西利肽在临床很少应用，但是利钠肽的水平仍然可以作为很好的生物标志物。

研究工作的目标是确定某种试剂可以抑制这种酶，而这种酶(脑啡肽酶)能分解内源性利钠肽。脑啡肽酶(NEP)是中性内肽酶，抑制其作用可以增强利钠肽、缓激肽和 P 物质的生物利用率，导致利钠、血管舒张和抗增生作用。假设的本质是 RAAS 和 NEP 的联合抑制将会有更好的心力衰竭治疗结果(图 8.1)。这导致了开发奥马曲拉，一种 ACE 和 NEP 双效抑制剂。多项关于心力衰竭的临床试验已经实施，奥马曲拉和依那普利对减少心血管事件的随机对照试验(OVERTURE)在 NYHA 心力衰竭标准分级为Ⅱ~Ⅳ级的患者中进行，使关于心力衰竭的临床试验达到顶峰[15]。虽然事后分析显示出潜在的获益，但是有危及生命的血管性水肿副作用，在随后的高血压药物研究中得到证实。这些结果使 ACEi-NPi 用于治疗心力衰竭严重受挫。

ARB 相对于 ACE 的一个重要优势是，ARB 没有阻止缓激肽的降解，缓激肽是咳嗽的主要诱因之一，至少有 10%的患者在应用 ACE 后出现咳嗽这

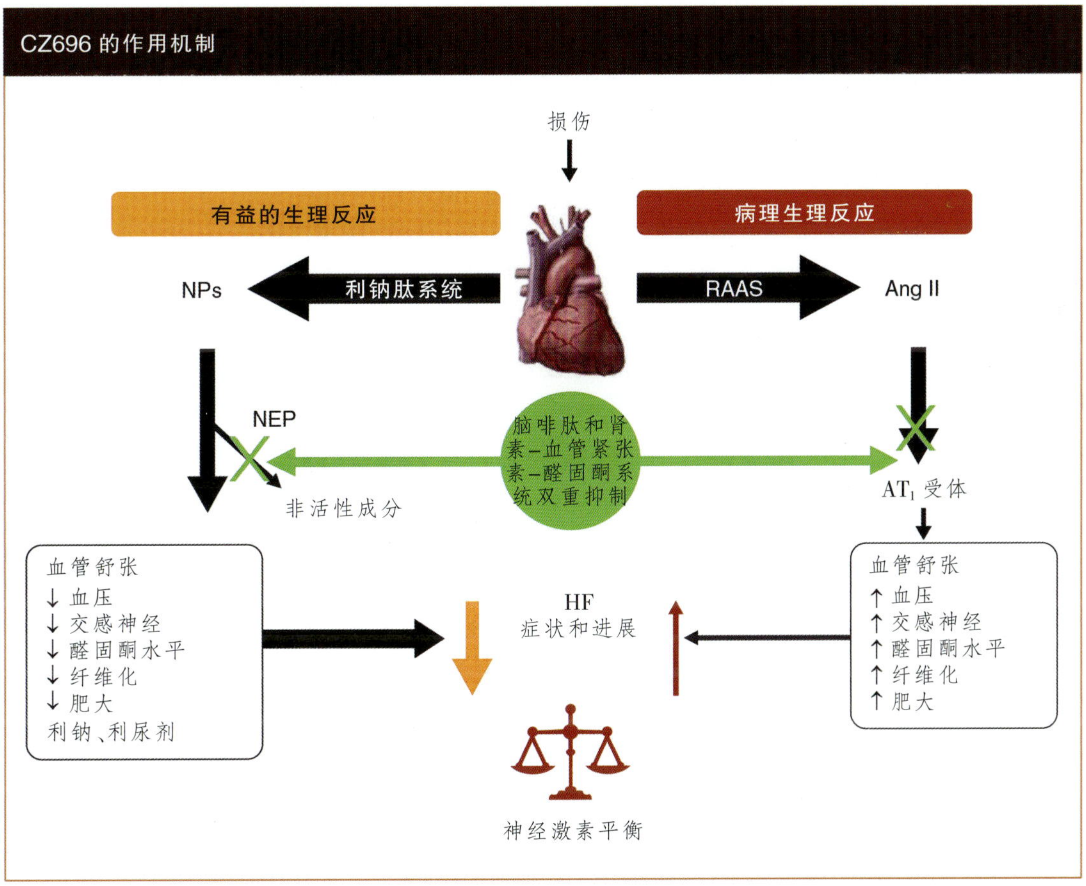


**图 8.1**　血管紧张素受体-脑啡肽酶抑制剂有可能调节心力衰竭患者中的两种反调节神经激素系统：肾素-血管紧张素-醛固酮系统和利钠肽系统。ANG，血管紧张素；$AT_1$，1 型血管紧张素；HF，心力衰竭；NP，利钠肽；RAAS，肾素-血管紧张素-醛固酮系统；NP，利钠肽系统分子；NEP，脑啡肽酶。(Indian Heart Journal Volume 70, Supplement 1, July 2018, Pages S102 S110)

一副作用，同时0.1%的患者有血管性水肿，但是ARB不会有这两种副作用[16]。奥马曲拉随后被证实可以抑制降解缓激肽的酶。针对奥马曲拉的副作用,一个合理的解决方案是ARB和NEPi的结合应用，称为ARNi或血管紧张素受体脑啡肽酶抑制剂——LCZ696,沙库巴曲/缬沙坦。沙库巴曲是一种可以在体内转化为NEP抑制剂的前体药物，它可以抑制脑啡肽酶,从而降解NP。于2010年发表的一项三期试验[17]比较沙库巴曲/缬沙坦和缬沙坦对心脏收缩、舒张功能和脉压的影响,结果显示,沙库巴曲/缬沙坦组在这些指标有较大的降低。2012年发表的关于ARNi和ARB分别对于心力衰竭患者EF影响的二期前瞻性随机试验[18],采用沙库巴曲/缬沙坦和缬沙坦分别对HFpEF的心力衰竭患者用药12周后的NT-proBNP指标作为评价标准。在12周后,沙库巴曲/缬沙坦组的NT-proBNP明显降低,同时超声心动图证实了左心房体积的缩小。NT-proBNP的降低作用似乎与药物的降血压作用无关。

2014年发表的关于分别应用ARNi和ACEi对全球心力衰竭患者的死亡率和发病率影响的实验(PARADIGM-HF)，随机选择8399例HFrEF(LVEF ≤40%)和NYHA分级为Ⅱ~Ⅳ级的患者，除了慢性收缩性心力衰竭的标准治疗,患者使用沙库巴曲/缬沙坦200mg口服每日一次或依那普利10mg口服每日一次。大部分研究对象都接受了β受体阻滞剂和盐皮质激素拮抗剂。试验的主要终点是心血管病因死亡和心力衰竭住院死亡的联合终点。由于沙库巴曲/缬沙坦的二期安全数据不足,所有试验参与者都按照PARADIGM规范化安全协议保证使用药物的安全和耐受性。如果参与者能同时耐受沙库巴曲/缬沙坦和依那普利，他们被随机分配到两个研究小组。这个试验方法的评估方法由试验的终点情况和试验的安全性与耐受性数据决定。当这个试验满足预期的试验效果时,试验在中期随访27个月后被中止。相对于原始的试验终点,联合使用ARNi后降低了20%的死亡率(HR=0.80,$P<0.001$)，同时也减少了20%心血管导致的死亡率和21%的心力衰竭住院率($P<0.001$)。沙库巴曲/缬沙坦组全因死亡率降低了16%(HR=0.84,$P<0.001$)。低血压副作用在沙库巴曲/缬沙坦组和依那普利组的发生率分别为14%和9%,停药率方面两者没有统计学差异(沙库巴曲/缬沙坦0.9%,依那普利0.7%)。血管源性水肿的发生率在两组中没有统计学差异。

在次级分析中，沙库巴曲/缬沙坦组对于心力衰竭进程有明显的临床效益，包括以下几个方面：改善NYHA分级、减少提高医学治疗等级的必要性、减少急诊就诊、ICU住院、心肌相关支持的必要。按照标准心力衰竭指南,沙库巴曲/缬沙坦组有更低的NT-proBNP和肌钙蛋白水平，明显降低了心源性猝死、除颤器植入导致严重的心源性心力衰竭的死亡率,但是针对左心室辅助装置和心脏移植导致的死亡率没有明显的作用。PARADIGM项目组研究人员还将沙库巴曲/缬沙坦组和SOLVD试验(依那普利)、CHARM-Alternative试验(坎地沙坦)[19]进行了比较,发现复合终点和心血管死亡的相对风险显著降低。通过堪萨斯城心肌病问卷调查,PARADIGM-HF研究人员[20]发现,与依那普利相比，沙库巴曲/缬沙坦组在机体活动和社会活动方面有显著改善[20]。据报道,经过36个月的评估,最大的改善是在家务劳动($P<0.001$)和两性关系($P=0.002$)方面;在另一项次级分析中,PARADIGM-HF研究人员发现,已使用盐皮质激素拮抗剂的患者在依那普利组比ARNi组会更频繁地发生高钾血症(每100例患者年发生的事件分别为3.1次和2.2次,HR=1.37,CI 1.06~1.76 $P=0.02$)。

PARADIGM-HF试验的局限性在于数据来源于66%的白人、78%的男性和70%的NYHA Ⅱ级患者。其中只有5%的黑人,这个局限会使得血管源性水肿的发生率无法被准确测量。同时有报道,PARADIGM-HF试验中依那普利组剂量较低[22]。根据PARADIGM-HF试验的入选条件，只有收缩性心力衰竭和EF≤35%的患者才能成为药物试验的试验者。另一个局限性表现在脑啡肽酶可以维持淀粉样蛋白-β肽的稳定性,这就提出了一个问题,脑啡肽酶阻断剂会增加这种蛋白在脑部的累积[11]。然而，一项随机双盲试验测量了沙库巴曲/缬沙坦在健康人群脑脊液的含量[23],相对于安慰剂组,沙库巴曲/缬沙坦组没有剧烈地改变β亚型淀粉样蛋白的含量，尽管脑脊液中沙库巴曲/缬沙坦的代谢物浓度足以抑制脑啡肽酶。

射血分数保留的 HF 患者 ARNi 与 ARB 整体预后的前瞻性比较试验(PARAGON-HF Trial)[24]是一项关于沙库巴曲/缬沙坦对 HFpEF 影响的前瞻性随机试验，已经登记并且预计于 2019 年 3 月 15 日(clinicaltrials.gov)完成研究报告。为了评价沙库巴曲/缬沙坦对于认知能力的影响，在PARAGON-HF 试验中一系列的认知测试已经完成。

综上所述，根据非致死性心力衰竭患者恶化后的测量数据，PARADIGM-HF 试验人员发现，沙库巴曲/缬沙坦的联合使用比单用依那普利对抑制心力衰竭患者的远期恶化更为有效[25]。在PARADIGM-HF 试验中，为使慢性心力衰竭(NYHA 分级 Ⅱ~Ⅳ级)和低 EF 的心力衰竭患者有较低的住院率和降低死亡危险因素，2015 年 7 月 FDA 批准沙库巴曲/缬沙坦作为首选药物。

为了比较沙库巴曲/缬沙坦和依那普利对患者 NT-proBNP 的影响，881 例心力衰竭和低 EF 值患者入组 PIONEER-HF 试验 (PMID:30415601)，而这些患者都因急性失代偿性心力衰竭在美国 129 家医院住院治疗。在血流动力学稳定后，患者被随机分为两组，沙库巴曲/缬沙坦组(97mg 沙库巴曲、103mg 缬沙坦，每日 2 次)和依那普利组(10mg，每日 2 次)。评价疗效的主要差异是根据 NT-proBNP 的浓度变化来决定，持续时间分别为 4 周和 8 周。主要的安全性结果是肾功能恶化率、高钾血症、症状性低血压和血管性水肿。

研究员发现沙库巴曲/缬沙坦组 NT-proBNP 浓度的降低程度比在依那普利组更多。除此之外，两种药拥有同等的安全性；肾衰竭、高钾血症、症状性低血压、血管性水肿的发生率没有太大的不同。根据入院患者的临床数据分析，患者入院后 8 周连续使用沙库巴曲/缬沙坦组比使用依那普利组有着更低的再住院率。

## 沙库巴曲/缬沙坦的药物动力代谢

沙库巴曲/缬沙坦的吸收较快，沙库巴曲、沙库巴曲代谢物、缬沙坦达到最大浓度只需要 2~3 小时[26]。沙库巴曲/缬沙坦(每日 2 次)在 3 日内达到稳定浓度。沙库巴曲的主要代谢途径是肾脏，缬沙坦通过胆汁途径。沙库巴曲、沙库巴曲代谢物、缬沙坦的浓度在心力衰竭患者的浓度-时间曲线下，面积比正常时更大。肾脏损伤对沙库巴曲和缬沙坦的代谢没有影响，但是沙库巴曲的浓度-时间曲线下面积会更大。中度肝脏损伤会使沙库巴曲和缬沙坦浓度-时间曲线下的面积增加两倍。至于药物的相互影响，沙库巴曲/缬沙坦会增加阿托伐他汀的血液浓度。沙库巴曲/缬沙坦的药物动力代谢不受年龄、性别和种族的影响。

## 沙库巴曲/缬沙坦的血流动力影响

令人惊讶的是，关于沙库巴曲/缬沙坦的具体功能和血流动力学数据很少。对 PARAGIGM-HF 的事后分析表明：按降低 5%左心室射血分数进行评估时，该药物可有效降低由于 LVEF 降低导致的心血管死亡率和心力衰竭住院率[27]。沙库巴曲/缬沙坦对于晚期收缩性心力衰竭是一种有效的药物，可以提高血流动力学水平，并且促进静脉性 HF 药物转变的治疗效果。

## 伊伐布雷定

### 药物背景和药理

40 年前，人们开始研究这种直接作用于窦房结的抑制剂。伊伐布雷定是第一种用于降低心率的药物，同时在欧洲也是首次用于心绞痛的药物。窦房结具有使膜电位去极化的能力，从而驱使细胞的膜电位产生动作电位(图 8.2)。窦房结的活动与数种离子流的跨膜运动有关，包括关闭或者过度激活环核苷酸门控通道来调节 $I_f$ 通路，这也是它与其他通路不同的地方。$I_f$ 通路可以同时将钠离子和钾离子运过肌膜，同时可以直接激活环磷酸腺苷，而这也与 $I_h$ 神经元通路相关。伊伐布雷定在合适剂量下可以抑制 $I_f$ 通路来降低心率[28]。研究表明，伊伐布雷定具有单纯的降低心率的作用，同时不会影响左心室可收缩性和舒张性功能[29]。在一项健康者临床试验中表明，等电位剂量的 30mg 伊伐布雷定和 40mg 普萘洛尔对心率和心率变异性的影响差异不大，而普萘洛尔与伊伐布雷定、安慰剂或两者相比，

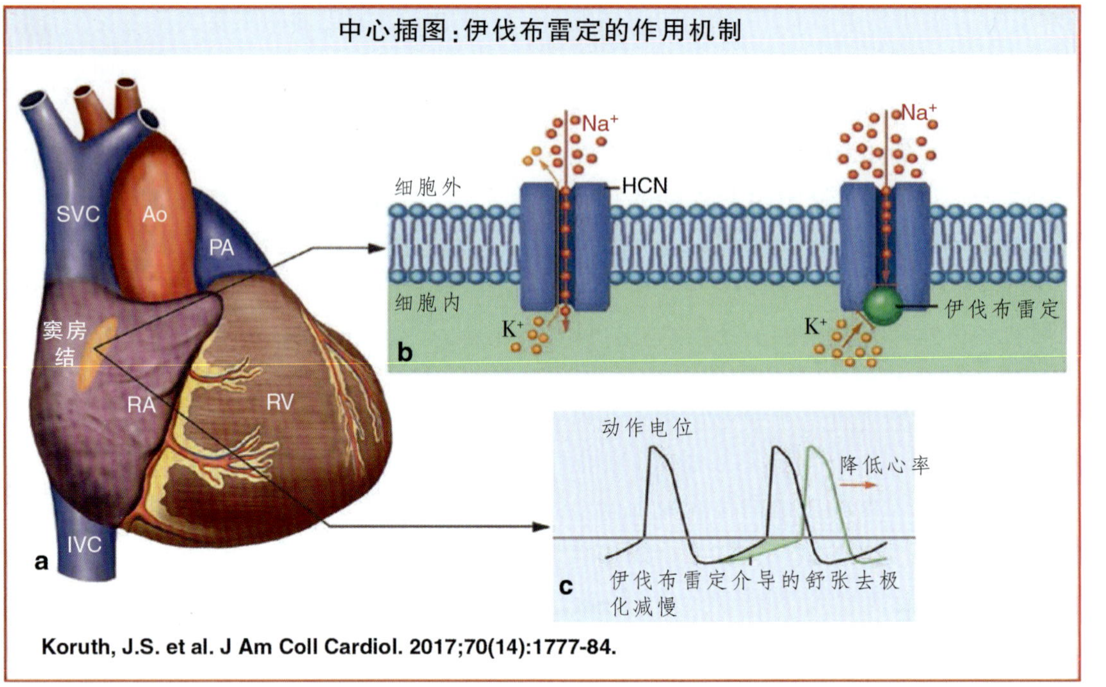


图 8.2 伊伐布雷定的主要作用机制。伊伐布雷定通过窦房结作用于心脏,窦房结主要位于上腔静脉和右心房交界处的心外膜下。(a)窦房结在心脏的位置。(b)在窦房结中,伊伐布雷定阻断了超极化激活的环核苷酸门控(HCN)跨膜通道的胞内通道,HCN 负责钠离子($Na^+$)和钾离子($K^+$)的跨膜运输。这导致了内向起搏电流($I_f$)的抑制,该电流在超极化膜电位时被特异性激活。(c)通过选择性抑制 $I_f$,在不改变动作电位其他阶段的情况下,心脏起搏器动作电位舒张去极化斜率(阴影区)降低,舒张持续时间增加。这导致心率降低。Ao,主动脉;IVC,下腔静脉;PA,肺动脉;RV,右心室;SVC,上腔静脉;HCN,超极化激活的环核苷酸门控。

会明显降低收缩压、平均血压和心输出量(无创测量)[30]。在空腹条件下,伊伐布雷定达到血液药物浓度峰值需要 1 小时。进食会使药物浓度峰值推迟 1 小时,但是会提高峰值。伊伐布雷定主要经肝脏代谢,通过肝脏和肾脏排出。伊伐布雷定的血浆清除半衰期为 11 小时,对 QT 间期没有直接影响。光幻视是伊伐布雷定的脱靶效应,即不受视网膜刺激调节的光亮感,这是由于伊伐布雷定对视网膜去极化的影响。

伊伐布雷定最初作为控制心率的药物,但是随机临床试验表明,它对非心力衰竭的稳定型心绞痛未显示出显著优势[31]。同时,伊伐布雷定组和安慰剂组对 1 年内心绞痛患者的身体功能评分没有太大的区别[32],但是在西雅图一项 36 个月的心绞痛随机调查研究显示,伊伐布雷定组有更好的评分。伊伐布雷定组对低剂量阿替洛尔组和低剂量阿替洛尔+氨氯地平组在身体耐力表现方面没有任何优势[33,34]。

伊伐布雷定对低心输出量的心力衰竭患者有减慢心率的作用,从而进行了一项随机、双盲、空白对照的临床试验(BEAUTIFUL),关于 $I_f$ 通路抑制剂对于 10 917 例冠状动脉综合征伴左心室功能不全患者发病率和死亡率的影响[35]。入选标准包括 LVEF<40%、85% NYHA Ⅱ和Ⅲ级、83%为男性、87%的患者服用 β 受体阻滞剂。在随后 19 个月的随访调查中,伊伐布雷定组和安慰剂组在心血管死亡率、心肌梗死住院率、心力衰竭恶化再住院率之间没有太大的差别。但是,对其中 14%的活动受限型心绞痛患者进行的亚组分析显示,心肌梗死患者的住院率有所降低,复合终点的临界值降低($P$=0.05);他们与其他活动性心绞痛患者的区别是基础心率≥70 次/分,其差异具有统计学意义[36]。

为了研究上述现象,一个课题组收集了 19 102 例无心力衰竭的稳定型冠心病患者的数据进行调查研究[37]。其中男性患者有如下特征:75%的患者有心绞痛、平均 LVEF 为 56%。28 个月的随访研究发现，伊伐布雷定会使患者的心率有显著下降，但是对心血管性死亡率和非致命性心肌梗死并没有好的效果。对试验研究的终点数据进行分析发现，事实上有证据表明伊伐布雷定组反而不利于治疗；相对于对照组有 1.1%的提升($P$=0.02)。伊伐布雷定在无左心室收缩功能障碍的心绞痛患者中出现不一样的研究结果，现在还没有合理的解释，这些患者虽然有症状上的改善，但是要面临药物多样性带来的巨大潜在风险。

一项用伊伐布雷定治疗收缩性心力衰竭的临床试验(SHIFT)[38]入组了 6505 例缺血性和非缺血性心力衰竭患者，其中 NYHA Ⅱ~Ⅳ级大部分为 NYHA Ⅱ~Ⅲ级、LVEF≤35%的患者，分别服用伊伐布雷定或者安慰剂。该试验没有对来自美国的患者进行随机分组；大多数患者为男性，89%服用 β 受体阻滞剂，91%服用 ACEI 或 ARB，60%服用醛固酮拮抗剂，22%应用洋地黄。超过 2/3 的患者达到了每日 2 次 7.5mg 伊伐布雷定的目标剂量。与安慰剂组相比，伊伐布雷定组的心血管死亡或因心力衰竭首次住院的复合终点显著降低(HR0.82，$P$<0.0001，主要由于心力衰竭住院率下降)(图 8.3)。同时接受 β 受体阻滞剂的患者获益较少，而非缺血性心力衰竭患者获益较大。NYHA 评分和堪萨斯州心脏病协会问卷调查评分有较大的提高[39]。将 BEAUTIFUL 以及 SHIFT 试验中的基础心率≥70 次/分的患者合并分析时，伊伐布雷定对患者的死亡率没有明显影响。但是，对 275 例患者进行的一项 SHIFT 超声亚组分析[40]显示，服用伊伐布雷定 8 个月后，LVEF 有小幅度明显提升(4±10%，$P$=0.004)。

SHIFT 试验的不足之处包括 25%的实验参与者没有为 HRrEF 服用 β 受体阻滞剂，但是伊伐布雷定并没有减少基础心率≤75 次/分的患者的任何终点。使用卡维地洛、美托洛尔、比索洛尔的患者有长期获益，伊伐布雷定引起的类似心率下降没有导

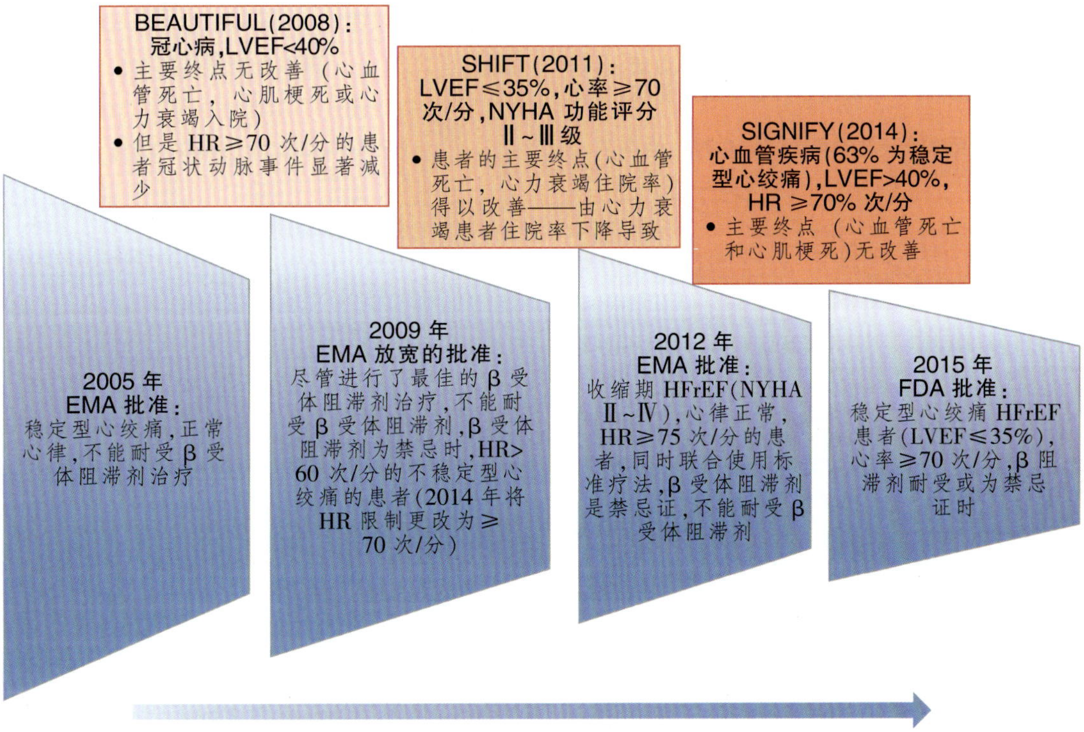


**图 8.3** 伊伐布雷定在美国和欧洲的认证时间表。伊伐布雷定的使用适应证随着时间的推移而变化，并根据不同的地区情况而有所不同。自从 2005 年欧洲药品管理局(EMA)首次批准伊伐布雷定用于心绞痛治疗以来，几项随机对照试验的结果扩大了心力衰竭患者的适应证，最近得到 FDA 的批准。BEAUTIFULIf，抑制剂伊伐布雷定对于冠心病和左室功能不全患者患病率及死亡率的评价试验；HFrEF，射血分数降低的心力衰竭；NYHA，纽约心脏协会；SHIFT，$I_f$ 抑制剂治疗伊伐布雷定治疗收缩性心力衰竭的试验；SIGNIFY，$I_f$ 抑制剂伊伐布雷定对冠心病患者患病率及死亡率的评价试验。(PMID：28958335)

致全因生存率获益。另一个 SHIFT 亚组分析表明，只有<50% β 受体阻滞剂目标剂量的患者主要终点明显提高[41]。因此，伊伐布雷定似乎仅对服用了 β 受体阻滞剂后心率依旧≤75 次/分的患者有明显的益处。尽管有着上述不同的效果，但是伊伐布雷定增加了有症状和无症状性心动过缓的发生率，同时伴随着心房颤动和光幻视的出现，导致伊伐布雷定药物中止使用。BEAUTIFUL 和 SHIFT 数据显示：心房颤动风险增加 1.7%，突显了观察患者使用伊伐布雷定治疗心律失常的重要性，尤其是考虑到心房颤动对收缩性心力衰竭的负面预后影响。FDA 于 2015 年 4 月批准对已经使用最大耐受剂量的 β 受体阻滞剂治疗 HFrEF 后 LVEF≤35%、HR≥70 次/分（图 8.4）的患者使用伊伐布雷定。但是该药物禁止用于窦房结功能障碍或房室传导阻滞的患者。FDA 的批准强调了 HFrEF 患者在使用最大耐受剂量的 β 受体阻滞剂有一定疗效后，其 HR>70~75 次/分，建议额外使用伊伐布雷定。这种有效的治疗方式在于降低了心率，但是具体的机制目前仍不明确。

关于伊伐布雷定的有效性仍有争议。最近的一篇对伊伐布雷定试验的 Meta 分析表明，在 HR≥70 次/分窦性心律的 HFrEF 患者中，使用伊伐布雷定减少了 HF 的住院率，更强的证据说明伊伐布雷定在 HF 中应用需要更广泛的随机实验证实[42]。最近的指南更新强调了 FDA 关于伊伐布雷定附加使用的建议[43]。

另一方面，指南也建议对于任何 NYHA Ⅱ~Ⅳ级 HFrEF 的患者，在没有使用 ARNI、考虑用沙库巴曲/缬沙坦来代替 ACEI 或 ARB 时应采用低剂量[44]。在上述许多试验中，女性和其他种族人群的组成数量都很低，以至于人们可能会质疑这些药物在这些人群中的科学功效。关于沙库巴曲/缬沙坦和伊伐布雷定的进一步用法，请参考 2017 ACC/AHA/HFSA 心力衰竭管理指南[43]和 2017 ACC 心力衰竭最佳优化治疗的专家共识[44]。

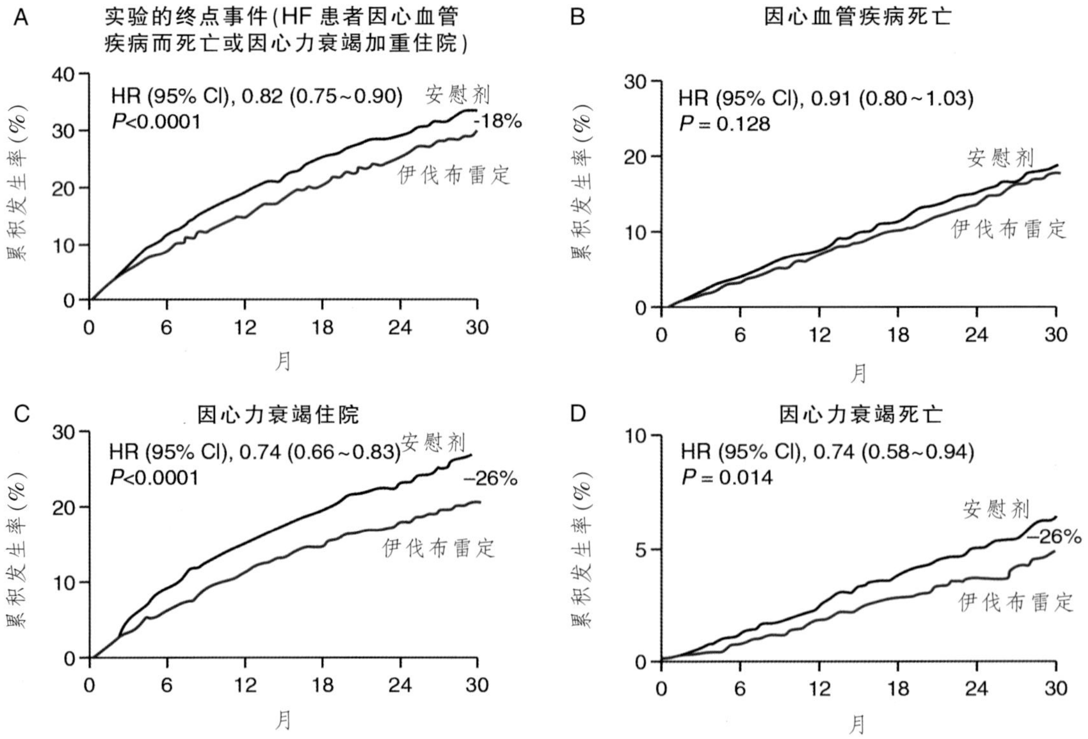


**图 8.4** SHIFT 中不同终点的 Kaplan–Meier 累积事件曲线。主要综合结果（A 组）；心血管死亡率或心力衰竭住院和心血管死亡率的两个组成部分（B 组）；伊伐布雷定组和安慰剂组的心力衰竭住院（C 组）和心力衰竭死亡（D 组）。$I_f$ 抑制剂伊伐布雷定治疗心血管病、心力衰竭、收缩性心力衰竭的试验。（Swedberg et al.; SHIFT Investigators.Lancet. 2010;376:875–885）

（龚奕杰 译）

## 参考文献


1. Cohn JN, Archibald DG, Ziesche S, et al. Effect of vasodilator therapy on mortality in chronic congestive heart failure. N Engl J Med. 1986;314:1547–52.
2. CONSENSUS Trial Study Group. Effects of enalapril on mortality in severe congestive heart failure. N Engl Med. 1987;316:1429–35.
3. SOLVD Investigators. Effect of enalapril on survival in patients with reduced left ventricular ejection fractions and congestive heart failure. N Engl J Med. 1991;325:293–302.
4. Cohn JN, Johnson G, Ziesche S, et al. A comparison of enalapril with hydralazine-isosorbide dinitrate in the treatment of chronic congestive heart failure. N Engl J Med. 1991;325:303–10.
5. Taylor AL, Ziesche S, Yancy C, et al. Combination of isosorbide dinitrate and hydralazine in blacks with heart failure. N Engl J Med. 2004;351:2049–57.
6. Packer M, Coats AJ, Fowler MB, et al. Effect of carvedilol on survival in severe chronic heart failure. N Engl J Med. 2001;344:1651–8.
7. MERIT-HF Study Group. Effect of metoprolol CR/XL in chronic heart failure: metoprolol CR/XL randomised intervention trial in congestive heart failure (MERIT-HF). Lancet. 1999;353:2001–7.
8. Pitt B, Zannad F, Remme WJ, et al. The effect of spironolactone on morbidity and mortality in patients with severe heart failure. Randomized aldactone evaluation study investigators. N Engl J Med. 1999;341:709–17.
9. Kagawa CM, Sturtevant FM, Van Arman CG. Pharmacology of a new steroid that blocks salt activity of aldosterone and desoxycorticosterone. J Pharm Exp Ther. 1959;126:123–30.
10. Zannad F, McMurray JJ, Frum H, et al. Eplerenone in patients with systolic heart failure and mild symptoms. N Engl J Med. 2011;364:11–21.
11. Digitalis Investigation Group. The effect of digoxin on mortality and morbidity in patients with heart failure. N Engl J Med. 1997;336:525–33.
12. Srikanth Y, Aronow WS, Mondal P, Chabbott DR. The evolution of natriuretic peptide augmentation in management of heart failure and the role of sacubitril/valsartan. Arch Med Sci. 2017;13:1207–16.
13. Cohn JN, Tognoni G, for the Valsartan Trial Investigators. A randomized trial of the angiotensin receptor blocker valsartan in chronic heart failure. N Engl J Med. 2001;345:1667–1675.
14. O'Connor CM, Starling RC, Hernandez AF, et al. Effect of nesiritide in patients with acute decompensated heart failure. N Engl J Med. 2011;365:32–43.
15. Packer M, Califf RM, Konstam MA, et al. Comparison of omapatrilat and enalapril in patients with chronic heart failure: the Omapatrilat Versus Enalapril Randomized Trial of Utility in Reducing Events (OVERTURE). Circulation. 2002;106:920–6.
16. Braunwald E. The path to an angiotensin receptor neprilysin inhibitor in the treatment of heart failure. J Am Coll Cardiol. 2015;65:1029–41.
17. Ruilope LM, Dukat A, Bohm M, et al. Blood-pressure reduction with LCZ696, a novel dual-acting inhibitor of the angiotensin II receptor and neprilysin: a randomised, double-blind, placebo-controlled, active comparator study. Lancet. 2010;375:1255–66.
18. Solomon SD, Zile M, Pieske B, et al. The angiotensin receptor neprilysin inhibitor LCZ696 in heart failure with preserved ejection fraction: a phase 2 double-blind randomised controlled trial. Lancet. 2012;380:1387–95.
19. Young JB, Dunlap ME, Pfeffer MA, et al. Mortality and morbidity reduction with candesartan in patients with chronic heart failure and left ventricular systolic dysfunction: results of the CHARM low-left ventricular ejection fraction trials. Circulation. 2004;110:2618–26.
20. Chandra A, Lewis EF, Claggett BL, et al. Effects of sacubitril/valsartan on physical and social activity limitations in patients with heart failure: a secondary analysis of the PARADIGM-HF trial. JAMA Cardiol. 2018;3:498–505. https://doi.org/10.1001/jamacardio.2018.0398 . Published online April 4.
21. Desai AS, Vardeny O, Claggett B, et al. Reduced risk of hyperkalemia during treatment of heart failure with mineralocorticoid receptor antagonists by use of sacubitril/valsartan compared with enalapril: a secondary analysis of the PARADIGM-HF trial. JAMA Cardiol. 2017;2:79–85.
22. Bernardez-Pereira S, Ramires FJA, de Melo RFT, Pereira-Barretto AC. Was the enalapril dose too low in the PARADIGM-HF trial? Cardiol Rev. 2018; https://doi.org/10.1097/CRD.0000000000000193. [Epub ahead of print]
23. Langenickel TH, Tsubouchi C, Ayalasomayajula S, et al. The effect of LCZ696 (sacubitril/valsartan) on amyloid-ß concentrations in cerebrospinal fluid in healthy subjects. Br J Clin Pharmacol. 2016;81:878–90.
24. Solomon SD, Rizkala AR, Gong J, et al. Angiotensin receptor neprilysin inhibition in heart failure with preserved ejection fraction: rationale and design of the PARAGON-HF Trial. JACC Heart Fail. 2017;5:471–82.
25. Packer M, McMurray JJ, Desai AS, et al. Angiotensin receptor neprilysin inhibition compared to enalapril on the risk of clinical progression in surviving patients with heart failure. Circulation. 2015;131:54–61.
26. Ayalasomayajula S, Langenickel T, Pal P, et al. Clinical pharmacokinetics of sacubitril/valsartan (LCZ696): a novel angiotensin receptor neprilysin inhibitor. Clin Pharmacokinet. 2017;56:1461–78.
27. Solomon SD, Claggett B, Desai AS, et al. Influence of ejection fraction on outcomes and efficacy of sacubitril/valsartan (LCZ696) in heart failure with reduced ejection fraction. The prospective comparison of ARNI with ACEI to determine impact on global mortality and morbidity in heart failure (PARADIGM-HF) trial. Circ Heart Fail. 2016;9:e002744.
28. Sulfi S, Timmis AD. Ivabradine – the first selective sinus node $I_f$ channel inhibitor in the treatment of stable angina pectoris. Int J Clin Pract. 2006;60:222–8.
29. Vilaine JP, Bidouard JP, Lesage L, et al. Anti-ischemic effects of ivabradine, a selective heart rate-reducing agent, in exercise-induced myocardial ischemia in pigs. J Cardiovasc Pharmacol. 2003;42:688–96.
30. Joannides R, Moore N, Iacob M, et al. Comparative effects of ivabradine, a selective heart rate lowering agent, and propranolol on systemic and cardiac haemodynamics at rest and during exercise. Br J Clin Pharmacol. 2006;61:127–37.

31. Borer JS, Fox K, Jaillon P, et al. Antianginal and antiischemic effects of ivabradine, and $I_f$ inhibitor, in stable angina: a randomized, double-blind, multicentered, placebo-controlled trial. Circulation. 2003;107:817–23.
32. Tendera M, Chassany O, Ferrari R, et al. Quality of life with ivabradine in patients with angina pectoris. The study assessing the morbidity and mortality benefits of the $I_f$ inhibitor ivabradine in patients with stable coronary artery disease quality of life substudy. Circ Cardiovasc Qual Outcomes. 2016;9:31–8.
33. Tardif JC, Ponikowski P, Kahan T, et al. Efficacy of the $I_f$ current inhibitor ivabradine in patients with chronic stable angina receiving beta blocker therapy: a 4-month, randomize, placebo-controlled trial. Eur Heart J. 2009;30:540–8.
34. European Medicines Agency. Ivabradine: European public assessment report – scientific discussion. http://www.ema.europa.eu/docs/en_GB/document_library/EPAR_-_Scientific_Discussion/human/000597/WC500043587.pdf
35. Fox K, Ford I, Steg PG, et al. Ivabradine for patients with stable coronary artery disease and left-ventricular systolic dysfunction (BEAUTIFUL): a randomised, double-blind, placebo-controlled trial. Lancet. 2008;372:807–16.
36. Fox K, Ford I, Steg PG, et al. Relationship between ivabradine treatment and cardiovascular outcomes in patients with stable coronary artery disease and left ventricular systolic dysfunction with limiting angina: a subgroup analysis of the randomized, controlled BEAUTIFUL trial. Eur Heart J. 2009;30:2337–45.
37. Fox K, Ford I, Steg PG, et al. Ivabradine in stable coronary artery disease without clinical heart failure. N Engl J Med. 2014;371:1091–9.
38. Swedberg K, Komaida M, Bohm M, Borer JS, et al. Ivabradine and outcomes in chronic heart failure (SHIFT): a randomised placebo-controlled trial. Lancet. 2010;376:875–85.
39. Ekman I, Chassany O, Komajda M, et al. Heart rate reduction with ivabradine and health related quality of life in patients with chronic heart failure: results from the SHIFT study. Eur Heart J. 2011;32:2395–404.
40. Tardif JC, O'Meara E, Komajda M, SHIFT Investigators, et al. Effects of selective heart rate reduction with ivabradine on left ventricular remodelling and function: results from the SHIFT echocardiography substudy. Eur Heart J. 2011;32:2507–15.
41. Böhm M, Borer J, Ford I, et al. Heart rate at baseline influences the effect of ivabradine on cardiovascular outcomes in chronic heart failure: analysis from the SHIFT study. Clin Res Cardiol. 2013;102:11–22.
42. Narayanan MA, Reddy YNV, Baskaran J, et al. Ivabradine in the treatment of systolic heart failure – a systematic review and meta-analysis. World J Cardiol. 2017;9:182–90.
43. Yancy CW, Jessup M, Bozkurt B, et al. 2017 ACC/AHA/HFSA focused update of the 2013 ACCF/AHA guideline for the management of heart failure: a report of the American College of Cardiology/American Heart Association Task Force on Clinical Guidelines and the Heart Failure Society of America. J Am Coll Cardiol. 2017;70:776–803.
44. Yancy CW, Januzzi JL, Allen LA, et al. 2017 ACC expert consensus decision pathway for optimization of heart failure treatment: answers to 10 pivotal issues about heart failure with reduced ejection fraction: a report of the American College of Cardiology Task Force on Expert Consensus Decision Pathways. J Am Coll Cardiol. 2018;71:201–30.

# 第 9 章

# 机械循环支持

Daniel H. Katz, Marwa A. Sabe

## 心源性休克的血流动力学

清楚地了解心源性休克(CS)独特的血流动力学变化,对于理解 CS 的恶性循环(图 9.1)和各种 MCS 设备的独特优势至关重要。图 9.2a 中的环形显示了正常心脏的标准压力-容积环。提醒一下,收缩末期压力-容积关系(ESPVR)代表心脏本身的收缩功能。ESPVR 的斜率,即收缩末期弹性(Ees),是收缩力的近似值。舒张末期压力-容积关系(EDPVR)代表心脏的舒张功能。心脏的压力-容积环取决于任何给定时间的前负荷和后负荷的大小,但受 ESPVR 和 EDPVR 的限制。图 9.2b 中的位移表示当心脏遭受急性损伤(如 AMI)时,心脏本身收缩功能的预期变化。一般来说,心脏的收缩功能下降,表现为 ESPVR 的斜率下降。由此产生的压力-容积环表示左心室扩张(舒张末期容积增加)和产生更小每搏输出量的微弱收缩力。

考虑到正常心脏与急性损伤心脏相比的能量学变化,可以解释导致心源性休克的一个关键问题。心脏需要的能量依赖于 ESPVR、EDPVR 和压力-容积环所限定的空间。这些能量分为维持心脏形状和电活动所需的能量,称为势能(PE),和实际泵血的能量,称为每搏功(SW)。这些共同构成了与心肌耗氧量成正比的压力-容积面积。如图 9.2(c,d)所示,在心肌急性损伤时,SW 可能显著降低,但 PE 仍然相对较高。既然 SW 不仅代表对氧的需求,而且代表氧的供应,因此,很容易看出心脏能量学的这种变化是如何导致心肌供需失衡的。即使没有进一步的冠状动脉阻塞,这种失衡也可导致进一步的缺血,并进入 CS 的恶性循环。

从医生角度来说,他们有多种方法来干预上述病理生理过程。在急性心肌梗死的情况下,紧急再灌注仍然是治疗的标准[1]。然而,多种 CS 状态并不是由于冠状动脉阻塞引起,因此,溶栓和(或)经皮冠状动脉介入的作用有限。因为血管活性药物和正性肌力药物应用广泛、起效快、人力成本低,传统观念认为它们已成为 CS 治疗的基石。然而,它们会增加心肌需氧量,并可能损害终末器官微循环,且到目前为止,还没有一项随机试验显示其存在益处[3]。虽然这些药物有助于血流动力学紊乱的短期稳定,但是,MCS 提供的治疗干预不仅维持心输出量和改善组织灌注,还通过心室减压降低了心肌氧需求,从而直接阻断导致死亡的缺血和心肌功能障碍的恶性循环[2]。

D. H. Katz
Beth Israel Deaconess Medical Center,
Boston, MA, USA
e-mail: dkatz@bidmc.harvard.edu

M. A. Sabe (✉)
Beth Israel Deaconess Medical Center,
Boston, MA, USA
Harvard Medical School, Boston, MA, USA
e-mail: msabe@bidmc.harvard.edu

# 短期机械循环支持系统

在CS状态下,有许多装置可以提供直接的左心室减压。它们增加心输出量的程度各不相同,每种装置都有独特的优点和缺陷。以下是临床实践中最常用设备的概述。

## 主动脉内球囊反搏(IABP)

IABP是MCS中最常用的方式[4],可能是由于其易于植入。它由一个装在导管上的圆锥形气囊组成,需从外周动脉植入,定位于左锁骨下动脉和肾动脉之间的降主动脉中[5]。通常是通过股动脉植入,有时也会通过腋动脉直接或鞘管植入[6]。球囊的型

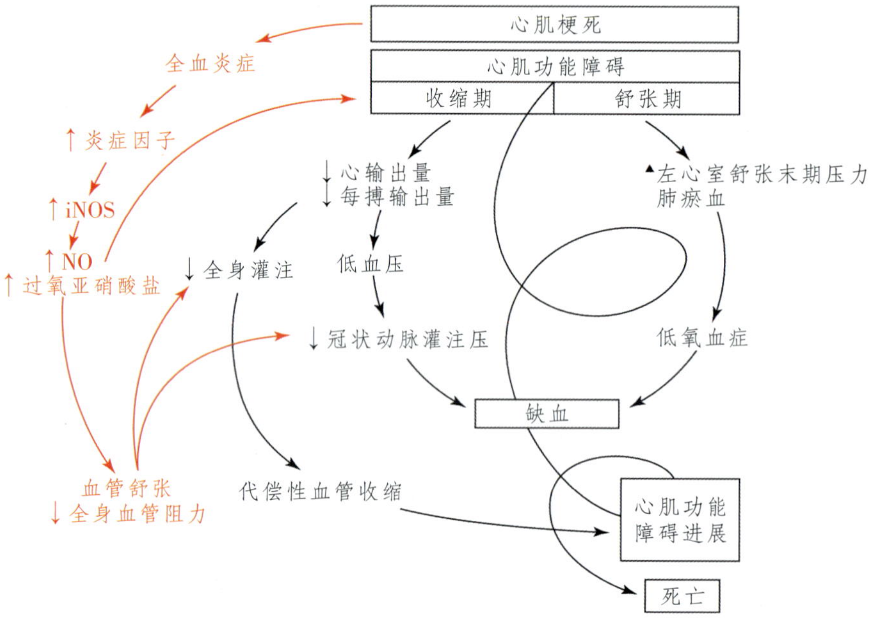


**图 9.1** 心源性休克的示例。红色表示炎症途径的影响。(Reproduced with permission from Judith Hochman and Harrison's Principles of Internal Medicine)

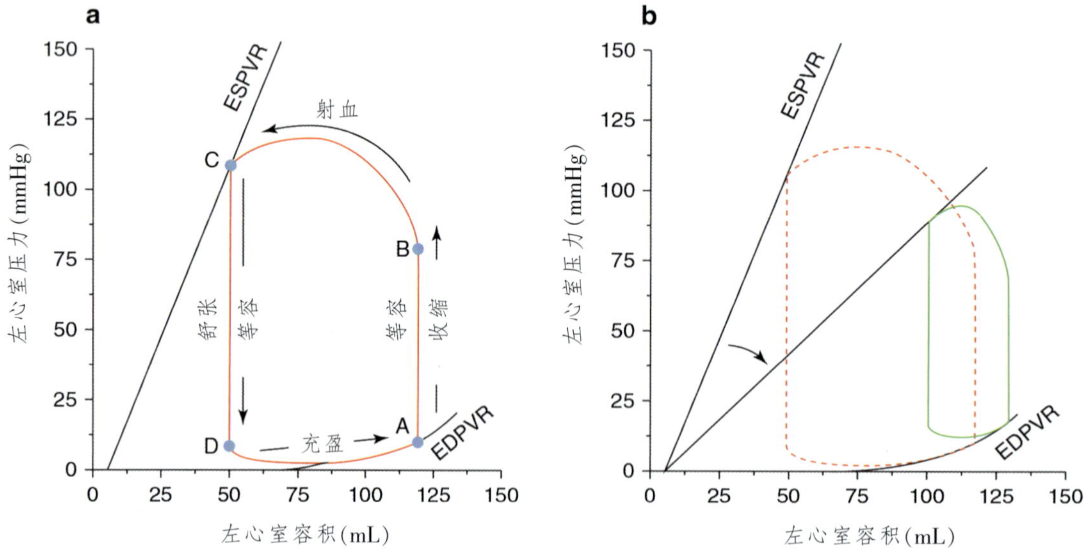


**图 9.2** (a)图像显示正常心脏的标准压力-容积环。从A点到B点的过程代表压力增加未引起容积变化的等容收缩期。B点代表主动脉瓣开放,心脏开始射血,心脏容积减少,心脏射血直至C点主动脉瓣关闭,然后到D点之间是等容舒张期,在D点二尖瓣开放,左心室充盈。(b)急性损伤打击时,心脏的收缩功能减弱,且ESPVR斜率降低。结果导致心室射血容量更少及整个心室扩张。(c)强调压力-容积面积(PVA)的组成部分,由每搏功(SW)和势能(PE)组成。(d)显示心脏急性损伤时PE和SW的改变。(Adapted from Uriel et al. JACC 2018 with permission [2])(待续)

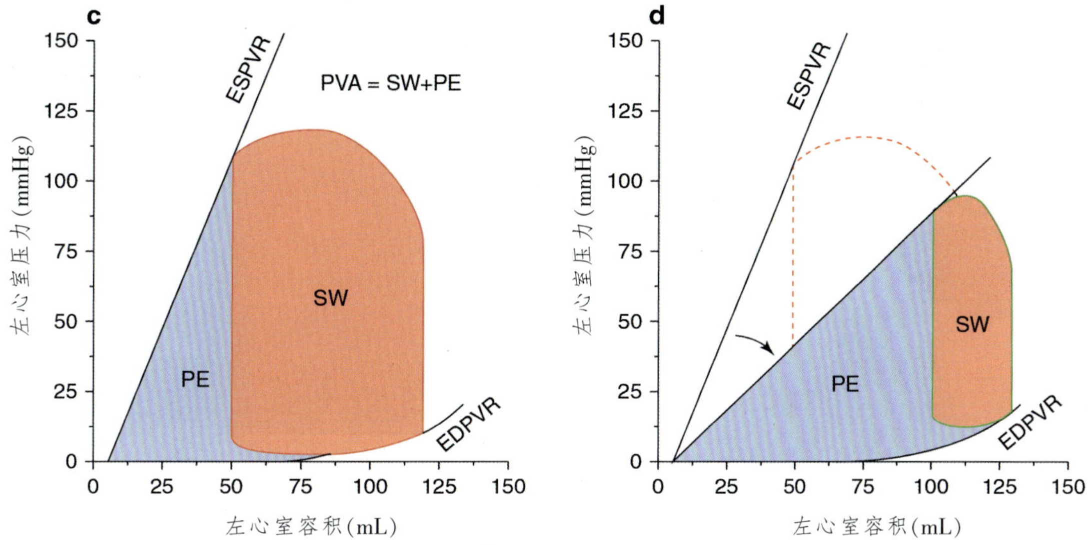


图9.2(续)

号从25mL到50mL不等，在心电图或纤维光学监测血流的指导下，球囊的充气，通常是用氦气，随着自身心率的变化而定时充气。入路鞘管通常为7.5Fr，是各种MCS系统中最小的。

## 血流动力学效应

IABP在每个心动周期中表现出两种有益的作用。在舒张期，球囊充气(图9.3a)。这显著增强了近段主动脉内的舒张压，从而增强了冠状动脉的灌注压和由此产生的冠状动脉血流[7]，从而直接改善心肌氧供应。收缩期，球囊放气，导致后负荷显著降低。后负荷的降低允许主动脉瓣提前打开，从而减少等容收缩时的氧需求。在有收缩储备的心脏中，这种减压可产生更大的每搏输出量(图9.3)[2,5]。IABP可显著降低体循环血管阻力，而血压没有明显降低，可用于急性重度二尖瓣反流或体循环血管阻力很高但血压很低的情况，但这种状态限制了硝普钠等减轻后负荷药物的使用。

## 局限性

尽管IABP对心输出量的增强作用会因人而异，但据估计，IABP可增加心输出量为0.5~1.0L/min[5]。IABP本身提供的内源性心输出量非常小。左心室减压可以增强左心室收缩期射血，这与在急性心力衰竭时使用血管舒张剂的作用类似，但心输出量的增加是相当有限的。对于心率较快和心律失常患者，尽管可以通过使用光纤监测的新设备来代替ECG，但由于充气时间的问题，IABP在此类患者中的作用是非常有限的。因为舒张期间的充气会加剧主动脉瓣关闭不全的程度，因此，中至重度主动脉瓣功能不全是IABP的禁忌证。由于植入导管的大小适中，因此置管部位出血是一种存在但可控的风险。

## 研究数据

关于IABP最重要的随机临床试验是IABP-SHOCK Ⅱ试验，在大约600例与急性心肌梗死相关的心源性休克患者中，将IABP与标准治疗相比较。30天死亡率无明显获益；然而，该试验存在的潜在问题是在标准治疗组中有10%的患者接受了IABP治疗，且目前对于IABP的植入时间存在争议，特别是在AMI患者中[3,8,9]。这项试验降低了对IABP的推荐强度，但实际上，IABP-SHOCK Ⅱ试验的血流动力学获益和注意事项使IABP得到持续广泛的应用。

归根结底，IABP最适用于以下情况：增加全身灌注的需求不大，冠状动脉缺血是心源性休克的主要驱动因素，或者降低后负荷有望带来潜在益处。IABP继续用于等待CABG的AMI患者、等待手术的急性二尖瓣反流患者，以及部分出现心源性休克的慢性心力衰竭患者。

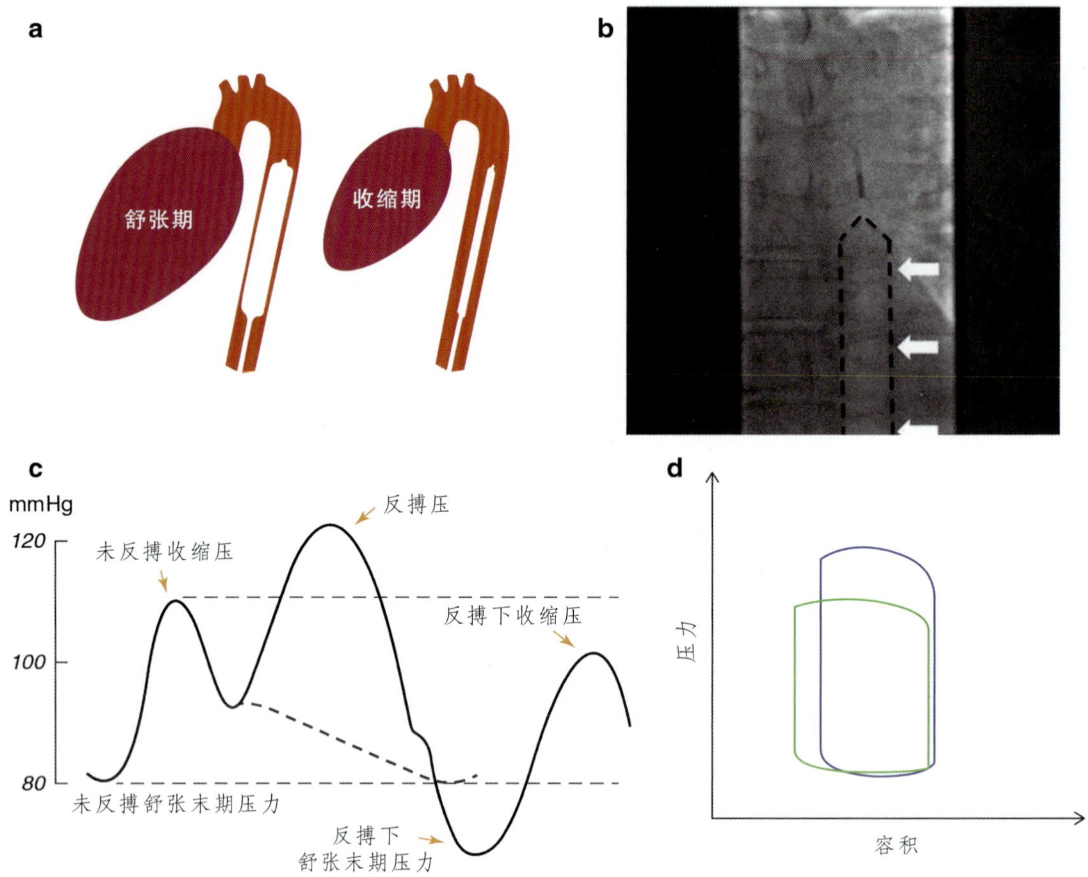


图 9.3　(a,b)透视引导下植入主动脉内球囊反搏。IABP 在心脏舒张期充气,在心脏收缩期放气。(c)IABP 对患者血压影响的示例。在心脏舒张期球囊充气时,使舒张压增加,理论上高于未反搏时的收缩压。然后,收缩期球囊放气,使反搏时的收缩压力轻度低于未反搏时的收缩压力。(d)绿色曲线为植入 IABP 后的压力–容积环。左心室后负荷降低,主动脉开放压明显降低,每搏输出量增加。(Reproduced with permission from Briceno et al. [8])

## Impella

Impella(Abiomed,Danvers,Massachusetts)是一种经皮植入的左心室辅助装置,它使用轴流叶轮将血液从左心室泵入主动脉。目前应用于临床的有 3 种,分别是 Impella 2.5、Impella CP(3.5)和 Impella 5.0。植入导管大小分别为 12Fr、14Fr 和 21Fr。虽然实际流量通常略低于最大值,但 Impella 型号与可达到的流量上限相对应,CP 可达到最大值约 4.0L/min。泵头固定在猪尾管上,猪尾管通过股动脉或腋动脉穿过主动脉瓣到达左心室,其中,腋动脉通常用于管腔更大的 Impella 5.0。

### 血流动力学效应

Impella 与 IABP 不同,IABP 只降低后负荷,Impella 降低了左心室压力和容积,进而降低前负荷和后负荷。如图 9.4 所示,Impella 降低了心室壁应力(后负荷)和舒张末期压力(前负荷)降低了心肌每搏功和势能,进而减少了心肌耗氧量。同时,Impella 直接增加心输出量,增加心肌供氧(图 9.4d)。由此引起的供需平衡变化表明心肌缺血中断,进而改善了心源性休克的继续恶化。

### 局限性

虽然临床医生对 Impella 的认识不足和培训较少阻碍了 Impella 在某些医院的应用,但 Impella 的使用量仍在增加。与 IABP 相比,Impella 插管更大,可能导致出血风险增加。这可能会因与轴向泵[10]、获得性血管性血友病综合征[11]相关的溶血以及抗凝的使用而加重,而 IABP 的球囊充气与心搏的比

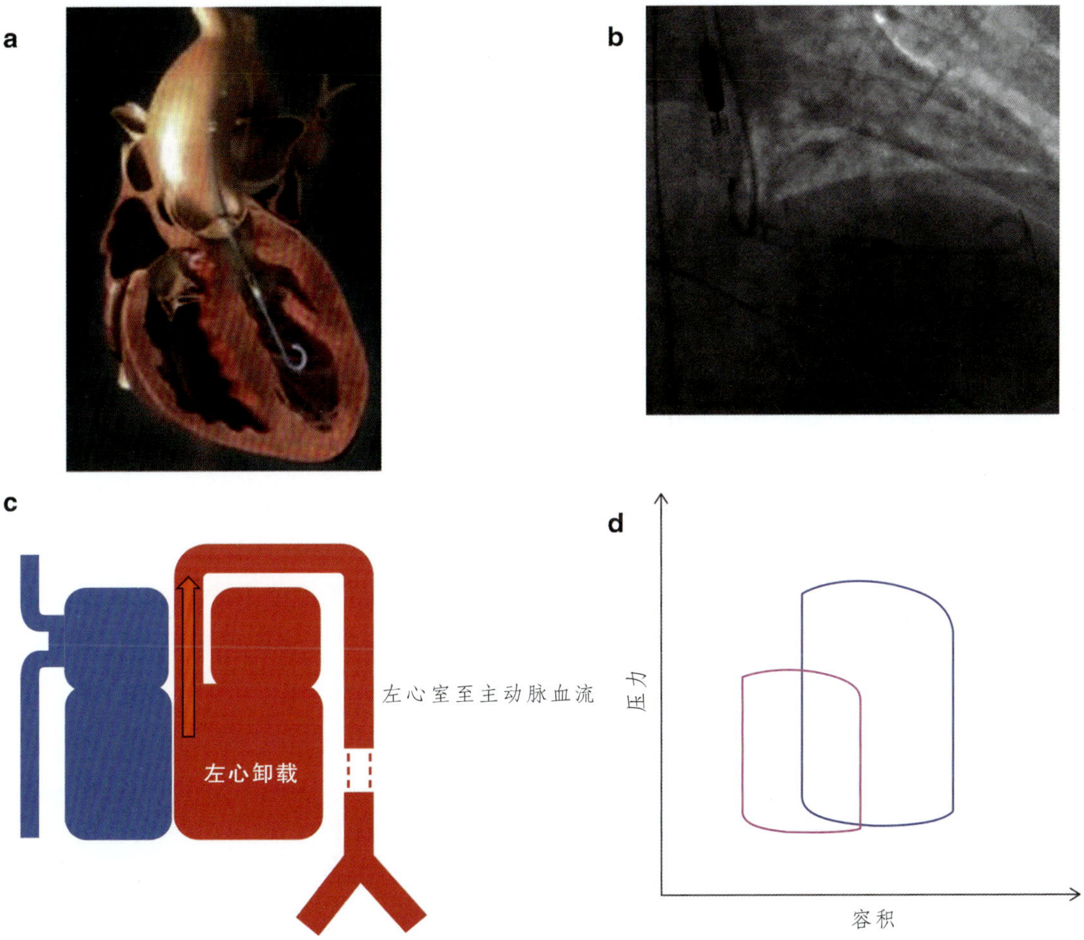


图 9.4 (a,b)Impella 在透视引导下穿过主动脉瓣。(c)Impella 直接卸载左心室血液进入主动脉。(d)因为左心室舒张末期容积显著减少,产生的压力-容积环(紫色)反映了 Impella 的减压情况。压力-容积环反映了左心室每搏输出量降低;然而,整体心输出量由 Impella 支持。(Reproduced with permission from Briceno et al. [8])

例为 1:1 时,抗凝并不是必需的。Impella 的使用期限尚不完全确定。FDA 批准 Impella 可使用 6 天,但一些地方使用 Impella 5.0 最长达 35 天[12]。由于活动受限的问题,股动脉置管的持续时间比腋动脉更短。

### 研究数据

小规模 ISAR SHOCK 试验结果显示, 与 IABP 相比,即使是 Impella 2.5 也具有更好的血流动力学效应[13]。作为使用该设备获得更大心输出量的必然结果, 登记的数据还表明, 从 Impella 2.5 升级到 Impella 5.0 将带来更多的益处[14],但缺乏相关的随机研究来证实。在 48 例急性心肌梗死的心源性休克患者中比较 Impella CP 和 IABP,两组患者的 30 天死亡率无明显差异[15]。数据表明,对于急性心肌梗死引发的心源性休克患者,在冠状动脉介入术前使用 Impella 优于术后使用[16]。鉴于在冠状动脉介入治疗时使用 Impella 的经验, 这些设备经常用于急性心肌梗死并发心源性休克的患者,还有一些数据显示,Impella 可用于急性失代偿性心力衰竭,作为心脏移植或左心室辅助设备植入的桥梁[17,18]。

## 体外泵

IABP 和 Impella 都是经外周植入的体内泵。因此,它们可提供的流量、使用的耐久性和解剖灵活性是有限的。换言之,体外泵使用大型的、坚固的离心泵可以获得更高的流速。根据解剖结构和对血流动力学的预期效果,进出口套管可以放置在许多位置上,包括外周或中心。膜式氧合器也可以与体外泵串联,以便在需要时提供血液氧合。与 Impella 类似，这些系统也需要抗凝来降低血栓风险。本节介绍比较常见的几种设备。

## TandemHeart

TandemHeart（CardiacAssist Inc., Pittsburgh, Pennsylvania）经皮放置和直接减轻左心室负荷，它在许多方面模仿了 Impella，但它使用体外离心泵。一个 21Fr 的出口套管植入股静脉直至右心房，然后穿过房间隔进入左心房。血液通过 17Fr 套管直接注入股动脉（图 9.5）[19]。血流动力学的特性与 Impella 相似。除了经皮股动脉穿刺的常见风险（出血、感染、肢体缺血等）外，经房间隔穿刺增加了心脏压塞的可能性。跨膜穿刺在技术上也困难重重，因此，该系统没有 Impella 应用广泛[8]。与 IABP 相比，TandemHeart 改善了血流动力学参数，但没有显示出死亡率获益[20,21]。

## CentriMag

CentriMag 与 Tandemheart 十分相似，它也是由体外离心泵组成。关键的区别在于，CentriMag 是通过中心插管（通常由心胸外科医生）而不是通过外周植入的。最常见的是左心房内植入流入管，主动脉内植入流出管（图 9.6）。然而，根据情况，可将流入管路直接置入肺静脉或左心室，而对于右心室支持，可置入右心房。值得注意的是，CentriMag 在能使用的套管和能提供的流量范围（高达 10L/min）中更灵活一些。此外，外科医生发现它在心包切开术后综合征中很有用，并且持续时间的延长使它可在需要延长机械支持的患者中应用，无论是作为康复的桥梁、长期的 LVAD，或者原位心脏移植[22]。

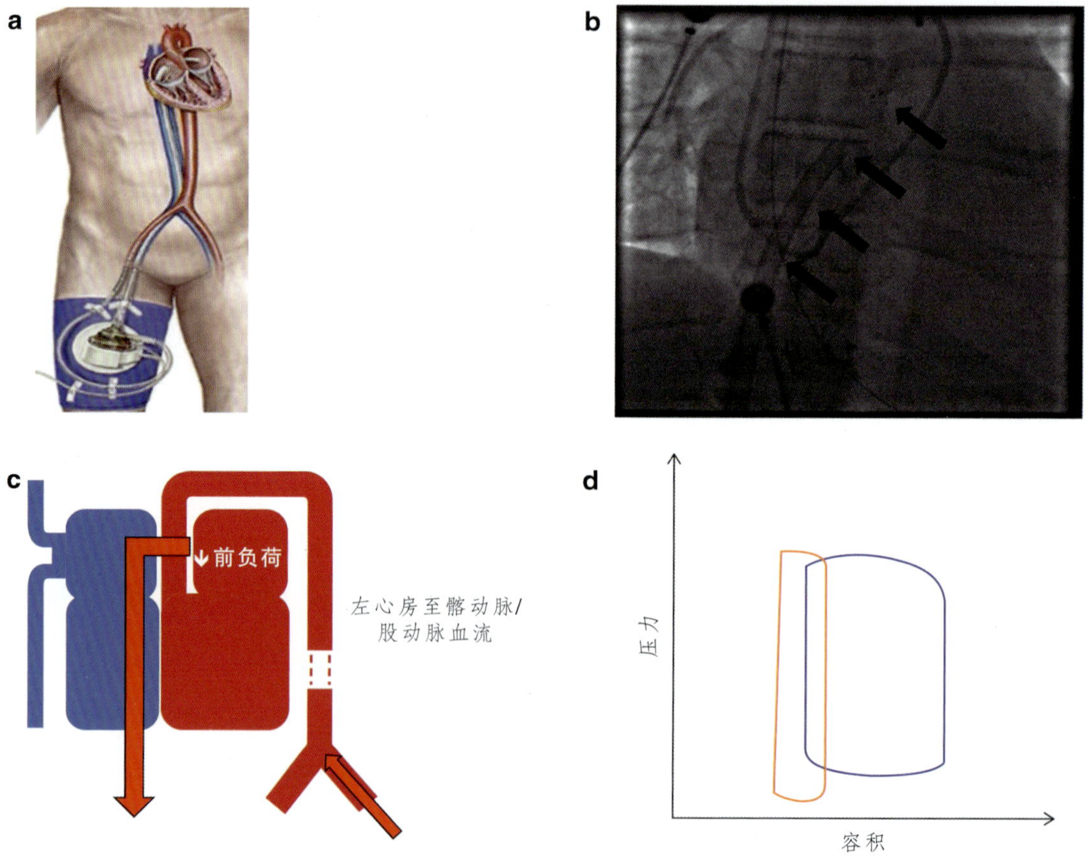


图 9.5　(a,b)在透视引导下经皮放入心脏。(c)入口鞘管将股静脉向上进入右心房，并穿过左心房，引流血液，并降低左心室前负荷。(d)血流动力学的优势包括降低前负荷和左心室收缩末期容积。注意，TandemHeart 通过将血液输送到股动脉，增加了左心室的后负荷。(Reproduced with permission from Briceno et al. [8])

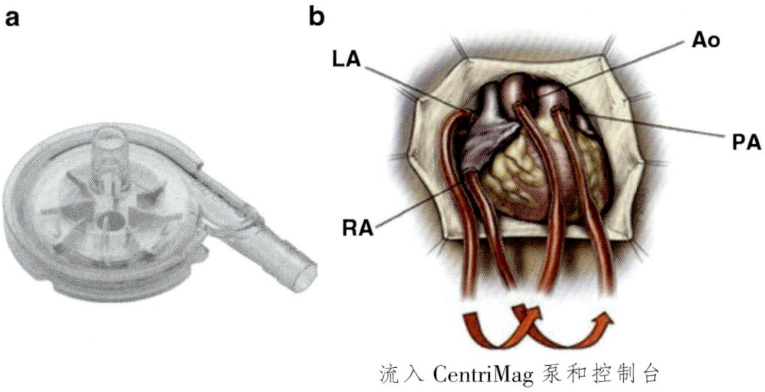


图 9.6 (a)CentriMag 是高流量离心泵。(b)CentriMag 可以将血液从右心房泵入肺动脉,或从左心房泵入主动脉。还存在其他的配置。(Images reproduced with permission from Abbott Laboratories)

## 静脉-动脉体外膜肺氧合(V-A-ECMO)

ECMO 是使用外膜肺提供氧合和清除二氧化碳的系统,因此适用于难治性呼吸衰竭。如果提供氧合和清除二氧化碳都是必需的,并且患者不需要血流动力学支持,那么静脉-静脉 ECMO (V-V-ECMO)就足够了。在呼吸衰竭并发心源性休克的情况下也需要进行心脏支持,使用膜氧合器联合高流量的离心泵,氧合血从静脉系统泵入动脉系统,也就是静脉-动脉 ECMO(V-A-ECMO)。尽管可以由外科医生在主动脉进行中心置管,但典型的做法是,血液从右心房引出,氧合后回到股动脉。有时也可以从右颈内静脉引流血液,然后血液从右锁骨下动脉返回体内。静脉插管直径的范围为 19~25Fr,动脉插管为 15~24Fr。无论方向如何,心肺都被旁路系统所取代,因此,V-A-ECMO 本质上与体外循环相同(图 9.7)。这种 V-A-ECMO 模式代替了两个心室的工作,因此,最常用于急性全心衰竭,或者并发低氧性呼吸衰竭时,最常见于 AMI、心肌炎或原位心脏移植术后原发性移植物衰竭[23]。

## 血流动力学

V-A-ECMO 的血流动力学效应与前面讨论的其他 MCS 系统明显不同。因为 V-A-ECMO 流入静脉套管通常来自右心房,可以减轻右心室负荷,但未减轻左心室负荷;血液仍然穿过肺和冠状血管循环并回流到左心。事实上,ECMO 不仅不可以减轻左心室负荷,而且血液回流到主动脉,实际上增加了左心室的后负荷。如果对左心不采用措施,无法减轻自身负担的左心在 ECMO 增加后负荷的情况

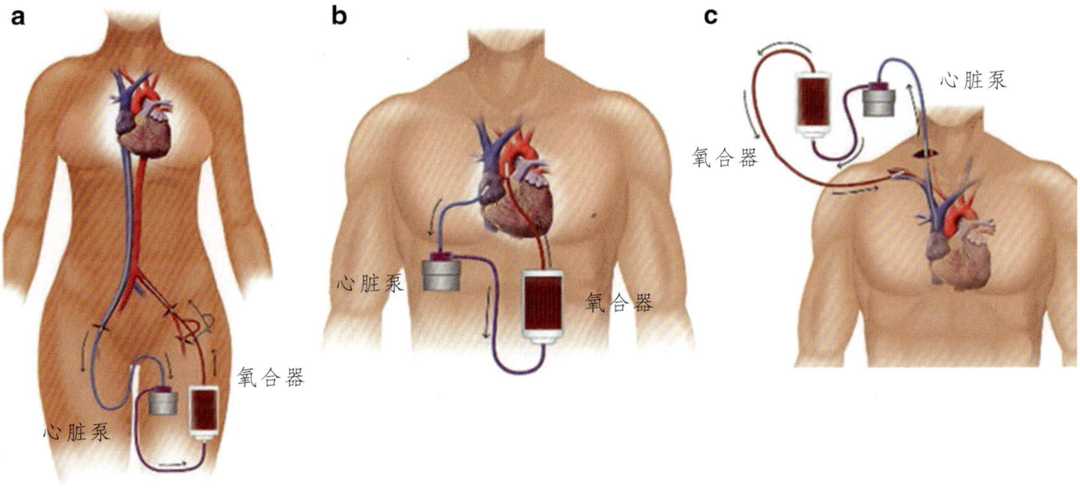


图 9.7 V-A-ECMO 3 种可能的配置。心脏泵和氧合器将静脉流入管连接到动脉流出管。配置包括(a)股静脉到股动脉,(b)右心房到主动脉("中心型置管"),或者(c)右颈内静脉到右锁骨下动脉。(Reproduced with permission from Rao et al. [23])

下会增加充盈压力，导致左心扩张，进而导致心肌氧需求增加和缺血，以及肺水肿。此外，如果心室-主动脉活动协调性很差，以致主动脉瓣不能打开，左心室瘀血会增加患者发生血栓栓塞事件的风险[23]。

为了解决这个问题，在组织灌注充足的情况下，可以减少ECMO流量。相反，可以采用多种左心室减压的方式（图9.8），包括选择强心药或血管扩张剂、IABP或Impella植入、房间隔穿刺（允许左心室到右心房分流），或简单直接植入左心房或左心室套管引流到ECMO管路[23]。Impella是V-A-ECMO患者经常使用的左心室减压方式，已证实在ECMO支持情况下短时间使用Impella，不仅与30天死亡率改善相关，并且减少V-A-ECMO患者强心药的使用[24]。

虽然充分的左心室辅助对于预防上述并发症是至关重要的，但也应注意到，在有严重呼吸损害的患者中，来自左心室的血液氧合不足。如果左心室自身过度减压，或使用以上所列的任何一种左心减压策略，都会使过多的未氧合的血液优先进入外周循环。最危险的器官是最接近主动脉左心室开口处的器官，即心脏、上肢和头部。因此，这种现象称为南北综合征或Harlequin综合征（图9.9）[26]。由于右手臂动脉供应来自主动脉弓最近的分支，最常使用右手臂脉搏血氧测定法或桡动脉置管来监测这种现象。如果右臂血氧饱和度相对于左臂下

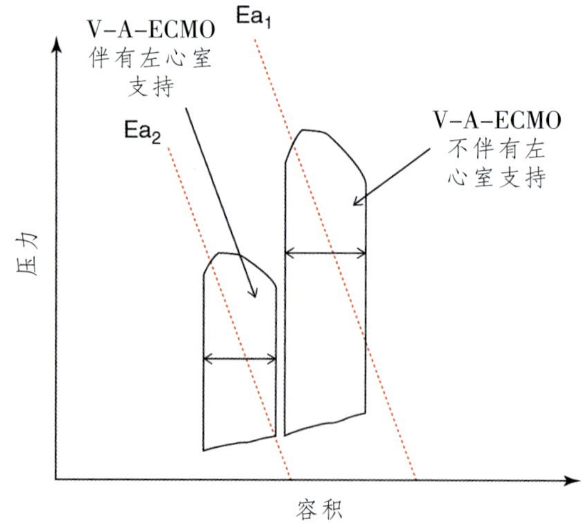


**图9.8** 左心室支持对左心血流动力学的影响。左心室支持降低了左心室舒张末期容积，也降低了收缩末期压力。(Reproduced with permission from Kapur et al. [25])

降，或者动脉波形看起来更像是左心室的搏动工作，而不是ECMO的持续波动，这可能表明存在南北综合征（或Harlequin综合征）[23]。如果发生这种情况，增加ECMO流量可能会有帮助。另一种解决方案包括使用艾司洛尔控制左心室率，或让一些氧合血液返回右心房（然后通过正常途径进入左室），这种模式称为静脉-动静脉ECMO（V-AV ECMO）模式[27]。

## 风险和限制

必须考虑到外周置管和抗凝的风险：感染、出血和肢端缺血。由于ECMO使用的插管特别大，因此插入部位远段的腿部经常需植入插管，以提供顺行血流并防止肢体缺血[28]。ECMO回路也往往比只有泵的系统更容易产生血栓和炎症，因此，外周血管舒张和血栓事件一直是人们关注的问题[29]。

## 适应证和禁忌证

V-A-ECMO的主要适应证是需要心脏和呼吸支持的患者。与上面讨论的其他形式的MCS相比，膜式氧合器使ECMO风险增加，因此只有在需要支持的情况下才能添加膜氧合器。V-A-ECMO最主要的禁忌证是缺乏撤除ECMO的可能性，无论是通过心脏恢复、长期MCS（下文讨论）还是心脏移植。相关禁忌证包括凝血障碍、肥胖、年龄和其他限制生存时间的疾病，特别是恶性肿瘤。这些问题会影响患者在ECMO支持下存活的可能性。

# 持续的机械循环支持

上述MCS系统是心源性休克的临时干预措施。从这种意义上说，它们被用作心脏移植的桥梁。在某些情况下，它们还是心肌恢复的桥梁，例如，再灌注后或通过免疫抑制疗法治疗某些类型的心肌炎。然而，在慢性失代偿性心力衰竭急性发作或在心肌没有恢复的情况下，除非存在撤除的可能性，否则不应启动临时MCS。对于越来越多的患者来说，这种撤除策略是一种持久的LVAD，对于那些没有心脏供体的移植候选者来说，持久的LVAD是终极治疗方法。

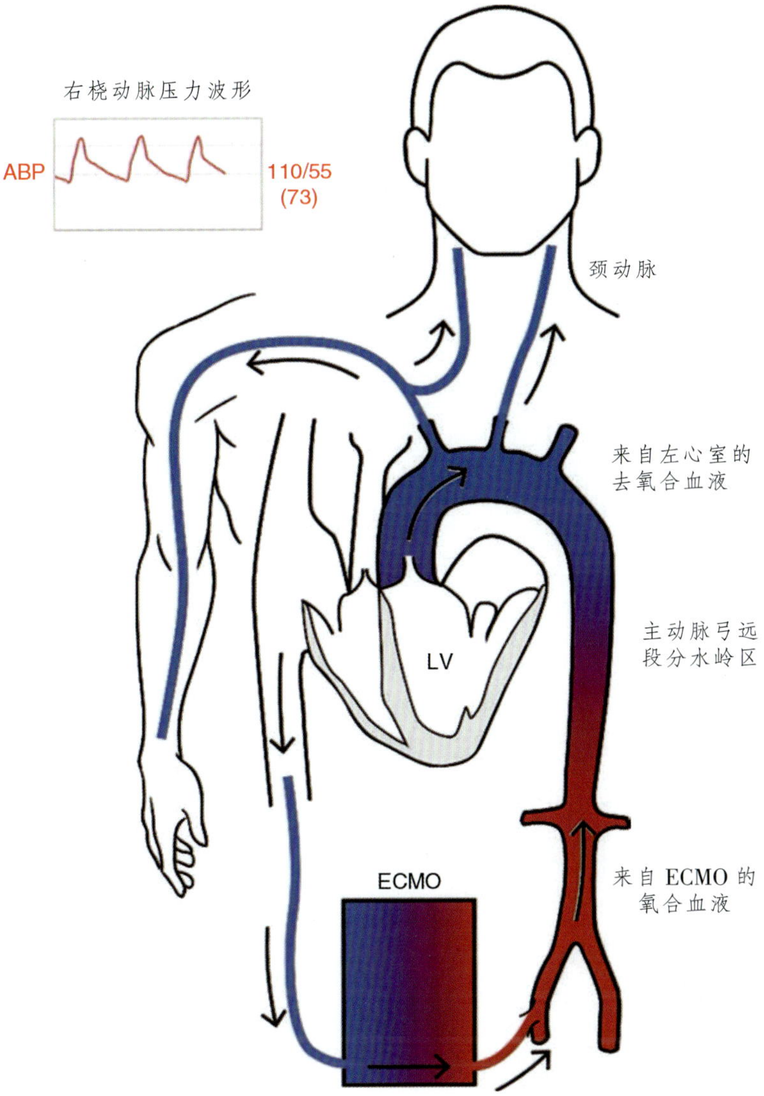


图 9.9　南北综合征或丑角综合征。来自 ECMO 的氧合血液与来自左心室的去氧合血液混合。如果这种混合发生在主动脉弓的远段，则可能损害到上肢和头部的氧气供应。(Reproduced with permission from Rao et al. [23])

## 长期的 LVAD 系统

一般来说，在临床实践中最常用的连续血流的 LVAD 与上述体外系统并无实质性区别。一个高流量泵直接从左心室引流血液，并将血液泵入近段主动脉。关键的区别在于，泵是通过外科手术植入胸部或腹部的。只有一个驱动泵的动力传动系统从外部通向皮肤。

常用的泵有两类：离心泵和滚轴泵，均为连续式。HeartWare HVAD(Medtronic, Minneapolis, Minnesota) 和 HeartMate 3 (HM3) (Abbott Laboratories, Abbott Partk, Illinois) 使用离心泵，离心泵在左心室心尖植入一个短的流量管， 而 HeartMate 2(HM2) 是一个滚轴泵，在隔膜下方植入一个稍长的流量与左心尖相连的套管(图 9.10)[30]。这 3 个系统都有一个动力传动系统，通过腹壁穿出隧道，并从外部连接到一个控制器，控制器可以由电池或壁式插座供电。这些设备维持心输出量，允许患者离开医院，恢复日常生活。

## 血流动力学

在急性情况下，LVAD 的血流动力学与讨论的其他左心室-主动脉 MCS 系统相似，如 Impella。然而，由于患者的总心输出量是其固有的左心室功能(即搏动)和部分持续血流泵的组合，因此，值得考虑两者间的相互作用。LVAD 上唯一的外部可控制设置是速度，以每分钟的旋转量测量。然而，这产生的实际流量取决于多种因素，包括前负荷、后负荷

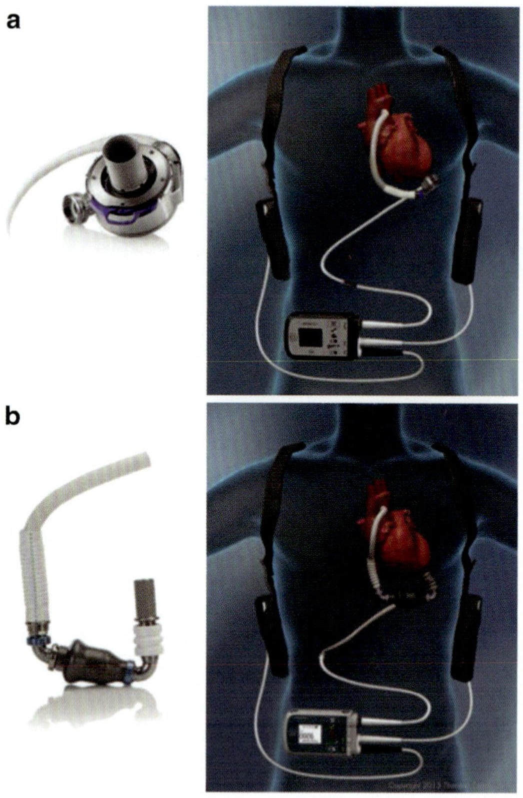

图 9.10 左心室支持设备。(a)离心式流量泵 HeartMate 3 设备。HeartWare 也是离心式流量泵(在这里未展示)。(b)轴流泵 HeartMate 2 设备。两者都是通过传动系统连接到外部系统。流入套管位于左心室，流出套管位于主动脉。(Reproduced with permission from Abbott Laboratories)

和血液黏度。更直接地说，如图 9.11 所示，装置产生的流量与泵头部压力成正比，泵头部压力是左心室和主动脉之间的压力梯度。在舒张期，由于左心室压力相对较低，所以泵头压较高。高泵头压力意味着流经 LVAD 的流量较低。在收缩期，随着左心室在左心室反流导管处产生更高的压力，泵头部压力低得多。随着泵头压降低，LVAD 流量增加。因此，设备产生的实际流量随心动周期而变化。由于这种对流量的影响，LVAD 期间后负荷的增加会降低 LVAD 产生的流量，而前负荷增加对流量增加的影响会受到泵头压的影响[30]。事实上，LVAD 对这些变化比心脏更敏感，因此严格控制 LVAD 患者的血压和容积状态至关重要。

LVAD 以多种方式提供心室减压。首先，它直接降低左心室容积和压力，超声心动图显示左心室大小降低。有证据表明，左心室心肌细胞的减压对左心室重塑有好处[2]。左心室减压也意味着左心室本身提供的心输出量减少。因此，外周动脉血流的搏动性更小，且更连续；LVAD 对总心输出量的贡献越大，在外周动脉中观察到的搏动性越低[30]。由于这种血流动力学效应，LVAD 患者的血压通常不能用典型的袖带测量法进行测量。相反，多普勒探头是用来确定血液回流到外周动脉的压力。这通常称为初始压力，考虑到这些装置的后负荷敏感性，建议将其保持在 80mmHg 以下[31]。

LVAD 也直接影响 RV。LV 减压降低了左心的充盈压，导致右心后负荷的降低。但对右心也有不良影响，LVAD 增加的血流可返回右心室，并引起右心室扩张和功能障碍。同时，室间隔可以被泵拉向流入管的位置，减少室间隔对右心室收缩的贡献，削弱右心室功能。对于存在右心衰竭风险的患者，这些问题可能导致 LVAD 植入后早期右心衰竭。也有证据表明晚期右心衰竭，其原因尚不清楚，但可能与上述现象的长期影响有关[30]。

### 泵参数

在诊所或医院时，HeartMate 和 HeartWare 系统连接到显示有关功能的相关信息的接口。每个系统使用不同的界面来显示这些泵参数，但一般来说，泵转速、泵功率、泵流量和搏动程度的一些指标应该很容易读取。泵速直接设定。泵功率由 VAD 直接测量，并与通过 VAD 的实际流量成正比。流量本身不是由 VAD 直接测量的，而是根据泵功率、泵速和血液黏度计算得出的，黏度根据已在接口中输入的红细胞比容来计算(在 HeartWare 和 HM3 设备中；此选项不适用于 HM2 设备)。因此，输入新的红细胞比容会导致计算流量的突然变化。

## 右心室支持

除了 ECMO 提供双心室支持外，以上 MCS 的示例都集中在左心室支持。右心室支持，不管是和左心室支持联合还是单独使用，在许多支持系统下均可以实现。经皮 VADS 可以放置在右心房和肺动脉插管，从而达到右心减压。其中 Impella RP 是专门为右心支持设计的(图 9.12)[25,32]。同时使用

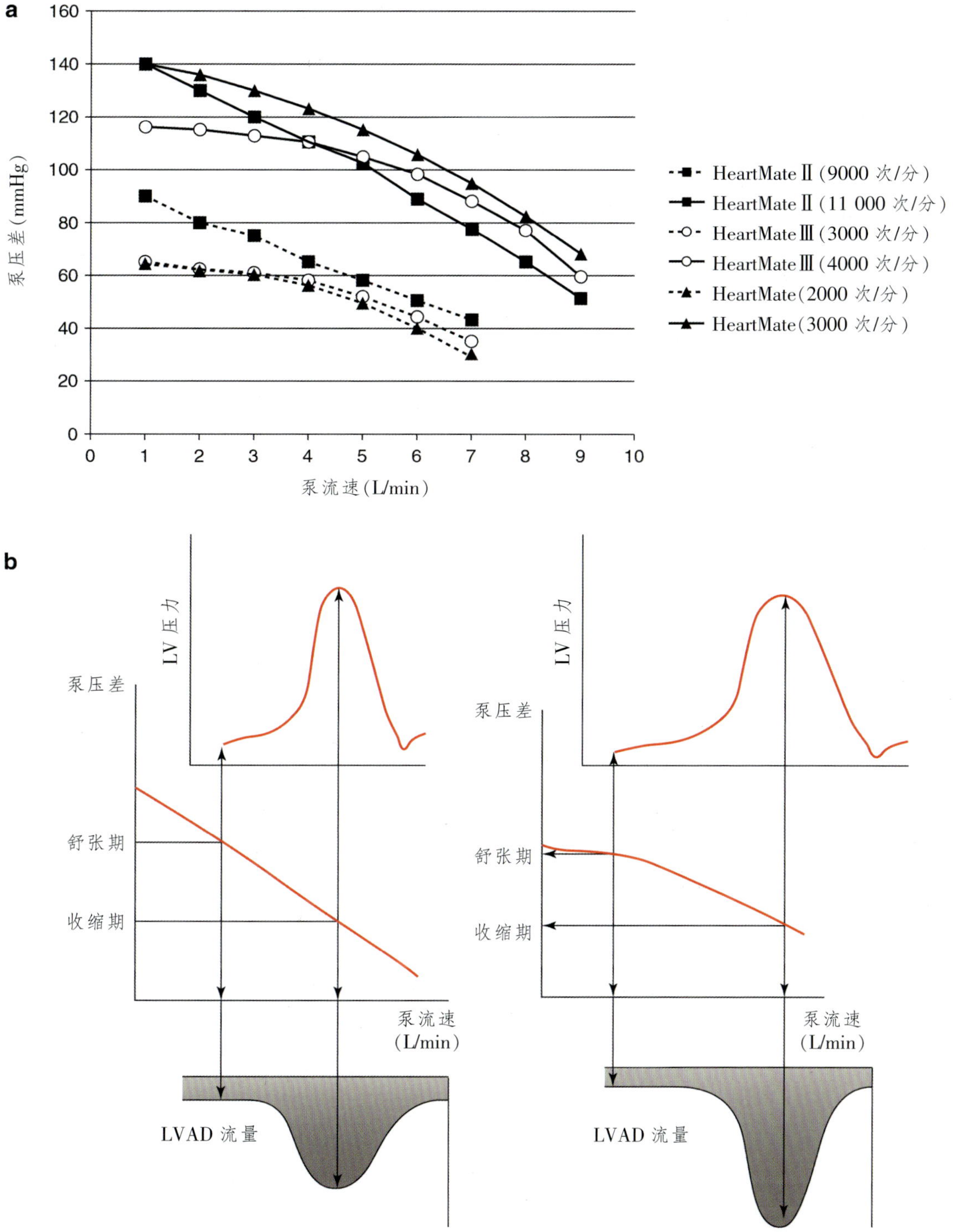


**图 9.11** LVAD 血流动力学。(a)LVAD 产生的实际流量随类型、速度和头部压力而变化。(b)左心室舒张压的实际流速在整个心动周期内都是不同的。在收缩期,左心室和主动脉之间的压力梯度减小,所以血流增加。右面板显示了一个 LVAD,它对头部压力的变化更敏感,流速的变化更大。(Reproduced with permission from Lim et al. [30])

Impella 2.5、CP 或 5.0 和 Impella RP 可用于双心室休克患者的血流动力学支持[33]。长期 RVAD 也是一种选择，无论是与 LVAD 植入相关的右心衰竭患者，还是在原位心脏移植前需要支持的双心室衰竭患者。

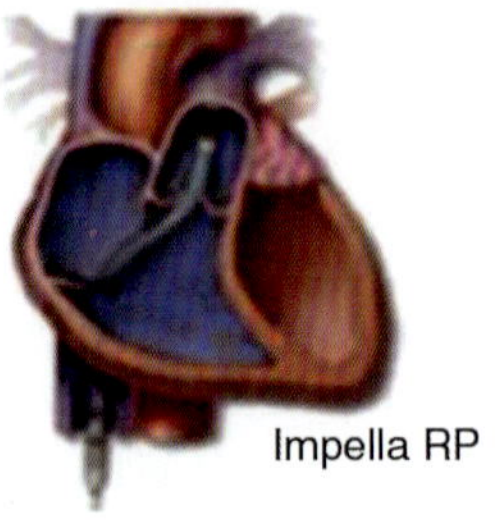


图 9.12 Impella RP. Impella 将血液从下腔静脉泵入肺动脉。(Reproduced with permission from Kapur et al. [32])

## 复习题

**病例 1**:34 岁女性患者,无既往病史,进行性呼吸困难 4 天。2 周前具有轻度的上呼吸道感染。生命体征显示体温 37℃,心率 132 次/分,窦性心律伴频发室性期前收缩,血压 78/59mmHg,氧饱和度 82%(BiPAP 模式,$FiO_2$ 60%)。体格检查,颈静脉搏动升高压力 14cm$H_2O$,双肺湿啰音,$S_3$ 奔马律,四肢湿冷花斑,明显抑郁状态。床旁超声心动图显示双心室收缩功能障碍,2 度二尖瓣反流,无主动脉瓣关闭不全。行超声心动图期间,患者突发意识丧失,心搏骤停。行气管插管,在 2 个循环 CPR 和 1 剂量的肾上腺素后,尽管在适当的机械通气支持下,血氧饱和度仍为 83%,血压 76/58mmHg,但患者已经恢复了自主循环。

1.在这种情况下,何种类型的支持方式最合适?

A.多巴酚丁胺和去甲肾上腺素。

B.转移至手术室紧急行持续的 RVAD 和 LVAD。

C.通过腋窝切口植入 Impella 5.0。

D.V-A-ECMO。

答案:(D)。这例患者有可能是心肌炎伴严重的双心室衰竭和呼吸衰竭。这种情况支持行 V-A-ECMO。强心药和血管升压药提供的支持可能不够,Impella 不能对右心室提供帮助。持久的 RVAD 和 LVAD 可以提供足够的循环支持,但是不能解决呼吸衰竭的问题,且心功能存在短时间内恢复的可能性,RVAD 和 LVAD 不是目前必需的。

2.上述患者通过右股静脉和左股动脉置管开始行 V-A-ECMO 支持。V-A-ECMO 支持开始后 12 小时,气管插管内可见泡沫状分泌物。床旁心脏超声显示明显扩张的左心室伴有 4 度二尖瓣关闭不全。未发现主动脉瓣开放。

下一步的最佳治疗是什么?

A.植入 Impella CP。

B.转移至手术室行紧急二尖瓣修补。

C.增加 ECMO 泵血流速。

D.增加机械通气氧合支持。

答案:(A)。考虑到患者的左心室功能非常差,这例患者需要左心室减压,Impella 可直接对左心进行支持。二尖瓣关闭不全是左心室扩张导致的,并不是始动因素。增加 ECMO 泵流速可以增加近段主动脉的血流,进而导致病情加重。增加呼吸机氧合支持可能在较小程度上增加整体氧供,但不能解决左心室减压问题。

**病例 2**:59 岁男性患者,有高血压、糖尿病史。4 天前在静息状态下出现间断性的胸部压迫感。1 天前患者出现胸部压迫感加重且持续数小时,并存在明显的呼吸急促。生命体征:心率 95 次/分,血压 92/68mmHg,不吸氧状态下,氧饱和度 92%。心电图显示 $V_1$~$V_4$ 导联 ST 段抬高,伴有 q 波和 ST 段压低。给予阿司匹林、替卡格雷和肝素。经右桡动脉入路行导管造影检查,发现左前降支近段闭塞。当干预即将开始时,血压为 75/55mmHg,患者的反应变差。

3.下一步应该做什么?

A.在密切监测生命体征的同时完成手术。

B.植入 Impella CP。

C.开始使用去甲肾上腺素治疗。

D.置管行 V-A-ECMO 治疗。

答案:(A)。此患者急性心肌梗死发病,进展为心源性休克。最主要的是行快速左心室辅助。在无心脏支持的情况下修复病变部位可以使 CS 持续存在。最好是先进行血流动力学监测,然后完成手术。去甲肾上腺素不是一种理想的药物,因为它不会减少心肌需求或增加冠状动脉灌注。因为患者无右心衰竭或呼吸衰竭,故患者无须行 V-A-ECMO。

**病例 3**:52 岁男性患者,有糖尿病、高血压和高脂血症史,进行性呼吸困难和劳累 3 天。上周体重增加 10 磅(1 磅≈0.45kg)。患者表现为心动过速,心率 105 次/分,血压 85/56mmHg,本次肢端湿冷,既往正常。EKG 提示下侧心室壁 T 波倒置,并伴有 ST 段压低。肌钙蛋白升高。床旁超声心动图显示

EF15%，伴有室壁运动异常。考虑患者存在急性冠脉综合征，给予患者 325mg 阿司匹林，静脉给予 5000U 肝素。然后开始多巴胺滴注，并转移到导管室进行造影，显示严重的三支冠状动脉血管病变，远段血管较细。没有可以干预的血管。

4.下一步的最佳干预措施是什么？

A.硝普钠。

B.植入 IABP。

C.预约手术室，植入左心房到主动脉的 CentriMag。

D.预约手术室，植入持久的 LVAD。

答案：(B)。此患者可能由长期存在的缺血性冠状动脉疾病恶化导致。目前患者出现心源性休克，不应该进行再灌注治疗。伴有 IABP 的临时 MCS 可能用处较大。它有助于减轻左心室负荷、增加缺血心肌的冠脉灌注压。由于患者低血压，使用硝普钠是很危险的。CentriMag 能够提供血流动力学支持，但是比 IABP 更具有侵袭性，并且此时并不是患者必需的。同样，患者的左心室存在近期内恢复的可能性，所以，长期的 LVAD 并不是必需的。

IABP 治疗 3 天后，患者的精神状态有所改善，并在利尿治疗下恢复到干体重。然而，患者的左心室功能并没有改善，心胸外科医生认为他的冠状动脉灌注不足，应进行冠状动脉旁路移植术。如果不降低血压，IABP 就不能撤掉。他和他的家人想知道他现在还有什么选择。

5.此时的最佳选择是什么？

A.继续 IABP 支持下监测。

B.升级至 CentriMag。

C.评估 LVAD 和(或)自体心脏移植。

D.过渡到终末护理。

答案：(C)此患者应该紧急进行 LVAD 和(或)心脏移植的评估。因为患者在 IABP 上可以得到充分的支持，尚无须升级为 CentriMag，但 IABP 支持下的进一步监测显示左心室功能不太可能得到进一步的改善，也不值得每天评估由 IABP 引起并发症的风险。目前过渡到终末护理是不合适的，因为还可以选择 LVAD 支持，患者及其家属正在寻求进一步的治疗。

（尹承芬　译）

## 参考文献


1. van Diepen S, Katz JN, Albert NM, et al. Contemporary management of cardiogenic shock: a scientific statement from the American Heart Association. Circulation. 2017;136(16):e232–68. https://doi.org/10.1161/CIR.0000000000000525.
2. Uriel N, Sayer G, Annamalai S, Kapur NK, Burkhoff D. Mechanical unloading in heart failure. J Am Coll Cardiol. 2018;72(5):569–80. https://doi.org/10.1016/j.jacc.2018.05.038.
3. Thiele H, Ohman EM, Desch S, Eitel I, de Waha S. Management of cardiogenic shock. Eur Heart J. 2015;36(20):1223–30. https://doi.org/10.1093/eurheartj/ehv051.
4. Stretch R, Sauer CM, Yuh DD, Bonde P. National trends in the utilization of short-term mechanical circulatory support: incidence, outcomes, and cost analysis. J Am Coll Cardiol. 2014;64(14):1407–15. https://doi.org/10.1016/j.jacc.2014.07.958.
5. Parissis H, Graham V, Lampridis S, Lau M, Hooks G, Mhandu PC. IABP: history-evolution-pathophysiology-indications: what we need to know. J Cardiothorac Surg. 2016;11. https://doi.org/10.1186/s13019-016-0513-0.
6. Naqvi SY, Salama IG, Yoruk A, Chen L. Ambulatory intra aortic balloon pump in advanced heart failure. Card Fail Rev. 2018;4(1):43–5. https://doi.org/10.15420/cfr.2018:22:1.
7. Kern MJ, Aguirre FV, Tatineni S, et al. Enhanced coronary blood flow velocity during intraaortic balloon counterpulsation in critically ill patients. J Am Coll Cardiol. 1993;21(2):359–68.
8. Briceno N, Kapur NK, Perera D. Percutaneous mechanical circulatory support: current concepts and future directions. Heart. 2016;102(18):1494–507. https://doi.org/10.1136/heartjnl-2015-308562.
9. Thiele H, Zeymer U, Neumann F-J, et al. Intraaortic balloon support for myocardial infarction with cardiogenic shock. N Engl J Med. 2012;367(14):1287–96. https://doi.org/10.1056/NEJMoa1208410.
10. Badiye AP, Hernandez GA, Novoa I, Chaparro SV. Incidence of hemolysis in patients with cardiogenic shock treated with Impella percutaneous left ventricular assist device. ASAIO J. 2016;62(1):11–4. https://doi.org/10.1097/MAT.0000000000000290.
11. Flierl U, Tongers J, Berliner D, et al. Acquired von Willebrand syndrome in cardiogenic shock patients on mechanical circulatory microaxial pump support. PLoS One. 2017;12(8):e0183193. https://doi.org/10.1371/journal.pone.0183193.
12. Castillo-Sang MA, Prasad SM, Singh J, Ewald GA, Silvestry SC. Thirty-five day Impella 5.0 support via right axillary side graft cannulation for acute cardiogenic shock. Innovations (Phila). 2013;8(4):307–9. https://doi.org/10.1097/IMI.0000000000000009.
13. Seyfarth M, Sibbing D, Bauer I, et al. A randomized clinical trial to evaluate the safety and efficacy of a percutaneous left ventricular assist device versus intra-aortic balloon pumping for treatment of cardiogenic shock caused by myocardial infarction. J Am Coll Cardiol. 2008;52(19):1584–8. https://doi.org/10.1016/j.jacc.2008.05.065.
14. Engström AE, Cocchieri R, Driessen AH, et al. The

Impella 2.5 and 5.0 devices for ST-elevation myocardial infarction patients presenting with severe and profound cardiogenic shock: the Academic Medical Center intensive care unit experience. Crit Care Med. 2011;39(9):2072–9. https://doi.org/10.1097/CCM.0b013e31821e89b5.
15. Ouweneel DM, Eriksen E, Sjauw KD, et al. Percutaneous mechanical circulatory support versus intra-aortic balloon pump in cardiogenic shock after acute myocardial infarction. J Am Coll Cardiol. 2017;69(3):278–87. https://doi.org/10.1016/j.jacc.2016.10.022.
16. O'Neill WW, Schreiber T, Wohns DHW, et al. The current use of Impella 2.5 in acute myocardial infarction complicated by cardiogenic shock: results from the USpella registry. J Interv Cardiol. 2014;27(1):1–11. https://doi.org/10.1111/joic.12080.
17. Hall SA, Uriel N, Carey SA, et al. Use of a percutaneous temporary circulatory support device as a bridge to decision during acute decompensation of advanced heart failure. J Heart Lung Transplant. 2018;37(1):100–6. https://doi.org/10.1016/j.healun.2017.09.020.
18. Lima B, Kale P, Gonzalez-Stawinski GV, Kuiper JJ, Carey S, Hall SA. Effectiveness and safety of the Impella 5.0 as a bridge to cardiac transplantation or durable left ventricular assist device. Am J Cardiol. 2016;117(10):1622–8. https://doi.org/10.1016/j.amjcard.2016.02.038.
19. Gilotra NA, Stevens GR. Temporary mechanical circulatory support: a review of the options, indications, and outcomes. Clin Med Insights Cardiol. 2015;8(Suppl 1):75–85. https://doi.org/10.4137/CMC.S15718.
20. Burkhoff D, Cohen H, Brunckhorst C, O'Neill WW. A randomized multicenter clinical study to evaluate the safety and efficacy of the TandemHeart percutaneous ventricular assist device versus conventional therapy with intraaortic balloon pumping for treatment of cardiogenic shock. Am Heart J. 2006;152(3):469.e1–8. https://doi.org/10.1016/j.ahj.2006.05.031.
21. Thiele H, Sick P, Boudriot E, et al. Randomized comparison of intra-aortic balloon support with a percutaneous left ventricular assist device in patients with revascularized acute myocardial infarction complicated by cardiogenic shock. Eur Heart J. 2005;26(13):1276–83. https://doi.org/10.1093/eurheartj/ehi161.
22. Gregoric ID, Cohn WE, Akay MH, La Francesca S, Myers T, Frazier OH. CentriMag left ventricular assist system. Tex Heart Inst J. 2008;35(2):184–5.
23. Rao P, Khalpey Z, Smith R, Burkhoff D, Kociol RD. Venoarterial extracorporeal membrane oxygenation for cardiogenic shock and cardiac arrest. Circ Heart Fail. 2018;11(9):e004905. https://doi.org/10.1161/CIRCHEARTFAILURE.118.004905.
24. Patel S, Lipinski J, Al-Kindi S, et al. Simultaneous venoarterial extracorporeal membrane oxygenation and percutaneous left ventricular decompression therapy with Impella is associated with improved outcomes in refractory cardiogenic shock. ASAIO J. 2019;65(1):21–8. https://doi.org/10.1097/MAT.0000000000000767.
25. Kapur NK, Esposito M. Hemodynamic support with percutaneous devices in patients with heart failure. Heart Fail Clin. 2015;11(2):215–30. https://doi.org/10.1016/j.hfc.2014.12.012.
26. Hoeper MM, Tudorache I, Kühn C, et al. Extracorporeal membrane oxygenation watershed. Circulation. 2014;130(10):864–5. https://doi.org/10.1161/CIRCULATIONAHA.114.011677.
27. Cakici M, Gumus F, Ozcinar E, et al. Controlled flow diversion in hybrid venoarterial-venous extracorporeal membrane oxygenation. Interact Cardiovasc Thorac Surg. 2018;26(1):112–8. https://doi.org/10.1093/icvts/ivx259.
28. Madershahian N, Nagib R, Wippermann J, Strauch J, Wahlers T. A simple technique of distal limb perfusion during prolonged femoro-femoral cannulation. J Card Surg. 2006;21(2):168–9. https://doi.org/10.1111/j.1540-8191.2006.00201.x.
29. Millar JE, Fanning JP, McDonald CI, McAuley DF, Fraser JF. The inflammatory response to extracorporeal membrane oxygenation (ECMO): a review of the pathophysiology. Crit Care. 2016;20(1):387. https://doi.org/10.1186/s13054-016-1570-4.
30. Lim HS, Howell N, Ranasinghe A. The physiology of continuous-flow left ventricular assist devices. J Card Fail. 2017;23(2):169–80. https://doi.org/10.1016/j.cardfail.2016.10.015.
31. Feldman D, Pamboukian SV, Teuteberg JJ, et al. The 2013 International Society for Heart and Lung Transplantation guidelines for mechanical circulatory support: executive summary. J Heart Lung Transplant. 2013;32(2):157–87. https://doi.org/10.1016/j.healun.2012.09.013.
32. Kapur Navin K, Esposito Michele L, Yousef B, et al. Mechanical circulatory support devices for acute right ventricular failure. Circulation. 2017;136(3):314–26. https://doi.org/10.1161/CIRCULATIONAHA.116.025290.
33. Kuchibhotla S, Esposito ML, Breton C, et al. Acute biventricular mechanical circulatory support for cardiogenic shock. J Am Heart Assoc. 2017;6(10). https://doi.org/10.1161/JAHA.117.006670.

# 第 3 部分

# 血流动力学评价方法

# 第 10 章

# 重要的临床发现

Sachin S. Goel, William J. Stewart

## 病例 1

一例 65 岁男性患者，有冠心病、陈旧性前壁心肌梗死病史 10 年，缺血性心肌病伴 LVEF 30%，因劳累性呼吸困难，端坐呼吸 1 周就诊于急诊科。体格检查：心率 88 次/分，血压 126/74mmHg，呼吸 18 次/分，不吸氧时血氧饱和度 94%。颈静脉压 $14cmH_2O$。双下肺可闻及啰音。心血管体格检查显示心尖冲动点向侧方移位。$S_1$ 正常，$S_2$ 生理性分裂，中度 $S_3$。未闻及心脏杂音。腹部检查显示轻度肝大，肋缘下 2cm 可触及，无腹腔积液。双下肢中部有中度指凹性水肿。

该患者目前患有急性失代偿性心力衰竭（ADHF），这主要基于床旁病史询问和体格检查，而非实验室检查做出诊断。诊断的重要线索是基于患者呼吸困难的症状和双心室充血与容积超负荷相关的体征。在这些症状中，端坐呼吸与肺毛细血管楔压升高的相关性最强，敏感性接近 90%[1]。临床上出现明显的水肿通常表明容积负荷至少超过 4L。测量血压对于 ADHF 患者至关重要，低血压是预后不良最重要的预测指标之一[2]，对治疗具有重要的指导意义。

颈静脉压（JVP）是评估患者尤其是那些 ADHF 患者容积状态的基本检查。但是，JVP 的测量高度依赖于检查者的技能、经验和耐心。JVP 异常升高是指压力>$5cmH_2O$。如果患者以 45°角坐在床上，则在 Louis 角以上不会见到搏动。JVP 反映了右心房的压力。它通常被用作反映左心室充盈压的替代指标；然而，左心衰竭的患者通常不合并右心衰竭。造成右心衰竭的最常见原因是左心衰竭。一项对连续 1000 例接受右心导管检查的晚期心力衰竭患者的研究发现，RA 压力在某种程度上可以有效地预测 PCWP（$r$ =0.64），RA 压力>10mmHg 对 PCWP>22mmHg 的阳性预测率为 88%[3]。肝颈静脉回流症（HJR）是指用力压在肝脏上而引起的颈静脉扩张。通过用力压迫肝脏，JVP 的增加>3cm 表示 HJR 阳性，这表示右心容积超负荷。静息或者诱导的颈静脉扩张是预测 PCWP 升高（≥18mm）的一项床旁临床指标，敏感性（81%）、特异性（80%）和预测准确性（81%）均为最佳[4]。

第三心音（$S_3$）发生在舒张早期，是由于舒张早期快速进入左心室的血流突然停止，左心室充盈压力增加、左心室僵硬失去顺应性所致[5]。它是左心室功能障碍明确的标志，且与 BNP 水平相关[6]。然而，它没有其他的床旁检查敏感。有学者对 1966 年至 2005 年发表的所有评估诊断呼吸困难原因准确性的研究进行了综合分析，发现 $S_3$ 比其他任何体格

S. S. Goel (✉)
Prairie Heart Institute, St John's Hospital,
Springfield, IL, USA
e-mail: Sachin.Goel@prairieheart.com

W. J. Stewart
Department of Cardiovascular Medicine, Cleveland
Clinic, Cleveland, OH, USA

检查更能预测 ADHF(IR 11,95% CI 4.9~25.0)[7]。$S_3$ 与左心室充盈压升高有关[8]。在一项针对 $S_3$ 生理特征的综合研究中,研究人员比较了心音图、超声心动图、BNP 和有创 LV 血流动力学结果, 发现 $S_3$ 明显的患者早期二尖瓣血流速度(E)较高,减速时间更快(DT),二尖瓣环速度(e')降低,因此 E/e'更高。E/e'与升高的 LV 充盈压相关[9,10]。

肝大由中心静脉压升高引起,并经常伴有右上腹压痛。依据病史和体格检查的不同项目,可以将 ADHF 患者划入 2×2 表的某一个象限中,其中每一个象限各代表一个不同的血流动力学特征,即是否存在充血(干或湿),灌注水平低还是正常(冷或暖)(图 10.1)[11]。该方法对于选择 ADHF 的初始治疗方案和确定预后非常有用。

# 病例 2

一例 54 岁女性患者, 有心脏杂音史 20 余年,主诉进行性加重疲乏感,劳累性呼吸困难和心悸 2 年。体格检查:心率 110 次/分,心律失常,血压 132/84mmHg。颈静脉压 12cm$H_2O$。心脏检查显示:心尖冲动点侧向移位,心率快,心界扩大,搏动增强。$S_1$ 正常,可闻及 3/6 收缩期杂音,并向腋窝和左椎旁区域传导。此外,可触及胸骨旁右心室隆起,$P_2$ 亢进。双肺基底部可闻及啰音。腹部未见阳性体征,双足轻度水肿。

该患者患有严重的慢性二尖瓣关闭不全(MR),很可能继发于二尖瓣脱垂(MVP)。虽然该患者的病史和体格检查结果非常典型,但 MR 的临床检查结果却因其病情紧急程度、严重程度和机制而异。例如,在急性重度 MR 患者中,有些是由急性乳头肌断裂或心内膜炎引起的, 其心尖冲动不会移位,因为 LV 尚未来得及扩张。在急性重度 MR 中,由于左心室和左心房之间的压力迅速平衡,收缩期杂音可能出现较早,并且微弱。在心室收缩期间,LA 压力波形呈现为较大的"V"波。MVP 有时伴随着因瓣叶脱垂而致乳头肌腱索突然拉长,产生的全收缩期或收缩晚期杂音。在轻至中度 MR 中,注意杂音的发生和收缩期喀喇音的时机是非常有用的,这两个特征均可通过做减少左心室舒张末期容积的动作(如站立+Valsalva 动作)而提前,同时响度增强。相反,在做增加左心室舒张末期容积(如下蹲)动作后,MVP 的杂音和收缩期喀喇音时机将延后,并且响度减弱(图 10.2)[12]。重度 MR 通常伴有全收缩期杂音,无论涉及二尖瓣哪一个瓣叶,其均向左侧腋窝及左后方椎旁区传导。随着二尖瓣关闭不全时间的延长,左心室容积超负荷将导致左心房增大,此时常常伴随着心房颤动。随着肺动脉高压的持续进展,第二心音($S_2$)的 $P_2$ 成分将会增强。MR 越严重,$S_2$ 分裂越明显, 这是由于左心室射血时间减少导致 $A_2$ 提前出现和 $P_2$ 延迟所致。

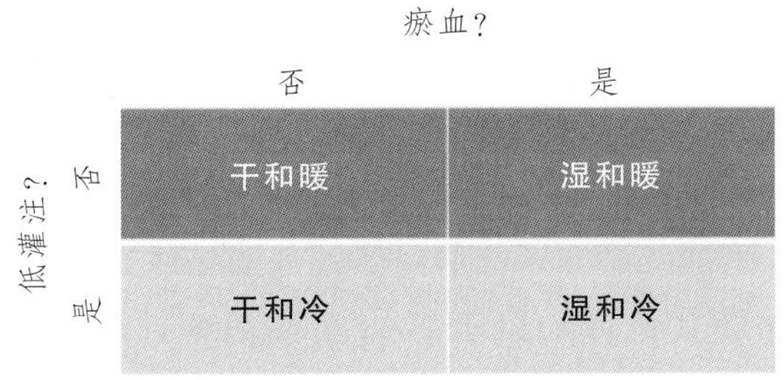


**图 10.1**　ADHF 的血流动力学特征。瘀血的证据(标注"是-否"的两列)包括呼吸困难、JVP 升高、肝颈静脉反流、$S_3$、啰音、肝大、腹腔积液、周围水肿和响亮的 $P_2$。低灌注证据(标注"是-否"的两列)包括低血压、肢体发凉、神志改变以及少尿。

# 病例 3

一例 64 岁男性患者, 冠状动脉旁路移植术后 15 年,主诉劳力性呼吸困难加重 12 个月。最近他发现腿部水肿加重,腹围增加。体格检查:心率 90 次/分,心律齐,血压 108/74mmHg。颈静脉压力升高至 14cm$H_2O$, 伴有显著的突然下降的 y 波降支,Kussmaul 征阳性。心尖冲动位置未见异常。$S_1$ 和 $S_2$ 正常,有高调的舒张早期声音,在 LV 尖部最明显,与颈静脉波形中看到的明显的 y 波降支相对应,腹部检查显示搏动性肝大伴有腹腔积液。双侧下肢水肿。

根据患者的病史及体格检查结果,考虑该患者可能存在心包缩窄。随后的影像学和心脏导管检查明确了此诊断。缩窄的特征是心包增厚、瘢痕和(或)钙化,心脏的舒张充盈明显受限。颈静脉压力波形可以帮助阐明缩窄性心包炎的血流动力学。颈

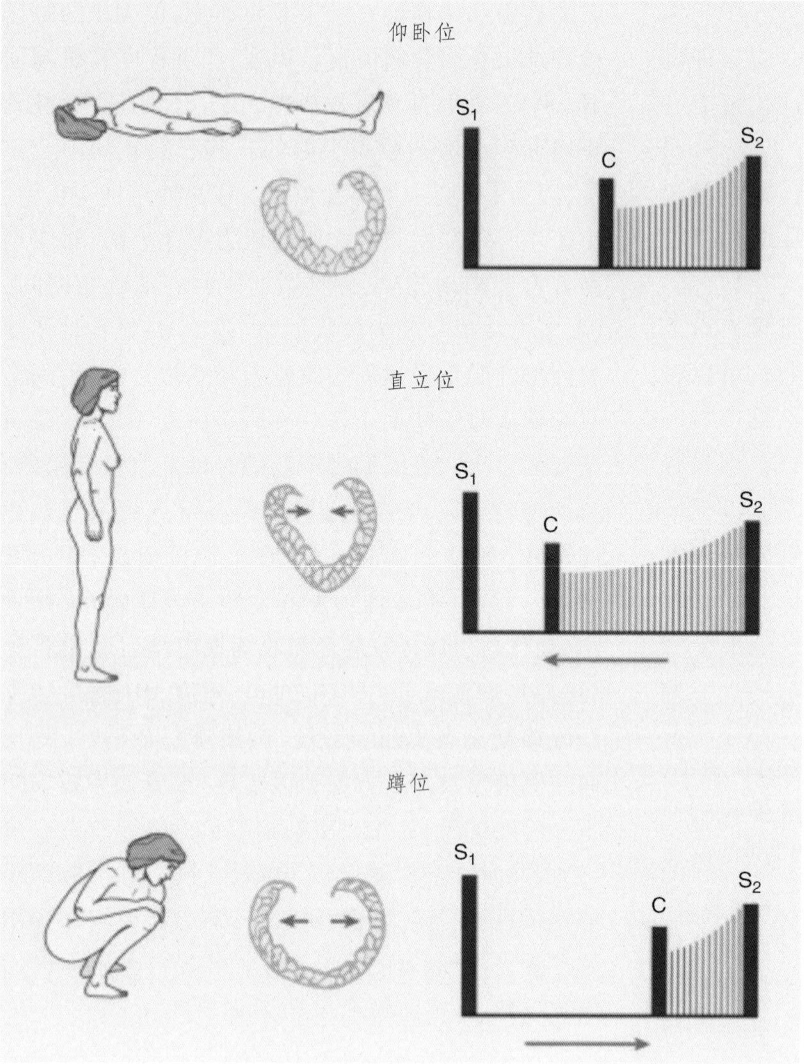


**图 10.2** 二尖瓣脱垂的非射血喀喇音(C)及收缩期杂音。第一行显示了患者仰卧位时的第一心音($S_1$),收缩期中期喀喇音(C)和第二心音($S_2$),以及中度二尖瓣反流时的收缩期晚期杂音。直立位时(中间一行)静脉回流减少,心脏变小,脱垂发生在收缩期更早时间。喀喇音和杂音靠近 $S_1$。蹲位时(最下一行)静脉回流增加,导致左心室腔增大。喀喇音和杂音发生在心脏收缩后期,远离 $S_1$。(From Shaver et al. [27])

静脉压力波形通常具有两个特殊的正向波 (a 和 v 波)和两个负向波(x 和 y 降支)(图 10.3a)。a 波发生在右心房收缩期,出现在 EKGP 波后,并先于第一心音($S_1$)出现。x 降支通常出现在 a 波后和右房压下降期,此时心室收缩推动三尖瓣及 RA 向下移位。心室收缩早期,随着心室开始收缩,三尖瓣被推向右心房,此时 c 波使 x 降支中断,从而使 RA 压力短暂增加。v 波出现于心室收缩末期 RA 充盈时,第二心音($S_2$)之后。y 波降支紧随 v 波之后,发生在舒张期三尖瓣开放 RV 充盈、RA 压力下降时。关于缩窄性心包炎中呈现的异常颈静脉压力波形,最明显的波形是陡峭的 y 波降支,这是由于舒张早期心房压升高心室迅速充盈而形成的。但当达到心包限制的容积时,心室内压力升高,导致心室充盈突然减慢, 表现为心室舒张压的特征性下降和平台期。因此,JVP 波形呈 M 或 W 形(图 10.3b),具有明显且陡峭的 y 降支,伴正常或减小的 x 波降支。心包缩窄的另一个典型特征是颈静脉压随着呼吸而变化。在正常人中,颈静脉压随着胸腔内压力降低而降低,增加的静脉回流可以被顺应性良好的右心室容纳。心包缩窄时并不能较好地适应静脉回流的增加, 增加的静脉回流遇到僵硬且无弹性的心包,导致颈静脉压力随着吸气而升高, 这就是典型的 Kussmaul 征[13]。缩窄性心包炎的特征性(有时是唯一的)听诊杂音是高调的舒张早期杂音,称为心包叩击音,这是由于舒张早期心室充盈期间血流突然停止引起的。心包叩击音出现的时机与 JVP 中典型的 y 降支相对应[14]。

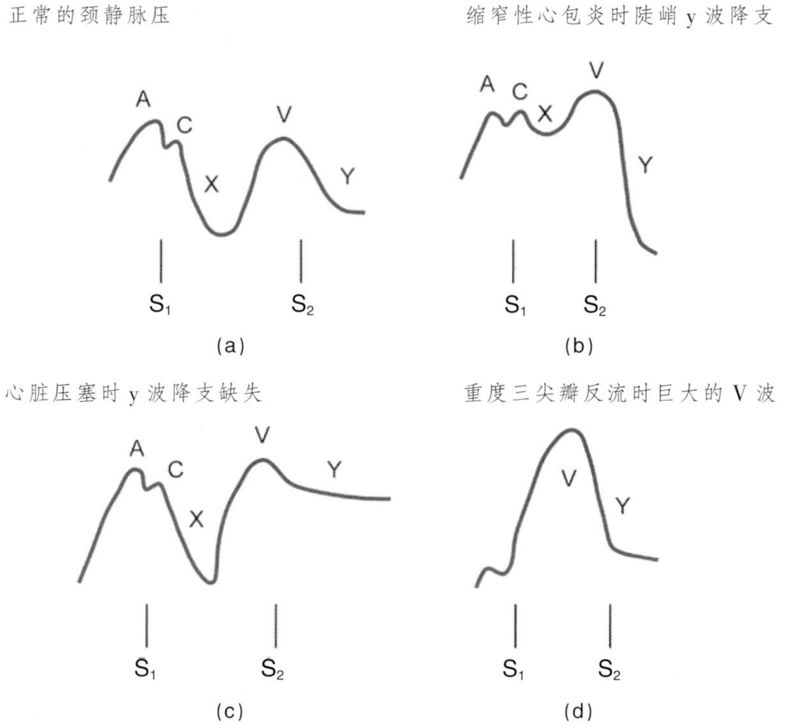


**图10.3**　颈静脉压力波形。(a)正常人；(b)缩窄性心包炎；(c)心脏压塞；(d)重度三尖瓣反流。A、C、V为正向波，X、Y为负向波，正文中有相关解释。$S_1$，第一心音；$S_2$，第二心音。

## 病例4

一例66岁女性患者，劳力性呼吸困难3天，有转移性乳腺癌病史。体格检查：心率110次/分，血压88/56mmHg，伴有20mmHg的奇脉。颈静脉压力显著升高至下颌角，无y波降支。心尖冲动减弱，心音低钝而遥远。双肺呼吸音清。

低血压、JVP升高和心音减弱的三联征，也称为Beck三联征，提示有心脏压塞的可能。Beck三联征是1935年由Case Western Reserve大学的心血管外科Claude Schaeffer Beck教授首次提出的。当任何液体存在于心包腔中，形成心包腔的高压力限制了心室充盈时，就会出现心脏心脏压塞，导致显著的静脉压升高和心输出量降低，在这种情况下，如不及时治疗，患者可能会迅速死亡。在心包腔中迅速积聚的相对少量的液体就会导致心脏压塞。如果是慢性心包积液，心包压力–容积曲线向右移动，壁层心包的顺应性增高，较多的积液才会导致心脏压塞[15,16]。在这两种情况下，一旦心包腔中聚集一定量的液体，即使心脏的体积增加相对较小，心包内压力也会显著增加。心包内压力升高可能会限制心脏搏动，并降低心输出量。而心动过速作为维持心输出量和血压的一种代偿机制，经常在心脏压塞时出现。甲状腺功能减退导致的心包积液和心脏压塞时不出现心动过速。心脏压塞时JVP几乎总是升高，有时会引起前额和头皮的静脉扩张。颈静脉压力的波形的特征是y波降支缺失（图10.3c），这是由于心包腔压力的升高导致即使在舒张早期心室充盈也受限或减弱。这种类型与缩窄性心包炎相反。缩窄性心包炎在舒张早期心室充盈迅速，在舒张中期由于心包约束而停止，其充盈时间缩短。奇脉这种现象在1873年由Adolf Kussmaul首次描述，对确诊心脏压塞很有帮助。奇脉定义为吸气时收缩压异常大幅度下降(> 10mmHg)，这是由于心室相互过度依赖以及胸腔内压力变化，对左右心室的充盈产生过大的影响所致(图10.4)。通常，吸气时胸腔内压力降低会导致全身静脉回流增加以及肺静脉回流减少，室间隔向左的移动幅度较小。吸气时胸腔内压力下降引起LV充盈减少，进而导致左心输出量和主动脉收缩压峰值小幅下降。心脏压塞时，心包积液压迫各方向的心室壁，因此，静脉回流随呼吸的变化增大。吸气时，左心充盈量的下降会减少左心室输出量，从而收缩压的下降幅度要比正常生理情况下更大，超过10mmHg。在真正的心脏压塞患者中，奇脉可以被多种情况所掩盖，比如

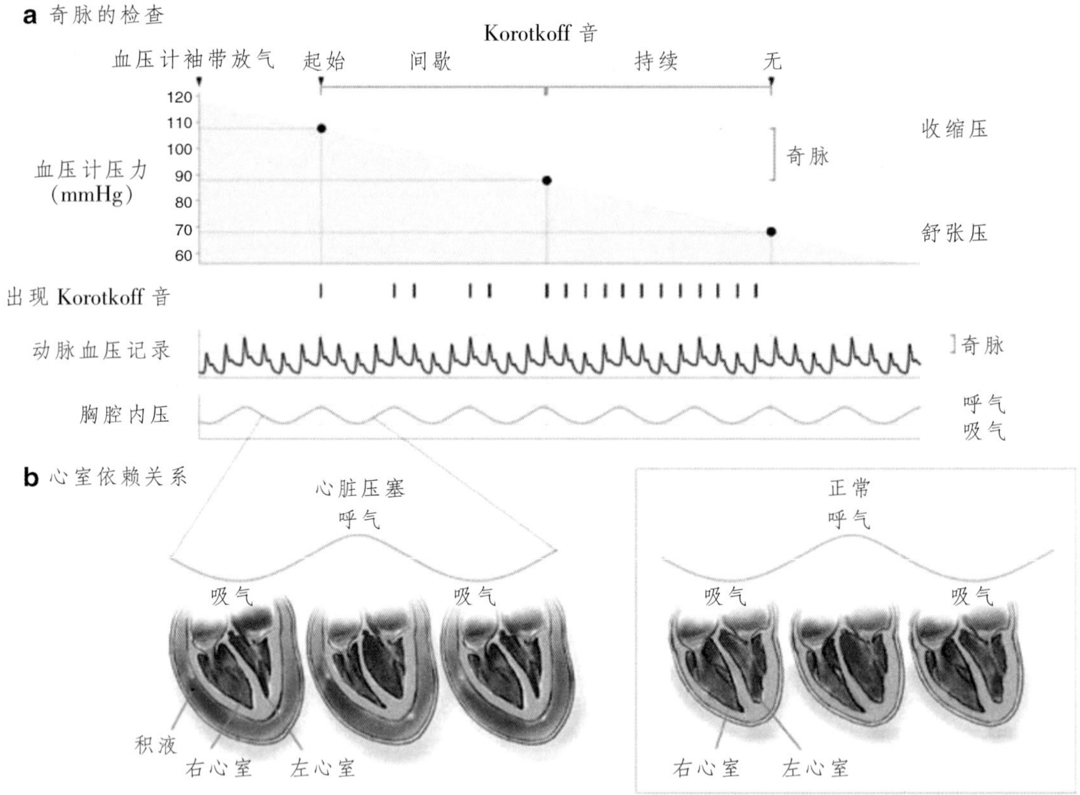


图 10.4 脉搏异常的检查和形成机制。(a)检查者将血压计的袖带充气，在袖带缓慢放气时闻及 Korotkoff 音，然后记下最初仅在呼气时可听到 Korotkoff 声音时的压力。随着袖带进一步放气，检查者注意在呼气和吸气期间可闻及 Korotkoff 声音时的压力。吸气与呼气时血压的差称为脉搏反常，此压差通常为 0~10mmHg。心脏压塞时，此压差超过 10mmHg。吸气时，动脉血压降低即为奇脉。在动脉血氧波形上也可以看到这个现象。(b)正常心脏在吸气期间，胸内负压会通过增加血液的肺部储备增加静脉至右心室的回流，并减少肺静脉向左心室的回流。由于右心室扩张增加，室间隔向左偏斜，从而轻度减少了左心室的搏动和输出量。呼气时，这些情况得到逆转，室间隔向右偏斜，并且右心室搏动和输出量轻度减少。在存在心脏压塞时，心包腔充满液体时，限制了整个心脏的扩张，此时看到的变化会比正常心脏要大。从而导致吸气过程中左心室充盈显著减少，使得正常吸气时左心输出量减少、血压降低。(From Roy et al. [28])

严重的低血压、心包粘连、右心室肥大、严重的主动脉瓣反流、左心室僵硬或其他导致左心室充盈压升高的情况，以及房间隔缺损[16]。

## 病例 5

一例 78 岁男性患者，有高血压、高血脂和糖尿病史，主诉劳力性呼吸困难加重两年余。体格检查：触诊发现存在缓慢上升、晚期达高峰、幅度较低的颈动脉压力波形。心率 88 次/分，心律齐，血压 108/66mmHg。颈静脉压正常。心尖冲动持续且无移位。心脏听诊显示 $S_1$ 正常，$S_2$ 柔和、无分裂，可闻及 3/6 的收缩晚期杂音，在右侧第二肋间最易听诊，并向颈动脉传导。双肺呼吸音清。腹部无异常，双下肢无水肿。

基于这些临床检查，该患者可能患有重度主动脉瓣狭窄(AS)。在血流动力学上，AS 的特征是收缩期左心室和主动脉之间的压差(图 10.5a)，该压差的大小表明 AS 的严重程度。与 AS 的严重程度相关的体征包括颈动脉搏动的特征性波形、$S_2$ 减弱或缺失以及杂音的时机和强度(表 10.1)[17]。严重 AS 患者的颈动脉搏动通常被描述为“小慢波”，即微弱、缓慢上升和延迟。这种情况可以通过同时进行颈动脉触诊和心脏听诊来进行最佳评估。AS 严重时，颈动脉搏动的减弱和延迟反映了阻塞的严重，在心室收缩早期，通过主动脉瓣进入动脉循环系统

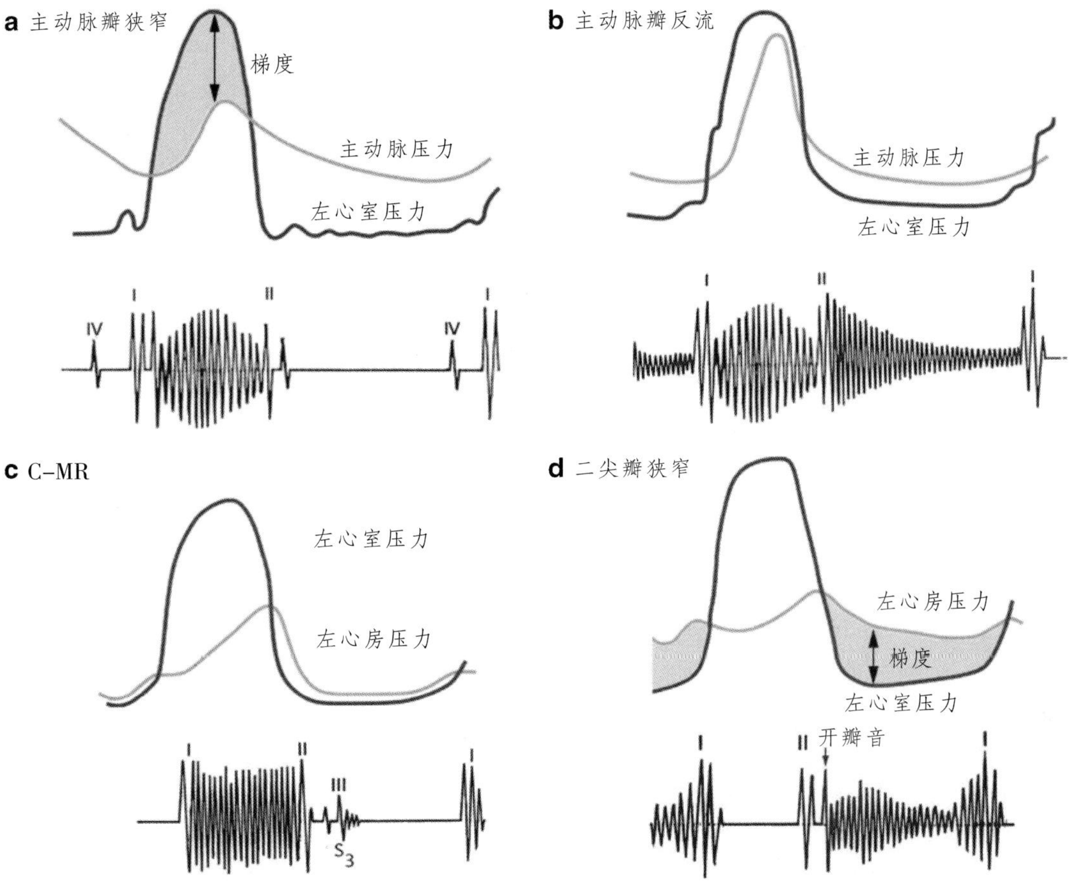


**图 10.5**　杂音与左心室、主动脉和左心房压力波形的关系，以及各种瓣膜疾病下的血流动力学特征。(a)主动脉瓣狭窄(AS)：AS 收缩中期左心室和主动脉之间的压差最大，收缩早期和晚期相对较小。因此，杂音波形呈菱形，即开始较弱，在心脏收缩中期达到峰值，然后在心脏收缩后期 $S_2$ 之前减弱。在年轻 AS 患者中，可能会出现早期喷射性杂音。在老年 AS 中，$A_2$ 则减弱或消失。由于左心室顺应性下降，$S_4$ 常见。(b)主动脉瓣反流(AR)：早期舒张期杂音(EDM)从 $S_2$ 开始，而后逐渐减弱。杂音的持续时间是可变的，具体取决于 AR 的严重程度。应注意此时舒张压是降低的。(c)二尖瓣反流(MR)：反流血液进入左心房，此时存在一个全收缩期杂音，杂音波形呈平台状。此时应注意，在收缩期左心房压力升高，呈“V”形。MR 时也可能会出现舒张早期的 $S_3$ 或隆隆样杂音。(d)二尖瓣狭窄：由于二尖瓣压差大，且瓣叶增厚或钙化，因此可以闻及响亮的 $S_1$。MS 严重程度的一个重要指标是 $S_2$ 和开瓣音(OS)之间的时间间隔，这是左心室压力从收缩晚期主动脉压力下降到舒张早期左心房压力所用的时间。由于压力梯度增加，二尖瓣会打开，从而产生开瓣音(OS)。窦性心律患者的舒张期杂音与二尖瓣处的压差相关，该压差在舒张早期最大，在舒张末期再次增加。

的血液流速降低。桡动脉和颈动脉之间的搏动延迟(桡动脉延迟)也提示存在严重的 AS[18]。随着 AS 病情恶化，主动脉瓣钙化严重且无法移动，导致第二心音的 $A_2$ 成分减弱或消失。正常的 $A_2$ 代表着启闭无异常的主动脉瓣，这对于排除严重的老年性 AS 至关重要。但是，在年轻患者中，严重 AS 的 $A_2$ 可能仍然是正常的，此类狭窄主要是由先天性瓣尖融合，很少合并钙化。AS 时左心室和主动脉之间的压差在收缩中期最大，在收缩早期和晚期相对较小。因此，此杂音波形呈菱形，它起始较弱，在心脏收缩中期达到峰值，收缩末期先于 $S_2$ 消失(图 10.5a)。由于它始于 $S_1$ 后结束于 $S_2$ 之前，因此称为收缩期喷射性杂音。杂音的响度通常与 AS 的严重程度相关，但是也存在例外情况。它最易在胸骨右缘第二肋间的心底部听到并向颈动脉传导。收缩期喷射性杂音峰强度的出现时机也与 AS 的严重程度相关。轻度 AS 时，左心室和主动脉之间的最大瞬时压差发生在心脏收缩早期，因此，在心室收缩早期杂音

表 10.1 重度主动脉瓣狭窄的体征

| 检查 | 体征 |
|---|---|
| 颈动脉搏动 | 微弱、缓慢上升、延迟的颈动脉搏动（小慢波） |
| $S_2$ | 在 $S_2$ 中轻柔、无法听到的 $A_2$ 成分 |
| 杂音 | 收缩中晚期达峰，向颈部放射 |

达到峰值。随着AS的狭窄加重，左心室与主动脉之间的最大瞬时压差在收缩末期逐渐出现，相应的杂音峰值也延迟出现。没有任何单一的体格检查可以诊断或除外严重的AS；但是，结合缓慢、延迟的颈动脉搏动，减弱的 $S_2$，以及放射至颈部的收缩中晚期达峰杂音，可以准确地做出重度AS的临床诊断[19]。

表 10.2 慢性主动脉瓣反流的同名体征

| 体征 | 描述 |
|---|---|
| Hill 征 | 下肢和上肢血压差过大 |
| Corrigan 征 | 脉搏骤降 |
| Duroziez 征 | 股动脉处部分受压时可闻及收缩期与舒张期杂音 |
| Quincke 征 | 指甲床的毛细血管搏动增强 |
| deMusset 征 | 头部出现与心搏一致的规律性点头样运动 |
| Traube 征 | 股动脉可闻及枪击音 |
| Mueller 征 | 搏动性悬雍垂 |
| Becker 征 | 搏动性视网膜动脉 |
| Rosenbach 征 | 搏动性肝 |
| Gerhard 征 | 搏动性脾 |
| Mayne 征 | 与手臂标准位置相比，手臂抬高时舒张压下降超过15mmHg |

## 病例 6

一例56岁无症状男性患者，他的首诊医生在听到心脏杂音后将其转诊评估。体格检查：正常心律，脉搏搏动强度迅速减弱，心率90次/分，血压144/40mmHg，脉压104mmHg。心脏检查显示心尖冲动增强，范围增大，向横向和下方移位。胸骨左缘可闻及高频递减的吹风样舒张期杂音，坐位时消失。同时也有中等强度的短暂的收缩早期杂音。除此之外，当部分压迫股动脉，且腘动脉袖带压>170mmHg时，可闻及一个贯穿收缩期和舒张期的杂音。肺部和腹部未见异常。

在心血管医学中，没有其他疾病比慢性主动脉瓣反流（AR）体征有更多的同名症状（表10.2）。导致慢性AR这些体征的主要血流动力学异常是脉压过大（图10.5b）。舒张压降低是由于主动脉血液快速反流到左心室，从而引起左心室舒张末期容积增加，进而导致左心室输出量和脉压增加。Dominic Corrigan 爵士于1832年首次描述了骤起骤落的脉搏，称为“水冲脉”或Corrigan征。由于每搏输出量的增加，颈动脉压迅速升高。几个研究系统地评估表10.1中这些同名症状的预测价值；但是，Duroziez征、Corrigan征和Hill征可能是提示慢性AR病情严重的最为重要且有用的体征[20]。一篇文献综述中提到心脏医生听到的递减的舒张期杂音是提示AR最有用的发现（阳性似然比为8.8），若未闻及则可除外AR[21]。慢性AR时可闻及高调的舒张期吹风样杂音，当患者仰卧向前倾并保持呼气时，在胸骨左缘第三或第四肋间隙听诊最佳。慢性AR的严重程度与杂音的持续时间存在一定相关性，但其强度可能存在较大程度的变化。在重度慢性AR患者中，可能闻及全舒张期杂音。但是，在非常严重的AR患者中，尤其是突然发作的急性AR患者中，由于LV和主动脉压的快速平衡，杂音可能仅短暂存在于舒张早期。大多数重度AR患者甚至在没有伴发AS的情况下，因心输出量增加也会引起收缩早期的喷射样杂音。最后，慢性重度AR的患者偶尔可以在心尖部闻及舒张期隆隆样杂音，即为Austin-Flint杂音，它反映了AR时反流的血液对二尖瓣前叶的影响。此杂音不应与二尖瓣狭窄的舒张期隆隆样杂音相混淆。

## 病例 7

一例62岁男性患者，有吸烟史，患高血压、高脂血症和糖尿病30年，因胸骨后不适伴左臂放射痛加重8小时就诊于急诊室。就诊时有出汗，心率104次/分，血压为90/68mmHg，呼吸急促，为20次/分，不吸氧时氧饱和度为 94%。他为嗜睡状态且无定向能力。12 导联心电图显示胸导联 $V_1$~$V_6$ 普遍存在 3mm 的 ST 段抬高，下壁肢体导联出现对应的 ST 段下降。心血管检查显示，JVP 升高到 12cm$H_2O$，心音正常，无杂音，未闻及心包摩擦音和奔马律。双下肺可闻及啰音。腹部未见明显异常，双下肢湿冷，无水肿。诊断为急性 ST 段抬高心肌梗死(STEMI)、心源性休克后，他被紧急送入心脏导管室。冠状动脉造影发现左冠状动脉前降支(LAD)近段完全闭塞，术中将其开通并植入支架。肺动脉导管检查显示 PCWP 为 28mmHg，心脏指数为 1.7L/(min·$m^2$)，随后置入了 IABP。超声心动图未发现任何心肌梗死的机械性并发症。

心源性休克是由于心脏功能障碍引起的各脏器灌注不足，并且在血流动力学上由持续性低血压(收缩压<80~90mmHg 或平均动脉压比基线低 30mmHg)和心脏指数降低[无支持下<1.8L/(min·$m^2$)或在支持的情况下<2.0~2.2L/(min·$m^2$)]并伴有足够或较高的充盈压[22]。心源性休克的最常见原因是伴有左心衰竭的急性心肌梗死(MI)。在 MI 的情况下，排除可能导致心源性休克的机械并发症(例如继发于乳头肌功能障碍的急性重度 MR、心室游离壁破裂或室间隔缺损)这一点非常重要。值得注意的引起血流动力学变化的其他原因还有任何病因引起的严重的 LV 或 RV 功能障碍、心脏瓣膜病如急性二尖瓣或主动脉瓣关闭不全、心脏压塞、大块肺栓塞、急性主动脉夹层、肥厚型梗阻性心肌病和急性心肌炎。心源性休克的特征是四肢和重要器官灌注不足。任何原因导致的心输出量减少都会增加交感神经活性、增加小动脉收缩和外周血管阻力以维持血压和组织灌注。临床上，心源性休克表现为终末器官灌注减少的征象，例如，精神状态改变、少尿，由于肺瘀血导致的呼吸窘迫、四肢湿冷。这些患者通常处于如图 10.1 所示的血流动力特征表的右下象限，即湿冷。然而，并非所有心源性休克患者都有血管收缩和外周血管阻力升高。在对心源性休克患者的 SHOCK 研究中发现，有近 1/5 的患者血流动力学表现为外周血管阻力低，类似于败血症。这可能是因为存在类似于脓毒症的全身性炎症反应状态(SIRS)导致的血管异常扩张所致[22,23]。心源性休克可以根据临床表现做出诊断，但是有创血流动力学监测有助于确诊并对血管收缩或舒张程度进行量化，也可对充盈压和心输出量进行量化，并最终指导治疗。

# 病例 8

一例 78 岁女性患者，因发烧、咳嗽、呼吸急促和精神状态改变被送到急诊室。最近 3 天她出现间歇性发热和咳嗽、咳痰症状。到达急诊室时，她处于嗜睡状态，意识不清但易激惹。她的体温很高，为 39°C，心率 120 次/分，心律齐，血压 80/50mmHg，呼吸急促，呼吸 22 次/分，不吸氧时氧饱和度为 90%。心血管检查显示，仰卧位时未见颈静脉怒张以及颈静脉迅速下降。心音正常，未闻及杂音，未闻及心包摩擦音及奔马律。肺部检查显示右下肺可闻及支气管呼吸音、啰音及羊鸣音，叩诊浊音。腹部未见异常，四肢触之温暖，毛细血管充盈>3 秒，皮肤可见花斑。胸部 X 线片显示右下肺实变。

这例患者确诊为感染性休克。这种症状和病例 7 的患者情况相似，但是机制和病生理过程不同。感染性休克也称为分布性或血管扩张性休克，其表现为血管过度舒张和组织氧供不足。血管的舒张通过 3 种机制介导：①激活血管平滑肌细胞膜上的 ATP 敏感钾通道；②诱导型一氧化氮合成酶的激活；③血管升压素的缺乏[24]。其次，白细胞的迁移和促炎标志物(如肿瘤坏死因子和白介素)的激活和释放，导致组织损伤和器官功能障碍，表现为全身性炎症反应状态[25]。SIRS 的临床表现如下：

- 体温>38.5°C 或<35°C。
- 心率>90 次/分。
- 呼吸 >20 次/分或 $PaCO_2$ <32mmHg。
- WBC>12 000/$mm^3$，<4000/$mm^3$ 或未成熟白细胞>110%。

脓毒症定义为存在感染的 SIRS。同样，重症脓毒症和感染性休克主要为临床诊断[25]。败血症合并以下器官功能障碍征象之一则为严重脓毒症：

- 皮肤花斑。
- 毛细血管再充盈时间≥3 秒。
- 尿量<0.5mL/kg，至少持续 1 小时，或需要肾

脏替代治疗。

• 血乳酸水平升高>2mmol/L。

• 新发的神志状态模糊。

• 血小板计数<100 000/mL。

• 弥散性血管内凝血。

• 急性肺损伤或者急性呼吸窘迫综合征(ARDS)。

• 超声心动图或直接测定心脏指数降低确定的心功能不全。

重症脓毒症合并下列情况之一则为感染性休克：

• 充分补液或 PCWP 在 12~20mmHg 时，平均血压仍<60mmHg(如果先前患有高血压，则<80mmHg)。

• 需要多巴胺> 5mcg/(kg·min)、去甲肾上腺素或肾上腺素<0.25mcg/(kg·min)，以维持平均压高于 60mmHg(如先前患有高血压，则为80mmHg)。

因此，脓毒症是一个连续的疾病谱，严重程度可从表现为 SIRS 的普通脓毒症到重症脓毒症和感染性休克。即使给予优化治疗，重症脓毒症和感染性休克的死亡率仍在 40%~50%或更高。良好预后的关键是早期明确病情的严重程度以及潜在的感染灶。

## 病例 9

一例 54 岁男性患者，常年酗酒，肝硬化，呕血。经体格检查，成发热状态，仰卧时心率 78 次/分，血压为 130/80mmHg，站立时 110 次/分、102/60mmHg。他站立时感到头晕。他的舌、腋窝和黏膜是湿润的。心脏、肺部和腹部未见明显异常。

该患者的低血容量可能继发于失血，该个案为食管静脉曲张破裂。当细胞外钠和液体的流失速率大于摄入时，就会血容量不足。发生机制包括胃肠道(出血、呕吐、腹泻)、肾脏(利尿、盐分流失)、皮肤(烧伤)或第三间隙集聚(急性胰腺炎、急性肠梗阻、骨折)。血容量不足最常见的原因之一是利尿剂使用过度。病史和体格检查对确定血容量不足的病因和严重程度较实验室检查更重要。例如，即使是由于胃肠道出血引起血容量不足的患者，初始的血红蛋白检查结果与失血程度的严重性也并不相关。同样，肾前性氮质血症也是在急性脱水的晚期才发生。在没有自主神经病变或过度使用降压药的情况下，评估收缩压随体位的变化是最迅速、最有效的床旁检查。当患者从仰卧位站立时，血压下降超过 10mmHg，表示血容量不足>10%。在对失血和血容量不足患者体格检查结果的系统性评估研究中，因体位变化引起的严重头晕和心率变化≥30 次/分是大量失血最有敏感性和特异性的体征[26]。该研究同时表明，腋下干燥也支持伴有呕吐、腹泻或经口摄入减少的低血容量诊断。黏膜湿润和正常舌皱襞不支持低血容量诊断。重要的是，要在患者从卧位变为立位 1 分钟内进行血压和心率的测量。低血容量患者的颈静脉压通常较低，让患者躺下来观察锁骨上方的静脉搏动可能是有必要的。正常的皮肤是富有弹性和饱满的，在受到按压释放后会迅速复原。这是由于皮下组织中含有弹性蛋白，而这受到血容量和年龄的影响。在较年轻的人群中，皮肤饱满度降低可能代表血容量不足。

## 病例 10

一例 53 岁的女性患者，有风湿性心脏病，有二尖瓣狭窄病史，15 年前行 s/p 球囊二尖瓣切开术，8 年前行二尖瓣置换术，目前症状为易疲劳、运动耐力下降、腹胀和下肢肿胀。体格检查显示心率 80 次/分，心律失常，血压为 110/68mmHg，呼吸频率为 16 次/分。颈静脉压力升高至 14cm$H_2O$，压力波形有明显的 V 波和陡峭的 y 波降支。心脏检查发现明显的右心室隆起。听诊有响亮的 P2，胸骨左下界可闻及 3/6 级的收缩期杂音。杂音在吸气相增强。腹部检查显示搏动性肝大，有腹腔积液征。同时合并双脚水肿。

三尖瓣关闭不全(TR)是一种由任何原因引起的右心室扩张(通常是由于继发性肺动脉高压)引发的常见瓣膜病变。继发性肺动脉高压最常见的病因是由于二尖瓣疾病或左心室功能不全引起的左心衰竭。由基础肺病或原发性肺动脉高压引起肺心病时，TR 也会发生。病理生理上，长期肺动脉高压会导致右心室压力超负荷，从而导致右心室和三尖瓣环扩张。在患有慢性重度 TR 的患者中，JVP 波形的特征是 x 降支缺失和收缩性 V 波(或 C-V波),后者为心室收缩时右心房压力显著升高所引起,随后为陡峭的 y 降支(图 10.3d)。肺动脉高压时听诊通常可闻及响亮的 P2。也可闻及全收缩期杂音,在左或右胸骨旁第四肋间听诊最明显。通常,吸气时右心房静脉回流增加,收缩期杂音强度会随之(Carvallo 征)增强;但这个病例并不是这样。许多显著 TR 的患者没有与呼吸相关的杂音变化,其中一些患者并没有明显的杂音。在没有肺动脉高压的情况下,TR 也可作为原发瓣膜疾病发生,病因包括创伤、静脉注射毒品或起搏导线相关感染导致的心内膜炎。重度 TR 时,舒张期血流增加,许多患者于胸骨左缘可闻及舒张期隆隆样杂音和(或)右侧的 $S_3$(有时声音很大)。长期重度 TR 时,右心房和右心室之间的压差会降至最低,TR 杂音可能为短暂的收缩早期杂音,也有可能几乎听不到或不存在。重度 TR 时查体通常可见肝搏动、腹腔积液和四肢水肿。

## 病例 11

一例 52 岁男性患者,无冠心病危险因素,劳累时出现气短症状,晕厥 2 次。有猝死家族史。体格检查显示其颈动脉搏动呈现快速上冲,随后出现第二个高峰。心率 60 次/分,血压为 120/80mmHg。颈静脉未见怒张。心尖冲动宽且持续,并侧向移位。心脏听诊显示 $S_1$ 正常,$S_2$ 反常分裂。左侧胸骨旁可闻及明显增强-减弱的 3/6 收缩期杂音,做 Valsalva 动作或屏气腹压增加时强度增加。双肺呼吸音清,腹部未见异常。

根据体格检查的结果,该患者考虑肥厚型心肌病(HCM)。HCM 是一种常见的遗传性心血管疾病,即在没有明确原因的情况下发生的严重心肌肥大。心室肥大最常见部位的降序排列依次为室间隔、心尖部和心室中部。根据静息或刺激手法时是否出现动态的左室流出道(LVOT)压差,将 HCM 分为梗阻性和非梗阻性。梗阻是 HCM 的主要病理生理机制。肥大的近段室间隔外加收缩期二尖瓣瓣叶前向运动,导致左室流出道狭窄和二尖瓣关闭不全。HCM 中 LVOT 梗阻是动态变化的,这一点与瓣膜性或膜性 AS 不同,后者为左室流出道存在固定的梗阻。在动态的 LVOT 梗阻中,梗阻程度会随着心脏收缩力和负荷状况的变化而变化,而在固定性梗阻(例如 AS)的情况下,梗阻的程度不会变化。床旁心脏血流动力学的改变对于区分 HCM 和 AS 的收缩期杂音非常有用(表 10.3)。除 HCM 杂音外,通过Valsalva 动作,几乎所有心脏杂音的强度都会降低。Valsalva 动作减少了前负荷,导致左心室充盈减少,LVOT 阻塞程度增加,HCM 收缩期杂音的强度也随之增加。同样,从蹲位到站立的体位变化会减少静脉回流和前负荷,也会增加 HCM 的杂音强度。吸入亚硝酸戊酯会引起血管舒张并降低前负荷,这也会使 HCM 中的 LVOT 阻塞加重,杂音响度增加。在出现室性期前收缩(PVC)或增加左心室收缩力的其他情况下(例如静脉输注或内源性儿茶酚胺),都会使左室流出道梗阻增加。杂音达到 3/6 级通常表示 LVOT 压差已经>30mmHg。HCM 患者的颈动脉搏动波形特征为早期骤升,因为收缩早期不存在 LVOT 阻塞。随着 LVOT 梗阻的出现,脉搏骤降,随后左心室压力增加以克服梗阻,此时出现第二个高峰。上述脉搏现象称为“双重脉”,它与 AS 时的颈动脉压力曲线形成对比。HCM 中的第二心音强度正常,但由于射血时间延长和严重 LVOT 阻塞可能发生异常分裂。

表 10.3　各种行为对肥厚型心肌病和主动脉瓣狭窄的影响

| | 血流动力学影响 | AS 杂音响度 | HCM 杂音响度 |
|---|---|---|---|
| Valsalva | 前负荷↓ | ↓ | ↑ |
| 蹲位→直立位 | 前负荷↓ | ↓ | ↑ |
| 直立位→蹲位 | 前负荷↑ | ↑ | ↓ |
| 吸入亚硝酸戊酯 | 前负荷↓ | 无变化 | ↑ |

## 病例 12

一例 45 岁女性患者，印度移民，新发心悸和劳累性呼吸困难。自诉幼时有长期发热病史，随后出现心脏杂音。体格检查显示心率 84 次/分，心律失常，血压 110/70mmHg。未见颈静脉怒张。心尖冲动成叩击样，且未见移位。可触及 RV 隆起和 $P_2$ 震颤。听诊 $S_1$、$P_2$ 响度较大，$S_2$ 后可闻及开瓣音。患者处于左卧位，保持呼气状态时，可于心尖部闻及低调的舒张早期隆隆样杂音。双下肺可闻及啰音。腹部和下肢未见明显异常。

该患者很可能是典型的风湿性心脏病后继发重度二尖瓣狭窄（MS）。MS 的特征是舒张期左心房和左心室之间存在压差（图 10.5d）。梯度差主要取决于跨瓣流速。跨二尖瓣流速的增加（最常见原因为运动）导致压差增加，使左心房压力升高，进而引起肺静脉和肺毛细血管压力升高，导致呼吸困难。心房颤动等任何引起心率加快的病理状态，如贫血、甲状腺功能亢进症等，都会使舒张期比收缩期缩短更多。由于血流经过二尖瓣的时间更短，二尖瓣舒张早期的血流占比更大，当压差增大时，左心房压力升高更明显。虽然该患者并没出现右心衰竭，但左心房压力的升高会引起慢性肺静脉和毛细血管压力升高，进而进展为肺动脉高压，最终导致右心衰竭。心房颤动伴快速心室率通常是引起 MS 患者症状发作或加重的因素，并可能导致肺水肿。实际上，MS 合并快速心房颤动引起的肺水肿对 β 受体阻滞剂具有良好的治疗反应。随着心率减慢，舒张期心室充盈时间增加，左心房压力随之减小（因为当压力梯度较低时，二尖瓣血流时间在“舒张中晚期”比例更大），肺静脉和毛细血管压力也相应降低。

MS 的生理学改变归因于风湿性炎症引起瓣膜纤维化过程中的两个方面：瓣尖增厚纤维化和瓣叶粘连融合。轻度 MS（在瓣叶增厚、钙化或活动障碍之前）的典型听诊体征是 $S_1$ 亢进以及 $S_2$ 后的开瓣音（OS）。$S_1$ 的强度和开瓣音（OS）反映了全舒张期压差。评价 MS 严重程度的重要指标是 $S_2$ 和 OS 之间的时间间隔，此间隔即为 LV 压力从收缩晚期的主动脉压下降到舒张早期左心房压力所用的时间。MS 越严重，左心房压力越高，开瓣音与 $S_2$ 越接近，$S_2$ 和 OS 的间隔就越短（图 10.5d）。随着二尖瓣叶的钙化和活动障碍，$S_1$ 和 OS 响度降低。MS 听诊可闻及心尖部低调的舒张期隆隆样杂音，左侧卧位时明显。呼气时可使心脏更靠近听诊器，可减少呼吸音的干扰。短暂的运动（甚至只是步行或原地跑步）引起心率上升和心输出量增加，加剧 MS 的舒张期杂音。在严重的 MS，杂音通常持续时间更长。在窦性心律患者中，舒张最早期和最晚期之间梯度差最大时（心房强力收缩），杂音最响。当发生心房颤动时，心脏收缩前（舒张晚期）的隆隆样杂音消失。

### 复习题

1.一例 40 岁女性患者，无明显症状，因初级保健医生听到杂音而就诊。体格检查显示生命体征正常。未见颈静脉怒张，颈动脉搏动正常。心尖可闻及 2/6 收缩晚期的喀喇音。为确认你对二尖瓣脱垂的怀疑，你要求患者进行下蹲和站立动作。二尖瓣脱垂患者的喀喇音在下蹲和站立时会怎样？（　　）

A.下蹲时喀喇音更接近 $S_1$，站立时远离 $S_1$。

B.喀喇音站立时更靠近 $S_1$，下蹲时远离 $S_1$。

C.站立或下蹲时的喀喇音没有变化。

D.喀喇音随着站立减弱，随着下蹲增强。

答案：（B）。站立可减少静脉回流和前负荷。因此，左心室变小，脱垂发生在收缩期更早的时间点，即更接近 $S_1$。同时，杂音的强度增加。下蹲时会导致前负荷增加，从而导致 LV 体积增加；因此，喀喇音会在心脏收缩后期发生，并远离 $S_1$。

2.关于 JVP 波形和心脏血流动力学的描述都是正确的，除了（　　）

A.缩窄性心包炎的特征是显著、陡峭或突然下降的 y 波降支。

B.心脏压塞的特征是 y 波降支缺失。

C.严重的三尖瓣关闭不全中存在 A 波。

D.严重的三尖瓣关闭不全时，x 波降支缺失。

答案：（C）。三尖瓣狭窄或完全性心脏传导阻滞中存在 A 波，由于房室分离，右心房在三尖瓣闭合时收缩。所有其他陈述均正确。

3.一例 52 岁女性患者，有风湿性心脏病病史，

20 年前开胸行二尖瓣手术，目前存在劳累性呼吸困难和心悸加重。体格检查显示：心率为 118 次/分，心律失常，血压 100/60mmHg。可见颈静脉怒张。心尖冲动有拍击感，未见移位。可触及胸骨旁隆起的 RV 和明显的 $P_2$。患者处于左侧卧位时，可于心尖部闻及低沉的舒张中期隆隆样杂音。双下肺可闻及啰音。该患者下一步的最佳治疗是什么？（　　）

A.硝普钠减低后负荷。

B.静脉输注硝酸甘油以减小前负荷。

C.静脉吗啡。

D.静脉 β 受体阻滞剂治疗以控制心率。

答案：(D)。该患者患有风湿性二尖瓣狭窄，由于心房颤动伴快速心室率引起心力衰竭。心动过速时舒张期缩短比收缩期更多，从而减少了血液通过二尖瓣的时间，引起左心房压力升高和肺水肿。急性心力衰竭时唯一可以使用 β 受体阻滞剂进行心率控制的情况是单纯二尖瓣狭窄。

4.肥厚型梗阻性心肌病患者的以下所有杂音强度都会增加，除了（　　）

A.下蹲时。

B.站立时。

C.Valsalva 动作。

D.吸入亚硝酸戊酯。

答案：(A)。任何可引起前负荷减少的情况（Valsalva、站立和吸入亚硝酸戊酯）都会引起左心室充盈减少，LVOT 梗阻加重，从而增加 HCM 收缩期杂音的强度。另一方面，下蹲会增加前负荷，增加心室容积并减小 LVOT 梗阻的程度，从而使杂音强度减弱。

5.以下各项均为重度主动脉瓣狭窄的发现，除了（　　）

A.小慢波。

B.柔和(或)听不见的 $A_2$。

C.收缩中晚期杂音。

D.双波脉。

答案：(D)。在严重的 AS 中，颈动脉搏动的减弱和延迟反映了血流经主动脉瓣进入外周循环时所经历的阻塞作用。随着 AS 加重，主动脉瓣钙化和活动障碍越来越重，导致 $S_2$ 中的 $A_2$ 成分减小或缺失。在轻度 AS 时，左心室和主动脉之间的最大瞬时压差发生在心脏收缩早期；因此，在收缩早期杂音达到峰值。随着 AS 严重程度的加重，左心室和主动脉之间的最大瞬时压差逐渐出现在收缩后期。同样，杂音峰值也在后期出现。患有重度 AR 或 HOCM 的患者可见 Bisferiens 脉（双波脉）。

（齐振昌　译）

## 参考文献


1. Stevenson LW, Perloff JK. The limited reliability of physical signs for estimating hemodynamics in chronic heart failure. JAMA. 1989;261:884–8.
2. Gheorghiade M, Abraham WT, Albert NM, Greenberg BH, O'Connor CM, She L, Stough WG, Yancy CW, Young JB, Fonarow GC. Systolic blood pressure at admission, clinical characteristics, and outcomes in patients hospitalized with acute heart failure. JAMA. 2006;296:2217–26.
3. Drazner MH, Hamilton MA, Fonarow G, Creaser J, Flavell C, Stevenson LW. Relationship between right and left-sided filling pressures in 1000 patients with advanced heart failure. J Heart Lung Transplant. 1999;18:1126–32.
4. Butman SM, Ewy GA, Standen JR, Kern KB, Hahn E. Bedside cardiovascular examination in patients with severe chronic heart failure: importance of rest or inducible jugular venous distension. J Am Coll Cardiol. 1993;22:968–74.
5. Braunwald EPJ. Physical examination of the heart and circulation. New York: Elsevier; 2005. p. 817–8.
6. Marcus GM, Gerber IL, McKeown BH, Vessey JC, Jordan MV, Huddleston M, McCulloch CE, Foster E, Chatterjee K, Michaels AD. Association between phonocardiographic third and fourth heart sounds and objective measures of left ventricular function. JAMA. 2005;293:2238–44.
7. Wang CS, FitzGerald JM, Schulzer M, Mak E, Ayas NT. Does this dyspneic patient in the emergency department have congestive heart failure? JAMA. 2005;294:1944–56.
8. Marcus GM, Vessey J, Jordan MV, Huddleston M, McKeown B, Gerber IL, Foster E, Chatterjee K, McCulloch CE, Michaels AD. Relationship between accurate auscultation of a clinically useful third heart sound and level of experience. Arch Intern Med. 2006;166:617–22.
9. Shah SJ, Marcus GM, Gerber IL, McKeown BH, Vessey JC, Jordan MV, Huddleston M, Foster E, Chatterjee K, Michaels AD. Physiology of the third heart sound: novel insights from tissue Doppler imaging. J Am Soc Echocardiogr. 2008;21:394–400.
10. Nagueh SF, Mikati I, Kopelen HA, Middleton KJ, Quinones MA, Zoghbi WA. Doppler estimation of left ventricular filling pressure in sinus tachycardia. A new application of tissue doppler imaging. Circulation. 1998;98:1644–50.
11. Nohria A, Mielniczuk LM, Stevenson LW. Evaluation and monitoring of patients with acute heart failure syndromes. Am J Cardiol. 2005;96:32G–40G.

12. Weis AJ, Salcedo EE, Stewart WJ, Lever HM, Klein AL, Thomas JD. Anatomic explanation of mobile systolic clicks: implications for the clinical and echocardiographic diagnosis of mitral valve prolapse. Am Heart J. 1995;129:314–20.
13. Little WC, Freeman GL. Pericardial disease. Circulation. 2006;113:1622–32.
14. Tyberg TI, Goodyer AV, Langou RA. Genesis of pericardial knock in constrictive pericarditis. Am J Cardiol. 1980;46:570–5.
15. Freeman GL, LeWinter MM. Pericardial adaptations during chronic cardiac dilation in dogs. Circ Res. 1984;54:294–300.
16. Spodick DH. Acute cardiac tamponade. N Engl J Med. 2003;349:684–90.
17. Munt B, Legget ME, Kraft CD, Miyake-Hull CY, Fujioka M, Otto CM. Physical examination in valvular aortic stenosis: correlation with stenosis severity and prediction of clinical outcome. Am Heart J. 1999;137:298–306.
18. Leach RM, McBrien DJ. Brachioradial delay: a new clinical indicator of the severity of aortic stenosis. Lancet. 1990;335:1199–201.
19. Etchells E, Glenns V, Shadowitz S, Bell C, Siu S. A bedside clinical prediction rule for detecting moderate or severe aortic stenosis. J Gen Intern Med. 1998;13:699–704.
20. Babu AN, Kymes SM, Carpenter Fryer SM. Eponyms and the diagnosis of aortic regurgitation: what says the evidence? Ann Intern Med. 2003;138:736–42.
21. Choudhry NK, Etchells EE. The rational clinical examination. Does this patient have aortic regurgitation? JAMA. 1999;281:2231–8.
22. Reynolds HR, Hochman JS. Cardiogenic shock: current concepts and improving outcomes. Circulation. 2008;117:686–97.
23. Kohsaka S, Menon V, Lowe AM, Lange M, Dzavik V, Sleeper LA, Hochman JS. Systemic inflammatory response syndrome after acute myocardial infarction complicated by cardiogenic shock. Arch Intern Med. 2005;165:1643–50.
24. Landry DW, Oliver JA. The pathogenesis of vasodilatory shock. N Engl J Med. 2001;345:588–95.
25. Annane D, Bellissant E, Cavaillon JM. Septic shock. Lancet. 2005;365:63–78.
26. McGee S, Abernethy WB 3rd, Simel DL. The rational clinical examination. Is this patient hypovolemic? JAMA. 1999;281:1022–9.
27. Shaver JA, Leonard JJ, Leon DF. Examination of the heart. Part IV: auscultation of the heart. Dallas: American Heart Association; 1990. p. 13.
28. Roy CL, et al. Does this patient with pericardial effusion have cardiac tamponade. JAMA. 2007;297:1810–8.

# 第 11 章

# 超声心动图

Omeed Zardkoohi, Richard A. Grimm

## 引言

超声心动图是一种功能强大的非侵入性成像工具，可提供有用的血流动力学信息，指导患者管理。心脏内压力、心输出量、血管阻力、分流分数和瓣膜病变可以通过二维成像、彩色多普勒、脉冲波和连续波多普勒以及组织多普勒的组合进行评估。虽然超声心动图可以提供数据补充导管衍生测量，在某些情况下甚至取代了侵入性监测，但其应用需要细致的技术、对物理学基本原则的理解，以及了解该方法的潜在局限性。

## 超声心动图基础物理

### 多普勒原则

多普勒原理是，波的频率随着波源向观察者移动而增加，而波的频率随着波源远离观察者而减小[1]。声波频率的变化取决于移动物体的速度、声音的速度以及声波撞击物体的角度。超声心动图推断出频率偏移的原理，以确定心脏血流的速度。当声波以给定频率从传感器晶体传输时，红细胞以一定的频率反射回传感器（图 11.1）。如果红细胞向声波移动，频率会增加，但如果红细胞远离声波，频率就会降低。多普勒移位是传输的声音和反射声音之间的频率变化，在以下多普勒方程中表示[2]：

$$\Delta f = f_r - f_0 = \frac{2f_0(\cos\theta)(v)}{c}$$

其中：$f_0$=传输频率；$f_r$=反射频率；$\theta$=超声波束与血流之间的角度；$v$=红细胞的速度；$c$=血液中超声波的速度（1540m/s）。

方程的代数重排可以求解速度：

$$v = \frac{(c)(\Delta f)}{2(f_0)(\cos\theta)}$$

请注意，方程中的数字“2”源于实际上有两个多普勒移位的事实：一个在声波发送时从传感器击中红细胞，另一个当从红细胞反射的波被发送回传感器。多普勒超声心动图高度依赖于角度。理想的角度应该<20°，这样会导致对真实流速的低估<10%[2]。当超声束理想取向平行于血液流动的方向，也就是角度 $\theta$=0°时，cos 0°是 1，伯努利方程简化。利用简化的伯努利方程（图 11.1）可知速度可以用来估计压力。

### 连续波与脉冲波多普勒

多普勒超声心动图的两种形式是脉冲波（PW）多普勒和连续波（CW）多普勒。脉冲波多普勒采用

O. Zardkoohi (✉)
Northwestern Medicine, Chicago, IL, USA
e-mail: omeed.zardkoohi@nm.org

R. A. Grimm
Cleveland Clinic, Cleveland, OH, USA
e-mail: grimmr@ccf.org

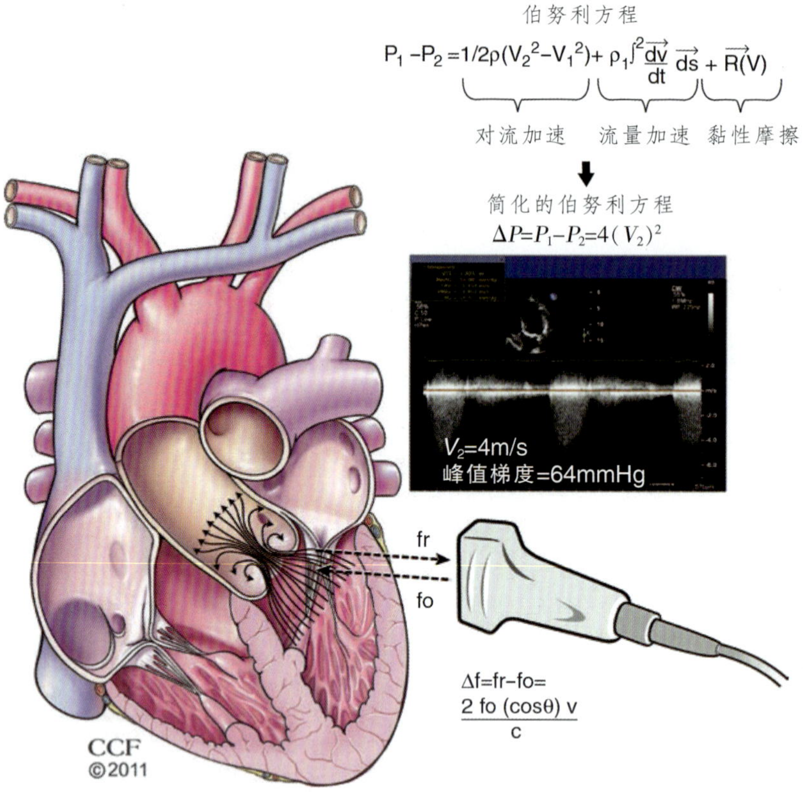


**图 11.1** 多普勒原理和伯努利方程。右下角：回声传感器以给定频率($f_0$)向心脏发送超声波，声波以不同的频率($f_r$)反射回传感器。($f_0$)和($f_r$)之间的差值是多普勒移位。如方程所示，多普勒移位与传输频率($f_0$)、入射角的余弦(超声波和红细胞矢量之间的角度)成正比，红细胞的速度是与介质(c)中的超声速度成反比。重新排列方程式可以确定红细胞的速度。右上角：伯努利方程使我们能够确定狭窄处的压力梯度，在本例中是狭窄的主动脉瓣。血流在狭窄之前和狭窄水平上加速。狭窄处近段速度为 $V_1$，远段速度为 $V_2$。基于某些假设(见正文)，伯努利方程可以简化为 $P_1-P_2=\Delta P=4(V_2)^2$。在这种情况下，基于主动脉瓣($V_2$)的峰值速度为 4m/s，峰值梯度为 64mmHg。(Reprinted with permission, Cleveland Clinic Center for Medical Art & Photography © 2011)

单晶，以每秒一定的频率发出短脉冲或超声波脉冲，称为脉冲重复频率(PRF)，这取决于探查的深度。这些脉冲被发送到特定的采样位置或深度，相同的晶体等待反射频率(图 11.2a)。因为同一晶体发送和接收超声波，所以可以测量的最大速度受到发送和接收超声波所需时间的限制。这叫作 Nyquist 极限，是 PRF 的一半。PRF 和 Nyquist 极限完全由样本体积的深度决定，而不是由传感器频率决定。样本体积越小，传感器每秒发送的脉冲数就越高。如果多普勒频移大于 Nyquist 极限，那么超过这个极限的速度就会从光谱多普勒剖面上被切断，并绕到相反的方向，这种现象称为混叠[1]。见过西方电影中马车轮的人都很欣赏这种现象。当马车开始移动时，轮子似乎是顺时针移动的。但是当车轮加速并超过电影摄像机的“Nyquist 极限”时，车轮似乎是逆时针运动的，这相当于混叠。图 11.4c 是超声心动图中混叠的一个例子，其中 PW 用于确定右室流出道(RVOT)的速度。值得注意的是，在舒张期，肺反流射流速度超过了 1m/s 的 Nyquist 极限，并环绕到频谱多普勒剖面的负部分。因此，PW 适用于测量心脏特定部位的低速血流(< 2m/s)，如左室流出道、右室流出道、二尖瓣流入、三尖瓣流入和肝静脉流入。PW 具有“范围特异性”的特性，因为它在特定的位置提供信息。图 11.2a 显示了二尖瓣流入的 PW，在小叶尖处显示了样本量，显示了舒张期的 3 个阶段：早期充盈(E 波)、舒张期和晚期充盈(A 波)。

由于连续波多普勒采用两种晶体，一种连续发射超声波，另一种连续接收反射波，所以不存在连续波 Nyquist 极限(图 11.2b)，可以在没有混叠的情况下探测更高的速度。在连续波中，所有的超声波速度都被记录下来，而不是在一个特定的位置。峰值速度不能仅根据连续波信号进行局部化，这种现象称为“距离模糊”。CW 被用来评估主动脉瓣狭窄和二尖瓣狭窄的压力梯度、二尖瓣反流峰值速度、三尖瓣反流峰值速度和心内分流速度。

最后，组织多普勒是 PW 的一种特殊形式，它可以通过聚焦高帧频、高振幅的低速度来检测心肌和瓣环速度(图 11.2c)。组织多普勒成像被应用于心内压力的估计、应力回声中室壁运动的定量、舒张功能障碍的检测，以及心室内非同步化运动等应用。

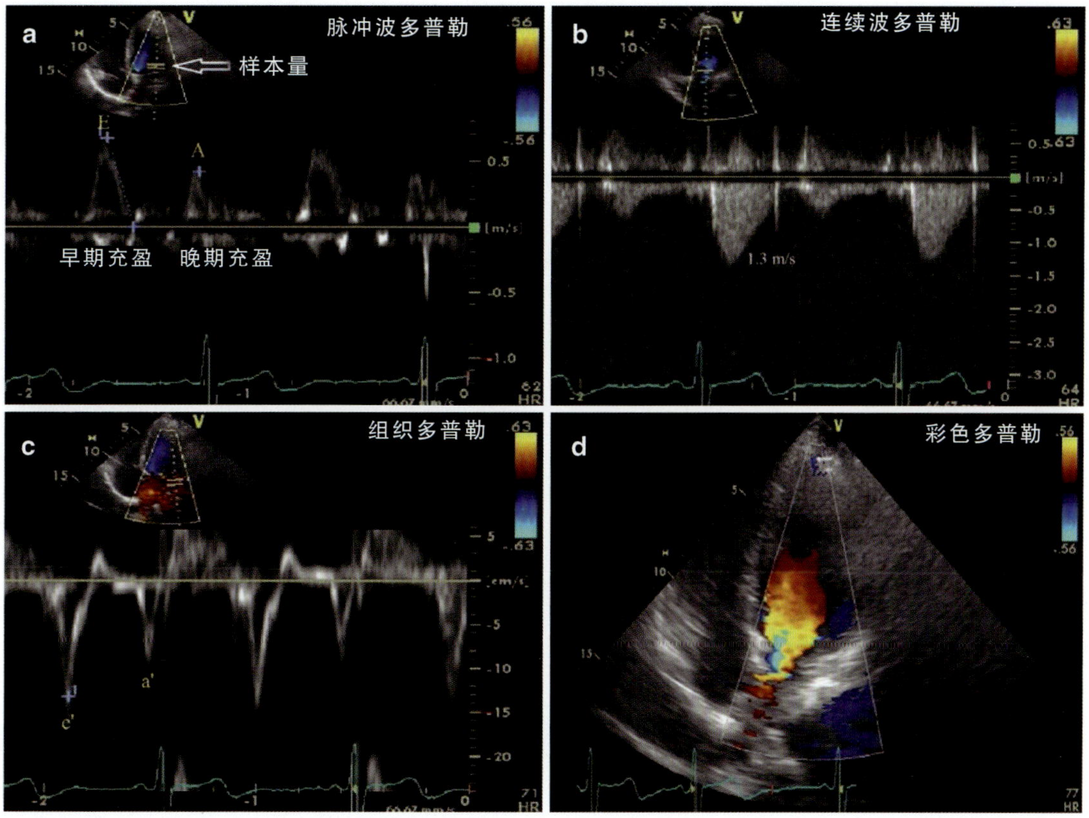


图 11.2　各种形式的多普勒超声心动图。(a)二尖瓣流入的脉冲波多普勒,样本体积置于瓣叶尖。在 PW 中,相同的传感器晶体发送和接收波,以确定在特定的采样体积的多普勒频移,用白色箭头标记。因为 PW 获取关于特定位置的信息,所以它被称为具有"范围特异性或范围分辨率",但是它容易产生混叠。注意舒张期有早期充盈(E 波)和晚期充盈(A 波)。舒张期被称为 E 波和 A 波之间的时期,E 波的速度是 68cm/s。(b)经主动脉瓣的连续波多普勒。在连续波中,一个晶体连续发射声波,另一个晶体接收声波。由于 CW 剖面代表了探测路径上的所有速度(用虚线表示),因此,不能仅根据 CW 信号来确定峰值速度。这种现象称为"范围模糊"。y 轴是速度,x 轴是时间,因此,曲线下的面积是速度时间积分(VTI),或主动脉瓣 VTI,单位是距离(cm)。在本例中,峰值流速为 1.3m/s,主动脉瓣 VTI 为 22cm。(c)二尖瓣环的组织多普勒特征是环形速度,对应环形 e'和 a'波。这些波与二尖瓣流入的 E 波和 A 波在时间上是一致的。因为 E=68cm/s 和 e'=13cm/s,所以 E/e'的比值约为 5,说明 PCWP 压力正常。(d)彩色多普勒,其中颜色像素代表某一特定位置的平均速度矢量。

## 彩色多普勒

彩色多普勒通过将速度矢量转换为颜色来提供心内流动的视觉表示:红色和黄色表示流向传感器的血流,而蓝色表示远离传感器的血流(图 11.2d)。注意,在图 11.2d 右侧的色阶中,颜色越深,速度越接近于 0,黑色代表 0 m/s。将多普勒频移转化为平均速度,再将平均速度转化为基于色标度的颜色,从而得到彩色图像。为了确定沿多条扫描线的实时、准确的血液流速,传感器必须用脉冲波多普勒快速发送多组脉冲或"包"。虽然每个"数据包"有更多的脉冲可以提高速度测量的准确性,但这是以时间分辨率为代价的,因为从脉冲中获取信息需要更多的时间。因为彩色多普勒依赖于 PW,所以当流速大于 Nyquist 极限时,就会产生颜色混叠,例如,颜色会从蓝色变为黄色。

## 伯努利方程

伯努利方程在超声心动图血流动力学评估中具有应用价值。它被用来计算狭窄、反流瓣膜或两个心室之间间隔缺损的压力梯度,它由 3 个部分组成:对流加速度、流量加速度和黏性摩擦(图 11.1)[3]。

$$P_1 - P_2 = \underbrace{\frac{1}{2}\rho\left(V_2^2 - V_1^2\right)}_{\text{对流加速度}} + \underbrace{\rho\int_1^2 \frac{d\vec{V}}{dt}\vec{ds}}_{\text{流量加速度}} + \underbrace{R\left(\vec{V}\right)}_{\text{黏性摩擦}}$$

其中：$P_1$ 为狭窄近段压力；$P_2$ 为狭窄远段压力，$\rho$ 为血液的质量密度（$1.06\times10^3 kg/m^3$）；$V_1$=近处速度；$V_2$=远段速度；$ds$=加速距离；$R$=黏性阻力。

对流加速度是动能的增加，它对应于孔口上的压降，类似于物体在重力作用下下落时势能转化为动能的过程[3]。流动量加速度部分描述通过克服血液的惯性力来加速血液所需的压降。最后，黏性摩擦分量描述了由相邻的血细胞以不同速度运动所产生的摩擦力。

人类心脏的血液流动有一些特征，可以简化伯努利方程。首先，黏性摩擦可以忽略，因为通过狭窄瓣膜的血液是相对平坦的（血液流速的变化很小，因此摩擦力很小），同时，由于心脏的孔口直径相对较大，使得孔口中心的摩擦力影响最小。此外，以往的研究表明，在大多数临床情况下，血流加速成分是微不足道的[3]。在单一、狭窄的病变中，近段速度项 $V_1$ 通常很小（<1m/s），可以忽略。因此，因为在大多数临床情况下，黏性摩擦、流量加速度和 $V_1$ 分量可以忽略不计，伯努利方程可简化为 $P_1-P_2=\Delta P=4(V_2)^2$（图 11.1）。

# 心腔内压力

通过超声心动图评估各种心腔内压力的指南与诊断性右心导管检查遵循相同的顺序，都从右心房开始。本章最后对所讨论的方程式进行了总结（图 11.10）。

## 右心房

右心房压力反映在下腔静脉（IVC）的大小及下腔静脉对胸膜腔内压和肝静脉多普勒变化的反应。经胸超声心动图可经肋下声窗对下腔静脉进行探测（图 11.3a，c）。IVC 直径≤2.1cm 时，通过吸气（导致胸膜腔内压急剧下降，导致静脉反流减少）IVC 直径下降>50%，提示右心房压力为 3mmHg（正常范围为 0~5mmHg）[4]。IVC 直径>2.1cm 时，吸气时下降<50%，说明右心房压力在 15mmHg 左右（正常范围为 10~20mmHg）。不属于这两类的 IVC 情况（即 IVC≤2.1cm 但<50%塌陷，或 IVC>2.1cm 但>50%塌陷）可指定为 8mmHg 的中等右心房压力。其他附加参数，如肝静脉的情况，可以用来进一步完善估测右心房压力。年轻健康的成年人 IVC 扩张，但右心房压力正常，使用 IVC 指数估计插管患者的右心房压力不可靠[4]。右心房压力的另一估测方法是计算三尖瓣流入口舒张期 E 波速度与右心室瓣环 e'波波速的比值，它是组织多普勒估计左心房压力的右侧相关性。E/e'>6 的比值提示右心房高压。这种方法可用于 IVC 测量无法获得或不准确情况[5]。

因为肝静脉流入下腔静脉，下腔静脉再流入右房，肝静脉多普勒谱可以提供有关右心房和心室血流动力学的补充信息。肝静脉剖面由两种主要的顺行性血流波（收缩期和舒张期）和逆行性心房波（a）组成（图 11.3b）。S、D、a 波分别对应于颈静脉压波形的 x、y、a 波。肝静脉血流对呼吸敏感，吸气时顺行血流增加，在呼气时流量减小。在正常右心房压力下，顺行波以 S 波为主，右心房压力升高时，由于右心房与肝静脉之间的压力梯度较低，S 波减弱，d 波为主。更定量地说，S 波波速除以 S 和 d 波波速之和[$V_s/(V_s+V_d)$]的值<55%与右心房压力升高高度相关[6]。此外，严重的三尖瓣反流时，甚至可能出现收缩期波形逆转，其超声心动图等同于颈静脉波形 x 线下降的缺失（图 11.3 d）。肺动脉高压时，由于在舒张期高的肺动脉压力传导回心房，心房收缩时可出现明显的血流逆转（表现为突出的 a 波）。利用心电图准确鉴别肝静脉收缩期血流逆转（应该与等容收缩同时发生）与突出的（a）波，是避免对完全不同的血流动力学条件产生误解的关键。

## 右心室

无三尖瓣狭窄时，右心室舒张末期压力应等于从 IVC 测量中估计的 RA 压力。如果出现三尖瓣反流（TR），则在呼气末测量的峰值流速（vTR）可以用来估计收缩期右心房和右心室之间的压力梯度（$\Delta P=4V_{TR}^2$）（图 11.4）。这个压力梯度可以加入右心房压力来估计右心室收缩压（$RVSP=RA+4V_{TR}^2$）。在正常右心房压力（0~5mmHg）下，TR 速度>2.8

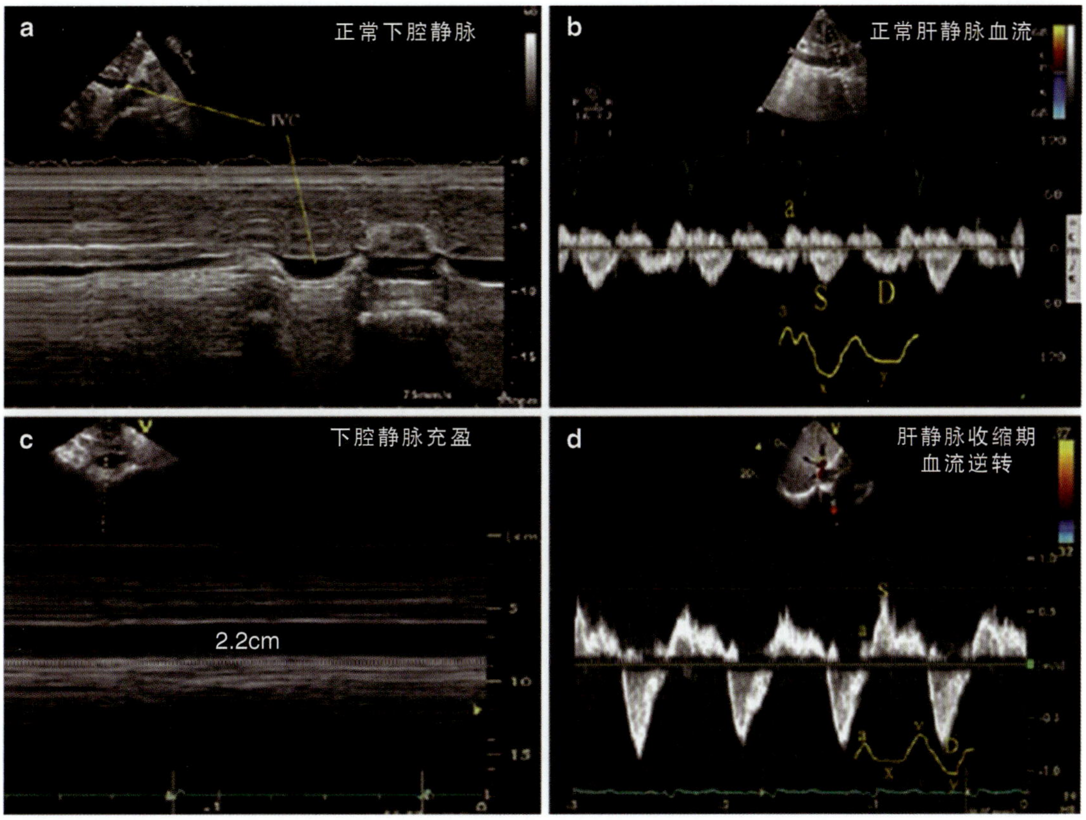


图 11.3 右侧压力。(a)通过肋下视野的下腔静脉 M 型超声。注意 IVC 直径<2.1cm,塌陷>50%,提示右心房压力正常(0~5mmHg)。(b)肝静脉脉冲波多普勒显示正常肝静脉血流。注意有两个顺行波(S 和 D)和一个逆行波(逆转)。JVP 波形上的代表性部分如图所示(S 代表 x 下降,D 代表 y 下降)。S 波的开始与 QRS 波群(等容收缩)的开始相一致,尽管峰值出现在收缩期的中后期。本例中 S 波速度大于 D 波,右心房压力正常。(c)下腔静脉充盈直径>2.1cm,但未塌陷,提示右心房压力为 10~20mmHg。(d)严重三尖瓣反流时,肝静脉收缩期血流逆转。注意,S 波在基线之上,表示血流逆转。这对应于 JVP 波形中的 x 降支顿挫和高 v 波。

cm/s,大致相当于 RVSP 为 36mmHg,提示存在轻度肺动脉高压[4]。

在严重的 TR 病例中,三尖瓣在收缩期基本上是“完全打开的”,不再有一个固定的孔,孔上的压力下降显著,RVSP 可能被低估。这是由于伯努利方程的流动加速度(惯性)成分不再是可忽略的(必须发生压降以克服大容积血液的惯性),而对流流动成分则不那么重要(大孔口)。因此,简化的伯努利方程(只包含对流成分)通常低估了这种情况下的 RVSP[4,7]。

若无 RVOT 阻塞或肺动脉狭窄,则 RVSP 应等于肺动脉收缩压(PASP)。当存在肺动脉瓣狭窄时,因为收缩期时跨肺动脉瓣的峰值梯度代表右心室到肺动脉的压降,PASP 可以通过从 TR 射流的 RVSP 中减去收缩期肺动脉瓣的峰值梯度(CW 获得)而得到[8]。

## 肺动脉

如上所述,在无 RVOT 阻塞时,PASP 等于右心室收缩压。肺动脉与右心室之间的舒张末期压力梯度是由舒张末期肺动脉反流的速度推断出来的($\Delta P=4V_{PRed}^2$)(图 11.4 b)。因为这个射流代表了肺动脉舒张末期压力(PAEDP)和右心室舒张末期压力(RVEDP)的区别。($\Delta P=4V_{PRed}^2$=PAEDP–RVEDP),无三尖瓣狭窄时,RVEDP 等于右心房压力,经代数处理,PAEDP=RA+$4V_{EDPR}^2$[9]。此外,平均 PA 压力可以通过肺动脉反流射流速度峰值(平均 PA 压力=$4V_{EarlyDPR}^2$)或使用公式 80–0.5(肺动脉加速时间,ms)由 PW 多普勒测量的 RVOT 流量来估算(图 11.4c)[10]。

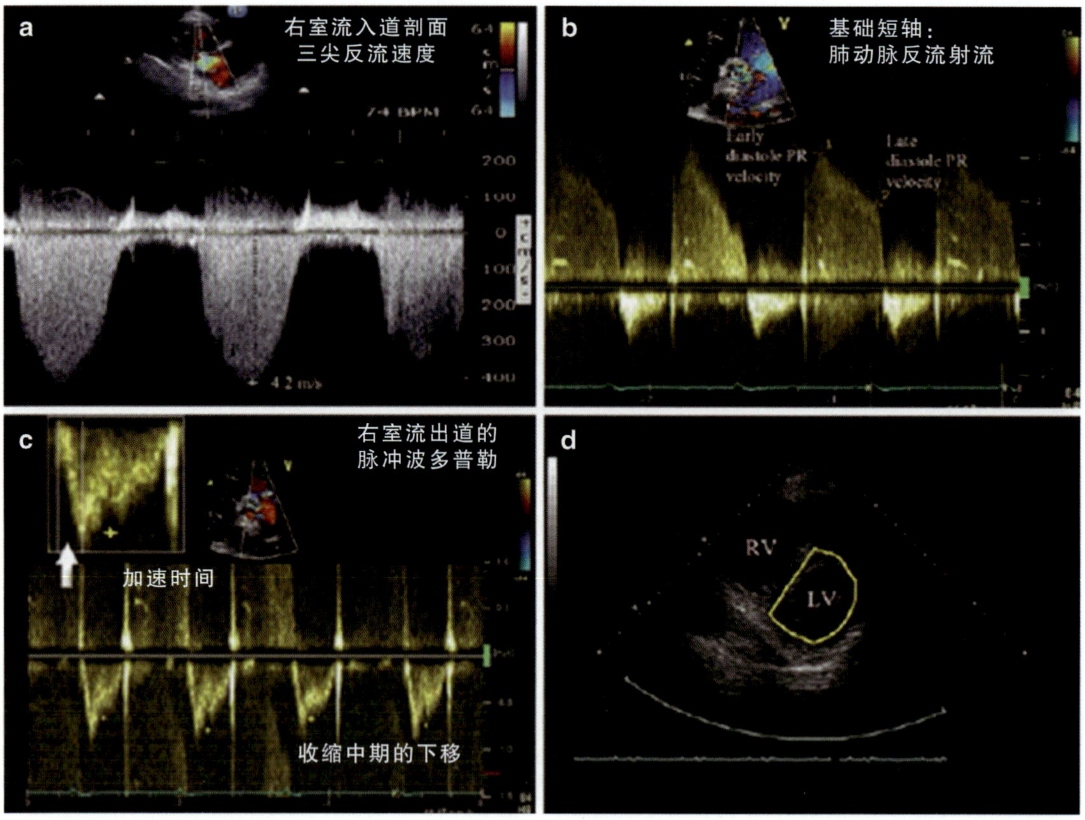


图 11.4 肺动脉压力和肺动脉高压的征象。(a)右心室收缩压可由右室流入道剖面上的三尖瓣反流速度峰值来估计(见问题1)。(b)肺动脉反流的连续波多普勒谱。早期峰值速度可通过以下公式确定平均肺动脉压:平均肺动脉压=$4V_{EarlyDPR}^2$。在本例中,早期肺动脉反流(PR)射流速度为3.9m/s,舒张末期PR速度为1.9m/s。因此,平均PA压力大约为39mmHg。同时,PAEDP可以通过舒张末期流速和估计的右心房压力来确定:PAEDP=RA+$4V_{EDPR}^2$(见问题2)。值得注意的是,在肺动脉高压中,没有典型的舒张末期肺动脉反流的CW曲线,而该曲线通常与心房收缩相对应。(c)样本量在右室流出道中,就在肺动脉瓣下方。肺动脉高压在收缩期早期有一个陡峭的斜坡(加速期变短,左上角),由于高后负荷,在右室流出道剖面上有一个收缩中期的下移(黄色的星星)。计算肺动脉平均压(MPAP)的简化公式为MPAP=80−0.5[加速时间(ms)]。加速时间约为90ms,产生的MPAP为35mmHg。(d)注意收缩期D型隔膜,提示右心室压力超负荷。

当TR速度信号弱且不可靠时,可使用下列公式。肺血管阻力的估计可以通过确定以下公式中的峰值TR速度和RVOT VTI(右室流出道速度时间积分)的比率来进行[11]。

$$\text{PVR(Wood 单位)}=\frac{10\times\text{TR 速度峰值(m/s)}}{\text{RVOT VIT(cm)}+0.16}$$

肺动脉高压的超声征象包括D形左心室,肺动脉反流时心房收缩力下降,收缩中期肺动脉流出速度下降(图11.4)。

## 肺动脉楔压和左心房压力

估计左心房压力的一种方法是确定二尖瓣反流的峰值速度(VMR),由此可以推出左心室与左心房(LV收缩压−LA压=$4V_{MR}^2$)之间的压力梯度[12]。由于左心室收缩压等于无左室流出道阻塞时的收缩压(SBP),所以左心房收缩压=SBP−$4V_{MR}^2$。估计左心房压力的另一种更常见的方法是确定二尖瓣流入E波速度与二尖瓣间隔瓣环速度(e')或E/e'的比值[13]。E/E'比值>15与PCWP>20密切相关,而E/E'比值<8表示正常的PCWP[13]。该方法对正常和异常收缩功能的患者均有效。组织多普勒衍生的PCWP估计值也可用于心房颤动患者。然而,尽管左心房压力升高,与JVP波形中y的快速下降相对应的收缩期e'速度被夸大,E/e'比值较低。这就是所谓

的环形悖论[14]。

最后，在主动脉瓣闭锁不全(AI)的患者中，由于主动脉舒张末期的速度反流射流($4V^2_{AI}$)表示主动脉（舒张压或舒张压）与 LVEDP 之间的压力梯度，可以用以下公式估计 LVEDP：LVEDP=DBP-$4V^2_{EDAI}$。物理计量读数固有的测量误差是此方法主要的局限性。在严重急性 AI 的情况下，主动脉瓣闭锁不全射流的舒张末期速度趋近于 0，LVEDP 趋近于 DBP。

## 心输出量与体循环血管阻力

通过血管的流量是血管横截面积和血液流速的乘积。然而，由于心率在整个心动周期内随时间而变化，因此不能用瞬时速度来测量总体流速。相反，根据多普勒剖面，速度随时间的积分称为 VTI，用于描述给定时间段内的综合速度，以确定流量(体积)，而不是流率(体积/时间)(图 11.5a，b)。VTI 本质上是一种测量行程距离的方法。当 VTI(距离)乘以横截面积(距离的平方)时，乘积是体积(距离

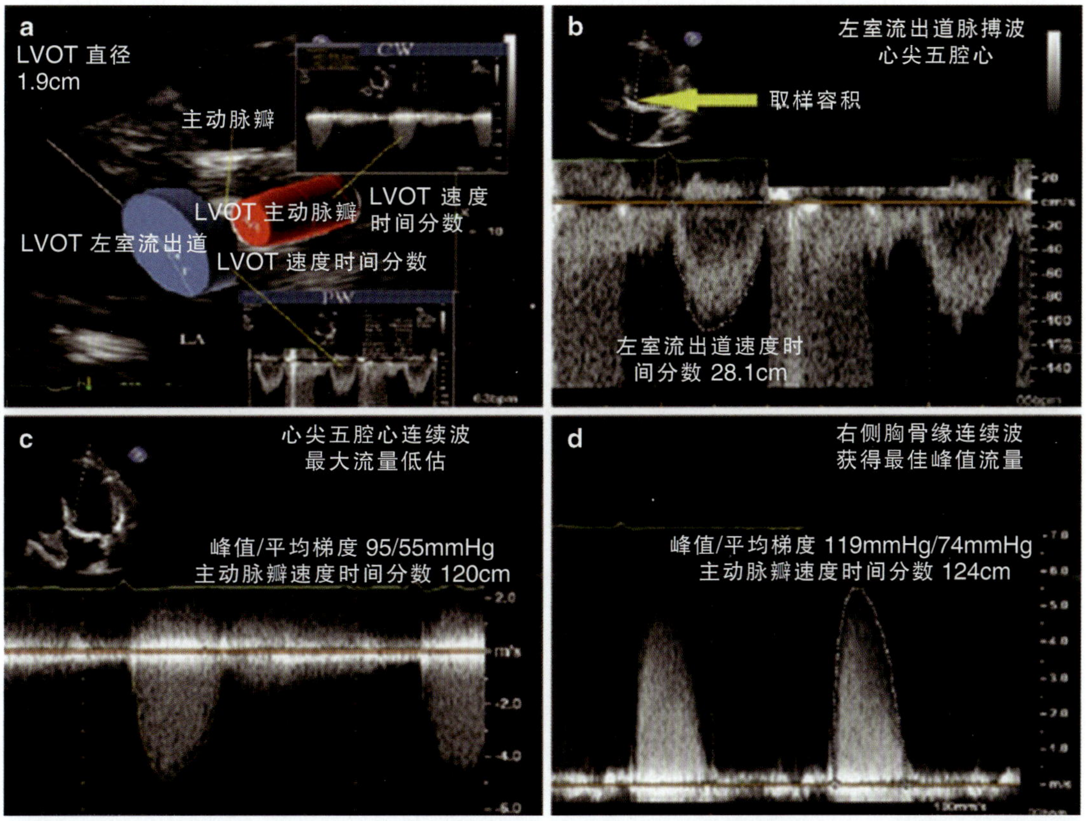


图 11.5 采用连续性方程计算主动脉瓣面积(AVA)和每搏输出量。(a)根据连续性方程，通过左室流出道的流量，即蓝色圆柱体的体积，必须等于通过主动脉瓣的流量，即红色圆柱体的体积。用 LVOT 面积乘以 LVOT VTI 来估计每搏输出量(用蓝色圆柱表示)。LVOT 面积是使用方程[面积=$\pi r^2$=(直径)$^2$×0.785]获得的，直径在胸骨旁的长轴剖面测量。由于本例中 LVOT 直径为 1.9cm，所以 LVOT 面积为 2.84cm$^2$。从心尖五腔心或心尖长轴剖面，获得 LVOT VTI，在本例中为 28.1cm[右下和(b)]。因此，每搏输出量=28.1cm×2.84cm$^2$=79.8cm$^3$。每搏输出量和心率的乘积(SV×HR)可以给出估计的心输出量。红色圆柱的体积是 AVA 和 AV VTI (c,d)的乘积。因为蓝色圆柱(LVOT 面积×LVOT VTI)的体积必须等于红色圆柱(AVA×AV VTI)的体积，才能满足连续性方程，所以得出 AVA=[LVOT VTI(LVOT 直径)2 0.785]/[AV VTI]=每搏输出量/AV VTI(见问题 3)。(b)将脉冲波多普勒采样体积置于主动脉瓣下方五腔心剖面，追踪 LVOT VTI。(c)连续波多普勒测量其通路上的最高速度来估计主动脉瓣的峰值和平均梯度。从五腔心剖面看，峰值和平均梯度是 95/55mmHg，这是对这个特殊患者的峰值流量的低估。为了获得最高、最具代表性的射流速度，需要多个剖面，如(d)所示。右胸骨缘剖面的峰值和平均梯度为 119/74mmHg，高于心尖五腔剖面的峰值梯度 95mmHg。

的立方)。因此,左心室的每搏输出量可以用胸骨旁长轴剖面中得到左室流出道横截面积[$\pi r^2=\pi(D/2)^2=\pi D^2/4=D^2\times0.785$,其中 $r$ 为半径,$D$ 为直径],乘以在心尖长轴剖面中得到的 PW 多普勒剖面的 VTI(图 11.5a)。PW 光标通常放置在瓣叶下方 0.5~1cm 处,以获得层流曲线。在测量横截面区域的同一位置测量 PW 多普勒轮廓,保持精度非常重要。每搏输出量可以乘以心率,给出估计的心输出(在没有显著主动脉瓣反流的情况下)。如果没有反流或心内分流,那么通过三尖瓣、肺动脉瓣、二尖瓣和主动脉瓣的每搏输出量应该是相等的,因此,将这些瓣膜的横截面积乘以通过瓣膜的 VTI 的原则可以应用于整个心脏。实际上,每搏输出量通常是在 LVOT 测量的。

如果存在左向右分流(如,ASD 或 VSD),那么通过测定肺血流量($Q_p$)与全身血流量($Q_s$)的比值来评估分流的严重程度在临床上是相关的。图 11.6 显示了一个左向右分流的房缺示例。体循环每搏输出量是通过将 LVOT 面积($D^2\times0.785$)乘以来自胸骨旁长轴剖面和来自心尖长轴剖面的 LVOT VTI 来测量的。通过将 RVOT 面积乘以 RVOT VTI 来测量肺动脉每搏输出量,RVOT VTI 是在横过肺动脉瓣的基础短轴剖面中测量的。$Q_p/Q_s$ 的比值等于[(RVOT VTI)(RVOT $D^2\times0.785$)]/[(LVOT VTI)(LVOT $D^2\times0.785$)],这就给出了对分流分数的估计(图 11.6)。将这一项约去 0.785,简化为(RVOT VTI)(RVOT $D^2$)/(LVOT VTI)(LVOT $D^2$)。比率>1.5 被认为是存在显著的从左向右分流。

正如肺血管阻力与 TR 速度/RVOT VTI 比值相关,体循环血管阻力(SVR)与 MR 速度/LVOT VTI 比值的相关性较好。MR 速度/LVOT VTI 比值>0.27

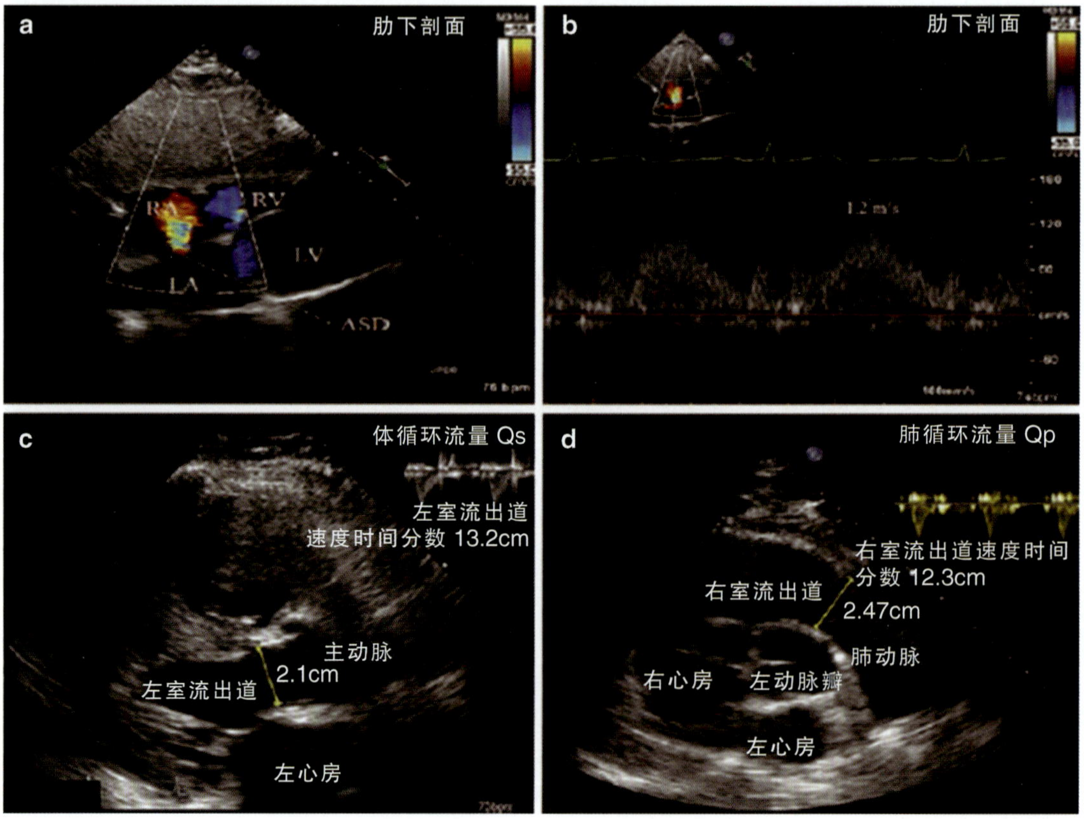


图 11.6　继发孔型房间隔缺损(ASD)患者的分流计算。(a)肋下剖面彩色血流多普勒显示从左至右横过 ASD 剖面。(b)ASD 水平的脉冲波多普勒证实存在从左向右的连续血流。收缩期峰值时,根据速度 1.2m/s,右心房与左心房之间的压力梯度为 $4v^2=4(1.2)^2=5.8$mmHg。RA 的压力是估计为 10mmHg,所以收缩期的 LA 压力估计为 15.8mmHg(LA=RA+$4v^2$)。(c)基于 LVOT 区域和 LVOT VTI(右上角,心尖五腔剖面上的脉冲波多普勒)测量体循环流量($Q_s$)。(d)基于 RVOT 区和 RVOT VTI(右上角,短轴剖面脉冲波多普勒)测量肺血流($Q_p$)。$Q_p/Q_s$ 或分流分数为 1.3:1(有关 $Q_p$、$Q_s$ 和分流分数的计算,请参见问题 4)。

对应于 SVR>14 Wood 单位，这个对应结果具有较高的敏感性和特异性[15]。

# 瓣膜疾病

重要的是要认识到,综合使用多种超声心动图分析方法和临床背景来确定瓣膜病变的严重程度是至关重要的,而不是依赖于一种特定的测量方法。

## 主动脉瓣狭窄

超声心动图是目前评价主动脉瓣狭窄的标准方法。连续性方程的应用是计算主动脉瓣面积的核心。根据质量守恒定律,左室流出道的流量应该等于通过主动脉瓣口的流量。首先，必须通过将 LVOT 的横截面积乘以 PW 多普勒在心尖长轴或五腔心剖面中所确定的 LVOT VTI 来确定 LVOT 的流量或每搏输出量(图 11.5a,b)。PW 取样体积应位于瓣膜下方的 LVOT 内,应寻求无狭窄前血流加速混杂的清晰的层流多普勒信号,一般距离主动脉瓣 0.5~1.0cm。LVOT 的直径应在收缩期中期从间隔测量到二尖瓣前叶,胸骨旁长轴剖面中距主动脉瓣 0.5~1.0cm，以近似于在其他超声心动图剖面[16]中测量 PW 的位置。这种血流应该等于主动脉瓣横截面积和连续波多普勒测定的主动脉瓣 VTI 的乘积,VTI 通常取给定剖面中的最高值(胸骨上、心尖、右侧胸骨旁)(图 11.5c,d)。为了不违反质量守恒定律,LVOT(蓝色圆柱体)的圆柱体内的血容量必须等于主动脉瓣处的圆柱体内的血容量(红色圆柱体)。连续波多普勒获得的 AV VTI 高度依赖于技术和获得与血流平行的良好信号的能力。有时使用右侧胸骨旁入路获得最高的倾斜度(图 11.5d)。

根据连续性方程：

LVOT 柱形容积或每搏输出量=AV 柱形容积

VTI×LVOT 面积=AV VTI×AVA

LVOT VTI×(LVOT 直径)$^2$×0.785=AV VTI×AVA

$$\text{AVA}=\frac{[\text{LVOT VTI}\times(\text{LVOT 直径})^2\times 0.785]}{[\text{AV VTI}]}$$

这个方程给出了 AVA 的可靠估计;<1.0cm$^2$ 被认为是严重的主动脉瓣狭窄[16,18]。因为 LVOT 的直径是平方的,测量值可以变化,所以这是公式中最大的误差来源。AVA 只是众多评估主动脉狭窄严重程度的方法之一。其他方法包括确认主动脉瓣的峰值和平均梯度、主动脉瓣的峰值速度和无量纲指数[17]。穿过主动脉瓣的峰值速度是从连续波多普勒剖面中获得的,由此计算梯度峰值(使用 $\Delta P=4V^2$ 计算峰值速度)，并通过平均弹射期间的瞬时梯度计算平均梯度[17]。平均梯度>40mmHg 被认为是重度的。超声心动图对峰值梯度的评估提供了左心室和主动脉之间的瞬时梯度,这与心导管检查不同,后者通常报道的是峰间梯度,生理价值较低。重要的是,心导管检查的平均梯度与多普勒衍生的平均梯度有很好的相关性。表 11.1 显示了基于 AHA/ACC 2014 瓣膜指南更新的主动脉瓣狭窄严重程度分级[16]。

虽然峰值速度和估算的 AVA 通常是一致的(即无论是速度>4m/s 和 AVA<1.0cm$^2$，还是速度<4m/s 和 AVA>1.0cm$^2$),在某些情况下,射流速度和 AVA 可能不一致。在速度>4m/s 和 AVA >1.0cm$^2$ 的情况下,可能包括每搏输出量高、伴随中到重度主动脉瓣反流,以及体型较大。当流速<4m/s、AVA<1.0cm$^2$ 时，可能出现的情况包括每搏心输出量低、严重的二尖瓣反流以及体型较小。在这两种情况下,峰值流速都是较好的临床预后预测指标,建议用峰值流速来判断瓣膜狭窄的严重程度[16]。

伴有主动脉瓣狭窄的左心室功能障碍(LVEF<40%)患者,估算的 AVA 可能为重度(<1.0cm$^2$),但平均梯度可能不是重度(<30mmHg)。因此,判断主动脉瓣狭窄是否真的严重并引起左心室功能障碍是很重要的,这意味着瓣膜置换术可以改善左心室功能,或者主动脉瓣狭窄在左心室功能障碍存在的情况下是否只是中度的(即左心室功能障碍是由其他原因引起的,如冠状动脉疾病、非瓣膜性心肌病等),认为小的 AVA 与左心室不能产生必要的瓣膜开启力(假狭窄)有关。在后一种情况下,瓣膜置换术预计不会改善左心室功能障碍。小剂量多巴酚丁胺应激方案(在其他文献中详细描述[16])可以区分这两种临床状态。根据连续性方程,AVA 与 LVOT VTI/AV VTI 成比例。如果患者确实为重度主动脉瓣狭窄,使用多巴酚丁胺,LVOT VTI 和 AV VTI 应该随着固定狭窄口流量的增加而成比例增加，所以

表 11.1 根据最新的 AHA/ACC 2014 瓣膜指南更新的主动脉瓣狭窄分期

| 阶段 | 定义 | 瓣膜解剖 | 瓣膜血流动力学 | 血流动力学结果 | 症状 |
|---|---|---|---|---|---|
| A | 有 AS 风险 | 二叶主动脉瓣,主动脉瓣硬化或其他先天性异常 | $V_{max}$<2m/s | 无 | 无 |
| B | 进展型 AS | 轻到中度的小叶钙化,收缩期活动减弱或风湿性连合 | 轻度:主动脉 $V_{max}$2.0~2.9m/s 或平均 ΔP<20mmHg<br>中度:主动脉 $V_{max}$3.0~3.9m/s 或者平均 ΔP2039mmHg | 早期 LV 功能障碍可能存在,但 LVEF 得以保留 | 无 |
| $C_1$ | 无症状重度 AS | 严重的小叶钙化或先天性狭窄,小叶运动严重减弱 | 主动脉 $V_{max}$≥4m/s 平均 ΔP≥40mmHgAVA≤1.0cm², 非常严重的 AS 伴主动脉 $V_{max}$≥5m/s 或平均 ΔP≥60mmHg | 严重 LV 舒张功能不全轻微的 LV 肥大 LVEF 正常 | 无:运动实验是合理的,以确定症状状态 |
| $C_2$ | 无症状重度 AS,伴有左心室功能障碍 | 严重的小叶钙化或先天性狭窄,小叶运动严重减弱 | 主动脉 $V_{max}$≥4m/s<br>平均 ΔP≥40mmHg<br>AVA≤1.0cm² | LVEF<50% | 无 |
| $D_1$ | 有症状的重度高梯度 AS | 严重的小叶钙化或先天性狭窄,小叶运动严重减弱 | 主动脉 $V_{max}$≥4m/s<br>平均 ΔP≥40mmHg<br>AVA≤1.0cm² | LV 舒张功能不全,可出现 LVH、肺动脉 HTN | 劳力性呼吸困难、心绞痛或运动耐力降低,晕厥或晕厥先兆 |
| $D_2$ | 有症状的重度低流量/低梯度 AS 伴 LVEF 降低 | 严重的小叶钙化,小叶运动严重减弱 | AVA≤1.0cm² 以及静息主动脉 $V_{max}$<4m/s 或者平均 ΔP<40mmHg;<br>多巴酚丁胺应力回波显示,在任何流速下,AVA≤1.0cm²,$V_{max}$≥4m/s | LV 舒张功能不全,LVH,LVEF<50% | 心力衰竭、心绞痛、晕厥或晕厥先兆 |
| $D_3$ | 有症状的重度低梯度 AS 与正常 LVEF 或矛盾的低流量严重 AS | 严重的小叶钙化,小叶运动严重减弱 | AVA≤1.0cm² 以及主动脉 $V_{max}$<4m/s 或者平均 ΔP<40mmHg<br>AVA 指数≤0.6cm²/m²<br>每搏输出量指数<35mL/ms 患者血压正常 | 相对室壁厚增加,射血分数保持不变,小左心室伴低每搏输出量以及限制性舒张充盈 | 心力衰竭、心绞痛、晕厥或晕厥先兆 |

AVA 应该保持相对不变。然而,如果主动脉瓣狭窄只是因为合并左心室功能障碍而严重,那么多巴酚丁胺输注会增加 LVOT VTI, 而不会因为瓣膜开放改善而导致 AV VTI 随之增加, 从而导致计算的 AVA 增加。因此,如果注射多巴酚丁胺后 AVA 增加到 1.0cm² 以上, 就不太可能出现重度主动脉狭窄。如果瓣口面积不增加到>1.0cm²,则射流速度峰值>4.0m/s,提示主动脉瓣重度狭窄[16]。此外,多巴酚丁胺应激时存在收缩储备(EF 或 SV 增加≥20%),与缺乏收缩储备(>30%)时相比,AVR 可降低死亡率(<10%)[19]。

速度比,也称为无量纲指数,它与流量无关,是左室流出道的峰值速度与房室峰值的比值速度(也可以使用 VTI 比率)。速度指数<0.25 被认为是重度的。这是用来比较不同负荷状态下患者主动脉瓣狭窄程度随时间的变化。

准确估计主动脉瓣狭窄的严重程度依赖于精确的 LVOT 直径评估技术,以及可能需要多个超声心动图剖面的最高速度射流。一般来说，超声心动图测量梯度不准确通常是由低估造成的。然而，在两种情况下，超声心动图可能高估狭窄的严重程度。首先，如前所述，简化的伯努利方程估计的峰值梯度忽略了 LVOT($V_1$)中的速度，因为它通常很小(<1m/s)。当最近速度为>1.5m/s 或峰值速度<3m/s 时，由于忽略了 $V_1$，可能会高估流速和梯度。因此，更准确的评估跨膜峰值梯度公式为 $\Delta P=4(V_2-V_1)$[16]。另一种可能高估狭窄严重程度的情况是压力恢复现象。当血流减速时，在主动脉瓣狭窄处转换为动能的部分势能被转换回势能，就会发生这种情况(即主动脉瓣远段压力升高)。除了狭窄后逐渐变宽的小主动脉(通常直径<3cm)，这种压力恢复是可以忽略不计的。主动脉越大，由于湍流和黏性摩擦，大部分动能转化为热量，所以压力恢复不是问题[16]。压力恢复可以定量计算 $\Delta P=4V^2\times 2$(AVA/主动脉面积)×(1–AVA/主动脉面积)。从方程可以看出，如果 AVA 很小，主动脉面积较大，AVA/主动脉面积比较小，压力恢复最小[16]。

确定二尖瓣或主动脉瓣压力梯度的一种间接方法是评估二尖瓣反流的速度峰值。如前所述，左心室收缩压–左心房压力=$4V_{MR}^2$。如果左心房压力估计为 10~20mmHg，那么左心室收缩压可以用 10~20mmHg+$4V_{MR}^2$ 来估计。如果收缩压已知，那么估计的左心室收缩压和收缩压之间的差值近似于通过 LVOT 或主动脉瓣的峰值压力梯度。

## 二尖瓣狭窄

二尖瓣狭窄最常见的原因是风湿热所致的连合。一些超声心动图测量可以用来评估二尖瓣狭窄，包括压力梯度、压力半程、连续性方程、近段等速度表面积法(PISA)和平面测量法。虽然平面测量法可以提供最精确的二尖瓣面积测量 (MVA)，前提是图像是在小叶尖水平上获得的，并且是真实的轴上剖面，但本节将重点介绍压力梯度、压力半程和连续性方程，以评估二尖瓣面积。在另一篇文献中详细讨论了 PISA 方法和平面测量[16]。连续波法从心尖四腔心剖面测量二尖瓣舒张期的峰值和跨膜平均压力梯度(图 11.7)。在正常心律和心率(60~80 次/分)时检查二尖瓣是必要的。如果患者是心房颤动，则应取几个心动周期(6~8 个)的平均值。由于二尖瓣反流、心房顺应性和左心室舒张可能会影响峰值梯度，因此，平均梯度比峰值梯度更可取。例如，重度二尖瓣反流是造成高度梯度与平均梯度不成比例的原因之一。虽然压力梯度是评估二尖瓣狭窄严重程度的重要参数，但它受心率、心输出量和二尖瓣反流[16]的影响较大。重度 MS 的平均压力梯度分别为<5mmHg、5~10mmHg 和>10mmHg[20]。

压力减半时间(PHT)是二尖瓣舒张期压力梯度峰值下降 50%所需要的时间(单位:ms)。根据压力与速度的关系，也就是峰值速度下降 29%所需要的时间(ms)。这种测量是通过追踪早期舒张期的 E 波的斜率得到的 (图 11.7b)。研究发现，PHT 与 MVA 之间存在如下反关系:MVA($cm^2$)=220/PHT[21]。另外，MVA($cm^2$)=759/减速时间(ms)。测量值及瓣膜的狭窄严重程度见表 11.2。

重度 MS 中，如果心房顺应性较低，压力减半时间也可能较低。在重度主动脉瓣闭锁不全中，由于舒张期反流引起的左心室舒张压升高，左心室和左心房之间的压力将会很快达到平衡，因此 PHT 将会降低，使用 PHT 估计的 MVA 将会不准确。

如果没有主动脉瓣关闭不全或二尖瓣关闭不全，可以用连续性方程估算 MVA。根据质量守恒，通过二尖瓣的流量应该等于通过 LVOT 的流量。通过 LVOT 的流量(即每搏输出量)计算公式，如前所述，是 LVOT VTI×(LVOT 直径)$^2$×0.785。同样，这可以认为是一个圆柱体，其中圆柱体的底部是 LVOT 面积，高度为 LVOT VTI。通过二尖瓣的流量等于二尖瓣口的截面积的位置(圆柱体底部)乘以 MV VTI (圆柱体高度)。MV VTI 由 CW 的计算机软件包从四腔心剖面追踪二尖瓣流量获得(图 11.7c)。

由于 MS 使 LA 压力升高，可能导致肺动脉高

LVOT 柱形容积或每搏输出量　　MV 柱形容积或每搏输出量

LVOT VTI×LVOT 面积 = MV VTI×MVA

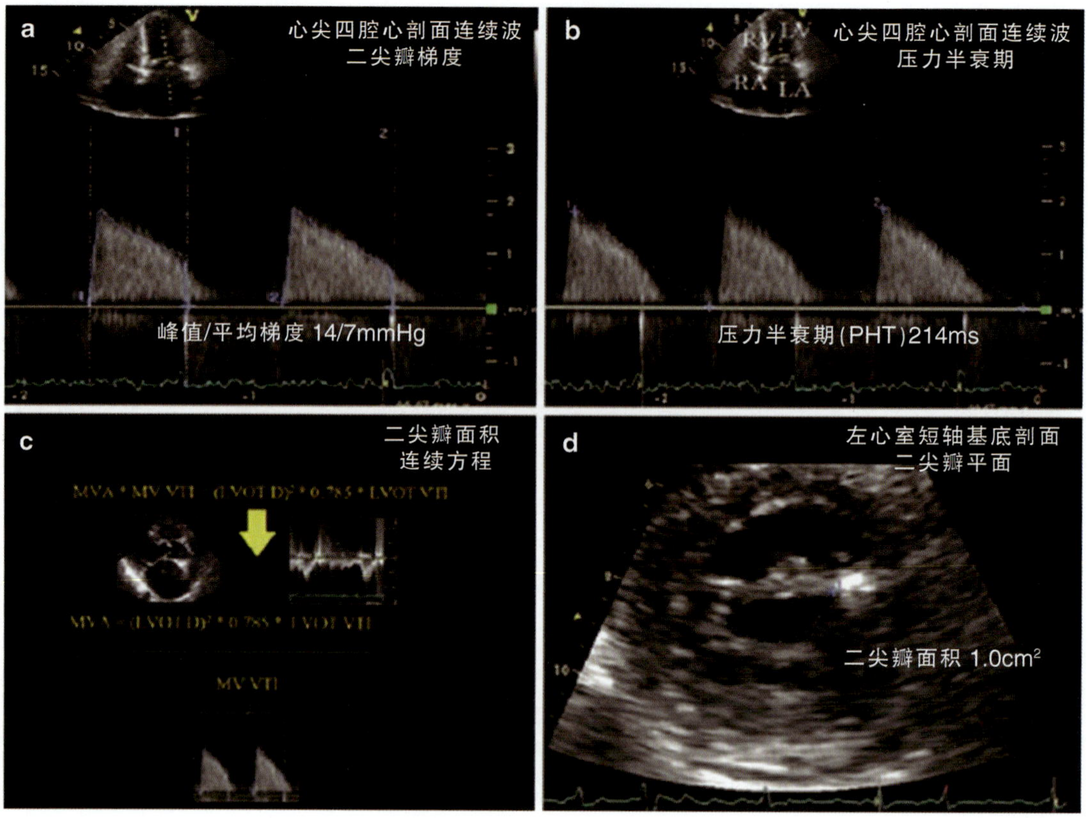


图 11.7 二尖瓣狭窄的评估。(a)连续波多普勒通过二尖瓣产生峰值和平均梯度(14/7mmHg)。在不规则心律下，测量 6~8 次心搏并取其平均值，得到峰值和平均梯度。(b)压力半衰期(PHT)是压力梯度减小 50%的时间，等于 0.29 减速时间。重复多次平均(6~8 次)得到 214ms 的 PHT。二尖瓣面积(MVA)由以下经验公式估算：MVA=220/PHT，根据 PHT 法，MVA 为 220/214，或 1.0cm²。(c)利用连续性方程计算 MVA。在二尖瓣上的流量必须等于在主动脉瓣上的流量，因此，MVA MV VTI=LVOT 是显示状态的 VTI。在本例中，LVOT 直径为 1.9cm，LVOT VTI 为 20cm，MV VTI 为 56.4cm。因此，计算出的 MV 面积为 1.0cm²。注意，MV VTI 是使用 CW 测量的，而 LVOT VTI 是在这种情况下使用 PW 测量的。(d)平面测量是另一种估计 MVA 的方法。注意二尖瓣合并症和二尖瓣口“鱼嘴”样外观，风湿性二尖瓣疾病的特征。在本例中，平面测量的 MVA 为 1.0cm²，与 PHT 和连续性方法一致。

$$\text{LVOT VTI}\times(\text{LVOT 直径})^2\times0.785 = \text{MV VTI}\times\text{MVA}$$

$$\text{MVA}=\frac{[\text{LVOT VTI}\times(\text{LVOT 直径})^2\times0.785]}{(\text{MV VTI})}$$

压。一般来说，MS 越严重，肺动脉高压就越严重。假设没有右室流出道阻塞或肺动脉狭窄，可以使用估算的 RVSP 来评估肺动脉压。在没有其他原因的情况下，静息 PASP>50mmHg 或运动性肺动脉高压(PASP>60mmHg)意味着血流动力学显著的二尖瓣狭窄[22]。

## 二尖瓣反流

评估二尖瓣反流严重程度的超声心动图依赖于从多种方法获得的信息的“加权平均值”(表 11.3)。彩色多普勒是评估二尖瓣反流最明显、最直观的方法。在彩色多普勒上，心房的射流面积高度依赖于 PRF 和彩色标度。通常情况下，一个反流束

表 11.2　二尖瓣狭窄分期

| 阶段 | 定义 | 瓣膜解剖 | 瓣膜血流动力学 | 血流动力学结果 | 症状 |
|---|---|---|---|---|---|
| A | 有 MS 风险 | 舒张期轻度瓣膜隆起 | 二尖瓣跨瓣流速正常 | 无 | 无 |
| B | 进展期 MS | 风湿性瓣膜改变与二尖瓣小叶的连合融合和舒张隆起，MVA>1.5cm² | 二尖瓣跨瓣流速增加，MVA>1.5mVcm²<br>舒张压减半时间<105ms | 无 | 无 |
| C | 无症状重度 MS | 风湿性瓣膜病变合并二尖瓣小叶舒张期隆起，MVA ≤1.5cm²，MVA ≤1.0cm²，重度 MS | MVA≤1.5cm²<br>MVA≤1.0cm² 伴重度 MS<br>舒张压减半时间>150ms，或>220ms 伴重度 MS | 严重左心房增大，PASP 升高>30mmHg | 无 |
| D | 症状性重度 MS | 风湿性心脏瓣膜改变合并二尖瓣小叶连合舒张期隆起，平均 MVA≤1.5cm² | MVA≤1.5cm²<br>MVA≤1.0cm² 伴重度 MS<br>舒张压减半时间>150ms，或≥220ms 伴重度 MS | 严重左心房增大，PASP 升高>30mmHg | 运动耐力下降，劳累性呼吸困难 |

MVA，二尖瓣口面积；PASP，肺动脉收缩压。

表 11.3　二尖瓣反流严重程度[16]

| 阶段 | 定义 | 瓣膜解剖 | 瓣膜血流动力学 | 血流动力学结果 | 症状 |
|---|---|---|---|---|---|
| A | MR 的风险 | 轻度二尖瓣脱垂，轻度瓣膜增厚及小叶受限 | 多普勒无 MR 或小的中央喷射<20%LA<br>小的射流紧缩口<0.3cm | 无 | 无 |
| B | 进展期 MR | 重度二尖瓣脱垂伴正常关闭，风湿性瓣膜改变伴小叶限制和中央合拢丧失，既往感染性心内膜炎（IE） | 中央射流 MR 20%~40%LA 或收缩末期偏心喷射 MR<br>射流紧缩口<0.7cm<br>反流体积<60mL 反流分数<50%<br>ERO<0.40cm²<br>血管造影等级 1~2+ | 轻度左心房增大，无左心室增大，肺动脉压正常 | 无 |
| C | 无症状严重 MR | 重度二尖瓣脱垂伴肺动脉瓣关闭或连枷，小叶风湿性瓣膜改变伴小叶限制和中央合拢丧失，既往 IE，放射性心脏病小叶增厚 | 中央射流 MR>40%，LA 或全收缩偏心射流 MR，射流紧缩口≥0.7cm<br>反流体积≥60mL，反流分数≥50%<br>ERO≥0.40cm²<br>血管造影 3~4 级+ | 中度或重度左心房增大<br>–左心室增大–<br>肺动脉高压可在静息或运动时出现<br>$C_1$ LVEF>60%，LVESD<40mm<br>$C_2$ LVEF≤60%，LVESD≥40mm | 无 |
| D | 症状性重度 MR | 重度二尖瓣脱垂伴瓣合拢丧失或连枷，小叶风湿性瓣膜改变伴有小叶限制和中央合拢丧失，既往 IE，放射性心脏病小叶增厚 | 中央射流 MR>40%，LA 或全收缩偏心射流 MR，射流紧缩口≥0.7cm<br>反流体积≥60mL，反流分数≥50%<br>ERO≥0.40cm²<br>血管造影 3~4 级+ | 中度或重度左心房增大<br>左心室增大<br>肺动脉高压 | 运动耐力降低<br>劳累性呼吸困难 |

横跨心房40%以上区域被认为是重度MR。然而，使用射流面积有许多注意事项。颜色的外观高度依赖于技术，可能受到血流动力学变化和心房大小的影响。此外，一个非常反常的射流可能会“紧挨”心房壁，看起来比一个更中心的射流要小，给人一种反常的二尖瓣关闭不全不严重的错误印象。此外，在急性、严重二尖瓣反流的情况下，由于左心房压力的急性升高和颜色分辨率不足等技术因素，喷射持续时间可能很短，可能会导致被低估[23]。鉴于其诸多局限性，喷射面积不应是二尖瓣反流定量的唯一方法。

MR评估的另一种方法是血流会集法或PISA法，这是连续性原则的延伸，并已被证明与血管造影确定的严重程度有良好的相关性[24]。当流向反流孔时，血流组成几个同心圆，每个都有一个特定的速度（图11.8a）。当血液接近反流孔时，半球半径减小，而半球表面的血液流速增大。由于半球表面积（$cm^2$）可以来源于半径（半球表面积=$2\pi_r^2$），半球表面的血细胞速度（cm/s）（混叠速度，$V_a$）可以通过颜色标度得到，这两个值的乘积（以$cm^3/s$为单位）给出接近孔板的流量（图11.8a）。孔板远段流速必须等于孔板近段流速，可用有效反流孔面积（EROA）乘以从连续波多普勒四腔心剖面中得到的二尖瓣反流峰值流速计算（图11.8c）。为了确定近段血流会聚半球的速度，将颜色基线或奈奎斯特极限向下移动到血流方向（图11.8a）。如图所示，这种操作增加了半球的半径，使得从蓝色到黄色的颜色过渡变得容易观察，这是速度等于混叠速度的位置。通过较大的半径和较低的混叠速度，减小了半径测量误差的扩大。

孔口近段流量=孔口远段流量

半球表面积×$V_a$=EROA×二尖瓣速度峰值

$$2\pi r^2 \times V_a = \text{EROA} \times V_{MR}$$

$$\text{EROA} = \frac{\left(6.28r^2 \times V_a\right)}{V_{MR}}$$

当然，这是假设半球半径是在MR速度达到峰值时测量的，因此，必须进行尝试，并使测量的时间标准化（如收缩中期）。从表11.2可以看出，ERO>0.4为重度MR，<0.2为轻度MR。在非常偏心的MR喷射（可能高估了严重程度）和非圆孔的情况下，PISA方法不是很准确。基于楔形的半球而不是一个完整的半球偏心射流用一个几何校正因子描述[25]。创建的楔角（α）除以180°，并乘以EROA，获取几何纠正EROA。因此，几何纠正EROA=(α/180)×($6.28r^2\times V_a$)/$V_{MR}$。此外，用PISA方法计算出的流速代表了瞬时流速。例如，在二尖瓣脱垂时，瞬时EROA可能很大，但如果仅在收缩期中后期发生反流，总反流容量可能不是很大。因此，在这种情况下，对MR严重性更准确的测量方法可能是反流量。

为了确定反流体积（RV），将EROA乘以MV VTI。

RV=EROA×MV VTI

使用PISA计算EROA可能很麻烦，这可能会阻碍其常规使用。如果做了某些假设，可以使用一个简化的公式。首先，假设左心室和左心房之间的压力梯度为100mmHg，二尖瓣速度（$V_{MR}$）为5m/s或500cm/s（根据伯努利方程，左心室收缩压-LA压力=$4V_{MR}^2$）。如果混叠速度（$V_a$）设为40cm/s，则将其代入方程：

$$\text{EROA} = \frac{\left(6.28r^2 \times V_a\right)c}{V_{MR}}$$

$$\text{EROA} = \frac{\left(6.28r^2 \times 40\ \text{cm/s}\right)}{500\ \text{cm/s}}$$

$$\text{EROA} \oplus \frac{r^2}{2}$$

射流紧缩口是瓣口及上游最窄的颜色流[16]。对于二尖瓣反流，通常在胸骨旁长轴剖面中进行评估，对于固定孔口，甚至对于偏心射流，二尖瓣反流被认为与流量和压力无关（图11.8d）。射流紧缩口宽度<0.3cm为轻度MR，>0.7cm为重度[16]。当该参数可测量时，应始终将其视为确定二尖瓣反流严重程度的综合方法的关键组成部分。

严重MR的其他征象是二尖瓣反流（早期峰值）的CW剖面呈三角形，而不是平滑的抛物线形，这意味着严重的MR会使左心室和左心房压力迅速平衡[16]。此外，在二尖瓣流入PW剖面中，严重的MR

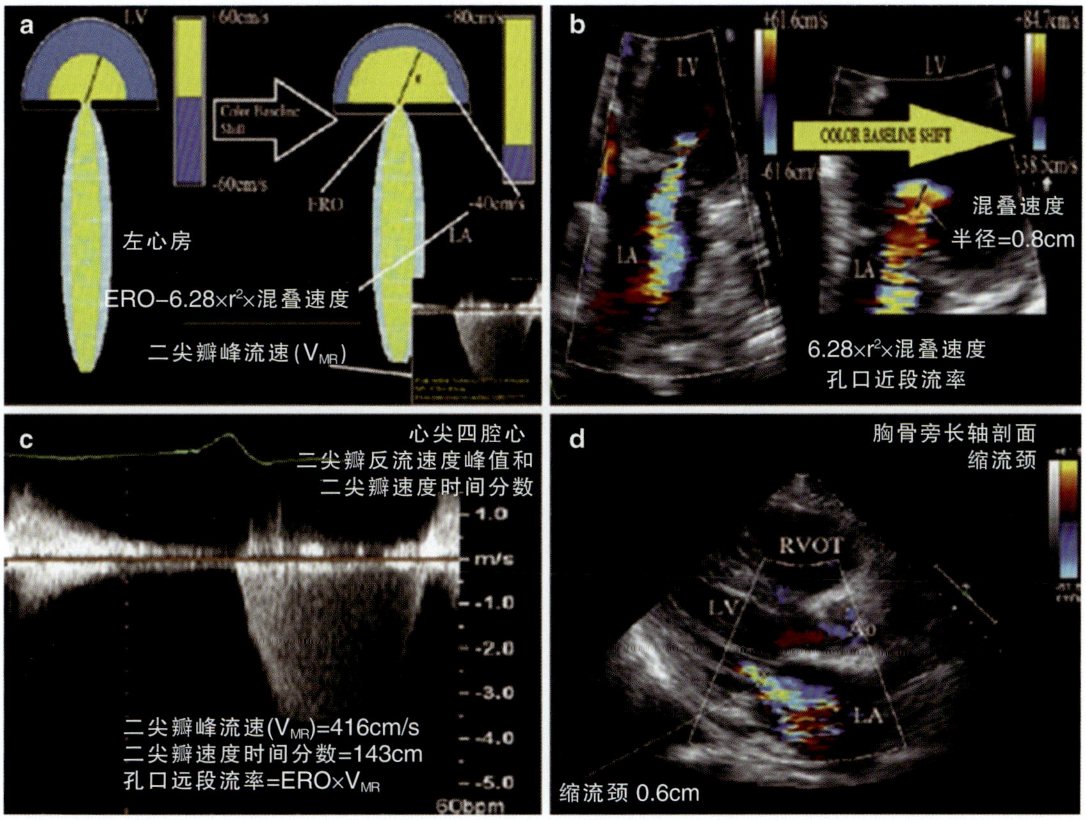


图 11.8 二尖瓣反流和静脉收缩的 PISA 法(近段等速度表面积法)。(a)PISA 概念的艺术再现。当血流在收缩过程中向反流孔收敛时,它加速并形成速度增大、半径减小的同心圆。例如,黄色半球边缘的速度高于蓝色半球边缘的速度。首先,图像应该优化和缩放。然后,将颜色基线向下移动,从-65cm/s 到-40cm/s,创建较大的黄色半球,右边的速度较慢。黄半球和蓝半球边界处的速度为混叠速度($V_a$=-40cm/s)。近段流向孔等于半球表面面积的乘积($2\pi r^2$)和混叠速度($V_a$)。近段流量应等于远段流量,远段流量是反流孔面积(EROA)和峰值二尖瓣反流速度($V_{MR}$)的乘积。因此,EROA=($2\pi r^2 \times V_a$)/$V_{MR}$。(b)与 panel A 类似,在创建放大后的图像后,颜色基线会向流向移动,并且会有一个已知半径(0.8cm)较大的半球和混叠创建速度($V_a$=38.5cm/s)。由上式可知,近段流量为 154.7cm³/s。(c)连续波多普勒通过二尖瓣获得二尖瓣反流速度峰值($V_{MR}$)=416cm/s,MV VTI。最后的流速是 $V_{MR}$×EROA。EROA=($2\pi r^2 \times V_a$)/$V_{MR}$,0.37cm²,符合较严重。反流量可以根据图中的信息来计算(见问题 5)。使用简化的 PISA 公式,$r^2/2$,估计的 EROA 是 0.32cm²,可能稍微被低估了,因为混叠速度是 38.5cm/s,而不是简化公式中假设的 40cm/s 公式。(d)缩流颈,胸骨旁长轴剖面测量到的口部最窄射流宽度为 0.6cm,相当于中至重度 MR。

通常伴 120cm/s 的高 E 波。二尖瓣流入的第 1 期舒张功能障碍模式实际上几乎排除了重度 MR。重度 MR 时, 收缩期 LA 压力升高,LA 与肺静脉的梯度减小,肺静脉 s 波可能减弱甚至逆转。

### 主动脉瓣关闭不全

在胸骨旁长轴剖面中,反流射流占据的 LVOT 宽度百分比与主动脉瓣闭锁不全的严重程度相关[16]。如果舒张期射流宽度占 LVOT 直径的 65%以上,则认为是严重的。然而,就像 MR 中的射流面积一样,AI 的射流宽度不适用于严重程度可能被低估的偏心射流(图 11.9a)[27]。射流紧缩口是在瓣口水平上射流最窄的颈部。射流紧缩口的宽度与反流孔面积有关,不受射流偏心率的影响。为了准确测量射流紧缩口的宽度,需要放大胸骨旁长轴剖面来显示血流汇合区、射流紧缩口以及 LVOT 中的反流射流。射流紧缩口宽度≥6mm 提示重度 AI(表 11.4)。当存在多个射流时, 该方法的有效性受到限制[16]。应用 PISA 法计算主动脉反流性 EROA。这种测量方法应在舒张早期在心尖五腔心或心尖长轴剖面中进行,但在技术上比测量 MR 困难。就像 MR 一样,同样的原则也适用,瓣口(主动脉)远段的流量

表 11.4 主动脉瓣关闭不全的分期[16]

| 阶段 | 定义 | 瓣膜解剖 | 瓣膜血流动力学 | 血流动力学结果 | 症状 |
|---|---|---|---|---|---|
| A | AR 风险 | 二叶式主动脉瓣(或其他先天性瓣膜异常)<br>主动脉瓣硬化<br>主动脉窦疾病或升主动脉疾病<br>风湿热或风湿性心脏病史<br>IE(感染性心内膜炎) | AR 严重性:无可追踪 | 无 | 无 |
| B | 进展期 AR | 轻度至中度钙化<br>主动脉窦扩张<br>风湿性瓣膜改变<br>IE 史 | 轻度 AR:喷射宽度<LVOT 的 25%;射流紧缩口<0.3cm;RVol<30mL/次;RF<30%;ERO<0.10cm²;血管造影分级 1+<br>中度 AR:喷射宽度为 LVOT 的 25%~64%;射流紧缩口 0.3~0.6cm;RVol 每次 30~59mL;RF 30%~49%;ERO 0.10~0.20cm²;血管造影分级 2+ | 左心室收缩功能正常<br>左心室容积正常或轻度扩张 | 无 |
| C | 无症状重度 AR | 钙化性主动脉瓣疾病<br>二叶式瓣<br>主动脉窦或升主动脉增宽<br>风湿性瓣膜改变<br>IE 伴瓣叶异常关闭或穿孔 | 重度 AR:喷射宽度≥65%LVOT,射流紧缩口>0.6cm<br>腹主动脉近段全舒张反流<br>RVol≥每次 60mL<br>RF≥50%<br>ERO≥0.3cm²<br>血管造影 3–4 级+<br>左心室扩张 | $C_1$:LVEF 正常≥50%,轻至中度左心室扩张(LVESD≤50mm)<br>$C_2$:左心室收缩功能异常,LVEF 降低(<50%)或严重左心室扩张 (LVESD >50mm 或指数 LVESD>25mm·m²) | 无,运动测试是确定症状状态的合理方法 |
| D | 症状性重度 AR | 钙化性主动脉瓣疾病<br>二叶式瓣<br>主动脉窦或升主动脉扩张<br>风湿性瓣膜改变<br>IE 伴瓣叶异常关闭或穿孔 | 重度 AR:喷射宽度≥65%LVOT<br>射流紧缩口>0.6cm,近段腹主动脉全舒张反流<br>RVol≥每次 60mL<br>RF≥50%,ERO≥0.3cm²<br>血管造影 3–4 级+<br>左心室扩张 | 有症状的重度 AR 可能发生在收缩功能正常(LVEF≥50%)、轻中度 LV 功能障碍(LVEF40%~50%)或严重 LV 功能障碍(LVEF<40);存在中至重度 LV 扩张 | 劳累性呼吸困难或心绞痛或更严重的心力衰竭症状 |

EROA,有效反流孔面积;RV,反流容积;RF,反流分数;DA,降主动脉;LV,左心室。

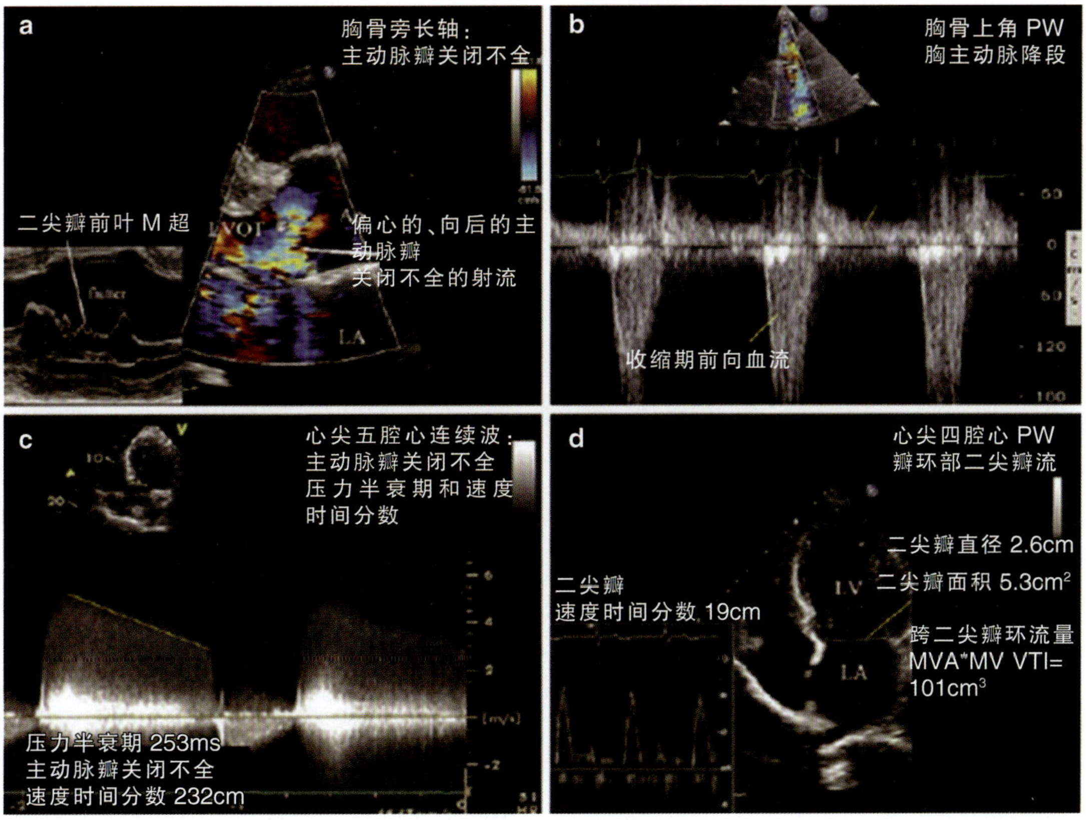


**图 11.9** 严重主动脉瓣关闭不全(AI)。(a)胸骨旁长轴剖面彩色多普勒显示一个非常严重的、偏心的、后向的射流。注意二尖瓣叶的 M 型显示由于主动脉瓣闭锁不全引起的前叶的颤动(左下角插图)。考虑到离心率,人们不能使用 LVOT 射流区来评估严重程度。(b)上降主动脉的脉冲波多普勒与样本容积,显示全舒张血流逆转,为重度 AI 的征象。(c)主动脉瓣顶端五腔心连续波多普勒。PHT 为 253ms,与严重的 AI 一致。主动脉瓣闭锁不全 VTI 根据连续波剖面图为 232cm。(d)应用连续性方程可以计算 AI 反流体积。通过二尖瓣的流量加上反流的流量应该等于通过主动脉瓣的流量(每搏输出量)。MVA 是通过测量二尖瓣直径来确定的,这个面积($5.3cm^2$)乘以瓣环的 MV VTI(19cm),得到 $101cm^3$ 的流量。通过主动脉瓣的流量是由 LVOT VTI 和 LVOT 面积的乘积决定的,LVOT 面积产生的体积为 $169cm^3$, 没有显示计算结果。因此, 主动脉瓣闭锁不全反流容积为 $169cm^3-101cm^3=68cm^3$,符合重度 AI。主动脉瓣反流孔面积(EROA)的计算方法是将反流体积($68cm^3$)除以 AI VTI(232cm),即等于 $0.3cm^2$,也符合严重的 AI。

[半球区域和混叠速度的乘积($2\pi r^2\times V_a$)]等于 LVOT 近段的流量(EROA×峰值主动脉反流的速度)。但是,颜色基线向上移动而不是向下移动,因为这是朝向血流的方向。EROA≥$0.3cm^2$ 与重度 AI 相关(表 11.4)。用于 MR 的简化 PISA 方法($r^2/2$)不适用于 AI。

胸骨上段降主动脉的脉冲波多普勒可以定性和定量地评估主动脉反流的严重程度。近段降主动脉全舒张血流逆转至少对中至重度主动脉瓣关闭不全有特异性,并被认为是超声心动图中 Duroziez 征的等价物[16](图 11.9b)。如果在腹主动脉取样时存在血流逆转,这是一个更具体的发现。逆向流动(舒张期主动脉的 VTI 显示出其横截面面积)与正向流动(收缩期主动脉的 VTI 显示出其横截面面积)的比例与反流分数成正比[29]。

主动脉反流的 PHT 反映了主动脉和左心室压力之间的平衡率(图 11.9c)。因此,这种 PHT 不仅受主动脉功能不全严重程度的影响,还受左心室压力、左心室顺应性和后负荷情况的影响。因此,这可能是评估反流严重程度最不可靠的方法。PHT < 200ms 是严重的主动脉瓣闭锁不全的支持指标,而>400ms 的 PHT 不太可能大于中度 AR。然而,即使在严重的 AI 中, 如果左心室扩张是对增加的前负荷和后负荷的一种慢性适应, 那么从左心室开始,PHT 可能是正常的，因为主动脉压力不会很快达到平衡。如果给予血管扩张剂,或给予一定程度的左心室压力升高,则 PHT 会降低。

连续性方程也适用于主动脉瓣闭锁不全伴轻度二尖瓣关闭不全。把主动脉瓣上的流量看作总收入,反流的流量看作税收,二尖瓣上的流量看作净收入。通过主动脉瓣的流量(“总”收缩期每搏输出量)与通过二尖瓣的流量(“净”前每搏输出量)之差等于每搏输出量的“税收”或反流容积。

“总”心搏体积可通过 LVOT VTI 法或通过左心室收缩期和舒张期容积差值来获得。为了计算二尖瓣的“净”正向流量,重要的是使用 PW,并将样本体积置于二尖瓣环,以测量和精确二尖瓣舒张期的流量(图 11.9d)。

反流容积(RV)=经主动脉瓣的每搏输出量-经二尖瓣环的流量

RV=(LVOT VTI×LVOT 面积)-(MV VTI(舒张期)×MV 瓣环面积)

RV=[LVOT VTI×(LVOT 直径)2×0.785]-[MV VTI×(MV 直径)2×0.785]

一旦得到反流的每搏输出量,就可以除以 CW 在舒张期得到的反流射流 VTI 来计算 EROA[16]。如果 EROA 在严重范围内,而 RV 不在,可能是因为在急性 AI 中,LVEDP 的快速增加缩短了反流时间，因此反流体积可能没有预期的 EROA 大（图 11.10）。

## 三维超声心动图

三维超声心动图的出现为临床医生提供了更多关于瓣膜结构和功能的解剖学细节。3D 超声技术的一个特别应用领域是在瓣膜介入手术或导管实验室中对瓣膜进行评估。例如,3D 超声帮助操作者经导管放置 Mitra-clip 治疗二尖瓣反流。除了为临床提供解剖学结构和功能方面的信息外,3D 超声在评估瓣膜血流动力学方面的临床应用有限。在二尖瓣狭窄时,三维回声可用于测量瓣膜面积。此外,与二维回波计算 PISA 的方法相同，三维多普勒可用于评估近段等速度表面积的半径。二维 PISA 呈半球形，但在所有反流性病变中可能并不都是这样,例如,在功能性二尖瓣反流中,其几何形状可能更呈椭球形。以半椭球公式为例,可以更准确地测量二尖瓣

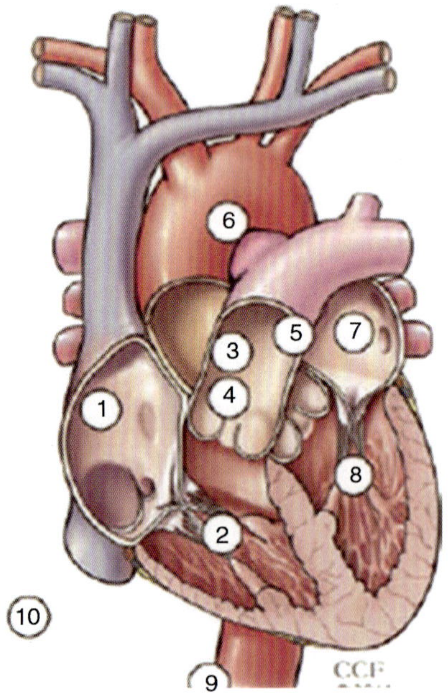


1.RA=(0~5mmHg),如果 IVC≤2.1cm 且塌陷率>50%
RA=(10~20mmHg),如果 IVC≤2.1cm 且塌陷率<50%

2.RVSP=$4V_{TR}^2$+RA

3.PASP=RVSP,如果无 RVOT 阻塞或 PS

4.PAEDP=RA+$4(V_{EDPR})^2$

5.平均 PAP=$4(V_{Early\ DPR})^2$ 或 2(PADP)/3+PASP/3
PVR(Wood 单位)=10×($V_{TR}$/RVOT VTI)+0.16

6.CO=(LVOT VTI)(LVOT D)$^2$(0.785)(心率)

7.LA=SBP+4(VMR)$^2$,如果没有流出道阻塞或主动脉狭窄
E/e’>15=PCWP>20;E/e’<8=正常 PCWP

8.LVEDP=DBP$-4(V_{EDA})^2$

9.SVR>14Wood 单位,如果 $V_{MR}$/LVOT VTI>0.27

10.Qp/Qs=[(RVOT VTI)(RVOT D)$^2$]/[(LVOT VTI)(LVOT D)$^2$]

图 11.10 心内压计算总结。RA,右房压;IVC,下腔静脉;RVSP,右心室收缩压;$V_{TR}$,峰值三尖瓣反流速度;PASP,肺动脉收缩压;RVOT,右室流出道;PS,肺动脉瓣狭窄;PAEDP,肺动脉舒张末期压力;VEDPR,舒张末反流速度;PAP,肺动脉压;$V_{EarlyDPR}$,舒张早期反流速度;PVR,肺动脉血管阻力;VTI,速度时间积分;LVOT,左室流出道;D,直径;LA,左心房压力;SBP,收缩压;$V_{MR}$,二尖瓣反流峰值速度;PCWP,肺毛细血管楔压;LVEDP,左心室舒张末期压力;DBP,舒张压;VEDAI,主动脉瓣闭锁不全血流速度;SVR,体循环血管阻力;Qp,肺血流;Qs,体循环血流。(Reprinted with permission, Cleveland Clinic Center for Medical Art & Photography ⓒ 2011)

反流的严重程度[30,31]。虽然其目前在瓣膜血流动力学的临床应用有一定的局限性，但随着时间的推移，这种方法可能会得到更广泛的应用。

## 复习题

1.图 11.4a 中，如果下腔静脉（IVC）长 2.5cm，且探测时无塌陷，那么患者的右心室收缩压（RVSP）估计为多少？

A.60mmHg。

B.70mmHg。

C.30mmHg。

D.85mmHg。

答案：（D）。TR 的峰值速度是 420cm/s，或 4.2m/s。根据简化的伯努利方程，RV 和 RA 之间的差值是 $4V_{TR}^2$，也就是 4×(4.2)²=70.56mmHg，大约是 70mmHg。RA 的压力估计为 15mmHg，基于扩张的 IVC，用力吸气时塌陷不大于 50%。因此，由于 RVSP 等于 RA 压力加上 $4V_{TR}^2$，RVSP=70mmHg+15mmHg=85mmHg，属于重度肺动脉高压。

2.图 11.4b 中舒张末肺动脉压的估计值是多少？

A.14.4mmHg。

B.14.4mmHg+RA 压。

C.38.5mmHg。

D.38.5mmHg+RA 压。

答案：（B）。在图 11.4b 中，频谱多普勒显示了通过RVOT 和肺动脉瓣的连续波。从肺动脉反流喷射，舒张末期的肺动脉反流速度代表了舒张末期肺动脉和右心室之间的压差（注意 QRS 波群开始的时间）。因此，$4V_{PRed}^2$=RVEDP－PAEDP。因此，PAEDP=RVEDP+$4V_{PRed}^2$。因为 RVEDP 等于 RA 压强，所以 PAEDP=RA+$4V_{PRed}^2$。此处舒张末期的速度为 1.9m/s。因此，PAEDP=RA+4(1.9)²=14.4mmHg+RA 压力。

3.根据连续性方程，图 11.5 中估计的主动脉瓣面积（AVA）是多少？这是重度的还是中度的？

A.1.2cm²，中度 AS。

B.1.2cm²，重度 AS。

C.0.6cm²，重度 AS。

D.0.6cm²，中度 AS。

答案：（C）。根据连续性方程，AVA=[LVOT VTI (LVOT 直径)²×0.785]/[AV VTI]。图 11.5b 的 LVOT VTI 为 28.1cm，图 11.5a 的 LVOT 直径为 1.9cm。右胸骨缘剖面 AV VTI 最高，为 124cm。注意，这对应的峰值和平均梯度为 119/74mmHg，严重的主动脉瓣狭窄（AS）。使用连续性方程，AVA=[28.1×(1.9)²×0.785]/[124]=0.6cm²，也属于重度 AS。

4.图 11.6 所示患者为已知的房间隔缺损，如图（a）所示，房间隔缺损处由左向右血流。通过超声心动图来估计分流率。根据图 11.6 提供的信息，估计的 $Q_p/Q_s$ 比率是多少？

A.1:1。

B.1.3:1。

C.0.5:1。

D.2:1。

答案：（B）。肺血流量与体循环血流量之比为 $Q_p/Q_s$，即分流率。体循环血流量（$Q_s$）是通过 LVOT 区域（LVOT D）2×0.785 乘以 LVOT VTI 来估计的。如图 11.6c 所示，LVOT 直径为 2.1cm，LVOT VTI 为 13.2cm。因此，体循环流量是 (2.1)²×0.785×13.2=45.7cm³。肺血流（$Q_p$）是通过将 RVOT 区域（RVOT D）²×0.785 乘以 RVOT VTI 来估计的。如图 11.6d 所示，RVOT 直径为 2.47cm，RVOT VTI 为 12.3cm。因此，肺部血流量为(2.47)²×0.785×12.3=58.9cm³。$Q_p/Q_s$ 比为 45.7/58.9=1.3:1。请注意，由于 0.785 常数同时存在于分子和分母中，因此 $Q_p/Q_s$ 计算可以简化为 [(RVOT D)²×(RVOT VTI)]/[(LVOT D)²×(LVOT VTI)]。

5.在图 11.8 中，反流孔面积为 0.37cm²。根据（c）中的信息，估计每搏反流量是多少？

A.每搏 143mL。

B.每搏 416mL。

C.每搏 53mL。

D.每搏 100mL。

答案：（C）。反流体积等于反流孔面积（EROA，cm²）与 MV VTI（cm）的乘积。在本例中，EROA（0.37cm²）和 MV VTI（143cm）的乘积的反流体积为每搏 53mL，这与中至重度 MR 一致。

（高文卿　译）

## 参考文献

1. Anavekar NS, Oh JK. Doppler echocardiography: a contemporary review. J Cardiol. 2009;54(3):347–58.
2. Quinones MA, Otto CM, Stoddard M, Waggoner A, Zoghbi WA, Doppler Quantification Task Force of the Nomenclature and Standards Committee of the American Society of Echocardiography. Recommendations for quantification of Doppler echocardiography: a report from the Doppler Quantification Task Force of the Nomenclature and Standards Committee of the American Society of Echocardiography. J Am Soc Echocardiogr. 2002;15(2):167–84.
3. Hatle L, Angelsen B. Doppler ultrasound in cardiology: physical principles and clinical applications. 2nd ed. Philadelphia: Lea & Febiger; 1985. p. 331.
4. Rudski LG, Lai WW, Afilalo J, et al. Guidelines for the echocardiographic assessment of the right heart in adults: a report from the American Society of Echocardiography endorsed by the European Association of Echocardiography, a registered branch of the European Society of Cardiology, and the Canadian Society of Echocardiography. J Am Soc Echocardiogr. 2010;23(7):685–713; 786–8.
5. Nageh MF, Kopelen HA, Zoghbi WA, Quinones MA, Nagueh SF. Estimation of mean right atrial pressure using tissue Doppler imaging. Am J Cardiol. 1999;84(12):1448–51, A8.
6. Nagueh SF, Kopelen HA, Zoghbi WA. Relation of mean right atrial pressure to echocardiographic and Doppler parameters of right atrial and right ventricular function. Circulation. 1996;93(6):1160–9.
7. Firstenberg MS, Vandervoort PM, Greenberg NL, et al. Noninvasive estimation of transmitral pressure drop across the normal mitral valve in humans: importance of convective and inertial forces during left ventricular filling. J Am Coll Cardiol. 2000;36(6):1942–9.
8. Lima CO, Sahn DJ, Valdes-Cruz LM, et al. Noninvasive prediction of transvalvular pressure gradient in patients with pulmonary stenosis by quantitative two-dimensional echocardiographic Doppler studies. Circulation. 1983;67(4):866–71.
9. Masuyama T, Kodama K, Kitabatake A, Sato H, Nanto S, Inoue M. Continuous-wave Doppler echocardiographic detection of pulmonary regurgitation and its application to noninvasive estimation of pulmonary artery pressure. Circulation. 1986;74(3):484–92.
10. Beard JT II, Newman JH, Loyd JE, Byrd BF III. Doppler estimation of changes in pulmonary artery pressure during hypoxic breathing. J Am Soc Echocardiogr. 1991;4(2):121–30.
11. Scapellato F, Temporelli PL, Eleuteri E, Corra U, Imparato A, Giannuzzi P. Accurate noninvasive estimation of pulmonary vascular resistance by Doppler echocardiography in patients with chronic failure heart failure. J Am Coll Cardiol. 2001;37(7):1813–9.
12. Gorcsan J III, Snow FR, Paulsen W, Nixon JV. Noninvasive estimation of left atrial pressure in patients with congestive heart failure and mitral regurgitation by Doppler echocardiography. Am Heart J. 1991;121(3 pt 1):858–63.
13. Ommen SR, Nishimura RA, Appleton CP, et al. Clinical utility of Doppler echocardiography and tissue Doppler imaging in the estimation of left ventricular filling pressures: a comparative simultaneous Doppler-catheterization study. Circulation. 2000;102(15):1788–94.
14. Ha JW, Oh JK, Ling LH, Nishimura RA, Seward JB, Tajik AJ. Annulus paradoxus: transmitral flow velocity to mitral annular velocity ratio is inversely proportional to pulmonary capillary wedge pressure in patients with constrictive pericarditis. Circulation. 2001;104(9):976–8.
15. Abbas AE, Fortuin FD, Patel B, Moreno CA, Schiller NB, Lester SJ. Noninvasive measurement of systemic vascular resistance using Doppler echocardiography. J Am Soc Echocardiogr. 2004;17(8):834–8.
16. 2014 AHA/ACC Guideline for Management of Patients with Valvular Heart Disease. A report of the American College of Cardiology/American Heart Association Task Force on Practice Guidelines. Circulation. 2014;129:2440–92.
17. Baumgartner H, Hung J, Bermejo J, et al. Echocardiographic assessment of valve stenosis: EAE/ASE recommendations for clinical practice. J Am Soc Echocardiogr. 2009;22(1):1–23; 101–2.
18. Oh JK, Taliercio CP, Holmes DR Jr, et al. Prediction of the severity of aortic stenosis by Doppler aortic valve area determination: prospective Doppler-catheterization correlation in 100 patients. J Am Coll Cardiol. 1988;11(6):1227–34.
19. Monin JL, Quere JP, Monchi M, et al. Low-gradient aortic stenosis: operative risk stratification and predictors for long-term outcome: a multicenter study using dobutamine stress hemodynamics. Circulation. 2003;108(3):319–24.
20. Rahimtoola SH, Durairaj A, Mehra A, Nuno I. Current evaluation and management of patients with mitral stenosis. Circulation. 2002;106(10):1183–8.
21. Thomas JD, Weyman AE. Doppler mitral pressure half-time: a clinical tool in search of theoretical justification. J Am Coll Cardiol. 1987;10(4):923–9.
22. Bonow RO, Carabello BA, Chatterjee K, et al. 2008 focused update incorporated into the ACC/AHA 2006 guidelines for the management of patients with valvular heart disease: a report of the American College of Cardiology/American Heart Association Task Force on Practice Guidelines (Writing Committee to revise the 1998 guidelines for the management of patients with valvular heart disease). Endorsed by the Society of Cardiovascular Anesthesiologists, Society for Cardiovascular Angiography and Interventions, and Society of Thoracic Surgeons. J Am Coll Cardiol. 2008;52(13):e1–142.
23. Smith MD, Cassidy JM, Gurley JC, Smith AC, Booth DC. Echo Doppler evaluation of patients with acute mitral regurgitation: superiority of transesophageal echocardiography with color flow imaging. Am Heart J. 1995;129(5):967–74.
24. Bargiggia GS, Tronconi L, Sahn DJ, et al. A new method for quantitation of mitral regurgitation based on color flow Doppler imaging of flow convergence proximal to regurgitant orifice. Circulation. 1991;84(4):1481–9.
25. Pu M, Vandervoort PM, Griffin BP, et al. Quantification of mitral regurgitation by the proximal convergence method using transesophageal echocardiography. Clinical validation of a geometric correction for proximal flow constraint. Circulation. 1995;92(8):2169–77.

26. Pu M, Prior DL, Fan X, et al. Calculation of mitral regurgitant orifice area with use of a simplified proximal convergence method: initial clinical application. J Am Soc Echocardiogr. 2001;14(3):180–5.
27. Zoghbi WA, Enriquez-Sarano M, Foster E, et al. Recommendations for evaluation of the severity of native valvular regurgitation with two-dimensional and Doppler echocardiography. J Am Soc Echocardiogr. 2003;16(7):777–802.
28. Tribouilloy CM, Enriquez-Sarano M, Bailey KR, Seward JB, Tajik AJ. Assessment of severity of aortic regurgitation using the width of the vena contracta: a clinical color Doppler imaging study. Circulation. 2000;102(5):558–64.
29. Touche T, Prasquier R, Nitenberg A, de Zuttere D, Gourgon R. Assessment and follow-up of patients with aortic regurgitation by an updated Doppler echocardiographic measurement of the regurgitant fraction in the aortic arch. Circulation. 1985;72(4):819–24.
30. Schmidt FP, Gniewosz T, Jabs A, Münzel T, Hink U, Lancellotti P, von Bardeleben RS. Usefulness of 3D-PISA as compared to guideline endorsed parameters for mitral regurgitation quantification. Int J Cardiovasc Imaging. 2014;30(8):1501–8.
31. Matsumura Y, Fukuda S, Tran H, et al. Geometry of the proximal isovelocity surface area in mitral regurgitation by 3-dimensional color Doppler echocardiography: difference between functional mitral regurgitation and prolapse regurgitation. Am Heart J. 2008;155:231–8.

## 推荐阅读

Hatle L, Angelsen B. Doppler ultrasound in cardiology: physical principles and clinical applications. 2nd ed. Philadelphia: Lea & Febiger; 1985. p. 331.

Quinones MA, Otto CM, Stoddard M, Waggoner A, Zoghbi WA, Doppler Quantification Task Force of the Nomenclature and Standards Committee of the American Society of Echocardiography. Recommendations for quantification of Doppler echocardiography: a report from the Doppler Quantification Task Force of the Nomenclature and Standards Committee of the American Society of Echocardiography. J Am Soc Echocardiogr. 2002;15(2):167–84.

Baumgartner H, Hung J, Bermejo J, et al. Echocardiographic assessment of valve stenosis: EAE/ASE recommendations for clinical practice. J Am Soc Echocardiogr. 2009;22(1):1–23; 101–2.

Zoghbi WA, Enriquez-Sarano M, Foster E, et al. Recommendations for evaluation of the severity of native valvular regurgitation with two-dimensional and Doppler echocardiography. J Am Soc Echocardiogr. 2003;16(7):777–802.

# 第 12 章

# CT 和 MRI 下的血流动力学

Andrew O. Zurick

## 引言

在过去的几十年里,无创心脏成像技术经历了动态化的改进。各种具有互补性的技术,如磁共振成像(MRI)、计算机断层成像(CT)、超声心动图、心肌核素显像、X线透视和血管造影,现在可以直接或间接地为我们提供有关心脏大血管解剖、容积与功能、心肌灌注、瓣膜形态与功能、冠状动脉血流,以及是否存在心肌纤维化或瘢痕等信息。此外,其中几种技术现在可以提供无创血流动力学评估,这在以前主要是超声心动图和有创导管介入的领域和优势。实践证明,CT和MRI检查具有精确性、可重复性,都可以无创地提供血流动力学信息,这些信息可以促进临床决策,并影响到患者治疗。然而,这些信息的应用必须基于对各种无创血流动力学评估手段的优缺点有充分的认知。了解这些手段的适用性及局限性将推动其在未来的高效运用(表12.1)。

## MRI 和 CT 原理以及技术概述

### 原理概述

磁共振成像是基于原子核在周期性力作用下的共振或振荡幅度的增加。随着无线电技术的应用,MRI可测量由原子核发出的电磁信号。氢元素是人体中最简单易得且最丰富的元素,由一个质子和一个电子构成,因此成为一种理想的MRI检测介质。电与磁之间存在独特的物理学关系,即移动的电荷可以生成磁场,而随时间变化的磁场可以产生电场以促进电荷移动。数个原子的原子核行为类似于具有角动量的小磁铁,当放置在磁场中时,它们倾向于沿施加电场的方向排列,并围绕自己的轴缓慢前进或旋转,就像陀螺一样。

现在大部分的临床磁共振机器包含超导磁铁,产生的磁场垂直于圆柱线圈产生的电流方向。MR图像的创建涉及使用射频能量脉冲在磁场中激发质子,可以通过同时施加磁场梯度来将其特定地应用于感兴趣的身体部位。组织激发后,在“接收”线圈中产生一个信号,然后对该信号进行模数转换(ADC),然后由MRI计算机将其作为原始数据导入“k空间(k-space)”处理。原始数据经过“傅里叶变换”,最终生成2D或3D MR图像,可供查看并进行医学解释。心脏MR成像必须对抗心脏和呼吸的运动干扰,这些干扰与高时空分辨率要求相冲突,在临床环境中要及时、准确、可重复地完成上述所有操作。

与CMR一样,冠状动脉的细小直径和心脏结构的快速运动给心脏计算机断层扫描的有效成像带来了重大挑战。现代多排CT(MDCT)扫描仪包含一个旋转的X线源,该X线源会发出光子,当患者

A. O. Zurick (✉)
St. Thomas Heart, Nashville, TN, USA
e-mail: andrew.zurick@ascension.org

表 12.1 CT 和 MRI 的优缺点

| | 优点 | 缺点 |
|---|---|---|
| CT | 快速图像采集 | 辐射暴露 |
| | 卓越的空间分辨率(<1mm) | 碘对比剂潜在需求 |
| | 获取三维数据集,用于后处理或重建 | 有限的时间分辨率(当前机器的最佳时间分辨率为 75ms) |
| | 患者的耐受性很好 | 目前血流动力学评估选择有限 |
| | 有铁磁或金属植入物的患者没有禁忌 | |
| MRI | 组织特异性 | 增加图像采集时间 |
| | | 有可能导致患者幽闭恐惧症 |
| | 卓越的空间分辨率(1~2mm) | 应用钆对比剂后出现 NSF 的可能性很小 |
| | 时间分辨率优于 CT(通常是 25~50ms) | 有绝对禁忌证的患者不能成像,包括有铁磁植入物、起搏器、ICD、脑内血管弹簧圈植入物等的患者) |
| | 无限的成像平面方向和获取三维数据集的能力 | |
| | 无须对比剂(如 GFR 减少的患者也可进行) | |
| | 通过容积和相位对比分析增强了非侵入性评估心血管血流动力学的能力 | |

通过机器的机架时,这些光子会穿过患者。由于桶架旋转时间的持续改进,以及双源 CT 的发展,时间分辨率得到了提高。断层的准直度或厚度也不断提高,带来更高的空间分辨率。X 线管强度的提高也降低了图像噪声,近几代扫描设备不断改进了同期断层图像的采集能力,现在每旋转一圈可采集多达 320 个断层,使得每个断层可覆盖更大的体积,减少了整体数据的采集时间,并减少屏气时间。通过同期的心电图记录,可以将图像重建与心脏运动时相同步。随着管电流调制的不断发展,前瞻性 ECG 门控扫描及诊疗台螺距的改进(检查台推送通过扫描设备的速度)使患者的辐射暴露量(有效剂量)进一步降低。

## MRI 技术

### 相位对比成像

相位对比成像(PCI)是一项用于量化心腔、跨膜和大血管内血液流速和流量的技术。通过测量血液中质子在双极梯度磁场中运动时的相移或进动频率变化,可以确定血流的速度、方向和体积。相对相位差的大小与运动自旋的速度成正比,并且在±180°的范围内以度来测量这些相移。与多普勒超声心动图中的混叠速度相似,为该技术选择的编码速度(VENC)应与 180°的相移相对应。如果相移超过 180°,则自旋被解释为具有不同的方向,从而将导致速度解释异常。最终,相位对比 MR 成像产生速度编码图像,其信号强度与流经断层平面或平面内的血流速度成正比。与受声学窗口限制的超声心动图不同,PCI 利用最常见的垂直于血流方向的单个成像平面,可以在屏住呼吸或不屏住呼吸的情况下生成心动周期多个阶段的速度编码图像。不需要静脉对比剂产生这些图像。血流定量由随后的各种软件应用程序确定,这些应用程序要求用户为每个心动期手动勾画感兴趣的血管轮廓,然后生成时间-速度和时间-流量曲线(图 12.1a,b)。许多研究已经证明了 CMR 中 PCI 的可靠性;然而,必须注意的是,涡流对这种技术的准确性有很大的影响[1]。

### 心肌标记

心肌标记是在心肌上施加一条或多条饱和网格线的技术[1]。可以通过监测心肌收缩和舒张引起的线的变形,并跟踪心肌在心动周期各时相的运动来评估心肌功能[2](图 12.2)。当与电影成像相结合时,心肌标记可以提供有关心肌收缩、功能的补充信息,并可用于测量三维空间下的心肌应力。临床实践中常采取主观评估心肌标记线以区分正常心肌或功能减退的心肌。虽然心肌标记主要作为电影成像的一种辅助技术评价心室壁运动,特别是随着图像采集速度和信噪比的提高,但心肌标记的研究

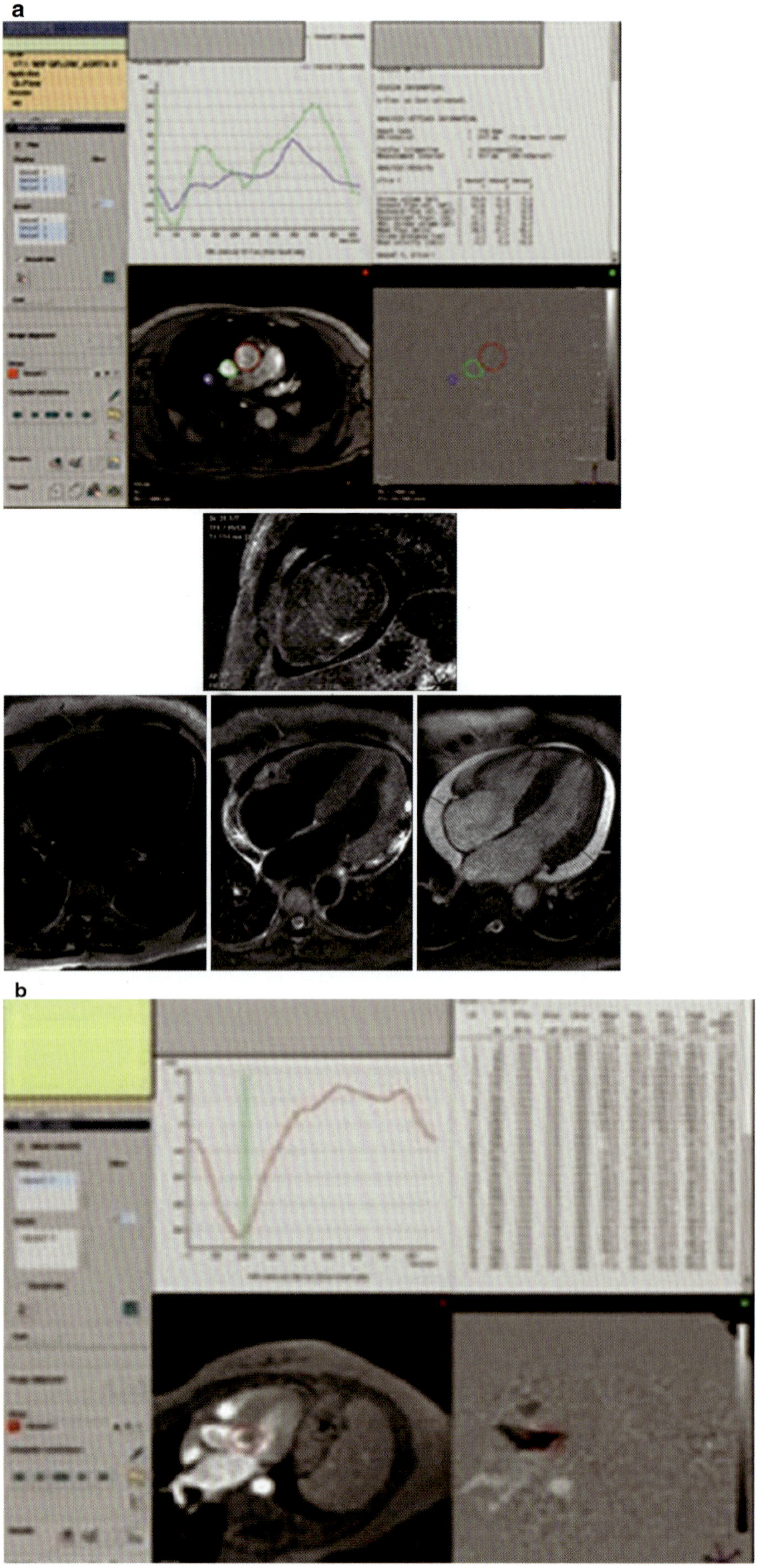

图 12.1 (a)心脏淀粉样变。上图为典型的相位对比图,显示了人工描记的升主动脉、上腔静脉和右上肺静脉轮廓。左上方血流曲线显示收缩减弱及舒张功能障碍。下图通过多个不同的心脏 MRI 脉冲序列显示心脏淀粉样变心肌组织特征,并伴有四周心包积液。(b)肥厚型心肌病伴二尖瓣严重收缩前向运动(SAM)。典型的相位对比图(中上图)显示了左室流出道的描记轮廓。轮廓被传播到多个心动阶段的图像中。中下图为收缩期末一个心动周期的幅度梯度回声图像。利用修正伯努利方程可以测量出左室流出道的流速峰值,并将其转换为压力梯度。

应用仍在不断发展。

## 容积和功能评估

通过硬件和软件的不断改进，MRI 以其良好的准确性和重复性成为心室容积和功能评估的“金标准”。通过手动或自动的多相等高线、心电图门控的心外和心内等高线，可以帮助确定心室容积、功能和质量。此外，虽然多普勒超声心动图通常被认为是评估舒张功能障碍的参考标准，但最近的研究也证实了 CMR 技术通过流量和相位对比数据分析可用于提取速度相关的舒张参数，重复性较好[3]。心肌纤维化程度与左心室的僵硬程度有关。Malaty 等对 50 例扩张型心肌病(DCM)患者进行了静脉钆给药后的多普勒超声心动图和屏气分段反转恢复序列成像，以确定左心室瘢痕负荷。31 例患者出现了高增强(HE)表现，平均瘢痕负荷为 4%±7.6%，而无 HE 的 DCM 患者室间隔 E/E’明显高于有瘢痕的患者($P$=0.05)，提示在该患者人群中，除瘢痕负荷外，可能有其他因素比替代性纤维化对左心室僵硬的影响更大[4]。但也有其他小组研究显示，非缺血性 DCM 患者的心肌纤维化与左心室舒张功能和功能储备受损、NT-proBNP 升高以及心脏负性重构有关[5]。另有一些小组已利用 CMR 相衬速度图(即组织相图)评估某区域的室壁运动模式以及左心室的纵向和圆周方向运动情况[6]。通过此类应用，可以更好地解释正常人心脏中心室扭曲和纵向运动的复杂模式，最终有助于更好地理解正常心脏的复杂机制。负荷心脏 MRI 技术在持续发展，能够提供心脏功能、心肌灌注和瓣膜功能的多参数检查，并评估间质纤维化或心肌瘢痕。Lipinksi M 等进行了一项 Meta 分析，以了解负荷心血管 MRI 在评估已知或疑似冠心病患者中的作用[7]。此项分析共入组了 11 636 例患者，与非缺血性研究中的患者相比，缺血患者的心肌梗死或心血管疾病死亡率更高。

负荷 CMR 阳性结果与阴性结果的复合结局年化事件的发生率分别为 4.9%和 0.8%($P$<0.0001)，心血管死亡率分别为 2.8%和 0.3%($P$<0.0001)，心肌梗死发生率分别为 2.6%和 0.4%($P$<0.0005)。晚期钆增强与较差的预后显著相关。最近，Liu 等发表了对比负荷 $T_1$ 图和有创冠状动脉操作检测阻塞性冠状动脉疾病的第一项前瞻性试验研究[8]。60 例心绞痛患者和 30 例正常人采集腺苷负荷或静息 $T_1$ 图的 CMR 图像。梗阻性 CAD 下游的缺血存活心肌 $T_1$ 反应活性几乎消失，而非梗阻性伴微血管功能障碍的冠心病患者其下游心肌 $T_1$ 反应活性减弱。这种评价冠状动脉缺血性疾病的方法证明了可以无须常规静脉注射钆对比剂。

## 延迟增强显像

磁共振成像中三维像素的强度是由接收线圈可测量的信号量直接决定的。MR 静脉对比剂可用于描绘解剖结构和生理，评估正常和病理组织的血供以及存活心肌。大多数 MR 对比剂通过缩短 $T_1$ 弛豫时间使信号强度增加。最常用的 MR 对比剂是镧系重金属离子钆($Gd^{3+}$)的螯合物。

反转恢复成像能够根据组织的 $T_1$ 恢复时间选

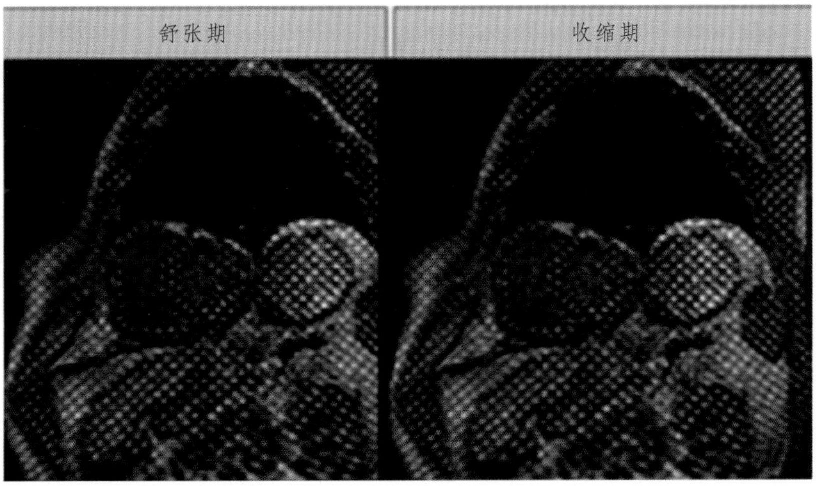


**图 12.2** 心肌标记图像(短轴方向)，其中饱和线在收缩期(右)和舒张期(左)横跨心肌上。

择性地抑制特定组织的信号，对于评估心肌梗死和存活心肌很有用。在给予钆对比剂后，梗死心肌对钆对比剂呈现延迟洗脱，通过反转恢复技术，正常心肌是“空的”，所以相比之下，梗死心肌显得更明亮。

### 组织特征（$T_1$ 和 $T_2$ 加权成像）

心脏 MRI 的一个特殊之处是可以通过不同的脉冲序列来表征正常和病理组织。除了脂肪抑制图像和钆对比剂增强技术，$T_1$ 和 $T_2$ 加权成像是 MRI 中最广泛使用的技术。在 $T_1$ 加权像中看起来更亮的组织包括脂肪、出血物、含蛋白成分的液体和钆。心脏 $T_2$ 加权像可以表征长 $T_2$ 的组织和低信号的血液。

## CT 技术

### 心电门控

通过同时描记心电图，可以使 CT 图像的重建与心动周期相同步。心脏和呼吸运动产生的运动伪影会严重影响心血管 CT 图像。合适的准直器尺寸和图像采集速度是获得无伪图像的重要条件。目前，冠状动脉钙化筛查和血管造影的准直器尺寸为 0.6~3mm，采集速度为 50~250ms。目前，有两种心电触发技术应用于心脏 CT 成像，分别是前瞻性和回顾性触发。前瞻性触发可通过 R 波触发、收缩末期触发、收缩末期和舒张末期联合触发。同时，回顾性触发也被广泛应用，它使图像与心脏电信号同步记录。心率或心律的改变可在前瞻性和回顾性触发的图像中引起伪影。

### 对比剂

注射对比剂的主要目的是通过增加 CT 值来增加感兴趣组织和周围组织结构之间的对比度。必须注意对比剂的循环时间、血液从静脉入口移动的时间间隔、感兴趣的结构或区域，有几个因素会产生影响，包括心输出量、注射速率和静脉解剖。循环时间可通过小剂量对比剂弹丸推注后连续扫描单个图像层面来测量，通过时间密度曲线获得峰值增强时间。或者，利用对比剂注射开始后 10~12 秒获得的监控扫描触发自动推注，当 Hounsfield 单位（HU）达到预先指定的阈值（通常为 120 HU）时开始成像。

# 临床应用

## 分流

心脏 MRI 已成为评价心脏解剖和定量生理功能的重要工具。CMR 可以检测、提供有关心脏内外分流的形态学信息，并对其进行定量。分流量可以通过使用容积电影磁共振成像或 PCI 计算。如果没有瓣膜反流，近段升主动脉和主肺动脉的前向血流可用于测定分流分数[分流分数%（$Q_p/Q_s$）=PCI 肺动脉总容积流量（mL）/PCI 升主动脉总容积流量（mL）]。或者，分流程度可通过比较右心室每搏输出量与左心室每搏输出量比值（$Q_p/Q_s$）来衡量，当然前提是假使不存在明显的瓣膜反流。此外，磁共振血管造影可以提供良好的血管三维解剖，包括异常肺静脉的存在。

心脏 CT 作为一种有用的辅助成像方法，可用于评估心内和心外分流。它通常被留作有 CMR 禁忌证或严重幽闭恐惧症的患者使用。出色的空间分辨率使其具备观察房间隔缺损和室间隔缺损（VSD）的能力[9]。心脏 CT 可以对心脏进行详细的成像，也可对包括纵隔、肺、肺动脉系统、主动脉、食管、胸壁和气管在内的几个非心脏结构进行额外评估[10]。先前的研究表明，电影 CT 作为一种精确、无创的技术，通过评估指示剂稀释曲线，可提供来测量先天性和获得性心脏病的分流病变[11]。

### 房间隔缺损

房间隔缺损是已发现最常见的成人分流性病变[12]。静脉窦、继发性隔膜和原发性缺损可在 MR 成像的水平面或短轴剖面上清晰显示。此外，自旋回波磁共振成像识别房间隔缺损的敏感性和特异性均>90%[13]。PCI 能更精确地评估房间隔缺损的大小和形状，能更准确地量化房间隔缺损的分流程度[14,15]。此外，心脏 CT 对 ASD 的检测和表征 ASD 被证明具有高敏感性（66%~100%）和特异性（86%~100%）[16]（图 12.3）。

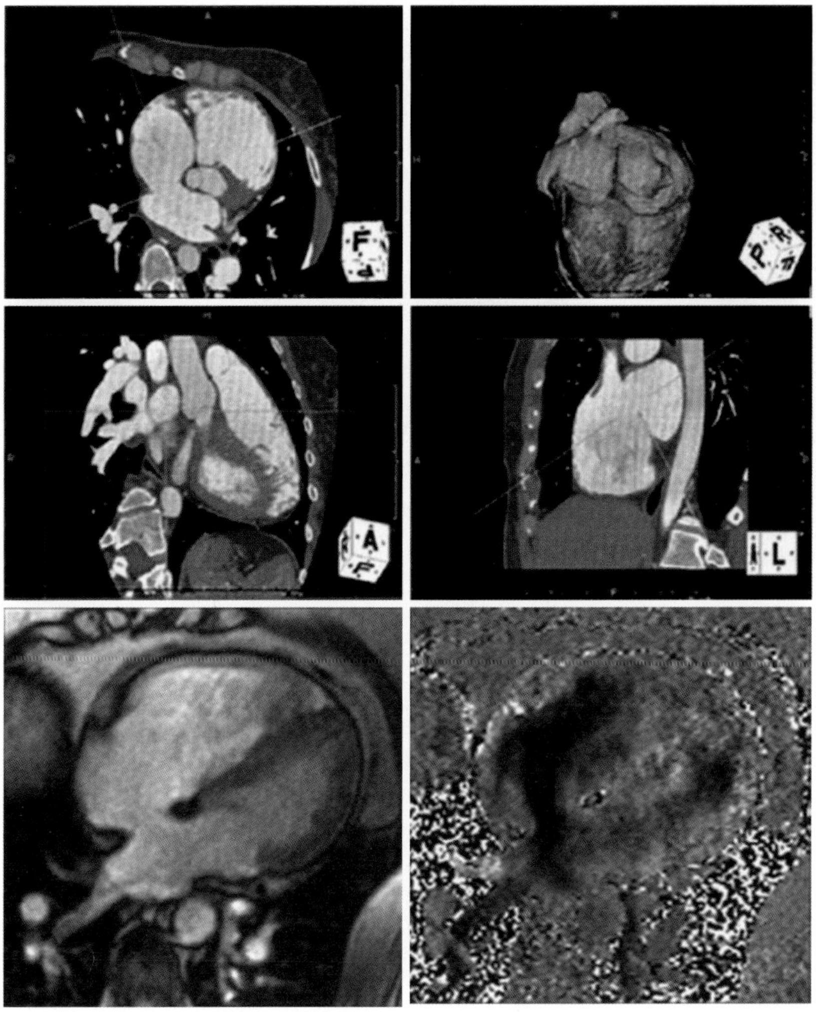

图 12.3　心电图门控 CT 碘对比轴位图像显示房间隔缺损、继发孔型(上)。心脏 MRI(下)稳态自由进动四腔心脏图像显示ASD、继发孔型(右)。相位对比图像显示 ASD 左向右分流(左)。

### 室间隔缺损

VSD 是第二常见的先天性心脏缺陷,约占所有心脏畸形的 20%。根据位置和边缘,VSD 可进一步分为 4 组:流出道型、膜部型、肌小梁型和入口型[17]。膜部型是最常见的。MR 成像对 VSD 的检测敏感性>90%[18]。

### 房室隔缺损

房室间隔缺损通常表现为房室瓣的瓣叶排列异常,在原发性房间隔和室间隔入口处有各种各样的缺损[19]。在最严重的房室间隔缺损中存在双向分流,心脏的 4 个腔室相互连通。CMR 对评估房室间隔缺损非常有价值,可描绘其解剖特征,这些特征对外科手术计划、判断心脏腔室大小、心室部分缺损的存在及其大小都很重要。

### 动脉导管未闭

出生前,动脉导管通过连接肺动脉和主动脉使血液绕过婴儿的肺。动脉导管未闭(PDA)是一种大血管的先天性疾病,患有该病的新生儿的动脉导管在出生后不能闭合。PDA 占所有先天性心脏病的 10%~12%[12]。

CMR 能清晰显示主动脉与肺动脉之间的持续性交通;然而,由于这些缺陷的尺寸通常很小(<3mm),超声心动图仍然是鉴别和评估这些缺陷的主要诊断工具(图 12.4)。

## 部分肺静脉异位引流

部分肺静脉异位引流(PAPVR)指一条或多条肺静脉异常引流至上腔静脉或下腔静脉、右心房

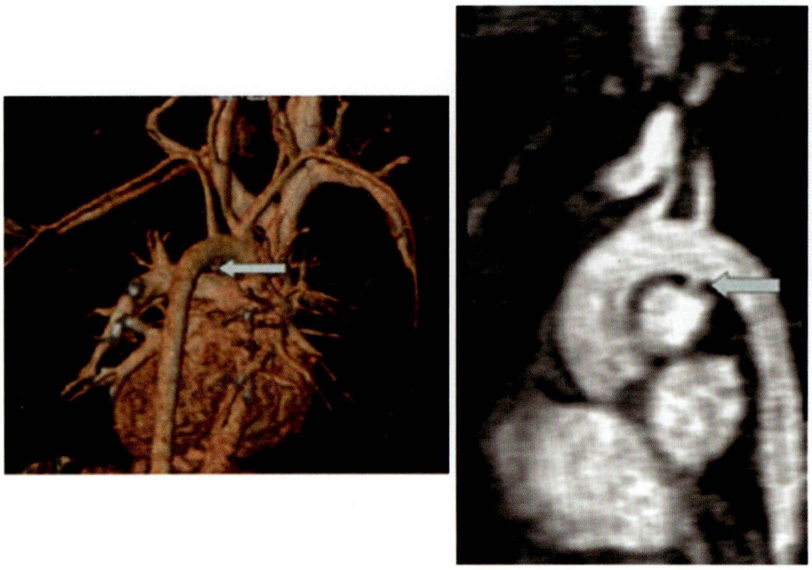

图 12.4 动脉导管未闭。右侧图像为 PDA 的三维容积渲染 MR 图像(箭头所示)。左侧为磁共振血管造影的矢状面图像,PDA 在另一个方向进行展示(箭头所示)。

或冠状窦。10%~15%的继发性房间隔缺损患者存在 PAPVR,100%静脉窦型房间隔缺损患者存在 PAPVR[19]。PAPVR 患儿通常无症状,而成人患者通常表现为呼吸困难和心悸。CMR 是一种非常有吸引力的识别 PAPVR 的成像方式,因为它提供了一个大的视角,并且可以在没有电离辐射或对比剂的情况下进行。据报道,与超声心动图和血管造影相比,CMR 对 PAPVR 的鉴别具有更高的敏感性(95%)[20](图 12.5)。

## 舒张理论学

CMR 在理解舒张功能生理学方面发挥着越来越重要的作用。CMR 能够评估主动和被动时相的心肌,为心肌松弛和顺应性提供依据。此外,通过 PCI 的 CMR 可以评估血流速度和心肌速度。先期研究比较了 CMR 和 TTE 对舒张功能的评估,结果显示,CMR 测量的二尖瓣流速(E 波和 A 波)与TTE 有很好的相关性 ($r$=0.81;$P$<0.001)。但与 TTE 相比,CMR 也存在系统性低估[21,22]。心肌标记联合 CMR 可提供有关心肌收缩性能的补充信息,并可用于在三维层面测量心肌的应力。

虽然一般认为 CT 并非评估心脏舒张功能的可靠方法,但最近有研究表明,CT 可提供心脏舒张功能的信息。Boogers 等应用 TDI 对 70 例患者行 CT 和二维超声心动图检查。在几个相关指标上,心脏 CT 和二维超声心动图之间有很好的相关性,E ($r$=0.73;$P$<0.01)、E/A ($r$=0.87;$P$<0.01)、$E_a$ ($r$=0.82;$P$<0.01)、$E/E_a$ ($r$=0.81;$P$< 0.01)。此外,心脏 CT 检测

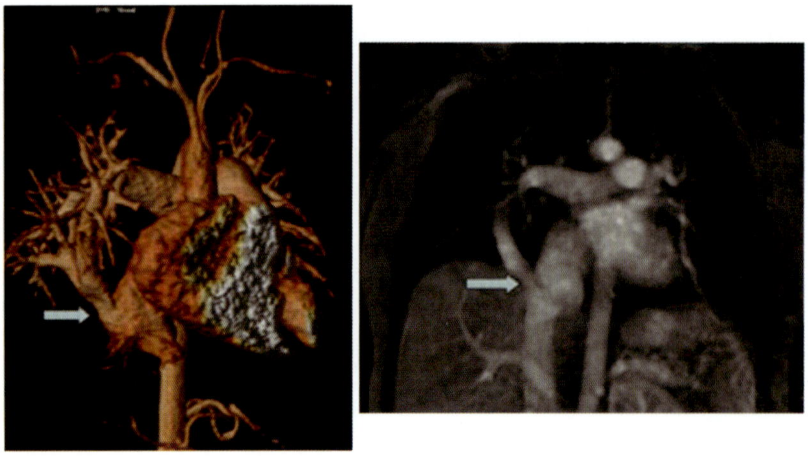

图 12.5 弯刀综合征患者 (部分肺静脉异常引流)。左图显示异常肺静脉反流,右下肺静脉经心房引流至下腔静脉。右侧图像为冠状位磁共振最大强度投影(MIP)。

舒张功能障碍具有良好的诊断准确性(79%)[23]。其他研究小组在增强 CT 上评估主动脉根部管腔的动脉期强化,并描绘其随时间的变化,以确定时间增强曲线。Nakahara 等对 30 例疑似冠心病患者行多层螺旋 CT 和超声心动图检查。在单变量分析中,时间增强曲线的斜率与 e'($r$=0.686;$P$=0.000)和 E/e'($r$=0.482;$P$=0.007)具有相关性[24]。

## 瓣膜性心脏病

虽然超声心动图仍是评估心脏瓣膜疾病首选的一线成像方式,但在过去几年中,已有补充应用心血管 MRI 和 CT 评价心脏瓣膜疾病的报道。MRI 和 CT 可全面评估心脏瓣膜的解剖和功能。MRI 通过多种序列图像具有提供额外血流评估的能力。

心脏 MRI 提供了无限的成像平面,有利于复杂二尖瓣解剖结构的评估。MRI 评估二尖瓣反流的主要优势是能够定量反流容积、心室容积以及功能。定量分析二尖瓣反流的主要方法是从左心室每搏输出量中减去主动脉前向血流量(根据主动脉相位对比成像计算)。MRI 对二尖瓣反流的定量结果与超声心动图的测量值仅轻度相关,但具有较低的观察者间和观察者内偏倚[25]。然而,最近的一些数据表明,超声心动图与 MRI 在计算二尖瓣反流的严重程度上具有差异性[26]。一些学者认为相比于超声心电图,二尖瓣术后左心室容积的减少与 MRI 测量的二尖瓣反流容积关系更密切,因此 MRI 应该是评估二尖瓣反流的首选方法[26]。

虽然 MSCT 无法像 MRI 那样提供血流信息,但可提供评价二尖瓣解剖的附加或补充信息。Delgado V 等应用 MSCT 对 151 例患者的二尖瓣瓣下结构、二尖瓣穹隆高度和瓣叶牵拉的解剖特征进行了评价[27]。作者注意到,瓣下结构的解剖特征是高度可变的,特别是后乳头肌,包括多个起止部位。中心水平的二尖瓣穹隆高度和二尖瓣球型指数是 FMR 严重程度的最强决定因素。随着结构性心脏病经导管治疗的持续增长,在未来几年,MSCT 必将在这些复杂病例的术前规划中发挥越来越大的作用。

此外,MRI PCI 已被证实有助于主动脉瓣反流严重程度的分层。PCI 显示胸降主动脉中部全舒张期反流则提示为重度 AR,PCI 获得的定量反流值可用于对 AR 严重程度的进一步分层[28]。

衡量瓣膜狭窄严重程度的一种方法是测量狭窄区域产生的跨膜压力梯度峰值。对于狭窄性瓣膜病变,PCI 可通过平面定位或平面内定位来估计最大经瓣膜速度($V_{max}$)。如频谱多普勒超声心动图所示,如果成像剖面没有通过最大速度区域,则利用修正的伯努利方程[压力梯度(mmHg)=4$V_{max}^2$]估计的压力梯度将被低估。混叠现象与多普勒超声心动图相似,如果在图像采集时发现,则必须使用交替相位编码速度($V_{enc}$)重复该序列。此外,PCI 也可以通过测量平均血流速度($V_{mean}$)并乘以血管腔的横截面积来评估容积流率面积[容积流量(mL/s)=$V_{mean}$(cm/s)×面积(cm$^2$)]。

主动脉瓣狭窄仍然是老年人最常见的瓣膜疾病之一,85 岁人群中患病率为 8%[29]。开胸主动脉瓣置换术是目前唯一被证实可改善症状、生存率和功能状态的治疗方法[30]。然而,某些患者亚群被认为外科手术高风险,这推动了经导管主动脉瓣置换术(TAVR)的发展。CT 在经皮主动脉瓣置入术前的患者评估中起着至关重要的作用。三维重建的多平面图像可以在心动周期的多个阶段评估主动脉瓣,并允许直接进行瓣膜和环形区域平面测量(图 12.6)。这些测量值往往略大于经食管三维超声心动图的测量值。此外,心脏 CT 允许通过导管室的透视来估计最佳的瓣膜置入角度。此外,ECG 门控胸主动脉显像可以准确评估主动脉的解剖和形态。腹主动脉和外周动脉的对比成像也很重要,有助于确定外周动脉是否能够容纳大直径的输送导管。PARTNER 研究结果表明,TAVR 随访 1 年的全因死亡率为 30.7%,而标准治疗死亡率为 50.7%。然而,与标准治疗相比,TAVR30 天内的严重脑卒中(5%对 1.1%,$P$=0.06)和主要血管并发症(16.2%对 1.1%,$P$<0.001)的发生率较高[31]。随着未来几年结构性心脏病和瓣膜病治疗的不断发展,CT 将在术前规划中继续发挥更大的作用。

CT 还可以利用多相门控图像评估心室容积,以帮助确定反流性瓣膜病变引起的心室扩张。此外,对于植入机械瓣的患者,CT 提供了一种快速、低辐射暴露的技术,可在心动周期的多个时相为瓣

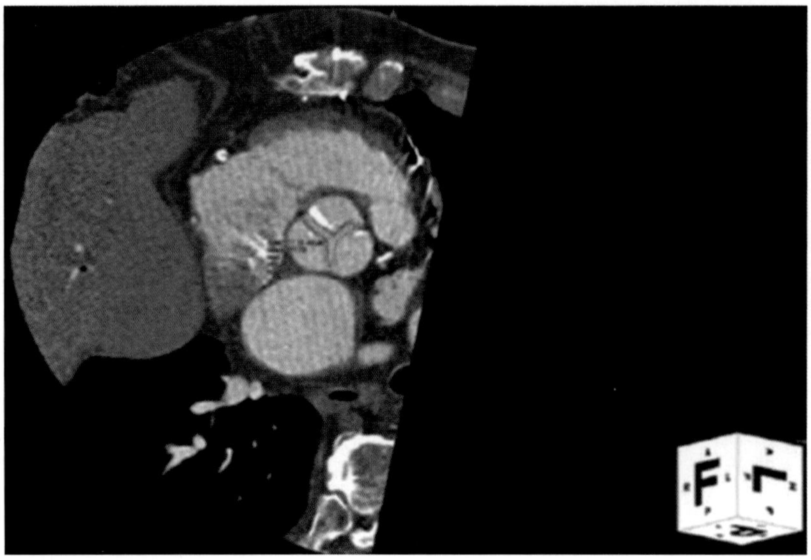

图 12.6 主动脉瓣狭窄。心脏 CT 三维重建后的收缩末期主动脉瓣短轴多平面图像用以测量主动脉瓣面积。

膜采集图像，以确定其开闭角度。

## 心肌病

CMR 为心室功能提供了出色的定性和定量评估。与多普勒超声心动图相比，相位对比的测量结果十分吻合，与利用 Fick 原理、指示剂墨水法或热稀释法等有创技术相比，具有良好的一致性[32,33]。心室容积和功能的评估通常涉及在短轴或长轴的方向的回顾性门控稳态自由进动成像。随着人工智能的不断发展，轮廓的描绘现在更普遍地是自动完成的，准确性由人工编辑审核。尽管如此，心外膜和心内膜的轮廓通常是利用后处理软件为每一帧成像剖面手工绘制。后处理软件生成关于心功能（射血分数、每搏输出量、心输出量）、质量和体积的定量数据。另外，心输出量的测定可以通过相位对比成像来完成。通过比较升主动脉的左心室心输出量和主肺动脉的右心室心输出量，这些测量都有内部控制，其总体差异通常表示未知的心内或心外分流，或者更常见的是初始相位对比技术中错误地选择了成像平面或相位编码速度。

CMR 正逐渐成为肥厚型心肌病患者重要的影像学检查手段[34]。电影成像提供了解剖学和形态学的评估，允许测量心肌壁厚度、乳头状肌解剖和左室流出道阻塞。相位对比成像已被证明有助于评价肥厚型梗阻性心肌病患者的压力梯度[35]。在左室流出道阻塞患者中，PCI（平面内和垂直于平面）可用类似于多普勒超声心动图的方式确定峰值速度[34]。钆对比剂延迟增强成像也可评估心肌瘢痕。CMR 在评价心肌结节病[36]、淀粉样变[37,39]、血色素沉着病[39,40]等方面也有应用价值。

通过同步描记心电图，心脏 CT 可做到与相对的心动周期同步成像，在疑似或有证据支持的心脏病患者中，精准地定量评价心功能对于诊断、风险分层、治疗和预后至关重要。作为冠状动脉 CT 血管造影评价冠状动脉的同一部分数据也可用于心功能的评价。既往研究表明，与二维超声心动图相比，多相门控心脏 CT 与其具有良好的相关性[41,42]。

## 心包疾病

CMR 是评估心包疾病的一种极好的方法。CMR 可准确显示心包厚度、积液、心包囊肿，通过各种脉冲序列显示心包水肿和（或）炎症。单层成像中的实时梯度回波 CMR 可通过同时呼吸显像评估心室功能，并评估心室依赖性，上述特征可能提示心脏压塞或缩窄性心包炎的生理特征（图 12.7）。CMR 的一个明显的局限性是对心包钙化的评估。心包钙化在亮血电影 MRI 序列中可出现明显伪影。

心脏 CT，无论是否为门控，无论有无碘对比剂，均能使心包可视化，具有量化评估心包增厚、钙化或积液的能力。经碘对比剂的多期回顾性心电门控心脏 CT 成像虽然时间分辨率稍低，但也可对室间隔运动和心室间依赖进行功能性评价(图 12.9)。

## 血管内血流动力学

无论有无钆对比剂,CMR 均可对血管解剖和病理进行成像。暗血成像提供了良好的无血血管解剖细节。或者,亮血 CMR 电影成像提供了更多关于血管壁病理学和血流动力学的信息。钆增强首次通过磁共振血管造影(MRA)现在几乎可以在任何磁共振扫描仪上进行,并产生具有广泛解剖覆盖的高空间分辨率图像(图 12.8)。由于金属伪影、浓缩钆的敏感性伪影和容积平均,MRA 伪影偶尔会导致血管假性狭窄的误诊。

相位对比成像被证明也可用于评估主动脉狭窄的压力梯度[5]。主动脉狭窄时,可通过测量缩窄处 2cm 内及膈肌上方的血流来评估侧支血流。在显著狭窄的患者中,由于扩张的肋间动脉逆行灌注,缩窄处朝向隔膜方向的血流量增加,从而提供了侧支循环[43]。此外,狭窄范围内的测量可帮助确定峰值速度,也就是狭窄范围内的压力梯度。以往认为心导管术中压力梯度测量值>20mmHg 是干预指征之一[44]。

此外,当进行动脉期血管成像时,CT 血管造影

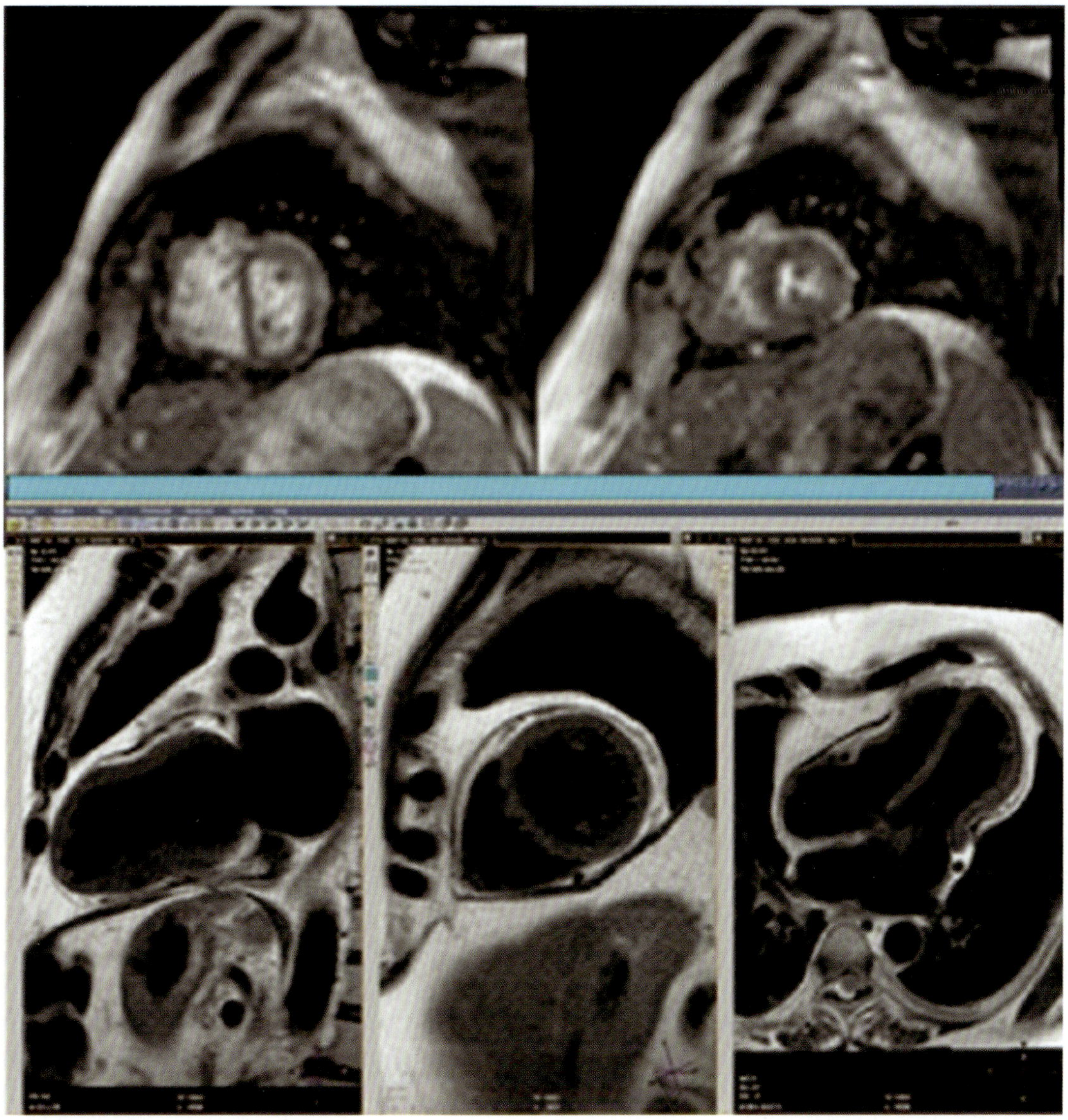

图 12.7 缩窄性心包炎心脏 MRI。上图显示了缩窄性心包炎患者左心室实时自由呼吸梯度回波短轴图像,提示"心室相互依赖"。底部为多方位自旋回声暗血图像,提示心包增厚。

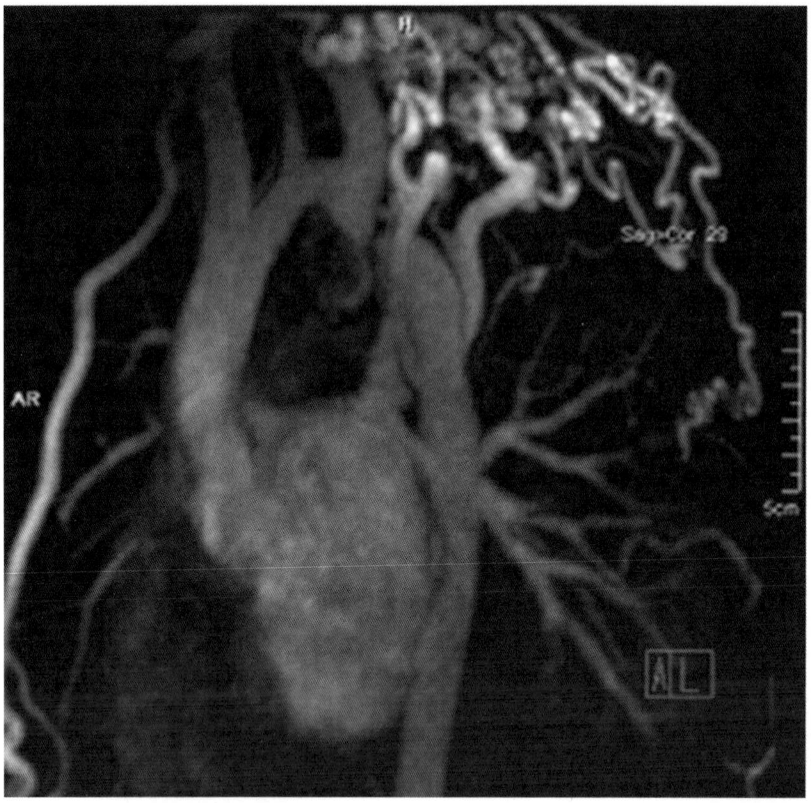


**图 12.8** 三维容积 MR 血管造影提示主动脉缩窄(箭头所示),有明显的侧支血管。

也可以提供良好的空间分辨率。一般来说,CT 血管造影无须使用心电图门控,除非对主动脉根部有特殊关注,后者在非心电图门控图像上通常会受心脏运动伪影的影响。

## 冠状动脉造影

通过静脉注射碘对比剂、同时口服和静脉给予 β 受体阻滞剂降低心率,以及舌下含服硝酸甘油行冠状动脉扩张,冠状动脉造影越来越可行(图 12.9)。几项多中心临床研究显示,冠状动脉 CT 血管造影具有较高的诊断率,敏感性介于 83%和 99%之间,特异性介于 93%和 98%之间[45]。此外,由于具有极高的阴性预测值(95%~100%),现代 CCTA 能可靠地排除严重冠状动脉狭窄病变。

虽然冠状动脉 CT 的优点在于其良好的空间分辨率和解剖清晰度,但其最常提及的缺点是无法提供血流动力学数据。冠状动脉狭窄的严重程度不总是与侵入性 FFR 测量的功能性狭窄程度相关。目前已开展的几项研究采用冠状动脉 CT 血管造影不仅评估血管的解剖和形态,还同时提供了冠状动脉血流的功能性生理信息。目前已开发出利用 CCTA 提供的解剖学数据和计算流体力学模型的新方法。该方法可在估测的充血流动条件下,从静息 CCTA 数据集计算出冠状动脉部分血流储备(CT-FFR)[46](图 12.10 和图 12.11)。可以在非侵入性条件下发现病变特异性的 FFR 下降。HeartFlow CT-FFR 分析使用一种利用超级计算机实现非现场的三维建模技术,目前已被证实可以和侵入性 FFR 测量结果相媲美,于 2014 年被 FDA 批准应用于临床。西门子医疗公司还开发了一种现场工作站运行的一维分析(cFFR),但截至本书撰稿之时,该项技术尚未实现商业化。

在过去几年中,已经发表了多项研究,以侵入性 FFR 为参考标准,对 CT-FFR 和 cFFR 的诊断性能进行了评价[47-53]。与 CCTA 仅能从解剖学角度评估狭窄的严重程度相比,cFFR 和 CT-FFR 均显示出更好的检测特异性。与侵入性 FFR 相比,cFFR 和 CT-FFR 均有较好的相关性,范围为 0.63~0.82。当然,整体图像质量对于 CCTA 整体成像至关重要,之前对 cFFR 和 CT-FFR 的研究表明,由于图像质量不佳,有 10%~13%的病例无法被应用。在 NXT 研究的亚组分析中,CAC 评分为 400 的患者

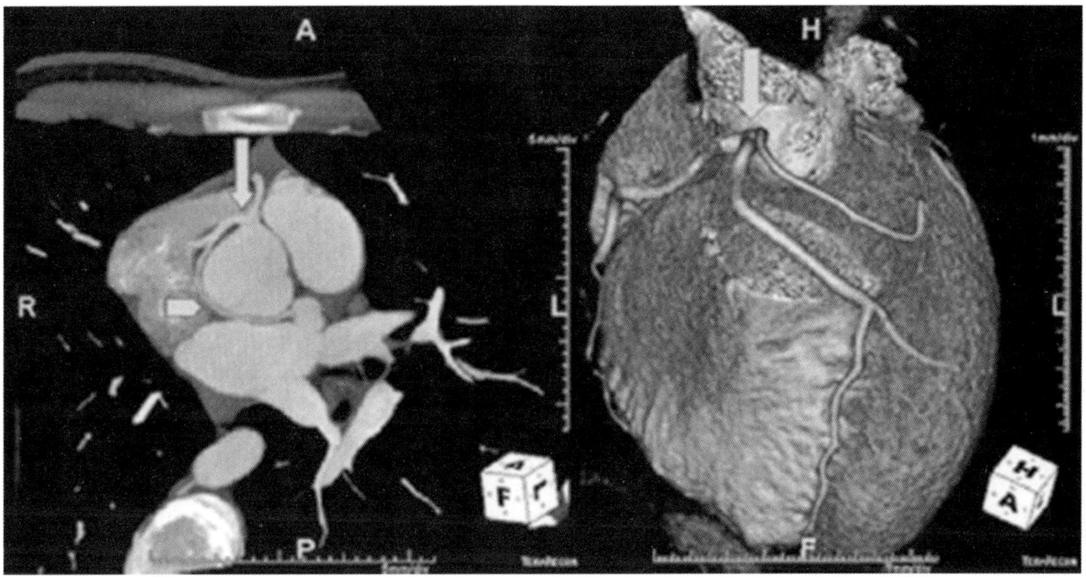


**图 12.9**　冠状动脉起源异常。左图显示最大强度投影(MIP)图像,提示左、右冠状动脉共同起源于单一共同开口,左旋支经主动脉后方穿行(箭头所示)。左边的图像是三维容积渲染图像,描述了相同的情况(箭头所示)。

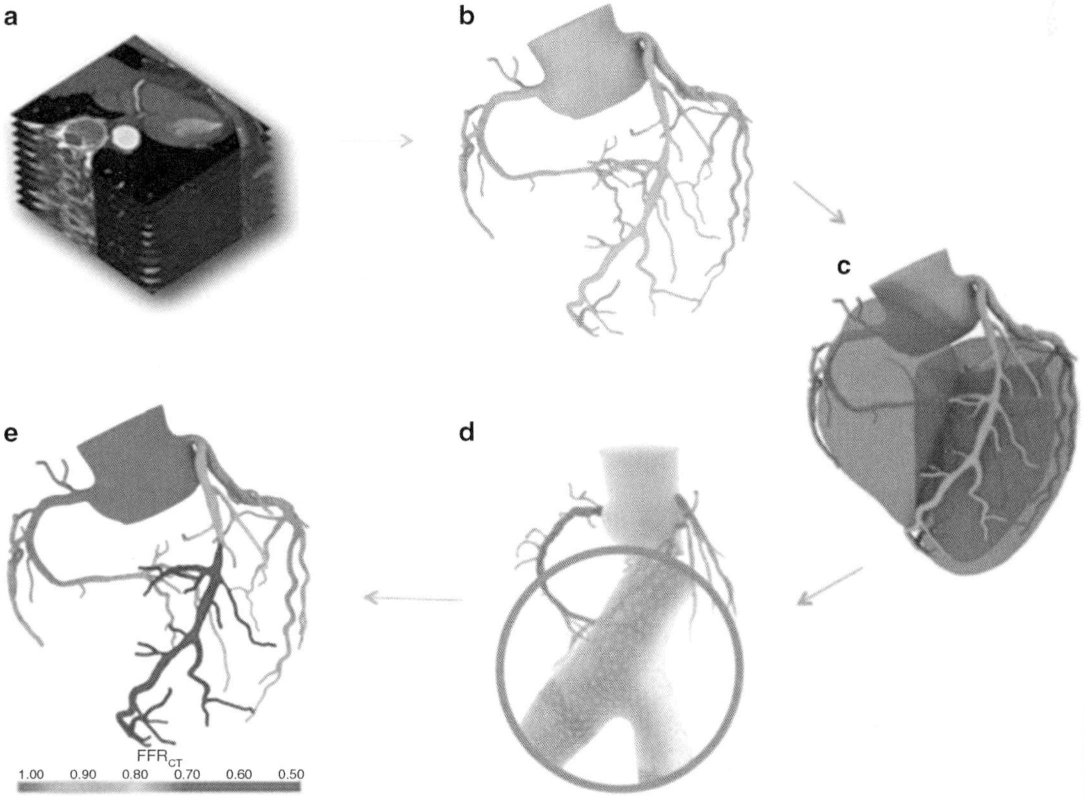


**图 12.10**　(a)冠状动脉 CT 血管造影图像数据集,采用标准成像协议获得。(b)图像分割产生主动脉和心外膜冠状动脉根部的解剖模型,包括所有直径约为 1mm 的二级和三级分支。(c)建立具有特定流入和流出边界条件的冠状动脉血流生理模型。静息冠状动脉血流基于 CT 图像数据提取的左心室心肌容积,微循环模型基于心外膜血管大小。(d)采用计算流体动力学方法模拟最大充血条件下的冠状动脉血流,同时计算冠状动脉树中数百万离散点的冠状动脉压力和流量。(e)三维显示各冠状动脉及其分支的 $FFR_{CT}$ 数值,并对 $FFR_{CT}$ 数值进行彩色编码,如图所示。(Images courtesy of Dr. Christopher Zarins, HeartFlow)

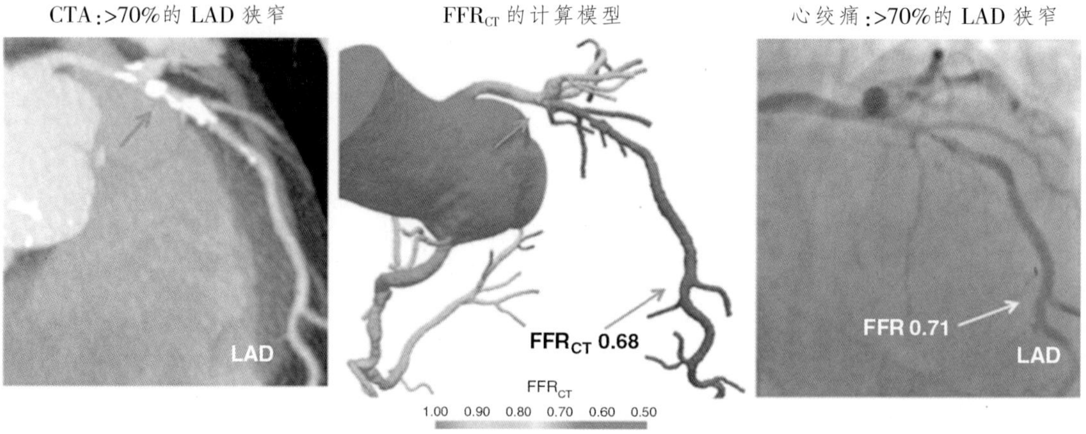


**图 12.11**　CT-FFR 的病例。CCTA 显示 LAD 重度钙化，合并>70%狭窄。心脏血流 FFR$_{CT}$ 为 0.68，提示近段 LAD 狭窄有功能意义。冠状动脉造影显示 LAD 有 70%狭窄，FFR 为 0.71。（Images courtesy of Dr. Christopher Zarins, HeartFlow）

中，FFR$_{CT}$ 确定病变引起的压力下降的准确性、敏感性和特异性为 75%（95% CI，62%~84%）、88%（95% CI、64%~97%）和 69%（95% CI，54%~81%），高于 CCTA 的 44%（95% CI，31%~56%）、94%（95% CI，79%~100%）和 23%（95% CI，11%~37%）[50]。

目前已有几个小组已经开始研究负荷和静息心肌灌注 CT 成像的潜在作用[54-56]。Pontone G 等用静息冠状动脉 CCTA 和负荷计算机断层心肌灌注（CTP）成像评估 100 例有症状患者，这些患者计划行有创冠状动脉造影。研究将评价与有创冠状动脉造影和 FFR 相比的总体诊断准确性和总体有效剂量。冠状动脉 CTA 显示的单根血管和单个患者的诊断敏感性、特异性、阴性预测值、阳性预测值和准确率分别为 98%、76%、99%、63%和 83%，负荷 CTP 分别为 54%、96%、68%和 76%。冠状动脉 CTA 与负荷 CTP 相结合，单根血管、单个患者的诊断敏感性、特异性、阴性预测值、阳性预测值、准确性分别为 91%、94%、96%、86%、93%，以及 98%、83%、98%、86%和 91%，两种方法的诊断特异性、阳性预测值和准确性均有显著提高。冠状动脉 CTA 和负荷 CTP 的平均有效剂量分别为（2.8±1.4）mSv 和（2.5±1.1）mSv[53]。

冠状动脉疾病仍然是工业化国家发病率和死亡率的主要原因。虽然传统的冠状动脉造影仍然是评价冠状动脉疾病的“金标准”，但也有其局限性，即侵入性、成本、辐射和碘对比剂的使用。由于这些限制，替代的非侵入性造影方法已用于评估冠状动脉疾病，以规避上述不良属性。虽然 CT 冠状动脉血管造影具有出色好的空间和时间分辨率，但它的使用仍然需要患者屏气、辐射暴露和使用碘对比剂。冠状动脉磁共振成像无须暴露在辐射下，可以使用对比剂，也可以不使用对比剂，还可以在患者屏气或不屏气的情况下进行。与其他非侵入性方法相似，冠状动脉磁共振成像也受到心脏和呼吸运动的限制。此外，冠状动脉过于细小、迂曲，快速空间位移，与身体或体表线圈距离过大都会对精确成像提出挑战。

冠状动脉 MRA 的早期研究表明，该技术能够准确诊断左主干和三支病变[57]。随着 MRI 软件和硬件的不断发展和完善，空间分辨率和图像质量有可能进一步提高。还有研究报道了对比剂强化的 3.0 T MRA（CE-MRA）能够以高敏感性（94.6%）呈现严重冠状动脉狭窄，对每段和每根血管的阴性预测值更高，分别为 98.5%和 97.7%[58]。还有研究比较了可视化定量分析高空间分辨 3.0T CMR 灌注成像和侵入性血流储备分数（FFR）[59]。将 FFR<0.75 定义为有血流动力学意义的病变，可视化 CMR 分析报告的敏感性和特异性分别为 0.82 和 0.94（$P$<0.0001）。

冠状动脉造影的未来发展包括使用心电图和呼吸触发，分节段的三维数据采集。在自由呼吸时，通过一个独特的导航回波来监测膈肌运动，并根据膈肌的位置来决定接受或拒绝图像数据[60]。此外，应激性心肌缺血现在可以使用血氧依赖性(BOLD)CMR 进行非侵入评估[59]。目前已有研究将灌注CMR成像与定量冠状动脉造影(QCA)和 FFR 进行了比较。Futamatsu 等对接受灌注 CMR 成像、定量冠状动脉造影和 FFR 的 37 例患者进行了评估。对有血流动力学意义(定义为 FFR≤0.75)的 CAD,以 2.06 为截断值的心肌灌注储备(MPR)对其识别的敏感性和特异性分别为 92.9%和 56.7%。识别解剖学上显著 CAD(直径狭窄>50%)的敏感性和特异性分别为 87.2%和 49.2%[61]。

# 未来展望

心脏影像的未来是不断发展的。随着硬件和软件的不断进步,心脏 MRI 和 CT 将继续发展和改进。增加磁场强度以及多相阵线圈相结合有望提高 CMR 的空间分辨率。线圈旋转时间、工作台螺距、X 线管强度的持续改进,以及同步图像采集的持续改进,均是目前心脏 CT 技术的发展方向。此外,未来 10 年将会在人工智能和软件处理算法方面看到持续发展。随着这些技术的不断进步,心脏 CT 和 MRI 将继续在患者的无创血流动力学评估中发挥越来越重要的作用。

## 复习题

1.一例 47 岁女性患者,进行性呼吸困难 6 个月。经胸超声心动图显示严重的心室肥大。随后行心脏 MRI 评估 LVOT 梯度和乳头肌形态。其中,CMR 最适合通过(　　)评价舒张功能障碍:

A.注射钆对比剂后的相位敏感反转恢复成像。

B.相位对比成像。

C.非屏气的心肌 $T_2$ 轴位加权像。

D.磁共振血管造影术。

答案:(B)。相位对比成像可以评估流入道和心肌内的血流速度,绘制相对于心动周期不同阶段的血流曲线。这种模式有助于理解心肌松弛和顺应性特征。在舒张功能评估中 PCI 被证明与 TTE 具有良好的相关性;然而,与 TTE 相比,它往往低估了二尖瓣血流速度(E 波和 A 波)。

2. 一例 69 岁的非洲裔美国男性 10 年前曾接受冠状动脉旁路移植术和二尖瓣修复手术。在过去的 9 个月里,他出现了越来越频繁的呼吸短促、下肢水肿和腹胀。经胸超声心动图显示室间隔摆动、管状左心室以及左心房固定。随后行心脏 MRI 检查,以评估缩窄性心包炎。在下列方法中,哪种评估心室依赖是最有效的?

A.实时梯度回波 CMR。

B.屏气,四腔稳态自由进动电影成像。

C.注射钆对比剂后的短轴屏气延迟增强造影。

D.短时间反转恢复成像。

答案:(A)。实时梯度回波 CMR 一般只提供单一图像剖面,最常选择左心室短轴剖面。通过同时评价心室功能随呼吸的变化,有可能评估心室的相互依赖性。屏气四腔稳态自由进动电影成像是评价心室功能的一种好方法。注射钆对比剂后的短轴屏气延迟被证明是评估活动性心包炎症的有效方法;然而,这并非反映缩窄的证据。短时间反转恢复成像是评估心肌和(或)心包炎症的一种有效方法。

3.心脏 CT 可以通过以下哪种方法实现与相应的心脏时相同步的图像重建:

A.迭代重建。

B.ECG 触发。

C.滤波反投影。

D.心肌标记。

答案:(B)。ECG 触发,通过在图像采集时同时记录 ECG,可以实现与相应心动周期同步的图像重建。心电图触发可以前瞻性和回顾性地进行。迭代重建是一种用于二维和三维图像集的方法或算法组。滤波反投影也是一种 CT 重建技术,它对 CT 过程中收集的原始数据进行滤波,同时收集衰减信息,然后利用这些信息进行图像创建。心肌标记是一种将饱和网格线应用于心肌的心脏 MRI 技术,其后续变形可用于评估心肌收缩和松弛。

4.通过使用(　　)MRI 可以计算分流体积和分流分数($Q_p/Q_s$):

A.容积电影 MRI。

B.相位对比成像。

C.都不是。

D.A 和 B。

答案:(D)。在无明显伴随瓣膜反流的前提下,容积磁共振电影成像和PCI均可用于计算分流体积和分流分数($Q_p/Q_s$)。特别是,通过近段升主动脉和肺动脉主干的前向血流可用于确定分流分数[分流分数%($Q_p/Q_s$)=总PCI肺动脉体积流量(mL)/总PCI升主动脉体积流量(mL)]或者,通过使用体积电影MRI测得的数据,用右心室每搏输出量比左心室每搏输出量,可以计算分流分数,前提同样是未合并显著的瓣膜反流。

5.一例17岁女孩超声心动图发现主动脉二叶瓣。以下所列的影像方式中,哪种影像方式最适合评估与此疾病相关的常见心血管异常?

A.CT。

B.胸部X线片。

C.PET。

D.磁共振成像。

答案:(D)。二叶瓣主动脉瓣患者常伴有其他先天性主动脉和心脏异常[62]。最常见的是主动脉缩窄,在尸检报道中,6%的病例中发现了主动脉缩窄。另一方面,30%~40%的主动脉缩窄患者随后发现有二叶主动脉瓣。MRI不仅是评估主动脉瓣形态和功能的一种很好的方式,而且提供了良好的空间分辨率和大视场(见图12.7)来评估非心脏的胸廓解剖。虽然CT也是一种具有良好空间分辨率和广阔视野的多功能检查手段,但对这位年轻患者而言辐射暴露量偏大。胸部X线检查是评估缩窄相关其他并发症的一种间接方法,如沿肋骨走形的切迹。PET对缩窄无明显作用。

(马群兴 译)

## 参考文献

1. Finn JP, Nael K, Deshpande V, Ratib O, Laub G. Cardiac MR imaging: state of the technology. Radiology. 2006;241:338–54.
2. Hillenbrand HB, Lima JA, Bluemke DA, Beache GM, McVeigh ER. Assessment of myocardial systolic function by tagged magnetic resonance imaging. J Cardiovasc Magn Reson. 2000;2:57–66.
3. Bollache E, Redheuil A, Clément-Guinaudeau S, Defrance C, Perdrix L, Ladouceur M, Lefort M, De Cesare A, Herment A, Diebold B, Mousseaux E, Kachenoura N. Automated left ventricular diastolic function evaluation from phase – contrast magnetic resonance and comparison with Doppler echocardiography. J Cardiovasc Magn Reson. 2010;12:63.
4. Malaty AN, Shah DJ, Abdelkarim AR, Nagueh SF. Relation of replacement fibrosis to left ventricular diastolic function in patients with dilated cardiomyopathy. J Am Soc Echocardiogr. 2011;24:333–8.
5. Karaahmet T, Tigen K, Dundar C, et al. The effect of cardiac fibrosis on left ventricular remodeling, diastolic function, and N-terminal pro-B-type natriuretic peptide levels in patients with non-ischemic dilated cardiomyopathy. Echocardiography. 2010;27:954–60.
6. Codreanu I, Robson MD, Golding SJ, et al. Longitudinally and circumferentially directed movements of the left ventricle studied by cardiovascular magnetic resonance phase contrast velocity mapping. J Cardiovasc Magn Reson. 2010;12:48.
7. Lipinski MJ, et al. Prognostic value of stress cardiac magnetic resonance imaging in patients with known or suspected coronary artery disease. J Am Coll Cardiol. 2013;62:826–38.
8. Liu A, et al. Gadolinium-free cardiac MR stress T1-mapping to distinguish epicardial from microvascular coronary artery disease. J Am Coll Cardiol. 2018;71:957–68.
9. MacMillan RM, Rees MR, Eldredge WJ, Maranhao V, Clark DL. Quantitation of shunting at the atrial level using rapid acquisition computed tomography with comparison with cardiac catherization. J Am Coll Cardiol. 1986;7:946–8.
10. Rajiah P, Kanne JP. Computed tomography of septal defects. J Cardiovasc Comput Tomogr. 2010;4:231–45.
11. Garrett JS, Jaschke W, Botvinick EH, Higgins CB, Lipton MJ. Quantitation of intracardiac shunts by cine CT. J Comput Assist Tomogr. 1988;12:82–7.
12. Diethelm L, Dery R, Lipton MJ, Higgins CB. Atrial-level shunts: sensitivity and specificity of MR in diagnosis. Radiology. 1987;162:181–6.
13. Holmvang G, Palacios IF, Vlahakes GJ, et al. Imaging and sizing of atrial septal defects by magnetic resonance. Circulation. 1995;92:3473–80.
14. Hundley WG, Li HF, Lange RA, et al. Assessment of left-to-right intracardiac shunting by velocity-encoded, phase-difference magnetic resonance imaging: a comparison with oximetric and indicator dilution techniques. Circulation. 1995;91:2955–60.
15. Anderson RH, Lenox CC, Zuberbuhler JR. The morphology of ventricular septal defects. Perspect Pediatr Pathol. 1984;8:235–68.
16. Williamson EE, Kirsch J, Araoz PA, Edmister WB, Borgeson DD, Glockner JF, Breen JF. ECG- gated cardiac CT angiography using 64-MDCT for detection of patent foramen ovale. AJR Am J Roentgenol. 2008;190:929–33.
17. Didier D, Higgins CB. Identification and localization of ventricular septal defect by gated magnetic resonance imaging. Am J Cardiol. 1986;57:1363–8.
18. Higgins CB. Radiography of congenital heart disease. In: Higgins CB, editor. Essentials of cardiac radiology and imaging. Philadelphia: Lippincott; 1992. p. 49–90.
19. Ferrari VA, Scott CH, Holland GA, Axel L, Sutton MS. Ultrafast three-dimensional contrast-enhanced magnetic resonance angiography and imaging in the diagnosis of partial anomalous pulmonary venous drainage. J Am Coll Cardiol. 2001;37:1120–8.
20. Rathi VK, Doyle M, Yamrozik J, Williams RB, Caruppannan K, Truman C, Vido D, Biederman RW. Routine evaluation of left ventricular diastolic function by cardiovascular magnetic resonance:

a practical approach. J Cardiovasc Magn Reson. 2008;8:36.
21. Rathi VK, Biederman RW. Expanding role of cardiovascular magnetic resonance in left and right ventricular diastolic function. Heart Fail Clin. 2009;5:421–35.
22. Boogers MJ, van Werkhoven JM, Schuijf JD, Delgado V, El-Naggar HM, Boersma E, Nucifora G, van der Geest RJ, Paelinck BP, Kroft LJ, Reiber JH, de Roos A, Bax JJ, Lamb HJ. Feasibility of diastolic function assessment with cardiac CT feasibility study in comparison with tissue Doppler imaging. JACC Cardiovasc Imaging. 2011;3:246–56.
23. Nakahara T, Jinzaki M, Fukuda N, Takahashi Y, Ishihara T, Takada A, Suzuki K, Manita M, Imanari T, Kanesawa N, Kuribayashi N, Kuribayashi M. Estimation of the left ventricular diastolic function with cardiac MDCT: correlation of the slope of the time-enhancement-curve with the mitral annulus diastolic velocity. Eur J Radiol. 2011;81(2):234–8.. [Epub ahead of print]
24. Bolen MA, Popovic ZB, Rajiah P, Gabriel RS, Zurick AO, Lieber ML, Flamm SD. Cardiac MR assessment of aortic regurgitation: holodiastolic flow reversal in the descending aorta helps stratify severity. Radiology. 2011;260(1):98–104.. [Epub ahead of print]
25. Cawley PJ, Hamilton-Craig C, Owens DS, Krieger EV, Strugnell WE, Mitsumori L, et al. Prospective comparison of valve regurgitation quantitation by cardiac magnetic resonance imaging and transthoracic echocardiography. Circ Cardiovasc Imaging. 2013;6(1):48–57.
26. Uretsky S, Gillam L, Lang R, Chaudhry FA, Argulian E, Supariwala A, et al. Discordance between echocardiography and MRI in the assessment of mitral regurgitation severity: a prospective multicenter trial. J Am Coll Cardiol. 2015;65(11):1078–88.
27. Delgado V, et al. Assessment of mitral valve anatomy and geometry with multislice computed tomography. J Am Coll Cardiol Img. 2009;2:556–65.
28. Ambler G, Omar RZ, Royston P, Kinsman R, Keogh BE, Taylor KM. Generic, simple risk stratification model for heart valve surgery. Circulation. 2005;112:224–31.
29. Bonow RO, Carabello BA, Kanu C, de Leon AC Jr, Faxon DP, Freed MD, et al. American College of Cardiology/American Heart Association task force on practice guidelines. ACC/AHA guidelines for the management of patients with valvular heart disease: a report of the American College of Cardiology/American Heart Association task force on practice guidelines. Circulation. 2006;114:e84–231.
30. Leon MB, Smith CR, Mack M, Miller DC, Moses JW, Svensson LG, Tuzcu EM, et al. Transcatheter aortic-valve implantation for aortic stenosis in patients who cannot undergo surgery. N Engl J Med. 2010;363:1597–607.
31. Kondo C, Caputo GR, Semelka R, Foster E, Shimakawa A, Higgins CB. Right and left ventricular stroke volume measurements with velocity encoded cine MR imaging: in vitro and in vivo validation. Am J Roentgenol. 1991;157:9–16.
32. Hoeper MM, Tongers J, Leppert A, Baus S, Maier R, Lotz J. Evaluation of right ventricular performance with a right ventricular ejection fraction thermodilution catheter and magnetic resonance imaging in patients with pulmonary hypertension. Chest. 2001;120:502–7.
33. Kwon D, Desai M. Cardiac magnetic resonance in hypertrophic cardiomyopathy: current state of the art. Expert Rev Cardiovasc Ther. 2010;8:103–11.
34. Proctor RD, Shambrook JS, McParland P, Peebles CR, Brown IW, Harden SP. Imaging hypertrophic heart diseases with cardiovascular MR. Clin Radiol. 2011;66:176–86.
35. Cheong BY, Muthupillai R, Nemeth M, Lambert B, Dees D, Huber S, Castriotta R, Flamm SD. The utility of delayed-enhancement magnetic resonance imaging for identifying nonischemic myocardial fibrosis in asymptomatic patients with biopsy-proven systemic sarcoidosis. Sarcoidosis Vasc Diffuse Lung Dis. 2009;26:39–46.
36. Syed IS, Glockner JF, Feng D, Araoz PA, Martinez MW, Edwards WD, Gertz MA, Dispenzieri A, Oh JK, Bellavia D, Tajik AJ, Grogan M. Role of cardiac magnetic resonance imaging in the detection of cardiac amyloidosis. JACC Cardiovasc Imaging. 2010;3:155–64.
37. Austin BA, Tang WH, Rodriguez ER, Tan C, Flamm SD, Taylor DO, Starling RC, Desai MY. Delayed hyper-enhancement magnetic resonance imaging provides incremental diagnostic and prognostic utility in suspected cardiac amyloidosis. JACC Cardiovasc Imaging. 2009;2:1369–77.
38. Desai MY, Lima JA, Bluemke DA. Cardiovascular magnetic resonance imaging: current applications and future directions. Methods Enzymol. 2004;386: 122–48.
39. Cheong B, Huber S, Muthupillai R, Flamm SD. Evaluation of myocardial iron overload by T2* cardiovascular magnetic resonance imaging. Tex Heart Inst J. 2005;32:448–9.
40. Vural M, Ucar O, Selvi NA, Pasaoglu L, Gurbuz MO, Cicekcioglu H, Aydogdu S, Koparal S. Assessment of global left ventricular systolic function with multidetector CT and 2D echocardiography: a comparison between reconstructions of 1-mm and 2-mm slice thickness at multidetector CT. Diagn Interv Radiol. 2010;16:236–40.
41. Ko SM, Kim YJ, Park JH, Choi NM. Assessment of left ventricular ejection fraction and regional wall motion with 64-slice multidetector CT: a comparison with two-dimensional transthoracic echocardiography. Br J Radiol. 2010;83:28–34.
42. Lotz J, Meier C, Leppert A, Galanski M. Cardiovascular flow measurement with phase-contrast MR imaging: basic facts and implementation. Radiographics. 2002;22:651–71.
43. Campbell M. Natural history of coarctation of the aorta. Br Heart J. 1970;32:633–40.
44. Achenbach S. Computed tomography coronary angiography. J Am Coll Cardiol. 2006;48:1919–28.
45. Chow BJ, Kass M, Gagne O, Chen L, Yam Y, Dick A, Wells GA. Can differences in corrected coronary opacification measured with computed tomography predict resting coronary artery flow. J Am Coll Cardiol. 2011;57:1280–8.
46. Nakanishi R, Budoff M. Noninvasive FFR derived from coronary CT in the management of coronary artery disease: technology and clinical update. Vasc Health Risk Manag. 2016;12:269–78.
47. Coenen A, Lubbers MM, Kurata A, et al. Fractional flow reserve computed from noninvasive CT angiography data: diagnostic performance of an on-site clinician-operated computational fluid dynamics

algorithm. Radiology. 2015;274:674–83.
48. Koo BK, Erglis A, Doh JH, et al. Diagnosis of ischemia-causing coronary stenoses by noninvasive fractional flow reserve computed from coronary computed tomographic angiograms. Results from the prospective multicenter discover-flow (diagnosis of ischemia-causing stenoses obtained via noninvasive fractional flow reserve) study. J Am Coll Cardiol. 2011;58:1989–97.
49. Min JK, Leipsic J, Pencina MJ, et al. Diagnostic accuracy of fractional flow reserve from anatomic CT angiography. JAMA. 2012;308:1237–45.
50. Nørgaard BL, Leipsic J, Gaur S, NXT Trial Study Group, et al. Diagnostic performance of noninvasive fractional flow reserve derived from coronary computed tomography angiography in suspected coronary artery disease: the NXT trial (analysis of coronary blood flow using CT angiography: next steps). J Am Coll Cardiol. 2014;63:1145–55.
51. Renker M, Schoepf UJ, Wang R, et al. Comparison of diagnostic value of a novel noninvasive coronary computed tomography angiography method versus standard coronary angiography for assessing fractional flow reserve. Am J Cardiol. 2014;114:1303–8.
52. Baumann S, Wang R, Schoepf UJ, et al. Coronary CT angiography- derived fractional flow reserve correlated with invasive fractional flow reserve measurements – initial experience with a novel physician-driven algorithm. Eur Radiol. 2015;25:1201–7.
53. Pontone G, et al. Incremental diagnostic value of stress computed tomography myocardial perfusion with whole-heart coverage CT scanner in intermediate- to high-risk symptomatic patients suspected of coronary artery disease. J Am Coll Cardiol Img. 2019;12:338–49.
54. Blankstein R, Jerosch-Herold M. Stress myocardial perfusion imaging by computed tomography: a dynamic road is ahead. JACC Cardiovasc Imaging. 2010;3:821–3.
55. Tamarappoo BK, Dey D, Nakazato R, Shmilovich H, Smith T, Cheng VY, Thomson LE, Hayes SW, Friedman JD, Germano G, Slomka PJ, Berman DS. Comparison of the extent and severity of myocardial perfusion defects by CT angiography and SPECT myocardial perfusion imaging. JACC Cardiovasc Imaging. 2010;3:1010–9.
56. Kim WY, Danias PG, Stuber M, Flamm SD, Plein S, Nagel E, et al. Coronary magnetic resonance angiography for the detection of coronary stenoses. N Engl J Med. 2001;345:1863–9.
57. Chen Z, Duan Q, Xue X, Chen L, Ye W, Jin L, Sun B. Noninvasive detection of coronary artery stenoses with contrast-enhanced whole-heart coronary magnetic resonance angiography at 3.0 T. Cardiology. 2010;117:284–90.
58. Lockie T, Ishida M, Perera D, Chiribiri A, De Silva K, Kozerke S, Marber M, Nagel RR, Redwood S, Plein S. High-resolution magnetic resonance myocardial perfusion imaging at 3.0-tesla to detect hemodynamically significant coronary artery stenoses as determined by fractional flow reserve. J Am Coll Cardiol. 2011;57:70–5.
59. Weber OM, Martin AJ, Higgins CB. Whole-heart steady-state free precession coronary artery magnetic resonance angiography. Magn Reson Med. 2003;50:1223–8.
60. Mymin D, Sharma GP. Total and effective coronary blood flow in coronary and noncoronary heart disease. J Clin Invest. 1974;52:363–73.
61. Steffens JC, Bourne MW, Sakuma H, O'Sullivan M, Higgins CB. Quantification of collateral blood flow in coarctation of the aorta by velocity encoded cine magnetic resonance imaging. Circulation. 1994;90:937–43.
62. Therrien J, Webb GD. Congenital heart disease in adults. In: Braunwald E, editor. Heart disease: a textbook of cardiovascular medicine. 6th ed. Philadelphia: Saunders; 2001. p. 1592–621.

# 第 13 章

# 门诊血流动力学客观评估

Gbolahan Ogunbayo, Ahmed Abdel-Latif

## 引言

无创血流动力学(HD)监测若操作得当,不失为一种更安全且相对准确的方法。除明确容积状态的潜在获益外,无创 HD 监测的价值还体现在评估心脏灌注是否充分,以及间接地评估心脏指数。研究表明,某些 HD 参数可预测或减少心力衰竭入院率[1-6],进一步减少有创血流动力学监测的相关并发症[7,8]。在门诊环境中,无创血流动力学评估有助于优化药物治疗、滴定法调整用药剂量。识别需要采取更积极的治疗和机械辅助的心力衰竭患者。因此,目前美国心脏病学会/美国心脏协会(ACC/AHA)心力衰竭患者诊断和治疗指南将心力衰竭患者的血流动力学评估定为Ⅰ类适应证[9]。

门诊血流动力学监测可远程或在门诊条件中使用。连续远程监测通常需要植入装置并佩戴外部设备,用于远程监测传输(居家)或现场测量(诊室)。在门诊(诊室)条件下可完成即时监测。与标准的诊室预约就诊或音频设备报警相比,远程监控通过早期快速识别需引起注意或采取行动的事件,减少急诊或非计划、紧急诊室的就诊[10,11]。

G. Ogunbayo
Gill Heart Institute and Division of Cardiovascular Medicine, University of Kentucky, Lexington, KY, USA
VA Medical Center, Lexington, KY, USA

A. Abdel-Latif (✉)
VA Medical Center, Lexington, KY, USA
Saha Cardiovascular Research Center, University of Kentucky, Lexington, KY, USA
e-mail: abdel-latif@uky.edu

### 病史和体格检查

容积状态评估是治疗的一个组成部分,始于彻底、系统的病史和体格检查。病史重点关注症状的严重程度和变化、对治疗的反应以及可能病因的调查。虽然左心室衰竭的主要症状是呼吸急促(SOB),但患者亦可能会单独表现为其他多种症状,或合并 SOB 出现,包括胸闷、心悸、劳累或休息时进展或恶化的呼吸困难、端坐呼吸或阵发性夜间呼吸困难等心脏症状。劳累性呼吸困难在久坐患者中可能并不明显。由于肺水肿和气道刺激,咳嗽(通常伴咳痰)并不少见。心源性充血的下游效应包括肝瘀血相关症状,如黄疸及继发的肝功能不全表现、足部水肿及继发的皮肤改变。其他心脏失代偿的临床表现或主诉包括虚弱、疲乏、脑组织低灌注的症状,包括精神状态的改变、体重减轻(心脏恶病质)、恶心、厌食、腹胀和早期饱腹感。

容积负荷过重的体格检查发现可能很轻微也可能很明显,取决于容积负荷过重的程度。生命体征可能提示低血压,甚至心输出量减少所致的低体温。失代偿患者可能出现脉搏细数。心脏的体征可能包括无法平卧(甚至是体格检查期间)、心尖冲动移位(提示心脏扩大)、颈静脉压(JVP)升高、$S_3$ 奔马律、交替脉、杂音或心室扩大引起的二尖瓣、三尖瓣反流。肺部体征包括喘息、干啰音、限制性通气和爆裂音。严重心力衰竭患者可能表现出脑灌注减少的迹象，包括SOB伴使用辅助肌肉呼吸、焦虑、嗜睡或精神错乱表现。其他体格检查发现包括恶病质，伴营养不良、发绀、颈静脉扩张、突眼性黄疸、腹腔积液和肝大，可能有触痛和足部水肿。

### 胸部X线检查

胸部X线检查是评价心力衰竭患者肺水肿的一种快速、无创方法。胸部X线片上肺水肿的典型征象包括肺血管充血和胸腔积液。然而，值得注意的是，终末期心力衰竭患者尽管肺毛细血管楔压很高，但胸部X线片可能并不会表现出典型的肺充血征象。因此，胸部X线片并非总是评估心力衰竭的敏感工具，可能劣于有创性评估和体格检查等其他方法。

### 超声心动图

超声心动图是另一种无创、快速评价患者心功能和血流动力学的方法。左心室充盈压升高的典型表现包括高E/e'比值（二尖瓣血流速度与二尖瓣环组织多普勒速度之比）。这一概念在新近研究中遇到了挑战。目前的共识是避免完全依赖这一参数，特别是在终末期心力衰竭患者中[12]。与临床充血症状、JVP升高和生物标志物升高相比，超声心动图下腔静脉扩张对失代偿性心力衰竭和PCWP升高具有最强预测价值。临床和实验室检查联合超声检查的结果和PCWP有创评价结果具有极高的相关性[13]。

### 生物标志物

利钠肽是临床实践中常规检测用以指导心力衰竭患者诊断治疗的一类血浆小肽。该家族包括B型钠尿肽和脑钠尿肽前体N端部分。NT-proBNP是proBNP前体降解的生物无活性副产物，已被确立为心力衰竭诊断和分期的生物学标志物，并被美国心脏病学会/美国心脏协会指南推荐为诊断工具[14]。此外，BNP和NT-proBNP是慢性心力衰竭患者的重要预后指标[15]。NT-proBNP激素具有促进排钠、利尿和血管舒张的作用[15]，它的清除主要发生在肾脏，因此，血浆水平受肾功能不全的影响。在肥胖患者中使用NT-proBNP评估血流动力学时应慎重，因为该人群中NT-proBNP水平往往较低。另一方面，对于合并其他疾病的患者，评估NT-proBNP时应注意结合患者的临床背景，比如肺部疾病可能会升高NT-proBNP的水平。不管怎样，在仔细的体格检查和病史采集中加入NT-proBNP的信息可提高心力衰竭患者临床诊断和治疗的准确性[15]。

如上所述，这些心力衰竭患者血流动力学评估方法均未能提供理想的敏感性和特异性。因此，研究人员和临床医生治疗心力衰竭患者时采用复合评分法，综合上述部分或全部参数，以获得更好的临床决策。研究表明，这些评分对心力衰竭患者的死亡率具有很高的预测价值，且提高了临床评估的特异性[16,17]。

## 连续性肺血管压力监测

连续性监测设备包括肺动脉压监测、右心室压力监测、左心房压力监测以及经心内电极测量胸腔或心肌（电）阻抗。通过胸腔生物阻抗、生物反应、部分二氧化碳重复呼吸技术、便携式多普勒血流测量和光电容积描记，可在门诊环境下获得瞬时血流动力学。

### 植入式（连续）传感和监控设备

#### 肺动脉压监测

肺动脉压变化是心力衰竭患者不良临床结局和再入院的良好预测因素[3,18,19]。在没有二尖瓣狭窄的情况下，PCWP反映了左心室充盈压。CardioMEMS™ HF系统（CardioMEMS，Inc./St Jude Medical，Inc.，USA）植入肺动脉后，通过超声声学信号连接至监护设备，实现长程肺动脉压监测[20]。在评价短期和远期结局的大规模研究中，多数研究证实了其可行性、易用性、准确性和预测能力[3,18,21–25]。这促使FDA批准将无线植入式血流动力学监测仪用于近期入院的NYHA Ⅱ~Ⅳ级患者。这些设备在心力衰竭患者中的使用目的是减少心力衰竭入院。该系统由传感器、天线和询问装置组成(图 13.1)。传感器由线圈和压敏电容组成,两者组成压敏电路,并在特定频率下产生共振。压力作用后可引起装置共振频率的偏移,并通过天线实现与外部设备的电磁耦合。用测量棒或枕头将天线固定于患者身体上之后,即可实现门诊或居家的压力测量[26]。

该系统的肺动脉压描记可作为容积状态的指标监测和治疗患者。心力衰竭伴左心室扩张患者的压力-容积曲线位于末端。因此,容积的小幅增加即可引起左心室舒张末期压力和肺动脉压可测量的显著增加,导致肺水肿。同样,射血分数保留且心室缺乏顺应性的心力衰竭患者的容积反应变化同上,但机制有所不同。肺动脉压力监测可在心力衰竭症状发作住院前数天检测到这些微小变化。CardioMEMS™ 装置的植入操作安全,术后双联抗血小板治疗 1 个月,再序贯为阿司匹林终身服用[27-29]。

该系统的优点包括准确性、可重复性、易用性,植入操作相对安全。传感器不需要电池,也不需要更换电池。患者监测的依从性和遵医嘱服药是能否实现获益的关键。

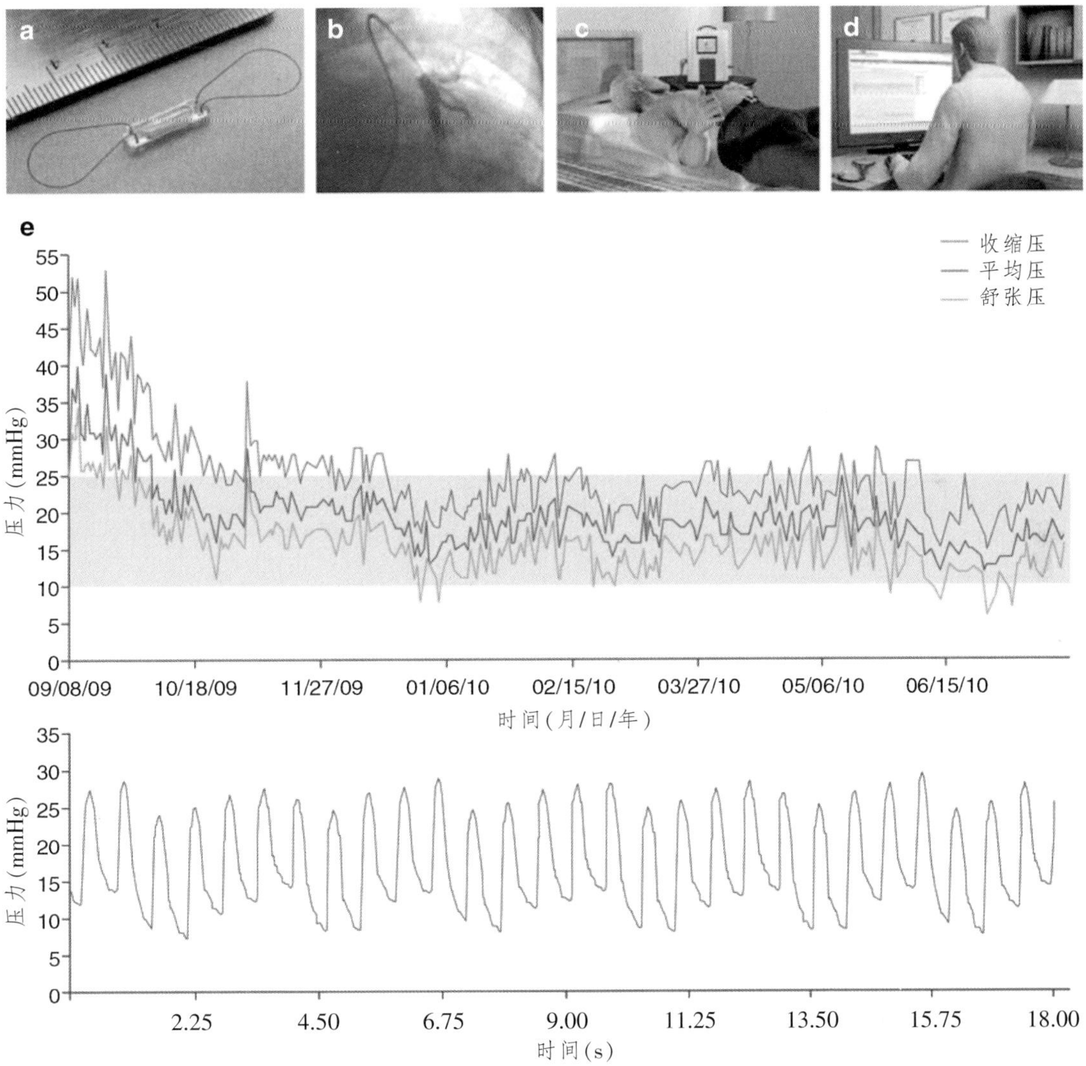


图 13.1　CardioMEMS™ HF 植入式血流动力学监控系统。(a)CardioMEMS 系统传感器或传输器。(b)经导管将装置植入肺动脉降支远段。(c)指导患者使用家庭监护装置从家中获取每日压力读数。(d)从监测系统传输到数据库的信息可立即提供给治疗医生进行分析。(e)传输的信息包括压力趋势信息和单个肺动脉压力波形,可经在线门户网站提供给医疗保健提供者。(Adapted from Abraham et al. [3])

# 心内传感器和监测设备

## 右心室压力传感器

目前尚无 FDA 批准的独立右心室传感装置。采用 Chronicle®(美国 Medtronic 公司)植入式监测系统(包括 ICD 和植入式血流动力学监测仪)监测 RV 血流动力学及其他参数的结果并未表明临床获益,因此未获得 FDA 批准[22]。

## 左心房压力传感器

与 RV 独立传感装置一样,左心房压力传感装置同样未获 FDA 批准。左心房压力监测设备 HeartPod®(美国圣犹达医疗公司)的试验结果展现出可行性和良好的短、长期结果。然而,由于植入物相关并发症过多[30-32],注册登记提前终止。但这些研究表明,左心房压力监测装置在心力衰竭患者的门诊和远程治疗中有一定的应用前景。

## 胸内阻抗测量容积状态

胸内阻抗与容积状态和肺毛细血管楔压负相关。主动脉血流是胸腔阻抗的主要决定因素,因此,阻抗可用于无创评估每搏输出量和心输出量/心脏脏指数。这些测量结果与有创方法获取的心输出量/心脏指数一致[33]。胸内阻抗的变化早于心力衰竭患者出现症状或入院前几天或几周[34]。胸内阻抗与容积累积的反比关系源于电流通过流体介质时传导性增加。在人和犬的模型中,几乎同时描述了使用植入系统通过胸腔阻抗测量胸腔充血的可行性(图 13.2 和图 13.3)[34,35]。

起搏器和植入式心律转复除颤器(ICD)利用 RV 双极电极、LV 电极或 ICD 电极测量人体胸内阻抗。方法为在设备外壳和电极之间注入低压非刺激性电流。左心室电极对左心房和左心室舒张末期压力的阻抗变化最为敏感[36]。不同设备都有监测阻抗变化的专利软件,可在一段时间内利用获取的采样建立基线数据。某些程序能够在达到预设容积阈值时提醒患者或护理人员。监测这些参数可减少心力衰竭患者的住院率[4,23,37,38]。从植入到阻抗监测需 12 周时间。更换设备后等待的时间可以稍短一些。

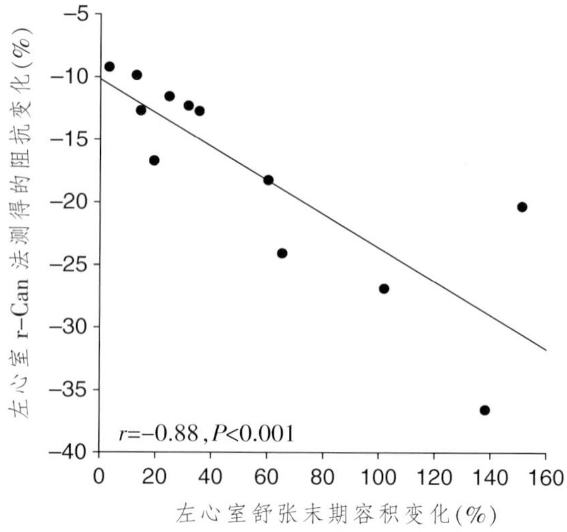


**图 13.2** 左心室舒张压与阻抗的关系。图像显示为 12 只犬左心室 r-Can 记录的阻抗数据。使用 Spearman 秩次法计算相关系数。(Adapted from Khoury et al. [36])

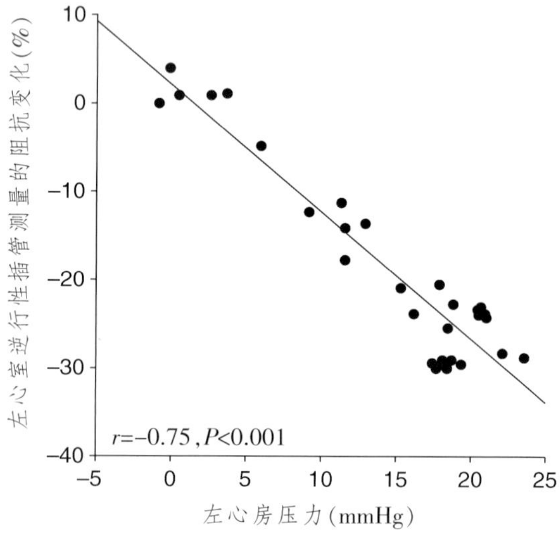


**图 13.3** 左心房压力和阻抗之间的关系。图像所示数据为左心室逆行性插管(r-Can)对一只犬在实验的不同时间点记录的阻抗。使用 Spearman 秩次法计算相关系数。(Adapted from Khoury et al. [36])

胸内阻抗监测的优点包括使用方便、设备简易(无需额外的装备)。在心力衰竭患者的临床治疗中适当综合地使用胸内阻抗技术有助于减少因心力衰竭入院的患者人数(图 13.6)[34]。它为患者和护理人员提供了积极主动观察血流动力学和液体状态改变的机会。目前,随着电池技术的进步,阻抗监测对电池寿命的影响很小。在有电噪声和身体运动的情况下,瞬时(动态)阻抗测量通常是不准确的。此外，该系统对电极的位置、患者的体型以及环境的湿度、温度非常敏感。

阻抗也可在颈、胸部任何一侧（每侧两个）放置电极或传感器实现门诊监测（图 13.4）。一对电极发出、传输交流电，另一对电极感知并测定胸腔阻抗。阻抗包括基础阻抗和动态阻抗两种成分，前者基于胸腔内的组织和空气，后者决定于胸主动脉血容量和流速变化。所有这些参数都有不同的电学特性，导致电传导的变化。心室的收缩舒张使血流在顺应性动脉中产生搏动，引起胸主动脉系统血容量变化，导致电传导和阻抗的变化。

这些动态的、随心动周期变化的电传导及阻抗变化可用于计算每搏输出量及其他血流动力学参数（图 13.5）。可测量的参数包括每搏输出量、心输出量、中心液体容积、心搏时间间隔、收缩、射血分数、加速度指数、总外周循环阻力、主动脉顺应性、肺毛细血管楔压和总液体指数（表 13.1）[40]。

阻抗的概念是基于欧姆法律：

$$\left(I=\frac{E}{R}\right)$$

其中，$I$ 是电流，$E$ 是电路两端的电压差，$R$ 为电阻[41]。在电流恒定的条件下，电路中的电压变化与阻抗成反比。阻抗与导电介质/材料的电阻率（ϱ）（单位 Ωcm）、长度（$L$）和横截面积相关：

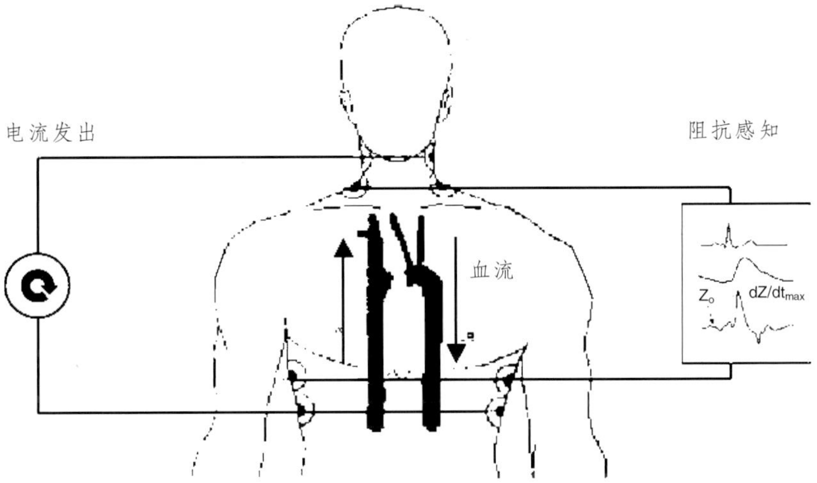


**图 13.4**　四极电极系统将电流通路与感知通路分开。外侧电极放电后，电流沿最小电阻路径（即大血管）通过胸腔，随后被内侧电极感知。(Adapted from Summers et al. [39])

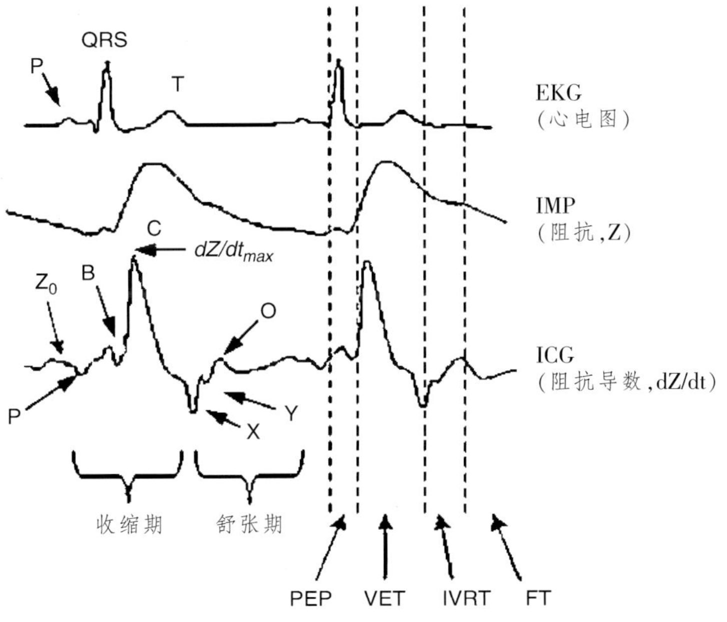


**图 13.5**　心动周期中心脏和阻抗波形的定义。波形 Z0，基线阻抗；A，心房波；B，主动脉瓣开放；C，主动脉最大流量（$dZ/dt_{max}$）；X，主动脉瓣关闭；Y，肺动脉瓣关闭；O，二尖瓣开放；PEP，射血前期；VET，心室射血期；IVRT，等容舒张期；FT，心室充盈时间；P，P 波；QRS，QRS 波群；T，T 波。(Adapted from Summers et al. [39])

表 13.1 基于电传导的心脏血流动力学计算方法

| 参数 | 计算公式 | 单位 |
|---|---|---|
| 每搏输出量 | PF* × VET | mL |
| 每搏指数 | SV/BSA | 每次 mL/m² |
| 收缩时间比 | PEP/LVET | |
| 心输出量 | SV × HR | L/min |
| 心脏指数 | CO/BSA | L/(min·m²) |
| 左心功能指数 | (MAP−PCWP)× CI × 0.0144 | kg/(m·m²) |
| 全身血管阻力 | [(MAP−CVP)/CO]× 80 | dyn·s·cm⁻⁵ |
| 全身血管阻力指数 | [(MAP−CVP)/CI]× 80 | dyn·s·cm⁻⁵/m² |

BSA，体表面积；CVP，中心静脉压；HR，心率；LVET，左室射血时间；MAP，平均动脉压；PEP，射血前期；PF，峰流量；PCWP，肺毛细血管楔压；VEPT，电参与组织容积；VI，速度指数；*，文本中的衍生物。

$$Z =_{\varrho} \left(\frac{L}{A}\right).$$

因为体积等于横截面面积乘以长度，因此阻抗与体积变化存在相关性[39,41]，方程如下：

$$Z =_{\varrho} \left(\frac{L^2}{V}\right).$$

1940 年，Nyboer 利用阻抗容积描记技术检查四肢血容量及血流量变化，将阻抗变化（$\Delta Z$）与体积变化（$\Delta V$）联系起来[39,42]：

$$\Delta V =_{\varrho} \left(\frac{L^2}{Z_0^2}\right)\Delta Z$$

考虑到时间（$t$），方程式可简化为：

$$\Delta V(t) =_{\varrho} \left(\frac{L^2}{Z^2}\right)\Delta Z(t)$$

由于电流沿最小阻抗路径通过（血浆电阻率为 65Ωcm；全血电阻为 300Ωcm，肌肉、脂肪、骨骼和空气的电阻为 200~5000Ωcm），因此，导体（胸部）阻抗的变化可反映胸部大血管中血容量的变化。借助这些公式并利用阻抗波形导数$(\delta Z/\delta t)_{max}$、峰电流对应的峰容积变化（PF）和心室射血时间（VET）估算每搏输出量[39,41,42]：

$$PF =_{\varrho} \left(\frac{L^2}{Z_0^2}\right)\left(\frac{\delta Z}{\delta t}\right)_{max}$$

其中 $Z_0$ 为胸腔中所有组织、液体和气体的基线阻抗，成年人平均为 25Ω。

$$\Delta V = SV = PF \times VET$$

$$\Delta V = SV =_{\varrho} \left(\frac{L^2}{Z_0^2}\right)\left(\frac{\delta Z}{\delta t}\right)_{max} VET$$

$\varrho(L^2/Z_0^2)$可以用比例常数 C 来表示。因此，

$$\Delta V = SV = C \times \left(\frac{\delta Z}{\delta t}\right)_{max} \times VET$$

该方法的基本假设为胸腔阻抗变化主要取决于主动脉容积的增加。由于胸腔内电场分布更接近圆锥体而非圆柱体，因此，初始模型从圆柱体改为圆锥体，公式因此修订为[39,43,44]：

$$\Delta V = SV =_{\varrho} \left(\frac{L^3}{4.2}\right)\left(\frac{\delta Z}{\delta t}\right)_{max} \frac{VET}{Z_0}$$

为避免长度的测量，胸廓平均距离（$L$）定为总身高（$H$）的 17%；因此，公式修正为：

$$\Delta V = SV = \left(\frac{(0.17H)^3}{4.2}\right)\left(\frac{\delta Z}{\delta t}\right)_{max} \frac{VET}{Z_0},$$

式中$(0.17H)^3/4.2$ 定义为电参与胸腔组织体积（VEPT）。

最后，该方程通过因子 δ 归一化为理想体重，变成[39,44,45]：

$$SV = \delta(VEPT)\left(\frac{\delta Z}{\delta t}\right)_{max} \frac{VET}{Z_0}$$

尽管该方法非常敏感，但其他一些变化或病理状态，如贫血引起的血液黏度变化和胸腔积液、气胸等肺部病变，均可显著改变阻抗，增加假阳性率，降低特异性[39,46]。有研究指出，为降低假阳性率，FDA 批准的胸内阻抗模型采用了预测心力衰竭恶化敏感性较低的算法。这可能限制到胸腔阻抗对心力衰竭发作的预测或检测[47]。近来，胸内阻抗法还用于血容量的监测以指导心力衰竭患者的容量管理（图 13.6）。通过阻抗法测定每搏输出量的理想条件要求患者体重在 67~341lb（1b=0.45kg），身高 4~7ft

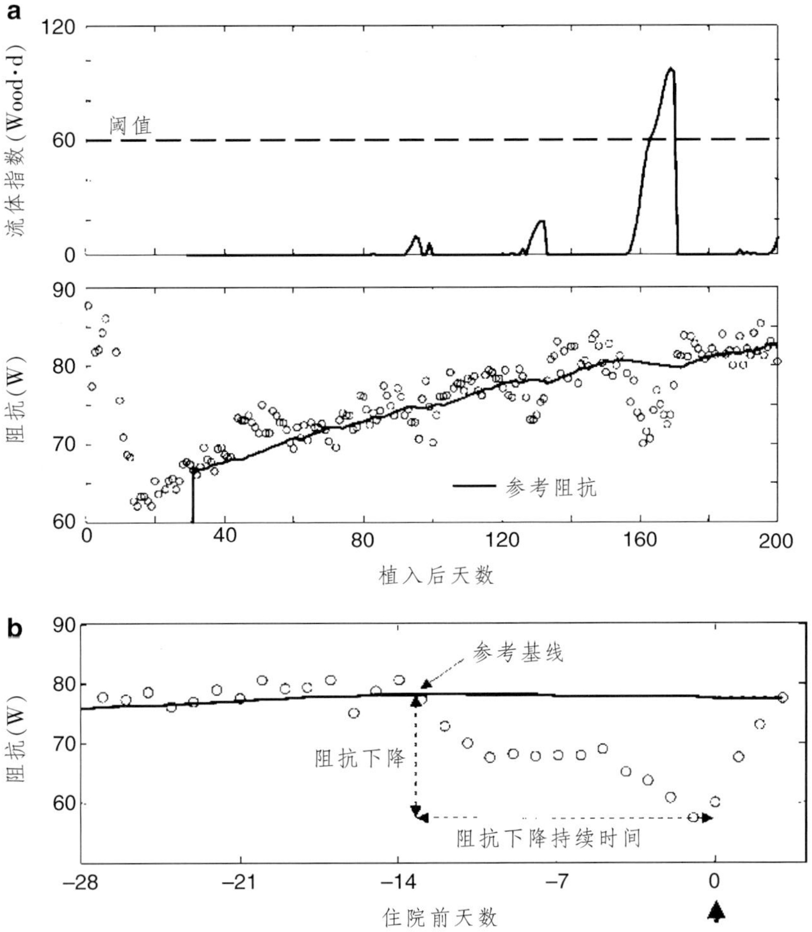


图 13.6　检测阻抗随时间变化的算法操作。(a)阻抗测量值(底部;O)和参考阻抗(实线)之间的差异随着时间推移累积产生了流体指数(顶部)。随后给流体指数设定阈值检测到阻抗持续下降。(b)心力衰竭住院前因容积超负荷导致阻抗下降的实例(箭头所示),住院期间强化利尿后阻抗增加。参考基线(初始参考阻抗值)如标签所示(入院前的每日阻抗值持续低于参考阻抗线)。一并显示的还有阻抗降低幅度和持续时间。住院期间的情况略去。(Adapted from Yu et al. [34])

(1ft=0.308m)。脓毒症、严重主动脉瓣反流和心动过速(心率>250 次/分)以及主动脉球囊反搏治疗患者的阻抗可能不准确[40]。表 13.2 总结了正常变异和病理状态标准下不同阻抗测量值之间的相关系数。

## 心内阻抗监测

心内阻抗被认为是心力衰竭患者其他血流动力学参数的替代或补充工具[46,48,49],现已用于衡量接受心脏再同步治疗(CRT)患者的容量状态。心内阻抗可反映整个心动周期左心室容积的变化。它减少了其他胸部病理相关的胸内阻抗测量结果的假阳性。胸内阻抗测量的其他理论优势包括等待装置口袋成熟的时间更短,以及更早地检测到容积超负荷 (左心室舒张末期压力的变化通常早于肺水肿)。然而,目前它只能用于 CRT 患者,且测量结果取决于电极位置, 因而测量值为相对值而非绝对值。此外,对于心内阻抗测量中常见的体位和昼夜变化,需要进行调整。

有研究报道了联合心内装置记录的多个参数形成诊断算法。这些算法包含多种参数和替代标志物,已用于预测心力衰竭再入院[50,51]。表 13.3 总结了上述设备及其专有名称的清单。

### 生物反应

生物反应是利用血流信号幅度变化无创测量心脏血流动力学的另一种方法, 与心阻抗图相似,

表 13.2 与正常变异和病理状态的标准相比，不同阻抗测量值的累积相关系数：它们如何影响心输出量的准确评估

| 患者 | 平均相关系数 | 心输出量评估可能的问题 |
|---|---|---|
| 健康状态 | 0.81(0.50~0.98) | 高动力/高估 |
| 动物 | 0.86(0.41~0.98) | 解剖标志物/低估 |
| 冠心病或急性心肌梗死 | 0.79(0.22~0.95) | 脉搏微弱/低估 |
| 带胸管状态 | 0.35 | 噪声/变化估测 |
| 慢性心力衰竭 | 0.83(0.63~0.99) | 肺水肿/低估 |
| COPD | 0.92 | 传导/高估 |
| 高龄 | 0.95 | 动脉粥样硬化/低估 |
| 枪伤 | 0.72 | 噪声/变量估计 |
| 失血性休克 | 0.88(0.84~0.98) | 低流量/低估 |
| 气管插管 | 0.84(0.1~0.98) | 噪声/变化估测 |
| 肥胖 | 0.76(0.58~0.94) | 传导/低估 |
| 产科患者 | 0.81(0.28~0.97) | 解剖标志物/低估 |
| 儿童或新生儿 | 0.83(0.28~0.97) | 低电流/低估 |
| 脓毒症 | 0.56(0.36~0.75) | 径流/低估 |

Modified from Summers et al.[39]

表 13.3 心内阻抗监测装置概述

| 装置 | 主要适应证 | FDA 状态 | 主要监测参数 | 植入位置 | 相关禁忌证或限制 |
|---|---|---|---|---|---|
| OptiVol®容积监测系统（Medtronic, Inc., USA） | 符合ICD适应证的心力衰竭患者的门诊监测 | 2004年获批 | 胸内阻抗以及心率变异率 | 胸部肌肉区 | 没有ICD治疗适应证或胸部静脉通路受限 |
| Chronicle® ICD, Chronicle 植入性血流动力学监测（Medtronic, Inc., USA） | 符合ICD适应证的心力衰竭患者的门诊监测 | 未批准 | 右心室收缩压，右心室舒张压（PADP估测），压力随时间的最大变化（dP/dt和–dP/tt） | 右心室 | 没有ICD治疗适应证或胸部静脉通路受限 |
| HeartPod®(St Jude Medical, Inc., USA) | 门诊心力衰竭监测 | 未批准 | 左心房平均压 | 左心房 | 无法行 Valsalva 动作或保持气道压力 > 39mmHg 8秒的患者（需要定期做设备校准） |
| CardioMEMS™心力衰竭系统(CardioMEMS, Inc./St Jude medical, Inc., USA) | 过去一年内因心力衰竭入院，现接受最佳药物治疗的射血分数保留及减退的心力衰竭患者（纽约心功能3级） | 2014年5月28日批准 | 肺动脉收缩压、舒张压、平均压 | 左肺动脉（理想情况为基底段分支） | 根据 CHAMPION 试验标准（REF），患者不应有以下病史：反复（>1次）肺栓塞或深静脉血栓形成以致无法耐受右心导管检查，监测2个月内出现主要心血管事件（如心肌梗死、脑卒中） |

RT，心脏再同步化治疗；dP/dt，左心室压升高速率（mmHg/s）；EF，左心室射血分数；eGFR，肾小球滤过率估测值；HF，心力衰竭；ICD，植入式心脏复律除颤器；NYNA，纽约心脏协会功能分级；OMT，最佳药物治疗；PADP，肺动脉舒张压；RV，右心室。

Adapted from Mooney et al.[29]

而异于阻抗监测(图 13.7)。因此,生物反应测量的是接收信号(交流电)相较于发射信号($\Delta\Phi$)的相移。这些相移可归类于血流和胸腔容积变化引起的电容和感应性变化。该系统不易受噪声影响。与心阻抗图相比,理论上可以更广泛地使用。此外,与心阻抗图的血流动力学测量不同,生物反应既不需要静态阻抗,也不需要利用电极间的距离计算每搏输出量和心输出量,因此较少出现血流动力学计算的不确定性[52]。该方法的准确性已得到证实,并显示出与热稀释法获得的血流动力学测量值密切相关[53]。

尽管生物反应相较于生物阻抗有诸多优势和改进,但两种方法的基础概念相似,因此也具有相似的局限性。主动脉动力学的改变,包括主动脉和主动脉瓣疾病,会影响读数的准确性。心律失常、心率>150 次/分以及涉及血管内外快速容量转化的分流、水肿、腹或胸部病变均可造成记录的不准确。

类似于心脏阻抗测量方法,生物反应计算根据以下物理方程:

$$\Delta V = \mathrm{SV} =_{\varrho} \left(\frac{L^2}{Z_0^2}\right)\left(\frac{\delta Z}{\delta t}\right)_{\max} \mathrm{VET}$$

考虑到血流速率和时相迁移变化之间的密切关系($\delta\Phi/\delta t$)[52],因此,使用比例常数(C):

$$\Delta V = \mathrm{SV} = \mathrm{C} \times \left(\frac{\delta\Phi}{\delta t}\right)_{\max} \times \mathrm{VET}$$

## 部分 $CO_2$ 重复呼吸技术

这种血流动力学测量方法采用基于质量守恒

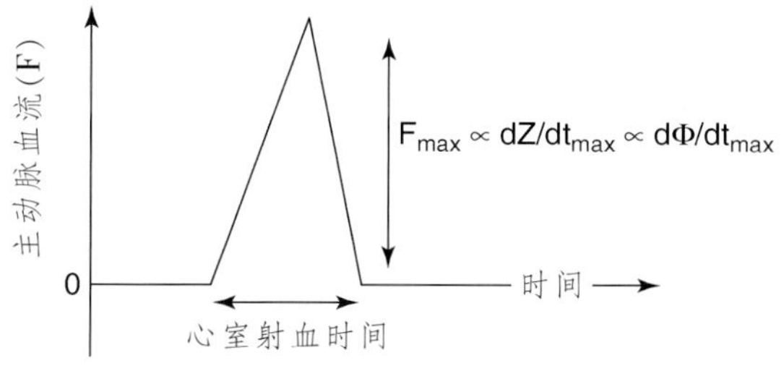


图 13.7　主动脉血流作为时间的函数及其在心脏血流动力学监测中的应用。基于生物阻抗变化($\delta Z/\delta t$)或相移变化($\delta\Phi/\delta t$)估测每搏输出量的基本原理。

Fick 原理的二氧化碳方法[54]:

$$Q = \frac{\mathrm{VCO_2}}{(\mathrm{CvCO_2} - \mathrm{CaCO_2})},$$

式中,$Q$=心输出量;$VCO_2$=二氧化碳排出量(mL/min);$CvCO_2$=静脉 $CO_2$ 含量(mL/mL 血液);$CaCO_2$=动脉 $CO_2$ 含量(mL/mL 血液)。上述计算中假定二氧化碳浓度保持相对恒定。

由于计算中仅使用肺毛细血管(非分流)血流量(PCBF),因此,准确测量心输出量需要加上估测的未通过肺部的血流量。在这种二氧化碳再吸入法中,受试者从袋子中再吸入空气,使二氧化碳积聚,从而计算混合静脉分压。然而,这种部分再呼吸法需要在再呼吸阶段和非再呼吸阶段同时获得测量值。将这些参数代入 Fick 方程即可获得心输出量[54]。

$$Q_{\mathrm{PCBF}} = \frac{\mathrm{VCO}_{2\mathrm{NR}} - \mathrm{VCO}_{2\mathrm{R}}}{(\mathrm{CvCO}_{2\mathrm{NR}} - \mathrm{CaCO}_{2\mathrm{NR}}) - (\mathrm{CvCO}_{2\mathrm{R}} - \mathrm{CaCO}_{2\mathrm{R}})},$$

其中,NR=非再呼吸阶段,R=再呼吸阶段。

因为假设二氧化碳浓度在两个阶段保持相对恒定,

$$Q_{\mathrm{PCBF}} = \frac{\mathrm{VCO}_{2\mathrm{NR}} - \mathrm{VCO}_{2\mathrm{R}}}{\mathrm{CaCO}_{2\mathrm{NR}} - \mathrm{CaCO}_{2\mathrm{R}}} \text{ 或:}$$

$$Q_{\mathrm{PCBF}} = \frac{\Delta \mathrm{VCO_2}}{\Delta \mathrm{CaCO_2}}$$

这种心输出量的计算方法包括数个系统。每个系统由二氧化碳监测,二氧化碳信号处理和用于增加准确度的硬件改造。

通常,第一时相为非再呼吸阶段,此时获得基线测量值。大约持续 1 分钟。然后是再呼吸阶段,再持续约 1 分钟。在此期间反复吸入呼出的二氧化碳。吸入的二氧化碳量通过附在吹口上的单向阀进行控制。在测试的再呼吸阶段,(吸入的)二氧化碳来自之前呼气阶段经吹口阀门系统储存的二氧化碳,因此确保吸入的二氧化碳实际上来自患者。在再呼吸阶段反复吸入二氧化碳会增加肺泡二氧化碳浓度、动脉二氧化碳含量,减少肺泡中二氧化碳弥散和肺的二氧化碳清除。在第三个也是最后一个阶段,对患者呼出二氧化碳的恢复,称为稳定阶段,也持续大约 1 分钟,在此期间将二氧化碳参数恢复正常[54]。

尽管该方法无创、安全、方便，适用于非卧床、门诊患者，但它假定患者的心输出量、混合静脉氧分压和分流分数是恒定的。测量期间上述任何一个参数的变化均会显著改变测试结果。此外，它还假定受试者的血红蛋白浓度为 11g/dL。其每下降 3mg/dL 可使心输出量估测值发生约 10%的改变。对于合并肺部疾病导致气体交换障碍或 $PaCO_2$> 30mmHg 的患者，结果可能也并不准确。此外，从技术上讲，这种方法很难用于无法耐受再呼吸阶段的患者[7,54,55]。

## 结论

无创性心脏血流动力学评估和长期监测被证实对心力衰竭患者有益。监测设备和技术的进步使得对心力衰竭患者进行准确可靠的远程监测成为可能。这一理念有助于临床医生管理患者，减少其不必要的住院。

（稂与恒 李彤 译）

## 参考文献


1. Nakamura N, Koga T, Iseki H. A meta-analysis of remote patient monitoring for chronic heart failure patients. J Telemed Telecare. 2014;20(1):11–7. https://doi.org/10.1177/1357633X13517352.
2. Klersy C, De Silvestri A, Gabutti G, Regoli F, Auricchio A. A meta-analysis of remote monitoring of heart failure patients. J Am Coll Cardiol. 2009;54(18):1683–94. https://doi.org/10.1016/j.jacc.2009.08.017.
3. Abraham WT, Adamson PB, Bourge RC, Aaron MF, Costanzo MR, Stevenson LW, Strickland W, Neelagaru S, Raval N, Krueger S, Weiner S, Shavelle D, Jeffries B, Yadav JS. Wireless pulmonary artery haemodynamic monitoring in chronic heart failure: a randomised controlled trial. Lancet. 2011;377(9766):658–66. https://doi.org/10.1016/S0140-6736(11)60101-3.
4. Small RS, Wickemeyer W, Germany R, Hoppe B, Andrulli J, Brady PA, Labeau M, Koehler J, Sarkar S, Hettrick DA, Tang WHW. Changes in intrathoracic impedance are associated with subsequent risk of hospitalizations for acute decompensated heart failure: clinical utility of implanted device monitoring without a patient alert. J Card Fail. 2009;15(6):475–81. https://doi.org/10.1016/j.cardfail.2009.01.012.
5. Domenichini G, Rahneva T, Diab IG, Dhillon OS, Campbell NG, Finlay MC, Baker V, Hunter RJ, Earley MJ, Schilling RJ. The lung impedance monitoring in treatment of chronic heart failure (the LIMIT-CHF study). Europace. 2016;18(3):428–35. https://doi.org/10.1093/europace/euv293.
6. Boehmer JP, Hariharan R, Devecchi FG, Smith AL, Molon G, Capucci A, An Q, Averina V, Stolen CM, Thakur PH, Thompson JA, Wariar R, Zhang Y, Singh JP. A multisensor algorithm predicts heart failure events in patients with implanted devices: results from the MultiSENSE study. JACC Heart Fail. 2017;5(3):216–25. https://doi.org/10.1016/j.jchf.2016.12.011.
7. Sangkum L, Liu GL, Yu L, Yan H, Kaye AD, Liu H. Minimally invasive or noninvasive cardiac output measurement: an update. J Anesth. 2016;30(3):461–80. https://doi.org/10.1007/s00540-016-2154-9.
8. Belardinelli R, Ciampani N, Costantini C, Blandini A, Purcaro A. Comparison of impedance cardiography with thermodilution and direct Fick methods for noninvasive measurement of stroke volume and cardiac output during incremental exercise in patients with ischemic cardiomyopathy. Am J Cardiol. 1996;77(15):1293–301. https://doi.org/10.1016/S0002-9149(97)89153-9.
9. Yancy CW, Jessup M, Bozkurt B, Butler J, Casey DE, Drazner MH, Fonarow GC, Geraci SA, Horwich T, Januzzi JL, Johnson MR, Kasper EK, Levy WC, Masoudi FA, McBride PE, McMurray JJ V, Mitchell JE, et al. 2013 ACCF/AHA guideline for the management of heart failure: a report of the American college of cardiology foundation/American heart association task force on practice guidelines. Circulation. 2013;128(16). https://doi.org/10.1161/CIR.0b013e31829e8776.
10. Landolina M, Perego GB, Lunati M, Curnis A, Guenzati G, Vicentini A, Parati G, Borghi G, Zanaboni P, Valsecchi S, Marzegalli M. Remote monitoring reduces healthcare use and improves quality of care in heart failure patients with implantable defibrillators: the evolution of management strategies of heart failure patients with implantable defibrillators (EVOLVO) study. Circulation. 2012;125(24):2985–92. https://doi.org/10.1161/CIRCULATIONAHA.111.088971.
11. Varma N, Epstein AE, Irimpen A, Schweikert R. Efficacy and safety of automatic remote monitoring for implantable Cardioverter-defibrillator follow-up. Circulation. 2010;122:325–32. https://doi.org/10.1161/CIRCULATIONAHA.110.937409.
12. Mullens W, Borowski AG, Curtin RJ, Thomas JD, Tang WH. Tissue Doppler imaging in the estimation of intracardiac filling pressure in decompensated patients with advanced systolic heart failure. Circulation. 2009;119(1):62–70. https://doi.org/10.1161/CIRCULATIONAHA.108.779223.
13. Goonewardena SN, Blair JEA, Manuchehry A, Brennan JM, Keller M, Reeves R, Price A, Spencer KT, Puthumana J, Gheorghiade M. Use of hand carried ultrasound, B-type natriuretic peptide, and clinical assessment in identifying abnormal left ventricular filling pressures in patients referred for right heart catheterization. J Card Fail. 2010;16(1):69–75. https://doi.org/10.1016/j.cardfail.2009.08.004.
14. Yancy CW, Jessup M, Bozkurt B, Butler J, Casey DE, Drazner MH, Fonarow GC, Geraci SA, Horwich T, Januzzi JL, Johnson MR, Kasper EK, Levy WC, Masoudi FA, McBride PE, McMurray JJV, Mitchell JE, et al. 2013 ACCF/AHA guideline for the management of heart failure: executive summary: a report

of the American College of Cardiology foundation/American Heart Association task force on practice guidelines. J Am Coll Cardiol. 2013;62(16):1495–539. https://doi.org/10.1016/j.jacc.2013.05.020.

15. Berger R, Huelsman M, Strecker K, Bojic A, Moser P, Stanek B, Pacher R. B-type natriuretic peptide predicts sudden death in patients with chronic heart failure. Circulation. 2002;105(20):2392–7. https://doi.org/10.1161/01.CIR.0000016642.15031.34.
16. Gheorghiade M, Follath F, Ponikowski P, Barsuk JH, Blair JEA, Cleland JG, Dickstein K, Drazner MH, Fonarow GC, Jaarsma T, Jondeau G, Sendon JL, Mebazaa A, Metra M, Nieminen M, Pang PS, Seferovic P, et al. Assessing and grading congestion in acute heart failure: a scientific statement from the acute heart failure committee of the heart failure association of the European society of cardiology and endorsed by the European society of intensive care medicine. Eur J Heart Fail. 2010;12(5):423–33. https://doi.org/10.1093/eurjhf/hfq045.
17. Lucas C, Johnson W, Hamilton MA, Fonarow GC, Woo MA, Flavell CM, Creaser JA, Stevenson LW. Freedom from congestion predicts good survival despite previous class IV symptoms of heart failure. Am Heart J. 2000;140(6):840–7. https://doi.org/10.1067/mhj.2000.110933.
18. Adamson PB, Bharmi R, Dalal N, Abraham WT. Impact of pulmonary artery pressure monitoring on all-cause 30-day hf readmissions and associated centers for medicare and medicaid services hospital readmissions reduction program penalty. J Card Fail. 2015;21(8):S115. https://doi.org/10.1016/j.cardfail.2015.06.332.
19. Santas E, de la Espriella-Juan R, Mollar A, Valero E, Miñana G, Sanchis J, Chorro FJ, Núñez J. Echocardiographic pulmonary artery pressure estimation and heart failure rehospitalization burden in patients with acute heart failure. Int J Cardiol. 2018;241:407–10. https://doi.org/10.1016/j.ijcard.2017.04.055.
20. Hoppe UC, Vanderheyden M, Sievert H, Brandt MC, Tobar R, Wijns W, Rozenman Y. Chronic monitoring of pulmonary artery pressure in patients with severe heart failure: multicentre experience of the monitoring pulmonary artery pressure by implantable device responding to ultrasonic signal (PAPIRUS) II study. Heart. 2009;95(13):1091–7. https://doi.org/10.1136/hrt.2008.153486.
21. Adamson PB, Abraham WT, Stevenson LW, Desai AS, Lindenfeld J, Bourge RC, Bauman J. Pulmonary artery pressure-guided heart failure management reduces 30-day readmissions. Circ Heart Fail. 2016;9(6) https://doi.org/10.1161/CIRCHEARTFAILURE.115.002600.
22. Adamson PB, Magalski A, Braunschweig F, Böhm M, Reynolds D, Steinhaus D, Luby A, Linde C, Ryden L, Cremers B, Takle T, Bennett T. Ongoing right ventricular hemodynamics in heart failure: clinical value of measurements derived from an implantable monitoring system. J Am Coll Cardiol. 2003;41(4):565–71. https://doi.org/10.1016/S0735-1097(02)02896-6.
23. Desai AS, Bhimaraj A, Bharmi R, Jermyn R, Bhatt K, Shavelle D, Redfield MM, Hull R, Pelzel J, Davis K, Dalal N, Adamson PB, Heywood JT. Ambulatory hemodynamic monitoring reduces heart failure hospitalizations in "real-world" clinical practice. J Am Coll Cardiol. 2017;69(19):2357–65. https://doi.org/10.1016/j.jacc.2017.03.009.
24. Heywood JT, Jermyn R, Shavelle D, Abraham WT, Bhimaraj A, Bhatt K, Sheikh F, Eichorn E, Lamba S, Bharmi R, Agarwal R, Kumar C, Stevenson LW. Impact of practice-based management of pulmonary artery pressures in 2000 patients implanted with the CardioMEMS sensor. Circulation. 2017;135(16):1509–17. https://doi.org/10.1161/CIRCULATIONAHA.116.026184.
25. Abraham WT, Stevenson LW, Bourge RC, Lindenfeld JA, Bauman JG, Adamson PB. Sustained efficacy of pulmonary artery pressure to guide adjustment of chronic heart failure therapy: complete follow-up results from the CHAMPION randomised trial. Lancet. 2016;387(10017):453–61. https://doi.org/10.1016/S0140-6736(15)00723-0.
26. Adamson PB, Abraham WT, Aaron M, Aranda JM, Bourge RC, Smith A, Stevenson LW, Bauman JG, Yadav JS. CHAMPION trial rationale and design: the long-term safety and clinical efficacy of a wireless pulmonary artery pressure monitoring system. J Card Fail. 2011;17(1):3–10. https://doi.org/10.1016/j.cardfail.2010.08.002.
27. Abraham WT. The role of implantable hemodynamic monitors to manage heart failure. Cardiol Clin. 2017;35(2):273–9. https://doi.org/10.1016/j.ccl.2016.12.009.
28. Vanoli E, D'Elia E, La Rovere MT, Gronda E. Remote heart function monitoring: role of the CardioMEMS HF system. J Cardiovasc Med. 2016;17(7):518–23. https://doi.org/10.2459/JCM.0000000000000367.
29. Mooney DM, Fung E, Doshi RN, Shavelle DM. Evolution from electrophysiologic to hemodynamic monitoring: the story of left atrial and pulmonary artery pressure monitors. Front Physiol. 2015;6. https://doi.org/10.3389/fphys.2015.00271.
30. Abraham WT, Adamson PB, Costanzo MR, Eigler N, Gold M, Klapholz M, Maurer M, Saxon L, Singh J, Troughton R. Hemodynamic monitoring in advanced heart failure: results from the LAPTOP-HF trial. J Card Fail. 2016;22(11):940. https://doi.org/10.1016/j.cardfail.2016.09.012.
31. Troughton RW, Ritzema J, Eigler NL, Melton IC, Krum H, Adamson PB, Kar S, Shah PK, Whiting JS, Heywood JT, Rosero S, Singh JP, Saxon L, Matthews R, Crozier IG, Abraham WT. Direct left atrial pressure monitoring in severe heart failure: long-term sensor performance. J Cardiovasc Transl Res. 2011;4(1):3–13. https://doi.org/10.1007/s12265-010-9229-z.
32. Ritzema J, Melton IC, Richards AM, Crozier IG, Frampton C, Doughty RN, Whiting J, Kar S, Eigler N, Krum H, Abraham WT, Troughton RW. Direct left atrial pressure monitoring in ambulatory heart failure patients: initial experience with a new permanent implantable device. Circulation. 2007;116(25):2952–9. https://doi.org/10.1161/CIRCULATIONAHA.107.702191.
33. Drazner MH, Thompson B, Rosenberg PB, Kaiser PA, Boehrer JD, Baldwin BJ, Dries DL, Yancy CW. Comparison of impedance cardiography with invasive hemodynamic measurements in patients with heart failure secondary to ischemic or nonischemic cardiomyopathy. Am J Cardiol. 2002;89(8):993–5. https://doi.org/10.1016/S0002-9149(02)02257-9.
34. Yu CM, Wang L, Chau E, Chan RHW, Kong SL, Tang MO, Christensen J, Stadler RW, Lau CP. Intrathoracic

impedance monitoring in patients with heart failure: correlation with fluid status and feasibility of early warning preceding hospitalization. Circulation. 2005;112(6):841–8. https://doi.org/10.1161/CIRCULATIONAHA.104.492207.

35. Wang L, Lahtinen S, Lentz L, Rakow N, Kaszas C, Ruetz L, Stylos L, Olson WH. Feasibility of using an implantable system to measure thoracic congestion in an ambulatory chronic heart failure canine model. PACE – Pacing Clin Electrophysiol. 2005;28(5):404–11. https://doi.org/10.1111/j.1540-8159.2005.40009.x.
36. Khoury DS, Naware M, Siou J, Blomqvist A, Mathuria NS, Wang J, Shih HT, Nagueh SF, Panescu D. Ambulatory monitoring of congestive heart failure by multiple bioelectric impedance vectors. J Am Coll Cardiol. 2009;53(12):1075–81. https://doi.org/10.1016/j.jacc.2008.12.018.
37. Vollmann D, Nägele H, Schauerte P, Wiegand U, Butter C, Zanotto G, Quesada A, Guthmann A, Hill MRS, Lamp B. Clinical utility of intrathoracic impedance monitoring to alert patients with an implanted device of deteriorating chronic heart failure. Eur Heart J. 2007;28(15):1835–40. https://doi.org/10.1093/eurheartj/ehl506.
38. Catanzariti D, Lunati M, Landolina M, Zanotto G, Lonardi G, Iacopino S, Oliva F, Perego GB, Varbaro A, Denaro A, Valsecchi S, Vergara G. Monitoring intrathoracic impedance with an implantable defibrillator reduces hospitalizations in patients with heart failure. PACE – Pacing Clin Electrophysiol. 2009;32(3):363–70. https://doi.org/10.1111/j.1540-8159.2008.02245.x.
39. Summers RL, Shoemaker WC, Peacock WF, Ander DS, Coleman TG. Bench to bedside: electrophysiologic and clinical principles of noninvasive hemodynamic monitoring using impedance cardiography. Acad Emerg Med. 2003;10(6):669–80. https://doi.org/10.1111/j.1553-2712.2003.tb00054.x.
40. Yancy C, Abraham WT. Noninvasive hemodynamic monitoring in heart failure: utilization of impedance cardiography. Congest Heart Fail. 2003;9(5):241–50. https://doi.org/10.1111/j.1751-7133.2003.tb00021.x.
41. Winter UJ, Klocke RK, Kubicek WGNW, editors. Thoracic impedance measurements in clinical cardiology. New York: Thieme Medical Publishers; 1994.
42. Nyboer J. Electrical impedance plethysmography; a physical and physiologic approach to peripheral vascular study. Circulation. 1950;2(6):811–21. https://doi.org/10.1161/01.CIR.2.6.811.
43. Sramek B. Thoracic electric bioimpedance. Basic principles and physiologic relationships. Cesk Fysiol. 1993;42(3–4):111–5.
44. Bernstein DP. A new stroke volume equation for thoracic electrical bioimpedance: theory and rationale. Crit Care Med. 1986;14(10):904–9.
45. Newman DG, Callister R. The non-invasive assessment of stroke volume and cardiac output by impedance cardiography: a review. Aviat Space Environ Med. 1999;70(8):780–9.
46. Lau CP, Siu DCW, Tse HF. Optimizing heart failure therapy with implantable sensors. J Arrhythmia. 2012;28(1):4–18. https://doi.org/10.1016/j.joa.2012.02.003.
47. Heist EK, Herre JM, Binkley PF, Van Bakel AB, Porterfield JG, Porterfield LM, Qu F, Turkel M, Pavri BB. Analysis of different device-based intrathoracic impedance vectors for detection of heart failure events (from the detect fluid early from intrathoracic impedance monitoring study). Am J Cardiol. 2014;114(8):1249–56. https://doi.org/10.1016/j.amjcard.2014.07.048.
48. Liu PS, Tse HF. Implantable sensors for heart failure monitoring. J Arrhythmia. 2013;29(6):314–9. https://doi.org/10.1016/j.joa.2013.06.003.
49. Bocchiardo M, Vilsendorf DMZ, Militello C, Lippert M, Czygan G, Gaita F, Schauerte P, Stellbrink C. Intracardiac impedance monitors stroke volume in resynchronization therapy patients. Europace. 2010;12(5):702–7. https://doi.org/10.1093/europace/euq045.
50. Whellan DJ, Ousdigian KT, Al-Khatib SM, Pu W, Sarkar S, Porter CB, Pavri BB, O'Connor CM. Combined heart failure device diagnostics identify patients at higher risk of subsequent heart failure hospitalizations. Results from PARTNERS HF (program to access and review trending information and evaluate correlation to symptoms in patients with hear). J Am Coll Cardiol. 2010;55(17):1803–10. https://doi.org/10.1016/j.jacc.2009.11.089.
51. Whellan D, Alkhatib S, Kloosterman E, Kutalek S, Manaris A, Oconnor C, Pavri B, Porter C, Singh A, Lung T. Changes in Intrathoracic fluid index predict subsequent adverse events: results of the multi-site program to access and review trending INformation and evaluate CoRrelation to symptoms in patients with heart failure (PARTNERS HF) trial. J Card Fail. 2008;14(9):799–799. https://doi.org/10.1016/j.cardfail.2008.10.015.
52. Keren H, Burkhoff D, Squara P. Evaluation of a noninvasive continuous cardiac output monitoring system based on thoracic bioreactance. 2007;10032:583–9. https://doi.org/10.1152/ajpheart.00195.2007.
53. Cotter G, Moshkovitz Y, Kaluski E. Clinical investigations in critical care accurate, noninvasive continuous monitoring of cardiac output by whole-body electrical bioimpedance∗. 2004. Chest; 125: 1431-1440.
54. Jaffe MB. Partial CO2 rebreathing cardiac output-operating principles of the NICO(TM) system. J Clin Monit Comput. 1999;15(6):387–401. https://doi.org/10.1023/A:1009981313076.
55. Killick C, Parkin W. Non-invasive cardiac output measurement using a fast mixing box to measure carbon dioxide elimination. Anaesth Intensive Care. 2008;36(5):665–73. https://doi.org/10.1177/0310057X0803600506.

# 第 14 章

# 心导管检查：左心和右心导管检查

Michael D. Faulx, Khaled M. Ziada

## 引言

心肌功能由心脏前负荷、后负荷和心肌收缩力的综合作用决定[1]。体内条件下，心肌功能由心输出量表示，而负荷状态由心腔和大血管内的容积、压力和血管阻力之间的相互作用决定。心导管检查由于能提供直接实时的血流动力学信息，因而仍是心血管系统血流动力学评估的金标准。心导管检查在心脏瓣膜病、复杂先天性心脏病、急性失代偿性心力衰竭、休克和肺动脉高压等疾病的诊断和治疗中起着重要作用。心脏导管检查应用广泛，在大多数中心开展此项操作都是非常安全的。然而，我们必须始终信奉这一个事实：侵入性操作本身就有风险；大多数情况下，只有在非侵入性方法不能提供预期结果时再考虑行有创性血流动力学评估。

## 有创性血流动力学评估：基本概念

有创血流动力学评估的目的是准确地复制真实的心血管生理状况，数据的准确性取决于获取数据的方法。对实验条件下获取血流动力学数据方式的基本理解对正确解读结果至关重要。

### 压力测量

心脏和大血管产生的复杂压力波形是周期性的，即基于心率的基频做周期性重复（以周期/秒或 Hz 表示）。法国物理学家 Jean Baptiste Fourier（1786—1830）证明了复杂的周期波可以表示为任意数量的简单正弦波的和，每个正弦波都有自己的频率和振幅。这些波称为谐波，每个谐波的频率是基频的整数倍（图 14.1）。Fourier 定理很重要，因为监测系统的物理特性必须具备能够在广泛的谐波频率范围内精确地再现压力。

美国内科医生 Carl J.Wiggers（1883—1963）解决了构建实用的血流动力学监测系统的难题。Wiggers 在一项研究中将一种液体填充导管系统与一个连有记录设备的橡胶隔膜相连。经过几次改进，这种设计至今仍应用于监测设备。充液导管压力测量的精确度在很大程度上取决于传感膜的特性。柔性膜比较敏感，能准确反映大多数接收到的振幅，但对高频谐波响应欠佳。相反，刚性膜能对广泛的谐波频率（具有更好的频率响应）均做出响应，但往往不太敏感。现代临床实践中使用的记录系统往往采用刚性膜，以捕捉人体生理学中预期的谐波范围，在一定程度上以牺牲敏感性为代价。

精确压力测量的另一个主要障碍是传感器膜响应刺激时的共振特性，能在称为固有频率的基频

M. D. Faulx
Cleveland Clinic, Cleveland, OH, USA
e-mail: Faulxm@ccf.org

K. M. Ziada (✉)
Gill Heart and Vascular Institute, University of Kentucky, Lexington, KY, USA
e-mail: kziad2@uky.edu

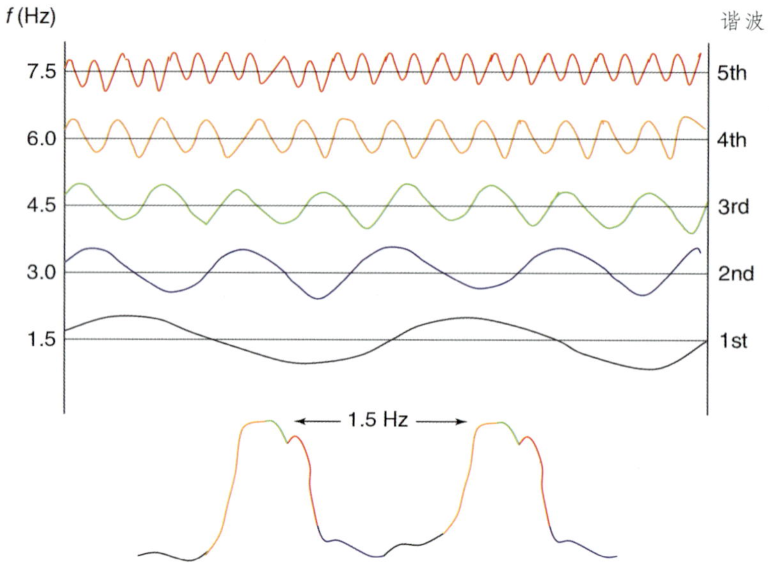


**图 14.1** 血流动力学评估中的谐波。底部显示的主动脉压力波是由简单的正弦谐波组成。每个谐波是基频(本例为 1.5Hz)的倍数。每个谐波中包含的数据以某种方式构成重构波,在这张图中用颜色表示。如果监测系统排除一个或多个谐波,就会产生失真、不准确的压力监测。

上产生自主的压力波。当记录波的谐波频率接近监测系统的固有频率时,在该频率或频率附近反射到监测器的振幅将被大大增强。导管系统减弱换能器膜产生的压力波的能力称为阻尼。理想阻尼系统是一个输入振幅与输出振幅之比在一个较宽的频率范围内保持接近 1:1 的系统。固有频率(以及频率响应)随着膜的硬度和导管直径的增大而增大,随着导管长度、导管硬度和液体黏度的增大而减小。而阻尼与这些因素的反应方式相反。因此,尖端安有传感器(MilarInstruments,Houston,TX)的高保真导管具有极好的频率响应能力,非常适合在短时间间隔内捕捉高频压力变化 (如测量左心室 dP/dt)。对于人体研究中遇到的大多数谐波频率,连接中心传感器的较长、较硬且充满液体的导管具有很好的阻尼和相当的敏感性。

导管室压力测量所需的基本设备包括充液的空心导管、多端口歧管、连接电应变计的传感器膜、信号放大器和显示器。导管尖端放置在心腔中,并通过导管上的专用端口连接到换能器。导管尖端的压力通过液体介质(生理盐水、血液或对比剂)传输到传感器膜,传感器膜根据其所监测到的压力进行拉伸和振动。传感器膜连到一个微型应变计,该应变计安装在一个平衡于大气压(称为调零)的外壳单元内。活塞穿过应变计导线的运动产生电流,电流随后被放大、重新设定后显示在显示器上。

从充液导管获得的血流动力学波形会受到各种伪影的影响。图 14.2a~e 演示并回顾了常见的一些问题。

## 血流测量

心输出量既是心脏功能的一项指标,也是定量分析瓣膜狭窄、血管阻力和分流的一个重要组成部分,因而准确测量十分重要。在临床实践中,心输出量的评估有两种方法:Fick 法和热稀释法。

### 氧摄取和氧利用:Fick 法

德国生理学家 Adolph Fick(1829—1901)的理论认为,器官对任何物质的利用都可以表述为该器官血流量乘以该物质在动静脉中的浓度差。当这一原理应用于肺时,氧摄取($VO_2$)等于肺血流量 X 肺动脉($AO_2$)和静脉($VO_2$)氧含量之差。假设没有肺-体循环分流,且流经肺和体循环的血流量相等,则 Fick 方程可测量心输出量:

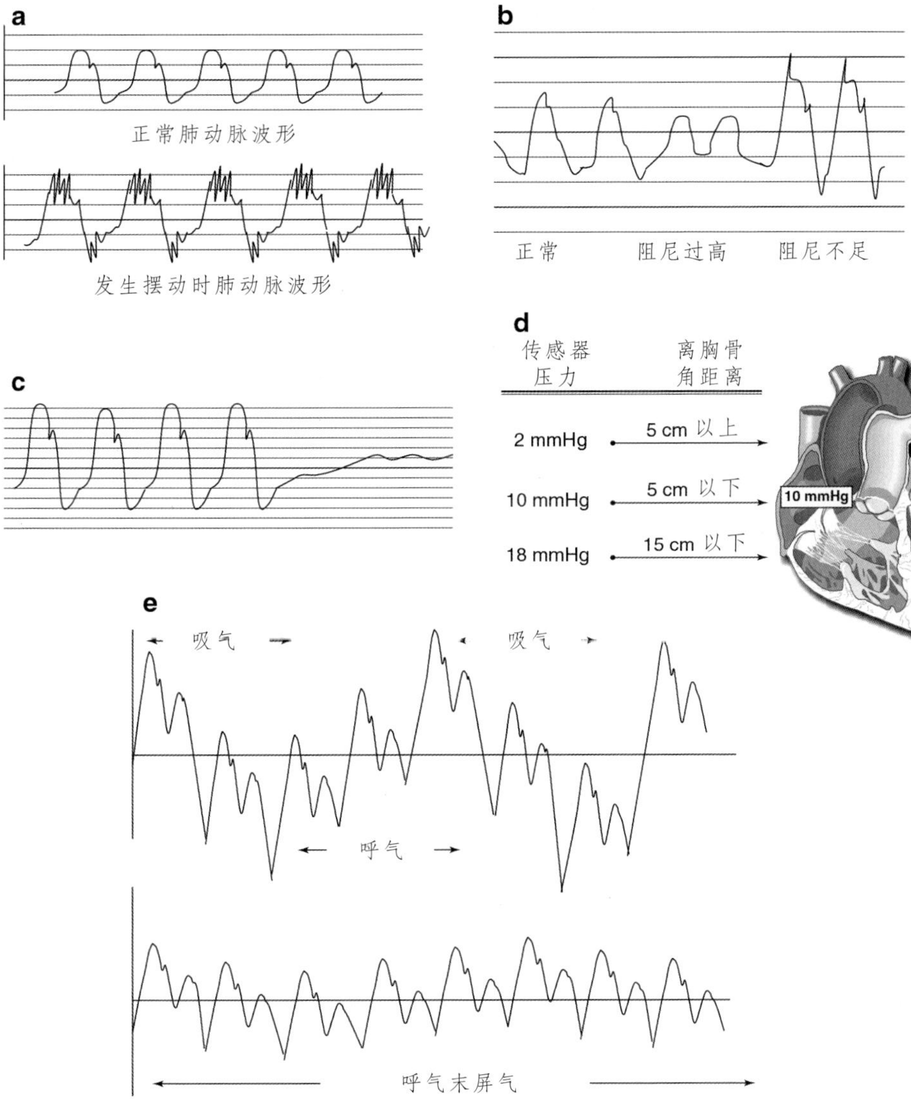


**图 14.2**　(a)导管在肺动脉压力描记中的摆动。导管尖端会因心室收缩或瓣膜运动产生的振动而发生摆动。摆动会导致波形的高频失真,特别是在复合波的高点和低点更加严重。由于波形的极值受到同样的影响,通过这种"摆动"描记最终获得的平均压力通常是准确的。通过导管复位、使用高频滤波器或增加阻尼的办法可减弱摆动。(b)阻尼相关伪影。阻尼过高会产生一个缺乏轮廓细节的低平振幅波形。导管扭结、传感器通路中有气泡或血液,以及使用小口径长导管等因素均可能导致阻尼过高。这种阻尼过高可通过解除导管的扭结、冲洗导管和歧管以及使用更短、更粗管径的导管来克服。阻尼不足会产生具有高估振幅的夸张波形。当导管系统的固有频率接近压力波中的谐波频率时会发生,可通过降低导管系统的固有频率(如选择较长较小口径的导管)或患者(如治疗心动过速)的固有频率来抵消。(c)位置伪影。其特征是随着压力的上升压力描记曲线变平。最常见的情况是导管尖端顶在血管壁或心腔。轻柔回撤和重新定位导管通常可解决该问题。(d)传感器位置不正。在这个病例中,右心房的真实平均压力是 10mmHg。当传感器在胸骨角以下 5cm 处归零时,导管的记录是准确的。当传感器在胸部以上水平上归零时,压力会被低估。当传感器在明显低于右心房的水平归零时,压力则被高估。(e)右心房压力随呼吸的变化。右心腔室壁薄,因而易受呼吸的影响,特别是患有阻塞性肺病的患者。正常呼气结束(理论上胸膜腔内压为 0)屏气数秒钟时所测得的压力变化要小得多。

$$\text{Fick 方程}: CO(L/min)=\frac{VO_2(mL/min)}{A[O_2]-V[O_2](mL/L)}$$

患者个体的氧耗量可通过使用带二氧化碳检测器的闭合呼吸回路设备直接测得。然而,这种方法昂贵且技术烦琐,许多实验室假定静息 $VO_2$ 为 1.25mL/m²。应该知道,$VO_2$ 的假定值来自年轻受试者为主导的基础代谢活动研究。在有潜在心肺疾病的受试者中,$VO_2$ 测量值可能与基线有显著差异,因此,使用假定的氧耗量数值可能会在计算心输出量时出现显著的误差。

每克血红蛋白可与约 1.36mL 的氧结合,与血红蛋白分子结合的氧占人体血液总氧含量的 98% 以上。其余的氧在血浆中以溶解态存在,为氧在血浆中的溶解度[0.003mL/(dL·mmHg)]与血浆中氧分压($PaO_2$)的乘积。血中含氧量由以下方程式表示:

$$Cb[O_2]=\{[\text{血红蛋白}]\times 1.36\times SaO_2\times 10\}+0.003\times PaO_2\times 10$$

血氧饱和度是血氧测定法测定的氧合血红蛋白百分比。为了简单起见,本计算中通常省略溶解氧的含量,但读者应注意,在某些情况下(如伴有正压通气的高吸氧浓度),血中溶解氧的含量可能产生临床相关性。Fick 法通常是一种精确的心输出量测量方法,但在多种情况下可能出现误差。Fick 方法依赖于几个关键的假设,比如没有心内分流、氧耗量和心输出量在测量过程中是恒定的。但在患有肺病的危重患者中,氧气从肺部输送到血液存在不均一性,氧耗可能被高估,而 Fick 方程需要多次测量,每次测量均存在自身误差。如前所述,氧消耗假设值的使用是一个主要的潜在误差源。因此,使用术语"Fick 心输出量估测值"可能是对导管室常规实践中实际测量值的更准确描述。

### 指示剂随时间的稀释:热稀释技术

热稀释法测量的是血液温度随时间的变化率。通过在导管的右心房端口注射一定体积(10mL)的冷冻或室温注射液(5%葡萄糖或 0.9%生理盐水),并用位于导管尖端的热敏电阻连续测量温度变化,我们可以估测出右心房到导管尖端的血流速度。热稀释法计算的数学过程很复杂,需要考虑多项因素,如注射过程中导管的预期升温度数、血液和注射物各自的比热和重力等因素。由计算机通过分析温度-时间曲线输出心输出量数值,最终的心输出量通常为几次注射获取的平均值。

热稀释法与其他心输出量测量方法有很好的相关性,但也有多个因素会导致其测量误差。肺动脉温度可随呼吸而变化,因此,每次在呼吸周期的相同时相(如呼气末期)注射可降低误差的可能性。出于类似原因,较短的注射周期(<3 秒)优于较长的注射周期,并且注射周期应尽可能一致。由于信噪比更低,温度高的注射液体积小(如室温注射 5mL)时产生的测量误差要大于冰冷的大液体量注射。在有明显的三尖瓣反流或低心输出量状态下,热稀释法并不可靠。这是因为注射液更可能在右心房和右心室之间循环,导致温度-时间曲线变得低平。

最近的一项比较研究表明,热稀释法和 Fick 估测法计算的心输出量之间呈中等程度相关性($r$=0.65)。约 38%的患者差异>20%;经热稀释法测得的低心输出量与 3、12 个月死亡率的关系更为密切,提示热稀释法可能是计算心输出量的首选方法。

## 心导管检查的风险

心导管检查前应获得患者或指定医疗决策者的知情同意,与左、右心导管置管术相关的主要风险见表 14.1。失代偿性心力衰竭、休克、急性冠脉综合征、左心室功能不全、病态肥胖、精神抑郁和晚期肾病都与手术风险增加有关。左心室置管可显著增加脑卒中的风险。但严重脑卒中很少见。在接受左心室置管的一组严重主动脉狭窄患者中,通过磁共振成像评估的小面积且无临床症状的脑卒中发生率为 22%[2]。因此,应避免常规行左心室导管检查,而选择其他入路。对采用其他方法未能诊断或无创检测结果存在矛盾的患者可考虑使用左心室导管检查。

置管的最常见并发症为血管穿刺部位及随后止血的问题;在可行的情况下,应采用超声或影像学局部定位,并引导大动脉和大静脉置管。病态肥胖是入路相关并发症的常见危险因素,尤其是在尝试股部血管通路时。

**表 14.1　诊断性左、右心导管检查的常见并发症 [a]**

| 并发症(%) | 因素 | 预防 |
|---|---|---|
| 死亡(0.11%) | 危重症 | 重新评估置管的必要性 |
| | 急诊手术 | 准备 ACLS 设备 |
| 心肌梗死(0.05%) | 急性冠脉综合征 | ACS 的合理药物治疗 |
| | 重度高血压 | 高血压的医疗管理 |
| | 深部心动过速 | 心动过速的处理 |
| 脑卒中(0.07%) | 左心室插管 | 除非绝对必要，否则避免穿过主动脉瓣 |
| | 心房颤动 | 线下导管交换 |
| | 升主动脉粥样斑块 | |
| 入路并发症(0.43%) | 抗凝 | 纠正凝血功能障碍 |
| 大血肿 | 病态肥胖 | 桡动脉通路 |
| 腹膜后出血 | 躁动 | 影像引导下血管插管 |
| 动静脉瘘 | | 适当的清醒镇静 |
| 严重心律失常(0.38%) | 电解质紊乱 | 纠正代谢紊乱 |
| 心室颤动 | 低氧血症 | 补充氧气 |
| 室性心动过速 | 右冠状圆锥支 | 右冠状动脉谨慎注射 |
| 完全性心脏传导阻滞 | 注射 | |
| | 导管致心内膜损伤 | 左心室使用猪尾导管 |
| | 下行束支阻滞 | |
| 其他栓塞事件(罕见) | 既往深静脉血栓形成 | 置管前排除血栓 |
| 肺栓塞或梗死 | 长时间不动 | 导线导管交换时 PA 导管插入术的时间限制 |
| 远段动脉粥样硬化栓塞 | 主动脉粥样病变 | |
| 对比剂肾病(不等) | 既往肾病 | 充足的水合作用 |
| | 糖尿病 | N-乙酰半胱氨酸的用途 |
| | 脱水 | 尽量减少对比剂的使用 |
| | 对比剂剂量大 | |
| 严重过敏反应 | 既往过敏 | 皮质类固醇和抗组胺药预处理 |
| 对比剂(0.37%) | | |
| 局部麻醉剂(酯类药物) | | 酰胺类麻醉剂的使用 |
| 呼吸骤停(不等) | 潜在肺部疾病 | 限制使用镇静剂 |
| | 精神状态改变 | 在研究前优化心力衰竭和肺部疾病 |
| | 失代偿性心力衰竭 | 频繁气道评估 |
| | 病态肥胖 | 麻醉会诊 |
| 其他血管并发症(0.28%) | 小动脉球囊扩张 | 避免远段 PA 膨胀 |
| 肺动脉穿孔 | 导管损伤 | 小心拔除导管 |
| 冠状动脉剥离术 | | |
| 心腔穿孔 | 心内膜下导丝路径 | 使用柔性 J 形头导线 |

[a]Adapted from Noto et al. [4]

ACLS，高级心脏生命支持；ACS，急性冠脉综合征；PA，肺动脉。

## 右心导管技术

右心导管检查通常采用改良 Seldinger 技术，在超声引导下，在股总静脉或右颈内静脉置入 7Fr 或 8Fr 鞘管，然后顺着鞘管置入尖段带有球囊的肺动脉导管，导管尖端一旦脱离鞘管球囊便可充气。导管尖端在血流的引导和操作人员的操作下，从大静脉穿过心腔到达肺动脉和肺动脉楔形位置[3]。然后，导管通过多端口歧管连接到压力传感器。也可以直接从导管中取血用于血氧测定和化验采样。在右心房水平有一个近段管腔，可用于热稀释法评估心输出量。很少需要直接测量左心房压力，如评估严重二尖瓣或人工瓣狭窄。左心房置管可以在透视条件下使用 Brockengrough 导管经右心房卵圆孔水平穿刺房间隔进行。

## 左心导管技术

左心导管置入术是通过使用 Seldinger 或改良 Seldinger 技术将 4Fr、5Fr 或 6Fr 鞘管置入大动脉来完成的。目前，大多数导管室都将桡动脉作为诊断操作的首选动脉入路。但当该通路不可行、计划或需要大口径导管时，传统的左、右股总动脉入路仍是一个重要的替代选择。超声和透视引导是优化动脉穿刺技术和提高安全性的重要手段。尽管如此，肱动脉通路也是左心室穿刺置管的一种入路选择，但通常作为最后的选择。血管穿刺成功后，动脉导管经由顶端呈 J 形的导丝在主动脉中逆行通过。导管由操作者控制，有多种专门的导管可供选择。端孔导管在冠状动脉造影中用于压力测量和对比剂注射，但它们不适合主动脉或左心室显影，因为它们会造成对比剂流动和室性异位搏动。多孔猪尾导管可用于记录压力，由于其推注较大体积的对比剂能在腔内均匀分布，因此更适合大腔室结构的造影显像。主动脉造影和腔室造影应使用猪尾导管。有些猪尾导管有近段和远段的传感器端口，可以同时测量跨越某特定结构（如主动脉瓣）的压力。

# 从左、右心导管获取的数据

## 压力测量

当心内压力测量通过体表心电图门控时，可以准确评估心脏的收缩和舒张功能（图 14.3）。将导管移动至感兴趣心腔并记录几个心动周期的波形以获取压力值。但在某些患者中，右侧压力会随呼吸变化很大（见图 14.2e），这使得评估变得困难。在这种情况下，几秒钟的呼气末屏气可以使胸内压在几个心动周期内保持在理论“零点”。正常的心血管波形及其描述如下。

### 右心房压力（图 14.4a）

正常右心房压力波包括心房收缩产生的“a”波和心房舒张时相应的“x”下降波。在“x”波下降早期，可能有一个小的正反射，称为“c”波，代表三尖瓣关闭。

右心房描记的第二大波是“v”波，由流入心房的腔静脉和右心室收缩时关闭的三尖瓣向上移位共同作用产生。一旦三尖瓣打开，右心房压力在舒张早期下降，产生“y”型下降波。正常的右心房平均压力为 1~10mmHg。

### 右心室压力（图 14.4b）

正常右心室波的特征是收缩期血压迅速升高，而等容舒张期血压迅速下降。当右心房收缩时，舒张压逐渐升高，直至收缩期后期。右心室舒张末期压力升高至心房“a”波水平。正常右心室收缩压和舒张压分别为 15~30mmHg 和 1~10mmHg。

### 肺动脉压（图 14.4c）

正常肺动脉压力描记是一个典型的收缩期快速上升的动脉波形。肺动脉瓣关闭时产生一个双切迹。舒张期随着血液从肺动脉流入肺，舒张压逐渐降低。正常肺动脉收缩压为 15~30mmHg，舒张压为 5~10mmHg。在重症监护病房，通常将肺动脉舒张末期压力作为左心房压力的间接测量值，但这个假设只在肺血管阻力接近正常时才成立。

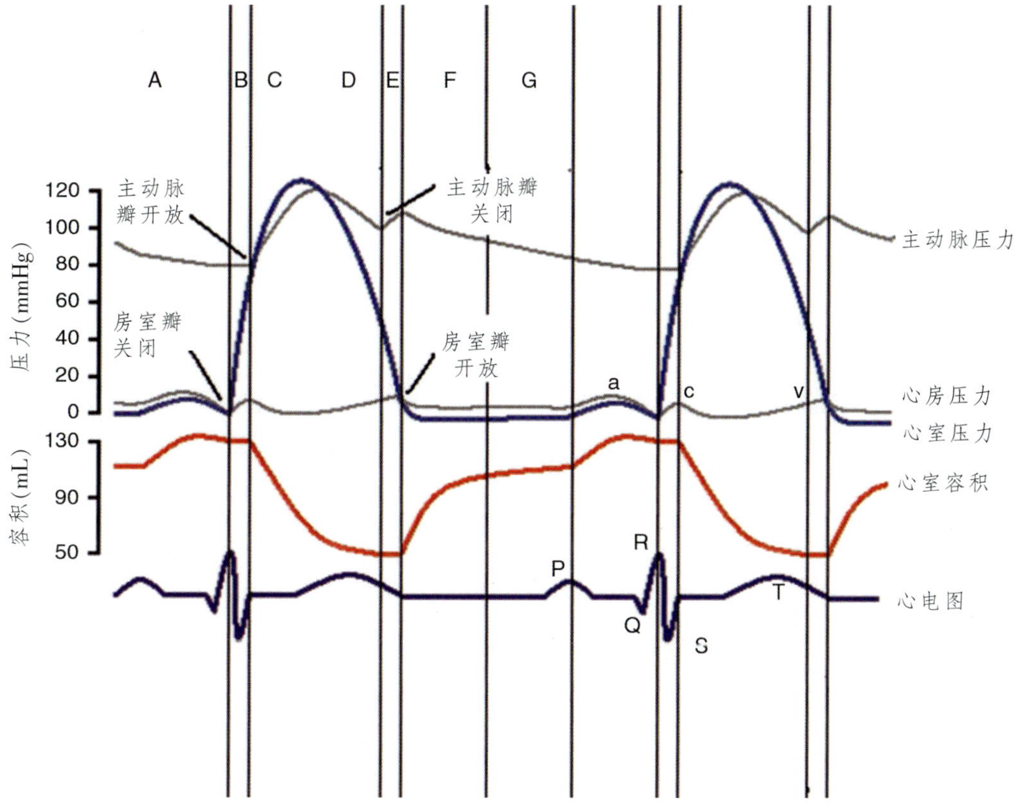


图 14.3　心动周期主要电、机械活动的示意图:(a)心房收缩。(b)等容收缩期。(c)快速射血期。(d)减慢射血期。(e)等容舒张期。(f)快速充盈期。(g)减慢充盈期。

## 肺毛细血管楔压(图 14.4d)

PCWP 常被用作左心房压力的替代值。这种压力是通过将导管尖端小心地送入肺动脉,随后将球囊充气直至球囊无法前进,透视下显示它固定或“楔入”肺动脉床时测得的压力值。肺动脉树近段导管尖端球囊充气可增加肺动脉破裂的风险。当球囊适当地楔入,从肺动脉近段到导管尖端不再有血流

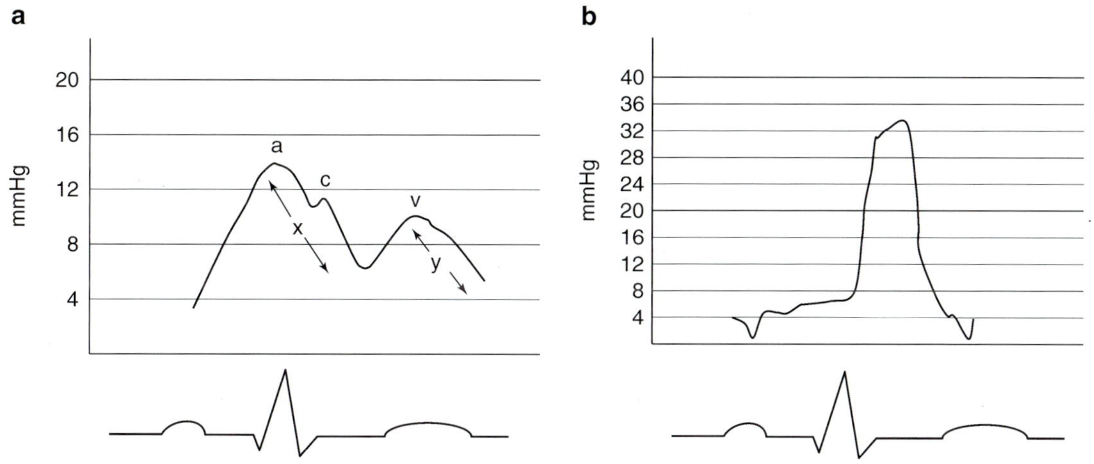


图 14.4　(a~f)正常心脏压力波形描记,每个波形描记如本章节文字所描述。(g)选择性冠状动脉造影中的异常压力波形描记。在严重的开口狭窄的情况下,由于受到反射的冠状动脉楔压影响,端孔导管传出一个扭曲的波形,显示为主动脉和心室压力波的混合波形。(待续)

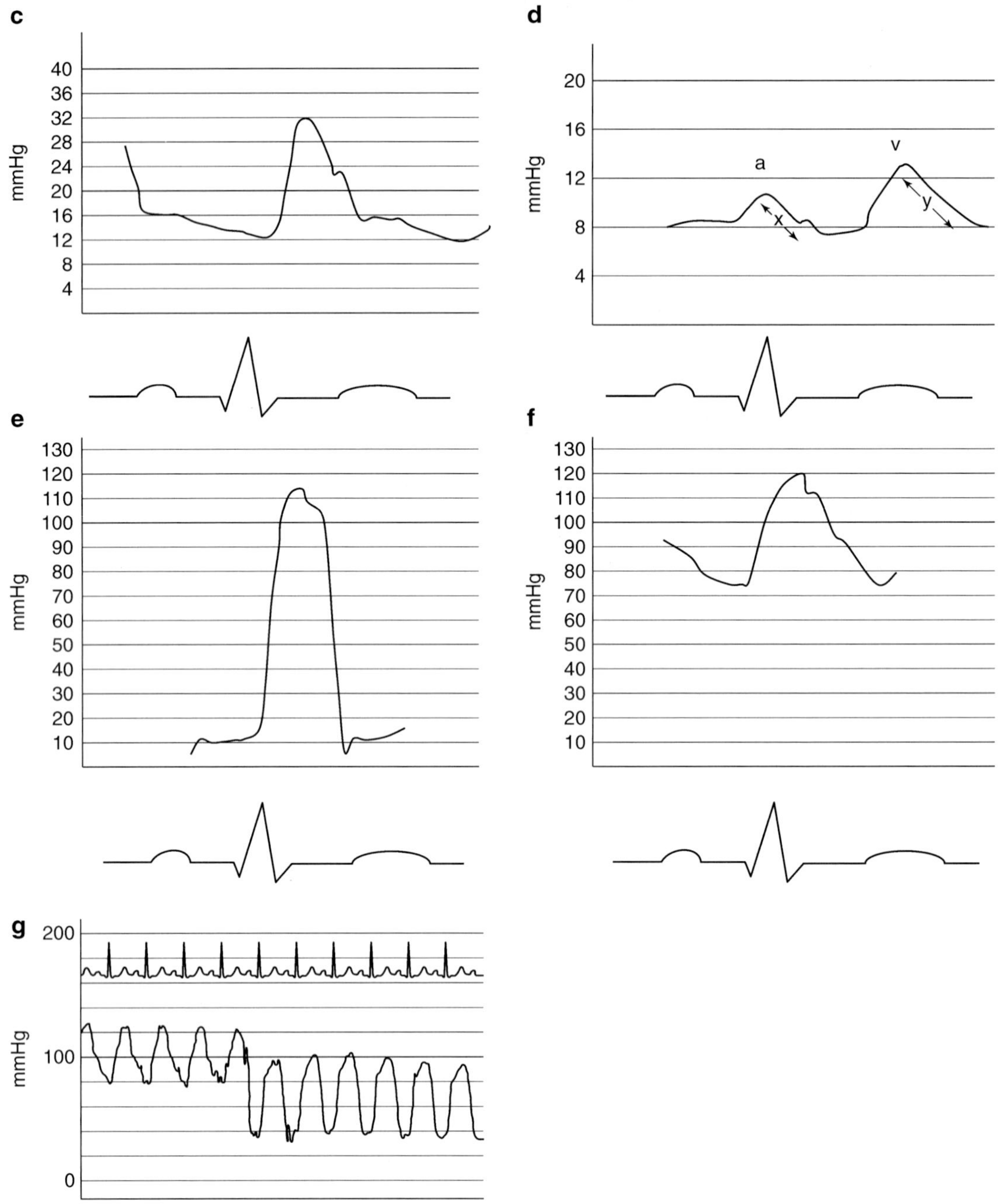


图 14.4(续)

流动时,PCWP 可反映左心房压力,此时,导管尖端只“监测到”通过肺动脉毛细血管床反射回来的左心房压力波(图 14.5)。

正常的 PCWP 类似于左心房压力,呈现“a”波和“v”波(分别对应于左心房收缩和左心室收缩),以及相应的“x”和“y”下降波。左心房活动要先于反射回的楔压几毫秒,了解这一点很重要。这导致 PCWP 的“v”波晚于左心房“v”波出现,在二尖瓣狭窄的评估中,当 PCWP 和左心室压力叠加时,测得的压力结果可能会高估跨二尖瓣压力梯度。正常的平均 PCWP 为 5~12mmHg。在没有二尖瓣狭窄的情况下,它近似于左心室舒张末期压力 。

## 左心室压力(图 14.4e)

左心室收缩压力在收缩早期快速上升,随后迅速下降,而舒张压在舒张早期较低,上升缓慢,直到左心房收缩;而 LVEDP 代表左心室的真实前负荷,通常在收缩压骤升之前测量;正常 LVEDP 为 5~12mmHg。

### 主动脉压力及波形(图 14.4f)

主动脉压力测量时将导管尖端送入主动脉近段。由于主动脉直径和弹性更大,因此,主动脉中心压力通常比股动脉压力低 10~20mmHg。在正常的高保真监测系统中,主动脉波形呈现双切迹特征,为主动脉瓣关闭所致。

用于选择性冠状动脉造影的端孔导管通常可传送正常的主动脉中心压力波形。当存在严重的冠状动脉开口狭窄时,波形会受到反射的冠状动脉楔压的扭曲,呈现为主动脉和心室压力的混合波形,此时,与正常的主动脉波形相比,收缩压、舒张压均降低,而舒张压降低得更为明显。这种情况下须高度警惕是否为严重的右或左冠状动脉开口狭窄的问题。当然也需要鉴别是否为导管位置非同轴,使尖端顶靠在动脉壁上(图 14.4g)。

## 心输出量

Fick 法需要从肺血管床两侧,即肺动脉和肺静脉(或左心房)分别采集血液。肺动脉血是从右心导管的远段抽吸得到。直接从左心房取样需要经室间隔穿刺,这对于常规诊断测试是不可行的。因此,通常用动脉血(来自股动脉鞘)来替代。热稀释技术在前面已经描述过了。

正常心输出量为 5.0~7.5L/min,但随患者的体型和性别变化很大(男性的心输出量通常高于女性)。在某些疾病状态下(如严重贫血、甲状腺功能亢进),人心脏的心输出量可增加 5 倍以上。心脏指数(心输出量除以体表面积)与心输出量相比能更好地衡量心功能指标。心脏指数的正常范围为 2.5~4.0L/(min·m$^2$),如果<1L/(min·m$^2$),就会危及生命。

## 血管阻力

在流体系统中,阻力(R)与跨系统压差(ΔP)成正比,与流量(Q)成反比;R=ΔP/Q。

通过测量主动脉平均压(AoP)和右心房平均压(RAP)可通过以下公式计算体循环血管阻力(SVR):

$$\text{SVR}=\frac{(\text{平均主动脉压}-\text{平均右房压})}{\text{心输出量}}$$

同样,通过测量肺动脉平均压(PAP)和左心房压(LAP)(后者可直接测量或以楔压作为替代值),可计算肺循环血管阻力(PVR):

$$\text{PVR}=\frac{(\text{平均肺动脉压}-\text{平均左心房压力/肺毛细血管楔压})}{\text{心输出量}}$$

血管阻力可以用 Wood 单位 [mmHg/(L·min)] 或 dyn·s·cm$^{-5}$ 来表示,1dynes 是将 1g 质量加速到 1cm/s$^2$ 所需要的力。1Wood 单位=80dyn·s·cm$^{-5}$。正常的全身血管阻力为 8~20Wood 单位。正常的肺血管阻力为 0.25~1.6Wood 单位。

## 分流的评估

右心导管置管时,通过测量血氧饱和度可对体循环到肺循环的分流进行定位和定量。当导管通过大静脉到达肺动脉时,可分别从上腔静脉的近段和远段(svc)、下腔静脉的近段和远段(ivc)、右心房(低、中、高)、右心室(近段、中、心尖部)、肺动脉(主干、左侧及右侧分支)、左心室和动脉导管远段主动脉获取少量(2mL)血液用于血氧测定。

通过血氧检测结果的“递增”现象可检测到左向右分流,血氧递增处代表含氧的左侧循环血和缺氧的右侧循环血混合。在大静脉和右心房水平,血氧饱和度增加 7%以上被认为是有意义的,而在右心房远段水平,增加 5%以上即被认为有意义。右向左分流很难定位和量化,通常不会检测血氧饱和度是否有递减的特征。

左向右分流的程度可以通过计算肺血流量(Qp;氧耗量除以肺动静脉含氧量差值)与体循环血流量(Qs;氧耗量除以体循环动静脉氧含量差值)的比值来量化。体循环的混合静脉饱和度($MVO_2$)定义为:

混合静脉血氧饱和度 $MVO_2$
=[(3)上腔静脉氧饱和度+下腔静脉氧饱和度]/4

如果我们假设氧耗量、血红蛋白浓度和大气压不变,那么这个复杂计算式中的许多项都会被抵消,只剩下血氧饱和度:

分流分数 Qp/Qs

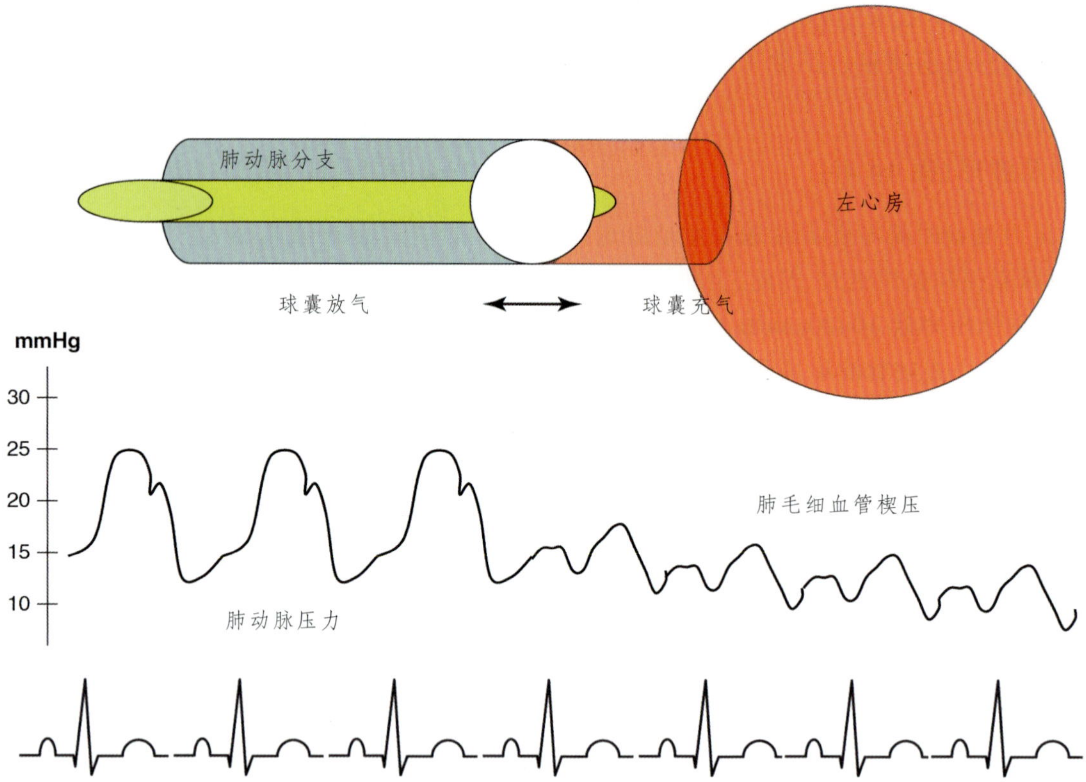


图 14.5 肺毛细血管楔入技术示意图。

$$=\frac{\text{动脉血氧饱和度}-\text{混合静脉血氧饱和度}}{\text{动脉血氧饱和度}-\text{肺动脉血氧饱和度}}$$

如果不经室间隔穿刺或经二尖瓣和主动脉瓣逆行插管,就不能获得肺静脉血氧饱和度。在左心房、心室或近段主动脉水平没有明显的右向左分流的情况下,我们通常认为体循环动脉血氧饱和度和肺静脉血氧饱和度相同;因此,在这个方程中,肺静脉血氧饱和度通常用体循环动脉血氧饱和度代替。

Qp/Qs<1.5 常定义为少量分流, 一般无症状。Qp/Qs>2.0 定义为大量分流,通常需要封堵干预;通常,超声、CT、磁共振等替代检查即可获知或怀疑分流的位置, 而心导管检查则用于量化分流分数。因此,在这种情况下没有必要在同一腔室或血管的不同水平多次留取血样本。

## 瓣膜狭窄的评估

心瓣膜狭窄的有创评估需要测量心输出量和病变瓣膜的梯度。理想情况下,压力测量应该用两个导管同时进行, 每个导管都连接到自己的传感器,并且均不跨过受累的瓣膜。导管应放置在该瓣膜两侧的腔室或血管中,应叠加压力的描记曲线以准确计算平均压力梯度 (曲线下面积,AUC)(图14.6)。

二尖瓣狭窄的评估是同时测量左心室和左心房压力来完成的。如果不需要经室间隔穿刺,肺毛细血管楔压可作为左心房压力的替代值; 然而,这可能高估梯度的大小,因为楔压要滞后于真实的左心房压力几毫秒。主动脉狭窄的评估需要同时测量左心室和升主动脉的压力。可以放置两个动脉鞘管,但会增加穿刺部位并发症的风险。双腔猪尾管有近段(升主动脉)和远段(左心室)端口,需要两个传感器,但只有一个动脉穿刺口。另一种方法是“回拉法”,在连续测量过程中,导管从左心室回抽至升主动脉,这样就可以对收缩期的压差进行非同步的峰值到峰值的测量,从而为整体或平均压差提供一个粗略的近似值。当主动脉狭窄严重时,导管本身会加重狭窄,导致更高的压力梯度差和对狭窄程度的潜在高估。在导管室通常使用 Gorlin 公式计算瓣口面积:

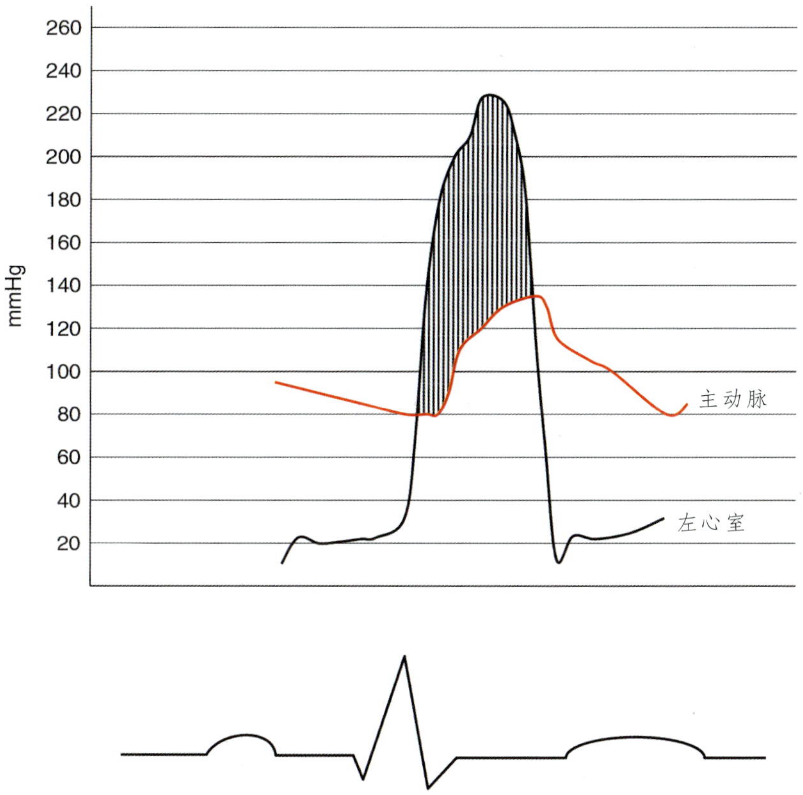


**图 14.6**　主动脉压力梯度的估测。在左心室和升主动脉近段同时放置导管，产生的压力波形相叠加，并计算出曲线下的阴影面积，即为平均跨膜压力梯度。

Gorlin 公式　瓣口面积($cm^2$)=$\frac{CO/[HR][EP]}{44.3\times(K)\times\sqrt{\Delta P}}$

公式中，CO 为心输出量(L/min)，HR 为心率(次/分)，EP 为射血期（根据心电图计算收缩期或舒张期，以秒/次心搏为单位），44.3 为用于解释加速度和重力引起能量损失的常数 [cm/(s·s)]，K 为一个不计单位的校正因子(主动脉瓣为 1.0，二尖瓣为 0.85)，而$\sqrt{\Delta P}$是跨膜平均压力梯度的平方根。

**表 14.2　二尖瓣反流的血管造影评估标准**

| 严重程度 | 等级 | 标准 |
|---|---|---|
| 轻度 | 1+ | 左心房不完全性显影 |
| 中度 | 2+ | 左心房完全显影，但相对强度小于左心室 |
| 中至重度 | 3+ | 4 次心搏后左心房完全显影，强度与左心室相等 |
| 重度 | 4+ | 3 次心搏内左心房完全显影，强度与左心室相等 |

Gorlin 公式的一个简化版本称为 Hakki 公式，也可对瓣膜面积进行合理估算。

Hakki 公式　瓣口面积($cm^2$)=$\frac{CO}{\sqrt{\Delta P}}$

正常主动脉瓣口面积为 3.0~4.0$cm^2$。正常二尖瓣口面积为 4.0~6.0$cm^2$。

## 瓣膜反流的评估

瓣膜反流的有创评估很大程度上具有主观性。主动脉瓣反流和二尖瓣反流的严重程度可分别通过主动脉造影和心室造影的定性标准来估计(表 14.2)。三尖瓣反流和二尖瓣反流的严重程度可分别由右心房和 PCWP 描记曲线的 v 波相对幅度来估计。然而，心房顺应性和心室功能也会影响"v"波的振幅，导致这种方法不具有特异性。

（刘东　译）

## 参考文献


1. Wiggers CJ. Determinants of cardiac performance. Circulation. 1951;4(4):485–95.
2. Harmon M, Gomes S, Oppenhein C, et al. Cerebral microembolism during cardiac catheterization and risk of acute brain injury: a prospective diffusion-weighted magnetic resonance imaging study. Stroke. 2007;37(8):2035–8.
3. Swan HJ, Ganz W, Forrester J, Marcus H, Diamond G, Chonette D. Catheterization of the heart in man with use of a flow-directed balloon-tipped catheter. N Engl J Med. 1970;283:447–51.
4. Noto TJ Jr, Johnson LW, Krone R, Weaver WF, Clark DA, Kramer JR Jr, Vetrovec GW. Cardiac catheterization 1990: a report of the Registry of the Society for Cardiac Angiography and Interventions (SCA&I). Cathet Cardiovasc Diagn.1991;24(2):75–83.


## 推荐阅读


Antman EM, Marsh JD, Green LH, Grossman W. Blood oxygen measurements in the assessment of intracardiac left to right shunts: a critical appraisal of methodology. Am J Cardiol. 1980;46:265–71.

Bashore TM, Bates ER, Berger PB, et al. American College of Cardiology/Society for Cardiac Angiography and Interventions Clinical Expert Consensus Document on cardiac catheterization laboratory standards. A report of the American College of Cardiology Task Force on clinical expert consensus documents. J Am Coll Cardiol. 2001;37:2170–214.

Opotowsky AR, Hess E, Maron BA, et al. Thermodilution vs estimated Fick cardiac output measurement in clinical practice: an analysis of mortality from the Veterans Affairs Clinical Assessment, Reporting, and Tracking (VA CART) program and Vanderbilt University. JAMA Cardiol. 2017;2(10):1090–9.

Sandoval Y, Burke MN, Lobo AS, et al. Contemporary arterial access in the cardiac catheterization laboratory. JACC Cardiovasc Interv. 2017;10(22):2233–41.

Todorovic M, Jensen EW, Thøgerson C. Evaluation of dynamic performance in liquid filled catheter systems for measuring invasive blood pressure. Int J Clin Mon Comp. 1996;13(3):173–8.

# 第 4 部分

# 特殊的血流动力学受损情况

# 第 15 章

# 心脏压塞

Olcay Aksoy, Begum Sezer, Leonardo Rodriguez

## 病例介绍

患者，女性，47 岁，主诉劳力性呼吸困难，有系统性红斑狼疮(SLE)病史。自诉进行性外周性水肿 1 个月，近日出现了劳力性呼吸困难。

查体：心率 92 次/分，血压 136/72mmHg，颈静脉压升高至 16mmHg，胸骨下缘左侧闻及 I/VI 级收缩早期杂音，肺野听诊无异常，奇脉压 8mmHg，下肢凹陷性水肿 2+。

胸部 X 线片显示心影增大，心电图呈现交替节律(图 15.1)。急诊超声心动检查显示二尖瓣和三尖瓣血流随呼吸变化幅度增加(图 15.2a，b)。

患者入院后进一步完善各项检查和评估。住院期间，患者逐渐出现意识模糊。实验室检查提示轻度肾功能不全和转氨酶轻度升高。心率 108 次/分，血压 92/56mmHg。患者转入重症监护病房并放置了肺动脉导管，显示右心房 y 降支钝化减弱（图 15.3a)。随后，患者接受了心包穿刺术，血流动力学得到改善(心包穿刺术后波形见图 15.3b)。经 SLE 的强化治疗后，患者临床症状改善并出院。出院前预约了随访的超声心动图检查。

O. Aksoy (✉)
David Geffen School of Medicine, UCLA Medical Center, Los Angeles, CA, USA
e-mail: oaksoy@mednet.ucla.edu

B. Sezer
UCLA Medical Center, Los Angeles, CA, USA
e-mail: bsezer@mednet.ucla.edu

L. Rodriguez
Cleveland Clinic, Cleveland, OH, USA
e-mail: rodrigl@ccf.org

## 引言

### 解剖

心包为包裹心脏和大血管根部的一个相对坚韧且致密的锥形囊，由两层组织构成。心包外层又称纤维心包，由纤维组织构成，其包绕心包内层和心脏。心包内层又可分为两层，即壁层心包和脏层心包。壁层心包与纤维心包的内面紧密相连，并与覆盖在心脏表面的脏层心包相连。壁层心包和脏层心包之间的间隙，称为心包腔，腔内通常包含多达 50mL 的浆液，以维持整个心动周期中心脏在心包内收缩和舒张时的低摩擦力环境。心包有效地将心脏约束在一个密闭的空间内，由于心包的这种约束，使得心脏某个腔室容积的任何变化都会引起其他腔室容积向相反方向改变[1]。这种心包腔与心内各腔复杂的相互作用是产生心包积液的血流动力学基础。

一些疾病和侵入性手术的并发症可能导致心包腔内液体的病理性积聚，从而影响心输出量。当心包积液影响心脏的舒张充盈时，则会导致与血流动力学改变相关的各种临床表现，包括心脏压塞。

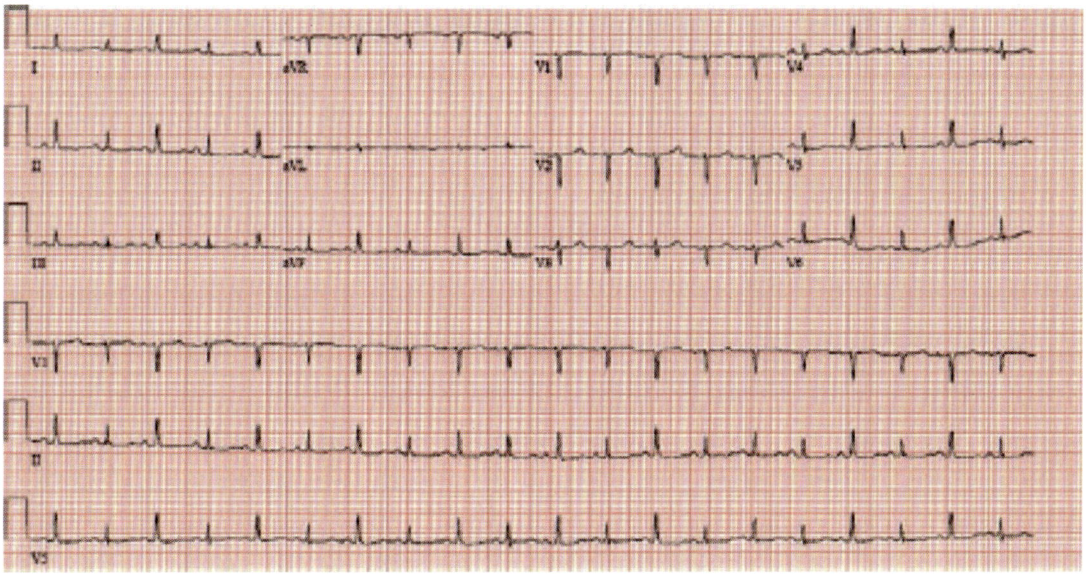

图 15.1　心电图显示电交替现象。

## 心脏压塞的病理生理学

心包积液可根据其发病、多少、分布及成分进行分类。按照发病分为急性、亚急性和慢性(>3 个月)。根据超声心动图评估积液量的多少,可分为少量(< 10mm)、中量(10~20mm)和大量(>20mm)。心包积液(渗出液、漏出液或血液)可呈环状或局限性分布。多种病因均可导致心包积液,并最终发展为心脏压塞。这些病因包括恶性肿瘤、急性心包炎、创伤、尿毒症、医源性、特发性、急性心肌梗死后、其他原因(感染、胶原血管疾病、放射线、心力衰竭和甲状腺功能减退等)。

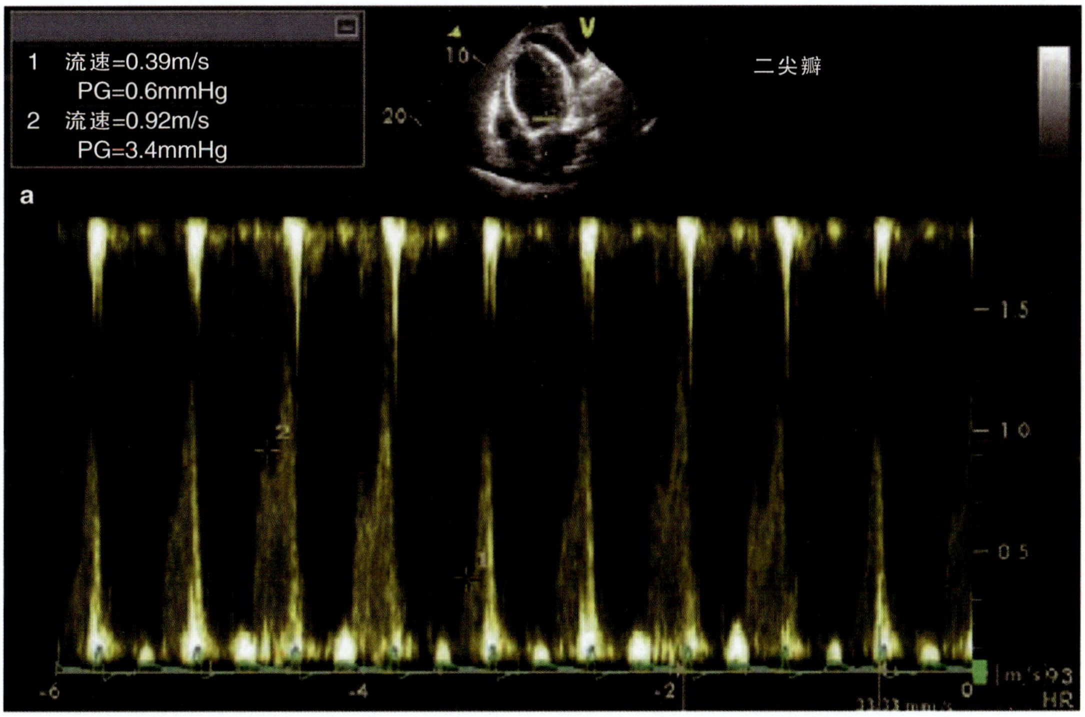


图 15.2　多普勒超声心动图显示二尖瓣(a)和三尖瓣(b)的流量随呼吸变化。(待续)

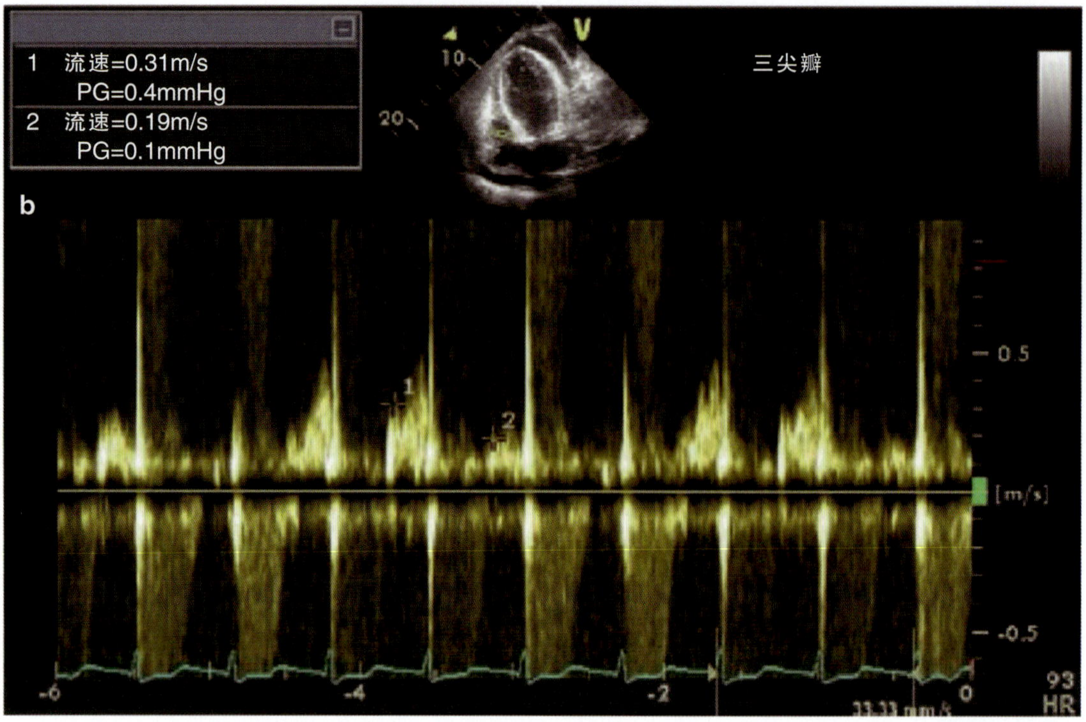


图 15.2(续)

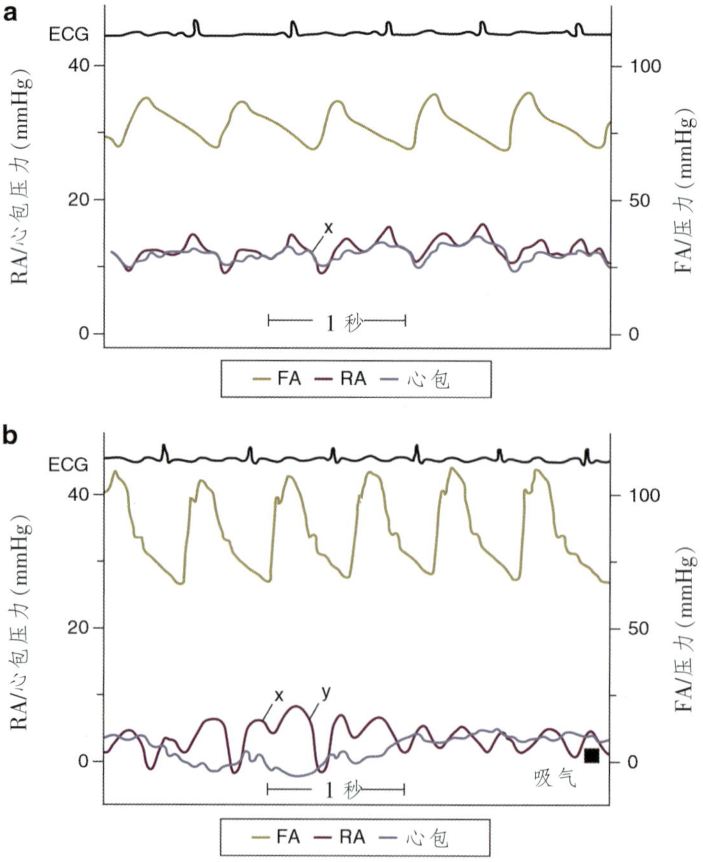


图 15.3 心包穿刺术前(a)和心包穿刺术后(b)。(Reprinted from modification by LeWinter [9])

心包积液进展到心脏压塞取决于以下几个因素，包括积液积累速度、心包顺应性、心腔内压和心肌顺应性。最终心包内压及其与心腔内压的相互作用(跨壁压)决定了压塞是否发生。

跨壁压=心腔内压–心包内压

当心包内压与心腔内压相等或超过心腔内压时，跨壁压<0，心脏充盈功能受损。在心包积液的患者中，负的跨壁压多是由心包压力增加所致，而心腔内压的降低也会导致心脏压塞的发生。

心脏压塞时，由于液体积聚心包压力增加导致心脏受压。左、右心腔的血流动力学相互影响，这就是通常所说的心室间相互依赖。吸气时，胸膜腔内压降低，压力通过心包传递到右心和肺大血管，导致右心静脉回流增加。正常情况下，心脏通过游离壁扩张以适应静脉回流增加；然而，在心脏受压情况下，游离壁不能正常扩张。因此，在吸气时，室间隔向左心室凸出使右心充盈，降低了左心室顺应性和充盈。

心包内压的决定因素包括心包积液的体积和心包的顺应性。积液体积的大小与相关压力升高之间的关系不是线性的，而是由心包本身的顺应性所决定的。正因为如此，由于慢性环境下心包的顺应性较高，所以心包对较大量慢性积液的耐受性可能优于较小量的快速增加的积液(图 15.4)。因此，积液量的多少不应作为判断是否发生心脏压塞的唯一标准。

心包积液发展为心脏压塞还取决于患者的血容量状态和心肌的顺应性。血容量不足的患者更容易因心腔内充盈压降低而出现血流动力学障碍。相反，心室肥大或限制型心肌病的患者因心肌顺应性降低，心包内压不易传导至心腔内，以至于在既定的心包内压下可能不会出现心脏压塞的生理过程。

## 心脏压塞分期

以往观点认为，心脏压塞是一种“全或无式”的临床疾病[2]。然而，现在人们已经认识到，患者可能表现为心脏压塞生理过程的不同阶段(表 15.1)。第一阶段(心脏压塞前期)发生于心包内压低于左、右心室舒张末期压力(跨壁压>0)。在这个阶段，积液对心脏的血流动力学影响不大，但超声心动图中，二尖瓣和三尖瓣随呼吸的流量变化可能有细微改变，奇脉压也轻度升高(< 10mmHg)。在第二阶段，心包内压等于右心室舒张压，导致右心室在舒张早期塌陷。在这种情况下，虽然左心室并未塌陷，但临床和血流动力学证据表明心脏压塞伴随着右心室搏出容积减少。可能还会存在低血压、代偿性心率增快和奇脉等情况。最后，最严重的阶段是左心室充盈也受到心包内压升高的影响。在这种情况下，

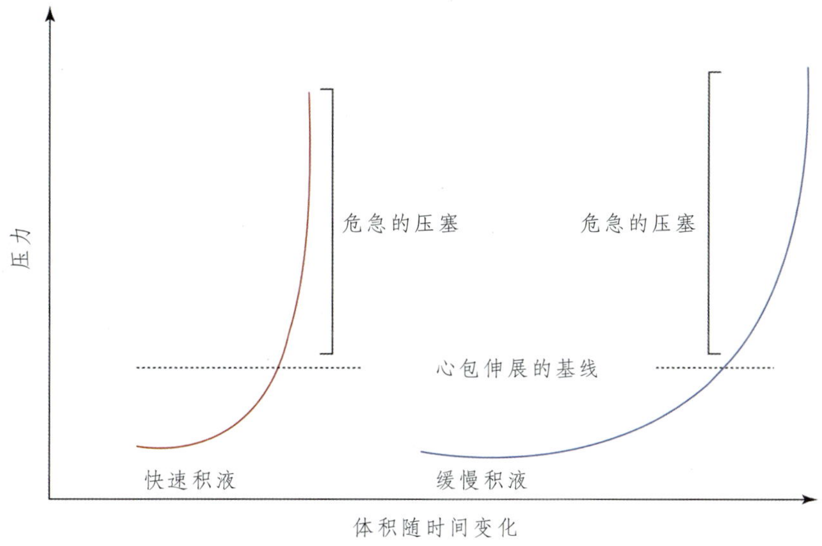


**图 15.4**　心包内压是决定跨壁压的关键因素，该图显示了心包内压受液体积聚时间过程的影响。快速发展的积液能更快达到心包伸展的极限，而缓慢发展的积液由于有时间让心包适应积液所带来的变化，因此可以更好地耐受。(Adapted from Spodick [10])

**表 15.1 心脏压塞的 3 个时期**

| |
|---|
| 1.压塞前期：无心脏压塞临床证据，跨壁压>0；但可见三尖瓣和二尖瓣流入增加 |
| 2.压塞早期：随心包内压增加右心室受到影响。临床表现可能变得明显 |
| 3.压塞期：由于与心包压力平衡，左、右心室均受到影响。临床压塞症状明显 |

心包内压、右心室和左心室舒张压达到平衡，导致心室充盈严重受损和心输出量明显降低（图 15.5）。此阶段的心脏压塞需要快速诊断，并直接进行干预以排出心包积液，恢复血流动力学稳定。

### 低压型心脏压塞

这种心脏压塞形式存在于低舒张压（6~12mmHg）患者，表现为相对较低的心包内压就导致心室受压的情况。据报道，20%的患者存在这种心脏压塞的生理情况，可能与低血容量和（或）血管扩张剂和利尿剂的使用有关[4]。总的来说，肺动脉导管检查的结果是相似的，尽管心包内压和心室舒张压均较低，但会发现右心房舒张压、右心室舒张压、肺动脉舒张压和肺毛细血管楔压舒张压力均等。此外，还会发现舒张期跨膜多普勒血流随呼吸特征性的波动。由于血压较低，患者可能不会出现典型的体格检查结果（颈静脉压升高，心动过速），但他们确实可以从心包穿刺术中获益[4]。在评估有心包积液和低血压的患者时，应牢记这个临床特征。

## 诊断

### 体格检查

虽然心脏压塞患者的体格检查结果因人而异，但在 1935 年，克劳德·贝克（Dr. Claude Beck）博士还是定义了心脏压塞的一些典型表现，即血压下降、颈静脉怒张和心音遥远。即使最严重的心脏压塞病例也可能不存在上述 3 种典型表现，但低血压和心动过速患者如存在脉压降低，也应高度警惕心脏压塞的可能。

## 奇脉

奇脉最初由 Kussmaul 在 1873 年提出，定义为吸气时动脉内压降低 10~12mmHg 或降低>9%[5]。虽然其下降的病因尚有争议，但最被广泛接受的解释是与吸气时胸腔内压力改变和心包腔总容积固定相关。正常情况下，心包内压波动在−5~+5cmH$_2$O

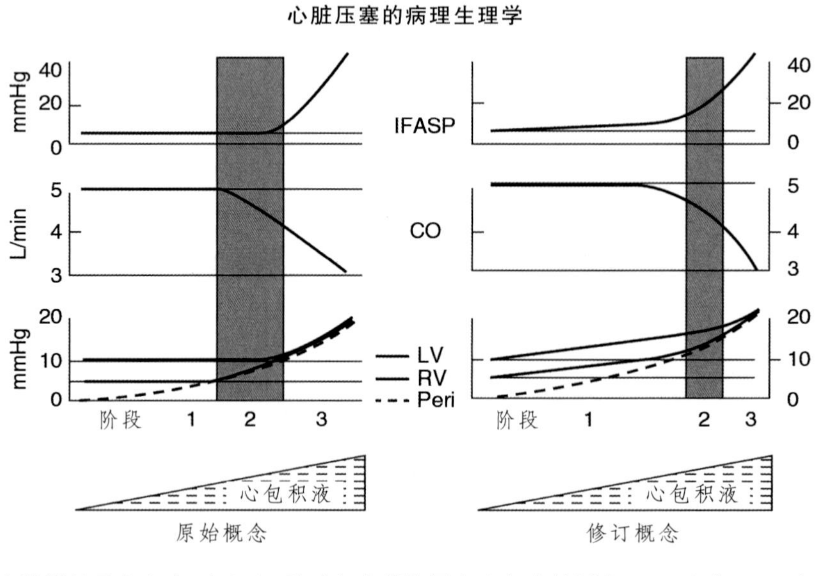


**图 15.5** 心脏压塞的各阶段显示右心房、右心室、肺毛细血管楔压和心包内的压力（peri，心包；RV，右心室；LV，左心室；CO，心输出量；IFASP，吸入动脉收缩压下降）。图中显示了最初的和修改后的概念及数据，详细说明了心脏压塞各阶段的压力变化。（Adapted from Reddy et al. [3]）

范围内,并随呼吸周期而显著波动。吸气时胸腔内压下降引起心包和右心房压降低,右心房回心血流量增加。左心则相反,吸气早期左心室充盈减少,左心室每搏输出量略有减少。呼气时相反:当胸膜腔内压增加时,右心充盈减少致使左心室充盈改善,从而导致每搏输出量增加。在正常人中,这种呼吸变化导致外周测量的收缩压变化为 3~4mmHg。然而,当存在血流动力学改变明显的心脏压塞时,左心室和右心室之间存在相互依赖性,这将导致上述随呼吸的血压变化增大。这是因为心脏被限制在固定的空间内,右心室充盈的增加致使左心室充盈受损,从而导致下一次收缩时每搏输出量减少。由于充盈不足的左心室不能产生正常的每搏输出量,导致血压下降>10mmHg,在体格检查中认为是奇脉。

虽然可以通过床旁的快速评估以检查患者是否存在奇脉,但有几种并存的情况可能会降低这项检查的准确性。肺部疾病或休克的患者也可能存在奇脉,但他们并没有心脏压塞。另外,一些左心室功能不全伴左心室舒张末期压力升高、重度主动脉瓣闭锁不全、肺动脉高压和右心室肥大的患者,尽管血流动力学上存在明显的心脏压塞,但可能并无奇脉[6,7]。

## 心电图表现

心脏压塞的心电图可能表现为窦性心动过速,低 QRS 波群电压和电交替。其中最常见的是窦性心动过速,因为心率增快有助于维持心输出量。由于心脏与电极片之间积液的阻尼作用导致 QRS 波群的振幅可能降低。当心脏在充满液体的心包内来回跳动时,心电图的 QRS 波峰会出现交替的现象(图 15.1)。这些是心脏压塞的特异性表现,但是敏感性不高。

## 超声心动表现

尽管心脏压塞是临床诊断,但对患者进行超声心动检查是一种非常有用的检查手段,因为它可以直接观察心包、心腔以及心脏压塞早期的血流动力学征象。多种超声心动模式可用于评估心脏压塞的证据,包括 M 型、彩色多普勒和二维超声。二维和 M 型模式可以直观地证实积液和心室腔充盈不全,而多普勒评估可用于明确上述压塞过程中的血流变化(表 15.2)。

舒张期右心房游离壁过度的受压和舒张期右室流出道受压是心包内压升高的早期征象。心房收缩时可见心房壁短暂塌陷,并不代表存在压塞。心房舒张延长(>心动周期 1/3)提示心包内压增高。右室流出道是右心室最易受压的部分,早期也可能受到心包内压升高的影响。当心包内压增高时,右侧游离壁也可能在舒张期受压。整个右心塌陷是心包内压力超过心腔内压力导致游离壁塌陷的间接证据[1]。同理,随着压塞的进展,左心室也出现塌陷(表 15.3)。二维和 M 型超声可用于鉴别这些压塞解剖学表现。

多普勒评估对评估心包积液的血流动力学影响很有帮助。可以测量主动脉瓣和肺动脉瓣的流出量(速度-时间积分)和二尖瓣和三尖瓣的流入量(峰值速度)。在正常的人体,呼吸对这些流量参数影响很小,肺动脉瓣和主动脉瓣速度时间积分变化<10%,二尖瓣和三尖瓣峰值流入速度分别变化<15%和<25%。然而,压塞患者二尖瓣呼吸变异通常>25%,三尖瓣呼吸变异>40%(图 15.6)。这种瓣膜内血流变异过大为心室间相互依赖提供了间接证据,并提示明显的心包积液。

对诊断有帮助但经常被忽视的是多普勒肝静

**表 15.2 超声心动图心脏压塞的证据**

| |
|---|
| 存在积液。积液量的多少虽然具有预测性,但并不是临床压塞的可靠决定因素 |
| 右心室舒张早期塌陷 |
| 右心房舒张末期塌陷 |
| 下腔静脉扩张(>2.5cm),吸气时血管未塌陷>50% |
| 三尖瓣(>40%)和二尖瓣(>25%)流入随呼吸变化 |

**表 15.3 心脏压塞表现的典型顺序**

| |
|---|
| 随呼吸变化的三尖瓣血流增加 |
| 随呼吸变化的二尖瓣血流增加 |
| 右心房舒张末期塌陷加重(超声心动图敏感、非特异性表现) |
| 右心室流出道塌陷(超声心动图特异性发现) |
| 右心室游离壁塌陷 |
| 左心室游离壁塌陷 |

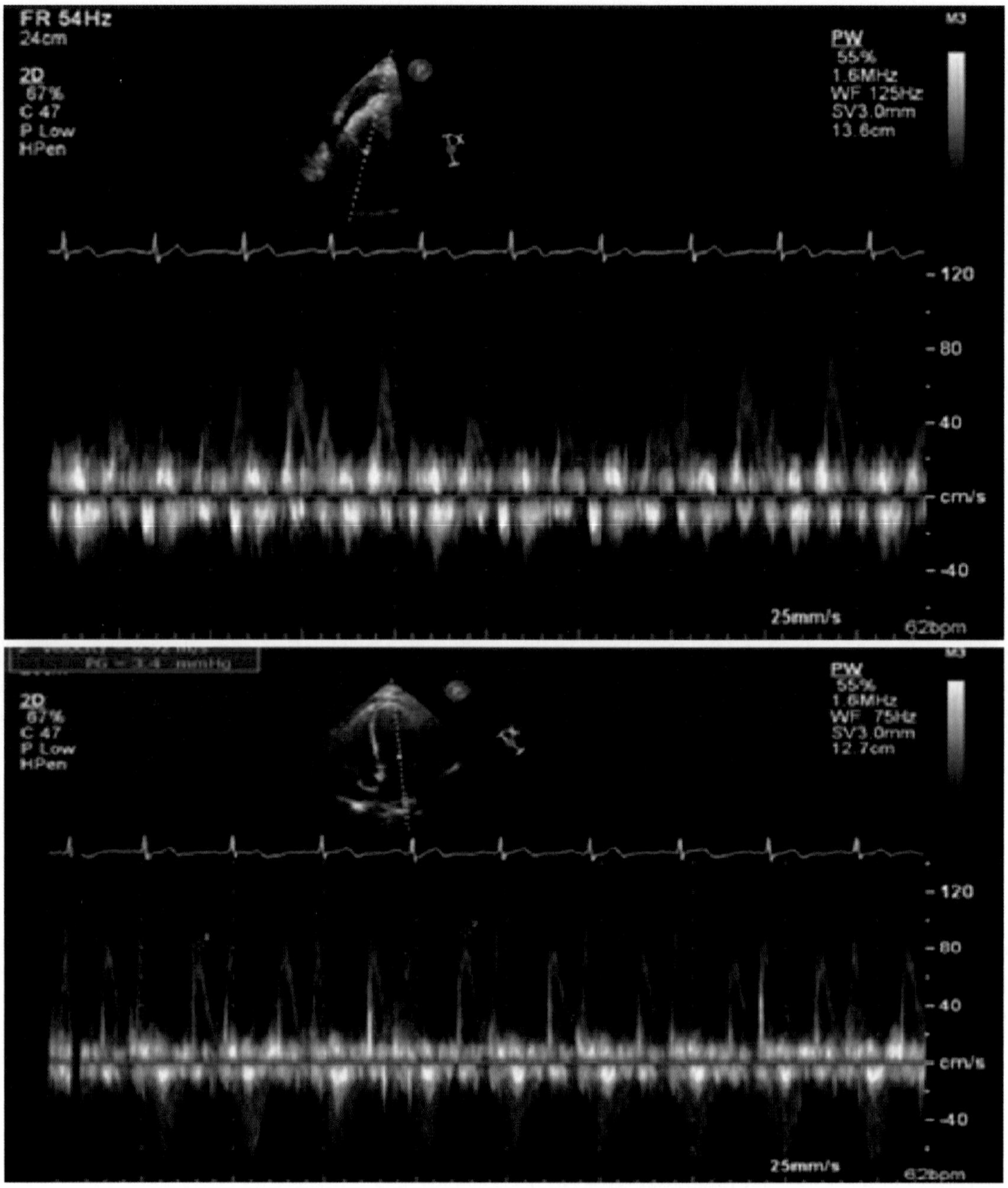


**图 15.6** 上图显示三尖瓣流入模式,下图显示二尖瓣流入模式。

脉的血流。肝静脉血流反映了静脉压力。正常的肝静脉流量有 3 种主要的波:心脏收缩和舒张引起的正向血流(向心),心房收缩的反向血流(离心)。收缩期血流波形对应于 x 降支,舒张期血流波对应于 y 降支。压塞患者血液仅在或主要在心室收缩期间回流至右心房。肝静脉血流以收缩下降波为主,舒张血流波减弱或消失(与右心房的钝性 y 降支相对应)。心包穿刺术后,舒张期血流恢复(图 15.7)。

## 肺动脉导管检查结果

肺动脉导管检查虽不常规应用,但由于能够深入解析心脏压塞病理生理学改变明确诊断,所以对诊断有帮助。

心脏压塞患者的肺动脉导管术最主要的发现是右心房舒张压、右心室舒张压、肺动脉舒张压和肺毛细血管楔压舒张压力均等。波动<5mmHg 认为

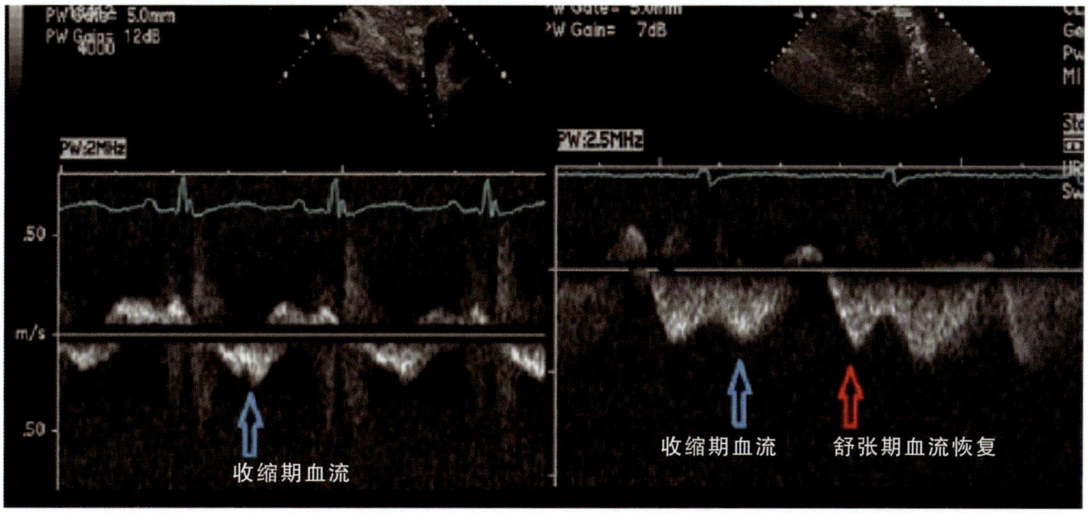


图 15.7 肝静脉示踪显示血流主要在收缩期流入心房,舒张期回流受阻。心包穿刺术后,舒张期心房血流恢复。

是均等。严重压塞时,这种压力是心腔内的被动压力,相等于心包内压力(图 15.8)。

如上所述,另一个异常发现是右心房波形 v 波后 y 降支钝化。心脏压塞时,心房的收缩、舒张和快速充盈保持不变,故 a 波、x 降支、v 波不受影响。y 降支钝化代表右心房血流迅速排空入右心室。这是由于积液导致的右心室舒张压升高致舒张早期右心室舒张功能受损。因此,心房向心室的快速排空,即 y 降支钝化(图 15.9)。当心包穿刺后和心包内压降低时,上述改变很容易逆转。由于右心室能够更有效地舒张,从而心房到心室的血流得到改善,因此出现了正常的 y 降支。

## 收缩的差异

当有心包积液而心包膜相对正常时,吸气时胸内压力的变化很容易传导到心包和心内腔。心包缩窄时,这些压力不容易被传递到心包及心腔内,这导致了体格检查和侵入性血流动力学检查结果出现差异。此时吸气时右心压力不降低,出现心脏压塞时没有的体征——Kussmaul 征。此外,心包缩窄的患者,舒张早期出现心室快速充盈,肺动脉导管

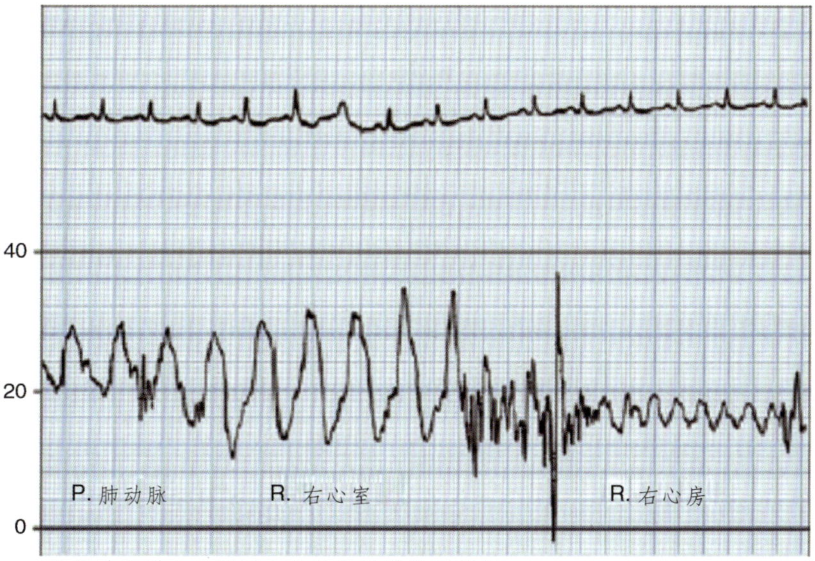


从肺动脉到右心室到右心房的连续撤退测压。

图 15.8 当 PA 导管从肺动脉拉回时,所表现出的右心房(平均值)、右心室舒张末期和肺动脉舒张压的舒张期均衡性。

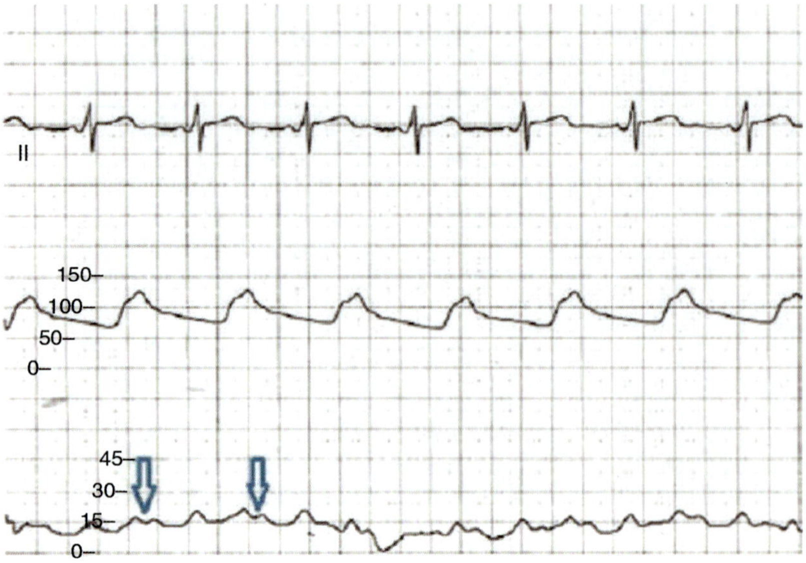


图 15.9 右心房压力波形伴钝性 y 波。

检查中表现为显著凹陷和平台的 y 降支(平方根征)。实际上并非心脏压塞，舒张早期心室充盈受损，导致钝形 y 波。

## 计算机断层扫描和磁共振成像

先进的影像学检查，如 CT 和 MRI，可用于评估慢性心包积液，但不能用于诊断心脏压塞。

心包积液可能在影像学检查中偶然被发现。压塞的 CT 表现包括下腔静脉增宽伴对比剂回流，腔静脉增宽，对比剂在奇静脉内回流，心脏前表面变平，肝、肾静脉增宽。这些表现不具有特异性[8]。但是，可以提示心脏压塞的存在。

当怀疑心脏压塞时，应对患者进行临床评估。应立即进行仔细的体格检查和超声心动图评估血流动力学。MRI 虽然可以为这些患者提供进一步的血流动力学信息，然而，当怀疑有压塞时，应该积极进行体格检查和临床处理。

# 术后患者心脏压塞

在临床实践中遇到的积液多为环形积液，但在术后和创伤后可能出现包裹性积液。慢性积液虽然最初是游离性的，但也可能演变成包裹性积液。在这种情况下，上述关于血流动力学的讨论可能不成立。心室可能会受到局灶性压迫，而这种压迫只有在二维超声心动图中才能看到。多普勒检查结果对术后积液的帮助也较小，即使是积液较少的患者，也能看到夸张的呼吸流量变化。这可能是由于胸腔积液或呼吸动力学异常导致的呼吸做功增加。当怀疑有局灶性压塞时，应仔细评估患者的临床症状和积液的位置，以便进一步处理。

## 治疗

临床上发现心脏压塞的患者应紧急处理。在为心包积液引流做准备的同时，有必要进行静脉补液以维持足够的灌注压。给予静脉补液可以改善心腔充盈，并可通过增加跨壁压来稳定患者的血流动力学。心包膜穿刺术或心包开窗术是解决心腔受压的必要手段。典型的前部、侧部和心尖部积液可采用经皮穿刺引流；但对于术后患者、包裹性和后部积液，首选手术引流。应结合临床情况考虑这两种方法的风险和获益(图 15.10)。

### 要点总结

- 心脏压塞是一种临床诊断。
- 当跨壁压<0mmHg 时就会发生心脏压塞。
- 当心脏压塞发生时，应采取一切措施准确诊断和积极治疗。
- 超声心动检查是明确积液存在和明确心脏压塞临床诊断的首选方式。
  —右心房和(或)右心室壁塌陷。
  —二尖瓣和三尖瓣血流随呼吸改变增加。

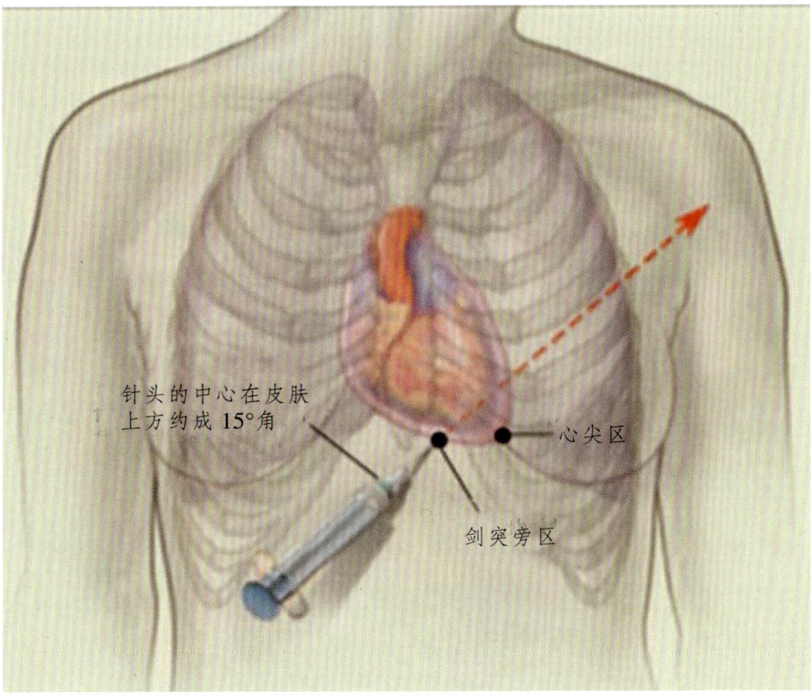


图 15.10 心包穿刺术可采用剑突旁入路，在剑突和左肋缘之间与皮肤成 15°角进针。在心尖入路中，在第 5、第 6 或第 7 肋间隙内心尖外侧 1~2cm 处进针。(Adapted from Spodick [10])

—下腔静脉扩张合并舒张期肝静脉血流减少是心脏压塞最敏感的早期超声心动表现。在低压型心脏压塞患者中可能没有这种情况。

• 肺动脉导管检查对一些临床可疑病例的确诊有一定帮助。

## 复习题

1.一例 72 岁男性患者，出现劳力性呼吸困难，经超声心动图检查发现有大量心包膜积液。以下哪一项是心脏压塞更确切的征象？

A.肝静脉收缩期血液回流。

B.右心房舒张早期塌陷。

C.右心室舒张期塌陷。

D.心包积液患者低血压。

E.存在大量心包积液。

答案：(C)。严重三尖瓣关闭不全时，可见肝静脉收缩血流回流。除 C 以外其他选项也可见于心脏压塞，但非心脏压塞所特有。

2.一例 67 岁女性患者，有病态肥胖与类风湿性关节炎史，出现不明原因的低血压。进行超声心动图检查，由于体质原因胸骨旁和心尖剖面难以解释，但有中度游离性的心包积液。只有在肋下剖面能获得最佳的多普勒血流动力学。当发生心脏压塞时，肝静脉的血流模式是怎样的？

A.收缩期前向流量减少。

B.舒张期前向流量减少。

C.收缩期血液回流。

D.预计心脏压塞不会改变肝静脉血流模式。

E.舒张期前向流量增大。

答案：(B)。由于右心室压力升高，肝静脉的舒张期前向流量将减少。其他选项不支持心脏压塞。

3.Beck 三联征不包括下列哪一项？

A.心音低钝。

B.低血压。

C.JVD 升高。

D.Kussmaul 征。

答案：(D)。Beck 三联征包括心音低钝、低血压和颈静脉怒张。

4.一例 39 岁女性患者，儿童时期有肺结核病史，出现点状周围水肿和疲劳加剧。超声心动图显示心包增厚伴中度积液。患者心率 102 次/分，血压 94/64mmHg。下列哪一项有助于鉴别心脏压塞和心包缩窄？

A.有心包积液。

B.Kussmaul 征缺失。

C.CT 见心包增厚。

D.吸气时三尖瓣血流量增大。

E.以上都不是。

答案:(B)。其他选项都在这两种情况下都可见到,但 Kussmaul 征是缩窄特有的体征,不见于压塞。

5.对有低血压和心动过速的心包积液患者,如果怀疑有心脏压塞,最初的治疗策略是什么?

A.心包穿刺术。

B.静脉输液。

C.输入强心药。

D.心胸外科会诊行心包开窗术。

E.β 受体阻滞剂。

答案:(B)。心脏压塞不稳定的患者需要紧急补液以克服心包压力。进一步的治疗方式可能包括心包穿刺术或开窗引流术。代偿性心动过速禁用 β 受体阻滞剂。

(侯跃龙 译)

## 参考文献

1. Armstrong WF, Ryan T, Feigenbaum H. Feigenbaum's echocardiography. 7th ed. Philadelphia: Wolters Kluwer Health/Lippincott Williams & Wilkins; 2010. xv, 785p.
2. Kern MJ, Lim MJ. Hemodynamic rounds: interpretation of cardiac pathophysiology from pressure waveform analysis. 3rd ed. Hoboken: Wiley; 2009. xxii, 473p.
3. Reddy PS, Curtiss EI, Uretsky BF. Spectrum of hemodynamic changes in cardiac tamponade. Am J Cardiol. 1990;66(20):1487–91.
4. Sagrista-Sauleda J, et al. Low-pressure cardiac tamponade: clinical and hemodynamic profile. Circulation. 2006;114(9):945–52.
5. Curtiss EI, et al. Pulsus paradoxus: definition and relation to the severity of cardiac tamponade. Am Heart J. 1988;115(2):391–8.
6. Sharkey SW. A guide to interpretation of hemodynamic data in the coronary care unit. Philadelphia: Lippincott-Raven; 1997. p. 214.
7. Stouffer GA, Inc E. Cardiovascular hemodynamics for the clinician. Malden: Blackwell Futura; 2008.
8. Restrepo CS, Lemos DF, Lemos JA, Velasquez E, Diethelm L, Ovella TA, Martinez S, Carrillo J, Moncada R, Klein JS. Imaging findings in cardiac tamponade with emphasis on CT. Radiographics. 2007;27:1525–610.
9. LeWinter MM. Pericardial diseases: In: Braunwald's heart disease: a textbook of cardiovascular disease. Philadelphia: Saunders Elsevier; 2008. p. 1836 from original by "Lorell BH, Grossman W. Profiles in constrictive pericarditis, restrictive cardiomyopathy and cardiac tamponade. In: Baum DS, Grossman W, editors. Grossman's cardiac catheterization, angiography, and intervention. Philadelphia: Lippincott Williams & Wilkins; 2000. p. 840".
10. Spodick DH. Acute cardiac tamponade. N Engl J Med. 2003;349(7):684–90.

## 推荐阅读

Appleton C. Cardiac tamponade. Cardiol Clin. 2017;35(4):525–37.

Maggiolini S, et al. The role of early contrast-enhanced chest computed tomography in the aetiological diagnosis of patients presenting with cardiac tamponade or large pericardial effusion. Eur Heart J Cardiovasc Imaging. 2016;17:421–8.

Ristic AD, et al. Triage strategy for urgent management of cardiac tamponade: a position statement of the European Society of Cardiology Working Group on Myocardial and Pericardial Diseases. Eur Heart J. 2014;35:2279–84.

Sánchez-Enrique C, et al. Cause and long-term outcome of cardiac tamponade. American J Cardiol. 2016;117(4):664–9.

# 第 16 章

# 缩窄性心包炎和限制型心肌病

Chun Pong Wong, Allan Klein

## 引言

尽管是不同的疾病过程，缩窄性心包炎(CP)和限制型心肌病(RCM)由于其相似的临床和血流动力学特征常被同时讨论。生理上，这两个疾病过程均会导致心脏舒张功能障碍，但机制不同；严格地说，在缩窄性心包炎中，粘连性心包是罪魁，在限制型心肌病中，异常的心肌是祸首。CP 通常是慢性过程，以不同的形式存在(收缩性渗出期、亚急性期、瞬变期、隐匿期)，这些时期拥有很多相同的临床表现，差异甚微，因此很难鉴别。在 RCM 中，心包几乎是正常的，病理过程发生在心肌层，通常与一些浸润性疾病有关，如淀粉样变性、血色素沉着病、结节病等。CP 和 RCM 的疾病范围和各种临床表现，最初的病史和体格检查，以及血流动力学方面的考量和最新的非侵入性成像标准，引领着最新的诊断方向。由于治疗方案迥然不同，因此，使用所有可用的数据来鉴别这两种疾病变得十分重要。

C. P. Wong
Department of Cardiology, Khoo Teck Puat Hospital, National Healthcare Group, Singapore, Singapore

A. Klein (✉)
The Miller Family Heart and Vascular Institute, Cleveland Clinic, Cleveland, OH, USA
e-mail: KLEINA@ccf.org

## 病理生理学

### 缩窄性心包炎

缩窄性心包炎常因无弹性心包抑制心脏充盈，引起舒张性心力衰竭。由于它的治疗与所有其他形式的心力衰竭有着显著的不同，因此，精确的诊断是必要的。

临床上 CP 的整体发生率很低。急性心包炎发生后，只有 1.8%的患者发展为慢性心包炎。特发性或病毒性心包炎患者的发病率低于其他病因，如风湿性疾病、恶性肿瘤或细菌感染。在心脏手术后的患者中，慢性、症状性 CP 的发生率似乎也很低，报道的发生率为 0.2%~2.4%。目前，在这些疾病中，尚不知道多久能够通过影像学检测到缩窄性生理改变。

在欧洲和北美，大多数病例是特发性的，与既往的心脏手术或胸部照射有关。心脏损伤后综合征相关性 CP 也在不断增加，尤其是心脏外科手术、房颤射频消融治疗、ICD 植入等。

然而，在全球的其他地区，肺结核仍然是 CP 的主要原因。其他可能的原因包括结缔组织病、感染、恶性肿瘤、创伤和石棉沉着病[1]。

希波克拉底(公元前 460—370 年)将正常的心包描述为围绕心脏的一个“光滑的外膜”，周围有少量类似尿液的液体[2]。心包是一个大致呈瓶状的膜囊，除了左心房围绕肺静脉口的部分，几乎包住了整个心脏。它由纤维性和浆膜性成分组成。外纤维囊主要由胶原纤维构成，其间穿插有短弹性纤维。浆膜成分由单层间皮组成，形成壁层和脏层，包围整个心腔。壁层心包纤维呈层状排列，这些结构组合到一起，形成壁层心包膜(图 16.1 a,b)。内脏层也称为心外膜，覆盖着心脏(16.1 c,d)。在心外膜和心肌之间有大量的心外膜脂肪。心包腔内通常含有<50mL 的浆液，在心脏搏动过程中，浆液在相邻层之间起润滑作用，以防止摩擦刺激。

纤维心包在低容积时相对有弹性，但在拉伸时迅速失去弹性。心包压力-容积关系是非线性的，起初，斜坡是平坦的，但随后变得非常陡峭，这也取决于积液的速度(图 16.2)。当局部瘢痕或钙化后，非顺应性的心包开始附着在心脏表面的不同区域，在受压的情况下，由于心包的外在限制，心腔在舒张

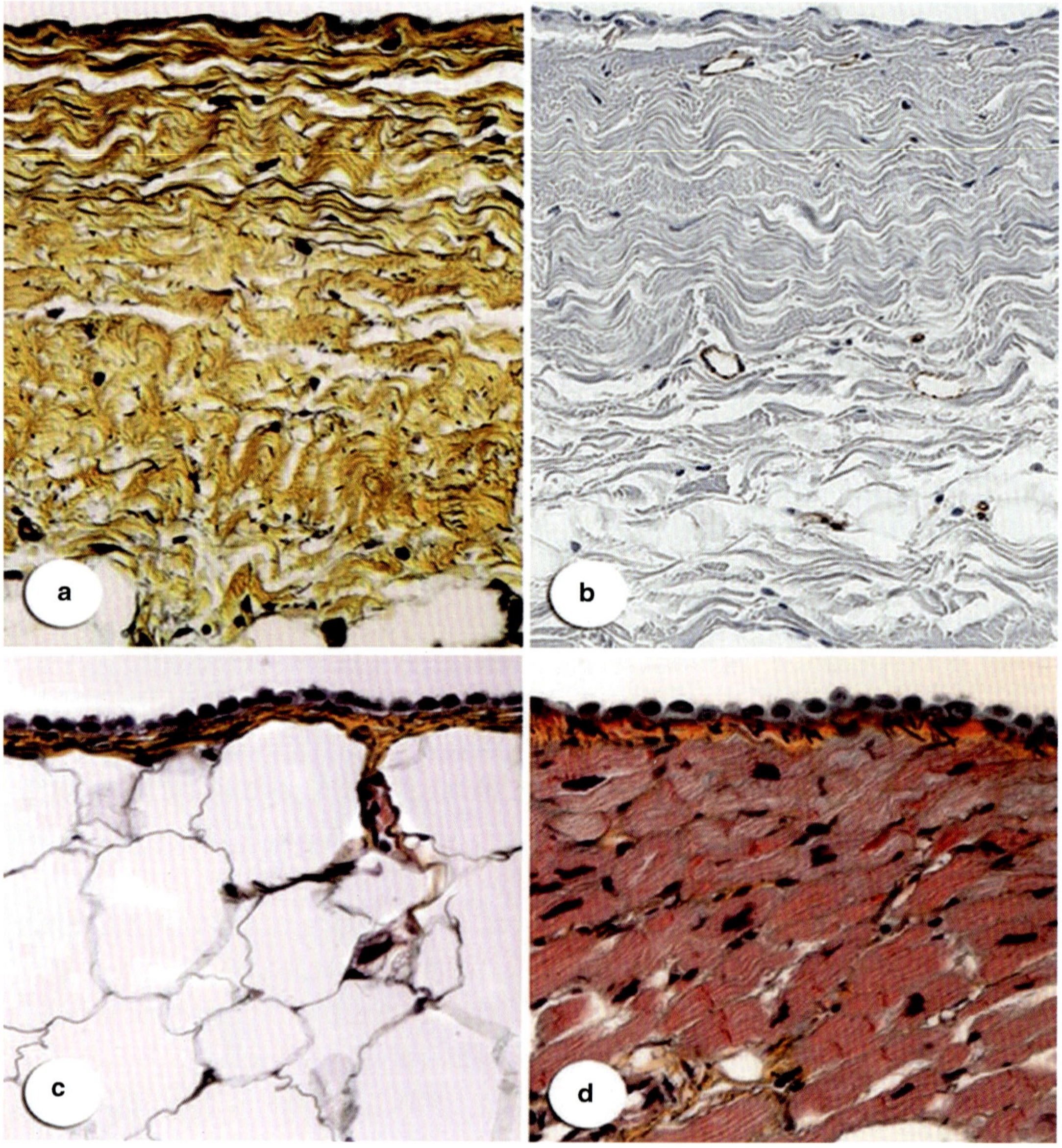


图 16.1 (a)显示正常的全层壁心包。它由一层间皮细胞和一层密集的波状胶原蛋白(黄色)和散布的短弹性纤维(黑色)组成。(b)具有细核和稀薄血管的成纤维细胞通常存在于顶叶心包。CD 34 免疫染色显示毛细血管内皮细胞。(c)内脏心包(也称为心外膜)由间皮细胞层和带有弹性纤维的胶原薄的上皮下层组成。间皮细胞显示不同的微绒毛。内脏心包下方是心外膜脂肪组织。(d)在内脏心包(或心外膜)的其他区域，只有薄层纤维组织(黄色)将间皮细胞与心肌分离，无心外膜脂肪。原始放大倍数 400 ×；(a、c 和 d)：Movat 五色染色。(b)CD 34 免疫过氧化物酶。(From Klein et al.[9])

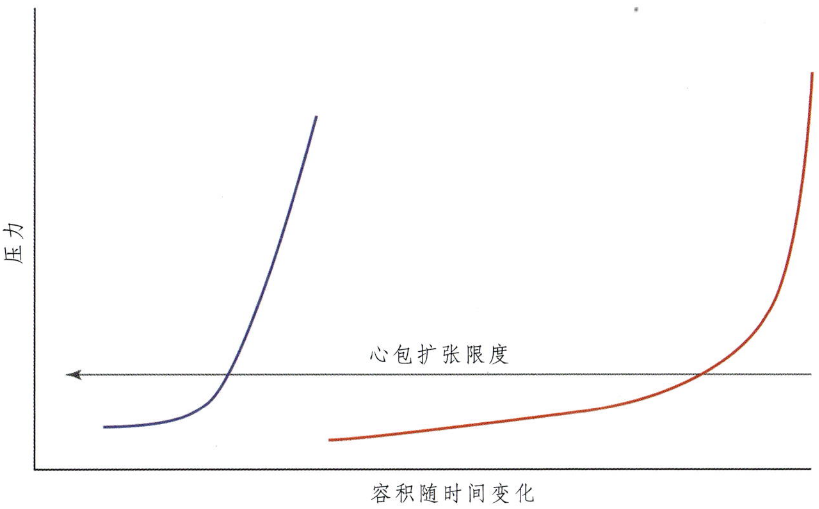


**图 16.2**　心包压力-容积曲线显示，容积随时间缓慢或迅速增加。(蓝色曲线)快速增加的心包液首先达到心包储备容积的限度(初始平坦节段)，然后迅速超过心包壁拉伸的限度，导致压力急剧升高，液体的增量越小，心包压力越大。(红色曲线)较慢的心包填充速度需要更长的时间才能超过心包拉伸极限，因为心包拉伸和代偿机制激活的时间更长。

期不能完全充盈。因此，在心室舒张期，因为心室的阻力限制了心腔的进一步扩张和充盈，中至晚期充盈提前发生，从而导致舒张末期压力升高和心输出量减少。一旦确定，心包“剥脱术”或心包切除术是治疗的首选，单独药物治疗通常不能缓解症状。

在吸气过程中，会产生负的胸膜腔内压(-6~0mmHg)，并经右心房心包和心包间隙传导至心脏。负压增加了右心的静脉系统回流，增加了右心室的被动充盈。在心包正常的情况下，右心室充盈的同时，游离壁得以扩张，从而提供一定的容积。缩窄性心包炎时，这一过程受阻，因为心室的严重封闭阻止了右心室游离壁扩张，无法将胸腔负压传导至心脏。这导致室间隔向左心室偏曲，以适应右心室容积。肺静脉循环位于心包外，其与胸膜腔内压变化引起的体静脉循环系统表现相似，最终导致呼吸周期内 LV 充盈的变化。吸气时，肺静脉压降低，然而，胸内负压并没有传递到左心室，导致左心室的血流梯度下降，从而限制了左心室充盈。呼气时，胸腔内正压降低全身静脉回流，导致右心室舒张末期压力降低。左心室的被动充盈现在克服了右心室的压力，室间隔向右移进入右心室。这种现象称为心室相互依赖；它在正常生理中表现不明显，但在 CP 中被夸大。

## 限制型心肌病

限制型心肌病是一种心肌疾病，通常因心肌僵硬度增加，而导致心室舒张功能受损、充盈受限。双心室的大小和收缩功能通常正常或接近正常，直到疾病的晚期。RCM 可影响一侧或双侧心室，引起左侧和(或)右侧心力衰竭的体征或症状。可能会伴有心律失常和传导阻滞。RCM 可能由遗传或后天疾病的易感性或两者的结合引起，广义上可分为浸润性、贮积性、非浸润性和心肌内膜性。组织学上，浸润性疾病与肌细胞间质隙的沉积有关，而贮积性疾病主要集中在心肌细胞内的积累。由于 RCM 的起源和表现的异质性，在诊断这些疾病的同时，RCM 的发病率和患病率也无法得到准确的估计。

RCM 也可以分为遗传性、家族性或非遗传性、非家族性。家族性 RCM 常以常染色体显性遗传为特征，在一些家族中是由结蛋白基因突变引起的；在另一些病例中，家族性 RCM 与传导阻滞有关，这是由结构蛋白基因突变引起的，通常与骨骼肌肌病有关。家族性遗传可伴有常染色体隐性遗传，这是少见情况，例如，血色素沉着病或糖原贮积病，或与 X 染色体相关的遗传，如法布里病[3]。

RCM 是最不常见的一种心脏病[4]。单纯限制型心肌病患者心包和心包顺应性正常；然而，这取决于病因（例如放射），限制和收缩的特征可以共存。

病理生理学上，左心室非顺应性的增加导致左心室压力随体积的增加而迅速变化。由于舒张早期充盈（倾斜）迅速，舒张中期和末期（高原）血流停止充盈，因此形成了特征性的血流动力学“倾斜–高原”充盈模式。

# 评估

## 病史和临床表现

由于症状和生理表现相似，因此很难区分缩窄和限制。然而，在病史和体格检查中有一些细微的发现，可以帮助鉴别是哪个过程导致了患者的症状。病史的目的应该是阐明引起缩窄或限制原因。例如，有心脏外伤、心脏手术或心包炎病史者更倾向于缩窄性心包，而有淀粉样变性、结节病或血色素沉着病等浸润性或糖原贮积病史者则提示限制性疾病。更重要的是，放疗史，特别是斗篷式放射野放疗史，可以通过无数生理过程，包括收缩性、限制性、肺纤维化及瓣膜心脏病，导致症状的发生。患者会出现不同程度的症状，这取决于病情的严重程度。最终在这两个过程中都会出现心输出量降低的症状，即用力或休息时呼吸困难、水肿（下肢、腹水和积液）、肺充血。两者的晚期都以严重的心力衰竭为先兆。表 16.1 列出了 CP 和 RCM 的不同病因。

## 体格检查

多数 CP 和 RCM 患者颈静脉压（JVP）升高。Kussmaul 征是指吸气时颈静脉压反常升高，或者说是吸气时颈静脉压力下降受阻。由于右心房不能适应静脉回流增加，所以吸气时颈静脉压升高。在这两种情况下都可以见到 Kussmaul 征；然而，这在 CP 中更常见。JVP 呈陡峭或快速 y 波下降，即 Friedreich 征，同时伴有周围水肿、腹腔积液、肝瘀血和胸腔积液，这两种情况均可作为右心衰竭的标志。CP 阳性体征包括在 y 降支的最低点出现心包叩击音，在 $S_3$ 之前听到舒张期奔马律与心室突然停止充盈相一致；活动性心包摩擦音；由于心包钙化而导致无法传导可触及的心室冲动，继发心尖回缩。$S_3$ 可及、心尖冲动增强更加提示限制。脉压反

表 16.1 缩窄性心包炎和限制型心肌病的原因

| 缩窄性心包炎 | 限制型心肌病 | |
|---|---|---|
| 特发性 | 浸润性 | 贮积病 |
| 病毒 | 淀粉样变性 | 法布里病 |
| 术后 | 结节病 | 戈谢病 |
| 放疗后 | 原发性高草酸尿 | 血色病 |
| 结缔组织病 | 心内膜心肌 | 糖原贮积病 |
| 心肌梗死后（Dressler 综合征） | 类癌心脏病 | 黏多糖病 Ⅰ 型（Hurler 综合征） |
| 感染后 | 心内膜心肌纤维化 | 黏多糖病 Ⅱ 型（Hunter 综合征） |
| 尿毒症 | 嗜酸性粒细胞增多综合征 | 尼曼匹克病 |
| 结节病 | 慢性嗜酸性粒细胞白血病 | 非浸润性 |
| | 药物（5–羟色胺、甲基血清胺、麦角胺、汞剂、布苏凡） | 糖尿病性心肌病 |
| | 心内膜纤维弹性瘤病 | 硬皮病 |
| | 癌症/癌症治疗的结果 | 肌原纤维肌病 |
| | 转移性癌症 | 弹力性黄色瘤 |
| | 药物（蒽环类药物） | 肌层蛋白疾病 |
| | 辐射 | 韦纳综合征 |

Adapted from Muchtar et al. [4]

常，即收缩压异常下降(>10mmHg)，在心包积液的CP 病例中偶尔可见，如渗出性缩窄性心包炎。

## 胸部 X 线片和心电图

心包钙化常见于胸部 X 线片，提示 CP；但是，这种情况并不是始终存在(图 16.8a，b)。限制型心肌病可见双心房肥大而不是心室扩大。在两种情况下心电图检查结果均可见心房颤动和复极异常，而左心室肥大、低压 QRS 和传导异常可能提示存在限制型心肌病。

## 超声心动图

超声心动图(TTE)是确诊 CP 和 RCM 的首要和最基本工具。在结合其他诊断信息的背景下，获得解剖和血流动力学信息的能力有助于做出诊断。

### 2D 和 M-型超声

TTE 可用于心包成像，以观察心包形态，以及伴随的心包积液。但是，测量心包厚度不推荐使用 TTE。心包厚度可以通过经食管超声(TEE)获得，虽然 CT、MRI 是金标准。2D 超声心动图在评估心房和心室腔大小以及心肌特征方面也很有用。根据病因不同，可出现不同的形态学特征，如心肌增厚伴斑点或淀粉样变伴颗粒状物(图 16.3a，b)。在限制型心肌病中，双心房常增大，这在缩窄性心包炎中很少见，同时对比与右心房，可以在 TTE 上看到由于左心房的压力增大，房间隔向右侧膨出的趋势(图 16.3b)。缩窄性心包炎 TTE 特征性表现是室间隔的摆动、心肌的约束、下腔静脉和肝静脉瘀血。然而，室间隔移位(VSS)与室间隔弹跳不同。VSS 的存在被定义为室间隔在吸气时向左心室和呼气时向右心室的任何程度的循环运动，类似于心室间的相互依赖。VSS 是 CP 的敏感信号，敏感性为 93%，特异性为 69%[5]。由于其高时间分辨率，在缩窄性心包炎中使用 M 型超声心动描记图可以更好地鉴别 VSS、间隔震颤和弹跳特点(图 16.4)。

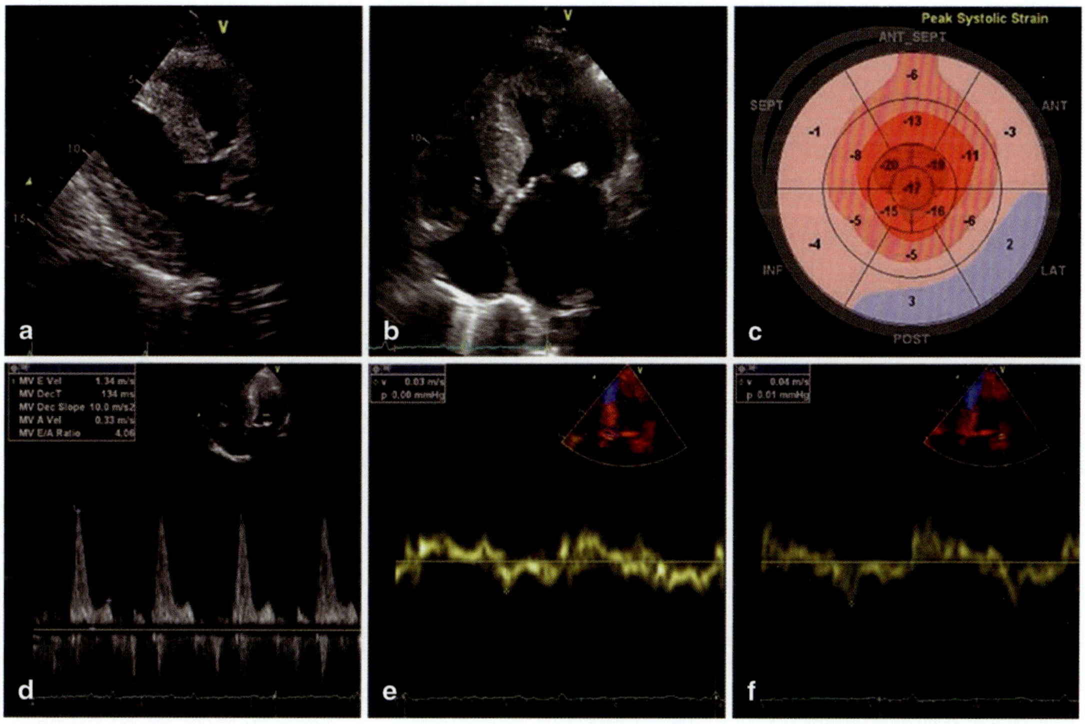


图 16.3　淀粉样变性患者的超声心动图显示(a)心肌增厚伴点状或颗粒状，(b)双心房扩大伴房间隔向右突出。(c)整体纵向应变(GLS)研究显示一种顶端保留模式，提示淀粉样变性。(d)二尖瓣流入道脉冲波多普勒研究显示 E/A 比值高(约为 4.1)，减速时间短(约为 134 ms)。二尖瓣环的组织多普勒成像显示两者的速度均显著降低，(e)间隔 e’为 3cm/s，(f)侧壁 e’为 4cm/s。

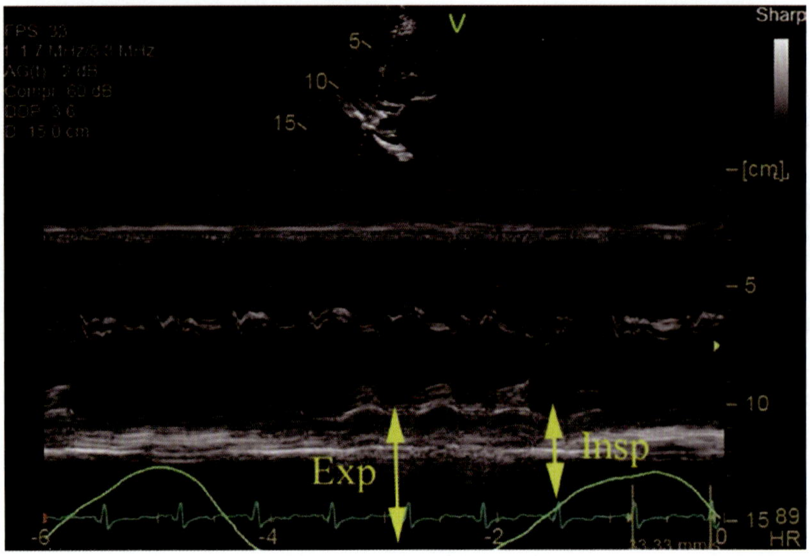


图 16.4 缩窄性心包炎患者的室间隔 M 型记录(胸骨旁长轴)。吸气时存在左心室间隔移位。EXP 表示呼气,Insp 表示吸气。

## 多普勒超声心动图和组织多普勒成像

在生理学上,CP 和 RCM 均可导致舒张功能障碍。从多普勒超声心动图和组织多普勒成像获得的信息对诊断舒张功能障碍至关重要。此外,二尖瓣环速度的 TDI 信息提高了超声心动图诊断 CP 的整体敏感性和特异性,因此,CP 与 RCM 得以鉴别。多普勒得益于通过非侵袭性方法进行血流动力学评估。它尤其关注心室的充盈、二尖瓣和三尖瓣的流入速度、肺静脉和肝静脉的流量,特别是 CP 和 RCM 给这些参数带来的呼吸周期的变化。

在 CP 和 RCM 中,二尖瓣跨瓣膜流速模式均表现为明显升高的左心室充盈压力,即限制性模式。左心房高压与二尖瓣开放时的高左心房-左心室梯度有关。因此,E 波高,A 波低,E/A 比值高,通常为>2.0。然而,在心房颤动或心房扑动患者中可能看不到 A 波。左心室顺应性差,导致左心室舒张压迅速升高,左心房-左心室压力梯度迅速下降。结果导致舒张早期二尖瓣跨瓣膜血流迅速减速,短于正常时限,通常<160ms(图 16.3d 和图 16.5a)。

如果排除肺血管疾病,肺动脉收缩压可作为 LAP 的间接估计,并识别左心室充盈压升高的患者。PASP 与非侵入性测量出的 LAP 之间存在显著相关性。在无肺部疾病的情况下,PASP 升高提示 LAP 升高。PASP 的计算可以通过测量三尖瓣反流峰值速度,然后应用改良的 Bernoulli 方程将该值转换为压力值,并加上估测的右心房压力。美国超声心动图协会(ASE)建议将三尖瓣反流峰值>2.8m/s 作为舒张功能障碍的诊断标准[5]。

二尖瓣环流速的 TDI 已成为缩窄性心包炎和限制型心肌病舒张功能评估的一个组成部分。在瓣环中间隔、内侧和外侧处测量二尖瓣环流速(e'),两者均提供了关于瓣环相对于测量轴(即光标线)的运动的信息。这些测量提供了心脏的心肌松弛和纵向运动的信息,这些信息受到心包缩窄和限制的影响。在松弛异常的情况下,即限制时,组织多普勒速度呈现可预测地降低(间隔 e'速度< 7cm/s 或侧向 e'速度<10cm/s)。在 RCM 中,室间隔和侧壁速度均降低。在无心肌受累的单纯 CP 中,中隔二尖瓣环流速可正常或轻度上升,例如间隔 e'≥9cm/s[5]。这是由于心包受限制后,充盈期间心脏横向扩张受限,从而导致间隔纵向运动代偿性增加,以适应充盈。在无心包疾病的患者中,中隔 e'通常低于外侧 e'。在 CP 中,这种关系逆转;间隔 e'速度大于外侧速度,因此这种现象被称为“瓣环逆转”。组织多普勒 E/e'是非侵入性估计 LAP 的一种方式。有关舒张功能障碍评估,ASE 指南建议使用室间隔和侧壁 e'速度均值,平均 E/e'> 14 提示 LAP 升高[6]。尽管 CP 和 RCM 中 LAP 均升高,但 CP 中肺毛细血管楔压升高,E/e'仍未升高,即“反常瓣环”。然而,这只发生在单纯收缩功能障碍中,而不是心肌病导致的收缩功能障碍[7-8]。

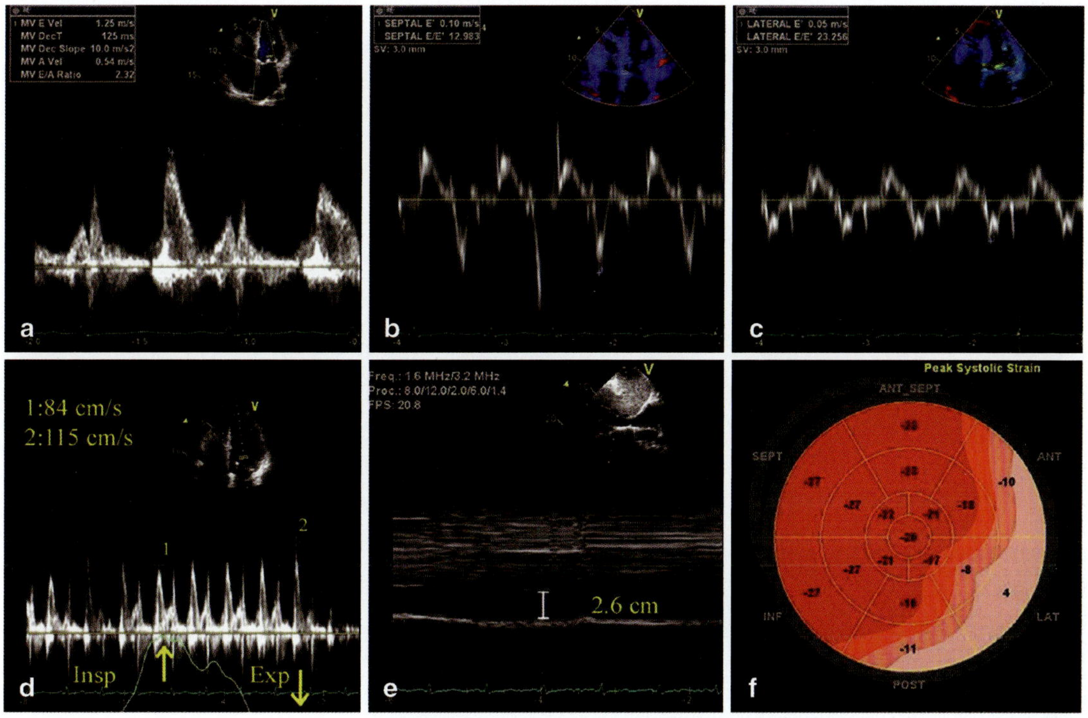


**图 16.5**　缩窄性心包炎患者的超声心动图。(a)二尖瓣流入道的脉冲波多普勒研究显示 E/A 比值高，约为 2.3，减速时间短，为 125ms。二尖瓣环的组织多普勒成像(TDI)显示“瓣环可逆”，(b)间隔 e’为 10cm/s，(c)侧壁 e’为 5cm/s。(d)二尖瓣流入有显著的呼吸变异[(呼气–吸气/呼气；(115–84)/115 × 100%≈27.0%]。Insp 表示吸气，Exp 表示呼气。(e)M 型图像显示充血的下腔静脉(IVC)，在呼吸过程中直径为 2.6cm 且直径变化< 50%。(f)GLS 研究显示左心室前侧壁短缩应变低于室间隔短缩应变。

二尖瓣和三尖瓣舒张期血流速度的呼吸变异，即 E 波速度，在 CP 和 RCM 中不同，可为两者诊断或者排除提供令人信服的证据。ASE 建议在 CP 中计算二尖瓣和三尖瓣流入道的呼吸变异百分比，如下所示：

(呼气–吸气)/呼气×100%

对于二尖瓣 E 流速峰值，最大下降发生在吸气初和呼气初。通常超过 25%的呼吸变异（图 16.6d）。对于三尖瓣 E 流速峰值，最大下降发生在呼气初，此时肝静脉血液回流心房，通常超过 40%的呼吸变异。计算的百分值将为负值[9]。这些现象是心室相互作用显著增强的表现，在正常受试者或限制型心肌病患者中均不存在。在限制条件下，二尖瓣 E 速度随呼吸而变化，但程度较低(通常<10%)。这些结果可能受到左心房前负荷条件的影响；随着呼吸的变化，左心房压力的增加幅度将减少，而容积不足时，左心房压力的增加幅度将增大。

肺静脉和肝静脉血流代表左侧和右侧充盈，也是区分缩窄性和限制型生理学的另一个重要测量指标。在限制型心肌病中，肺静脉收缩期血流减少(S 波)，舒张期血流增加(D 波)，这与呼吸无关。然而，在缩窄性心包炎中，呼气时收缩期及舒张期血流增加，吸气时 S 波和 D 波较前顶部钝化，这是一个显著特征(图 16.6)。

通过肝静脉血流波形，包括 S 波和 D 波，也可用于进一步识别患者是否患有 CP 或 RCM。正常人，与 D 波相比，S 波会更加突出，呼吸变异很小或没有变化。在 CP 患者中，吸气时，舒张期血流显著增加(D 波)，呼气时，舒张期血流减少，波形钝化。而在 RCM 患者中，舒张期血流增加，D 波与 S 波相比无呼吸变异。然而，这更好地表示为肝静脉呼气舒张期逆转率，定义如下：

逆转率=呼气时(舒张期逆向速度/正向速度)

逆转率≥0.79 对诊断 CP 的特异性为 88%[5](图 16.7)。

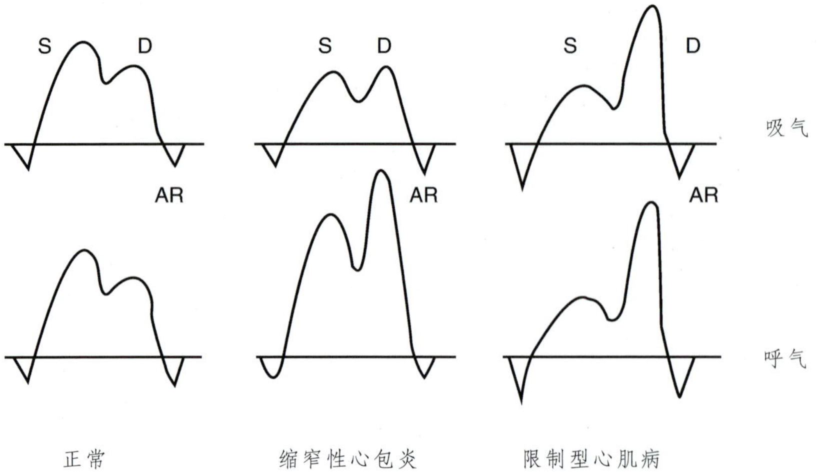


图 16.6 不同阶段、不同呼吸条件的肺静脉血流量。S,肺静脉收缩期血流;D,肺静脉舒张期血流;AR,心房反转。

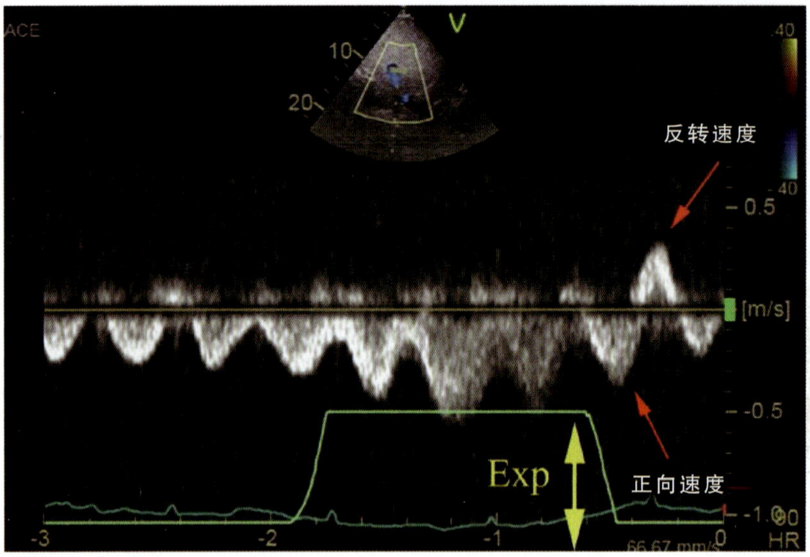


图 16.7 缩窄性心包炎患者肝静脉内的脉冲波多普勒记录(肋下窗)。注:呼气期舒张期反转明显,舒张期反转率定义为反转速度除以正向速度(~0.35m/s 反转速度除以~0.40cm/s 正向流动速度,舒张期反转率为 0.875)。EXP,呼气。

## 整体纵向应变(GLS)

心肌应变可通过 TDI 或斑点追踪超声心动图(STE)测量。目前,STE 是应用最广泛的应变模式。STE 利用灰度超声图像中的自然声学标志物形成干扰模式的现象,例如心肌组织中的斑点。这些模式在两个连续帧之间的短期内相当稳定,通过自动搜索两个帧中的相似模式(区组匹配)发现心肌中每个点的 2D 位移。对整个心动周期的所有帧重复此过程,以生成心肌中每个点的 2D 位移曲线。随后,从每个 LV 段沿轴向、纵向或径向方向计算应变[10]。当从常规超声心动图中获得的信息充分时,GLS 通常无须进行诊断。然而,GLS 可提供更多信息以排除其他鉴别诊断。

在 RCM 病例中,常发现左心室收缩功能正常或接近正常,舒张功能障碍和左心室肥大。GLS 的心尖保留模式(图 16.3c)是 RCM 中淀粉样变性诊断的依据;而在肥厚型心肌病中,心肌纵向变形通常在肥大部位减少[11]。由于 CP 中 LV 游离壁受束缚,观察到 LV 间隔缩短应变高于侧壁缩短应变(图 16.5f),这取决于心包钙化的位置和程度。此外,CP 患者的平均 GLS 值高于 RCM 患者[12]。

在区分 CP 和 RCM 时,Welch TD 等提出了相对简单的方法。在梅奥医学中心关于缩窄性心包炎诊断标准的文章中,呼吸相关室间隔移位、保留或增加室间隔二尖瓣环 e'流速和显著的肝静脉呼气舒张期血流逆转是与 CP 诊断独立相关的超声心动图特征。中隔二尖瓣环 e'流速≥9cm/s 或肝静脉呼气舒张期逆转率≥ 0.79 的 VSS 的存在，对 CP 的诊断敏感性为 87%，特异性为 91%[5]。

## 经食管超声心动图

考虑到 TTE 的一些局限性，当 TTE 不具有诊断意义或影像质量受到身体习惯或体位的影响时，TEE 可能有用。它可用于术后评估局部渗出性缩窄性疾病。TEE 可用于心包成像，以评估厚度和粘连区域，以及通过 MV/TV（E 波速度）和肺静脉血流获得更高的高保真多普勒信号。通常，TEE 评估是有用的辅助方式，因为它更适合对心脏后部以及 RA、RV 和 IVC 进行成像，从而提高总体评估的准确性。然而，尚未在 TEE 中验证二尖瓣环速度的 TDI 测量。

### 计算机断层扫描和磁共振成像

在 CP 和 RCM 评估中，与超声心动图相比，CT 和 CMR 成像提供了更高的分辨率和额外信息。CT 评估心包增厚（> 4mm）和钙化的效果优于 TTE 或 TEE（图 16.8c，d），但两者均不能排除 CP。Talreja DR 等报告称，对 143 例手术证实的 CP 患者进行组织学检查时 18%的患者心包厚度正常，CT 检查时 28%的患者心包厚度正常[13]。它还提供了关于下腔静脉容积状态以及与收缩相关的心室和室间隔轮廓的信息。在有心胸外科手术史的患者中，CT 有助于评估术前重要血管结构的位置以及评估任何

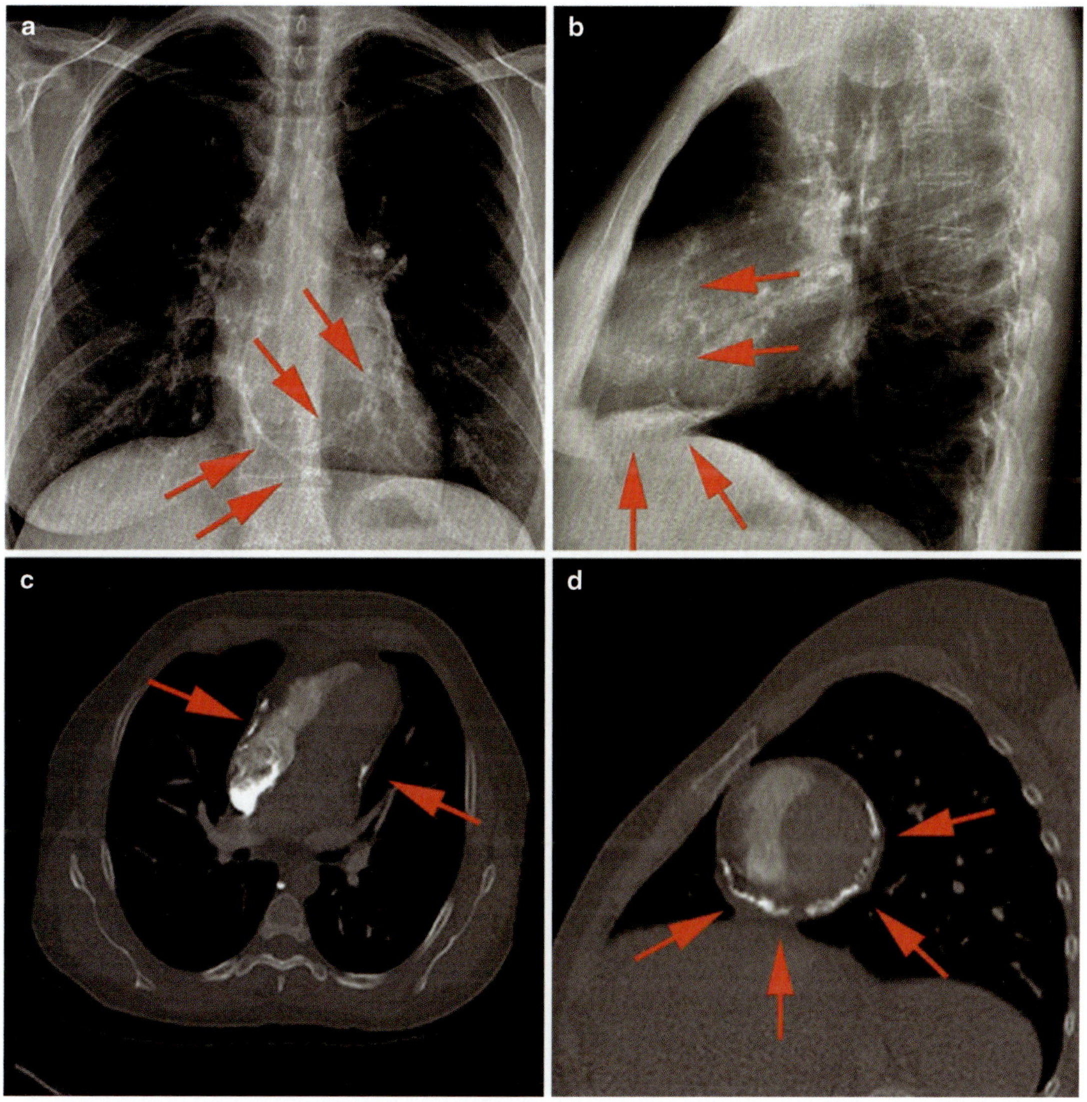


图 16.8　在 CXR（a 和 b）和 CT 扫描（c 和 d）中观察到心包钙化。红色箭头表示心包钙化。

肺损伤或卡压，尤其是有辐射暴露史的患者。

与 CT 或超声心动图相比，门控 CMR 提供了更好的心包可视化和分辨率。CT 仍然提供了更好的心包钙化评估，但 CMR 在组织特征评估(包括心包炎症和水肿、心包瘢痕形成、小心包积液和心脏移位)以及血流动力学相关(如 IVC 淤血症和 VSS)等方面优于 CT(图 16.9)。CMR 用于组织表征的能力已被用于诊断和监测短暂性 CP 中的缩窄性生理学和心包炎症。短暂性 CP 是一种越来越公认的更常见的 CP 亚型。其首次描述于 1987 年，当时一组 CP 受试者在连续超声心动图和 CMR 上显示收缩生理学自发和永久恢复[14]。在病理方面，短暂性 CP 通常是由心包水肿、炎症和纤维蛋白沉积波动所致，而不是更固定的心包纤维化或钙化[15]。它可自行消退或在抗感染治疗的帮助下消退。在某些情况下，短暂性 CP 实际上可能代表 CP 疾病谱的早期表现，在慢性炎症导致成纤维细胞和胶原蓄积和缩窄生理学变得不可逆之前。对于房间隔，厚度>6mm 被认为是显著的。这一发现实际上可以诊断心脏淀粉样变性。脂肪瘤性肥大也可导致 IAS 厚度增加，但由于脂肪含量，其 $T_1$ 加权序列上的高信号很容易区分[16]。

此外，心脏磁共振运动伪影校正相位敏感反转恢复成像是组织表征最有价值的序列，尤其是在 RCM 的情况下，并为潜在原因提供线索。在心脏淀粉样变性中，晚期钆增强通常是全局分布的，主要是心内膜下，但可能是透壁性的。CMR 还提供了关于心脏淀粉样蛋白负荷(心肌内 $T_1$ 梯度)的一些信息，这有助于对正在接受治疗的患者进行无创随访[17]。心脏结节病的病理特征为斑片状和局灶性心肌受累，肉芽肿性炎症，愈合后可留下瘢痕组织。有 3 个连续的组织学分期：水肿、非干酪性肉芽肿浸润和斑片状心肌纤维化。已证明 CMR 可准确反映这些变化。急性炎症期显示 $T_2$ 加权像上存在局灶性信号增强，伴反映水肿的心肌增厚(图 16.10a)。形态良好的肉芽肿被视为 $T_2$ 信号增强区域内 $T_1$ 和 $T_2$ 信号降低的病灶。中央低信号区反映透明纤维化，周围高信号区表示肉芽肿性炎症引起的水肿。LGE 成像显示纤维化区域过度增强，与任何特定的冠状动脉分布不一致。与炎症阶段的局灶性、圆润的病变相比，这些在外观上更成线性(图 16.10b)[16]。

在血色素沉着病中，CMR 对于心脏受累的检测和定量也至关重要。心肌中的铁沉积导致 $T_2$'–松弛时间缩短，这可通过多回波梯度序列检测到[16]。已证明 CMR 具备在早期检测心肌铁超负荷、直接及时建立螯合治疗和监测治疗随访的能力，这可降低血色素沉着症的发病率和死亡率[18]。

## 导管检查和血流动力学评估

左心和右心导管检查以前被用作区分 CP 和

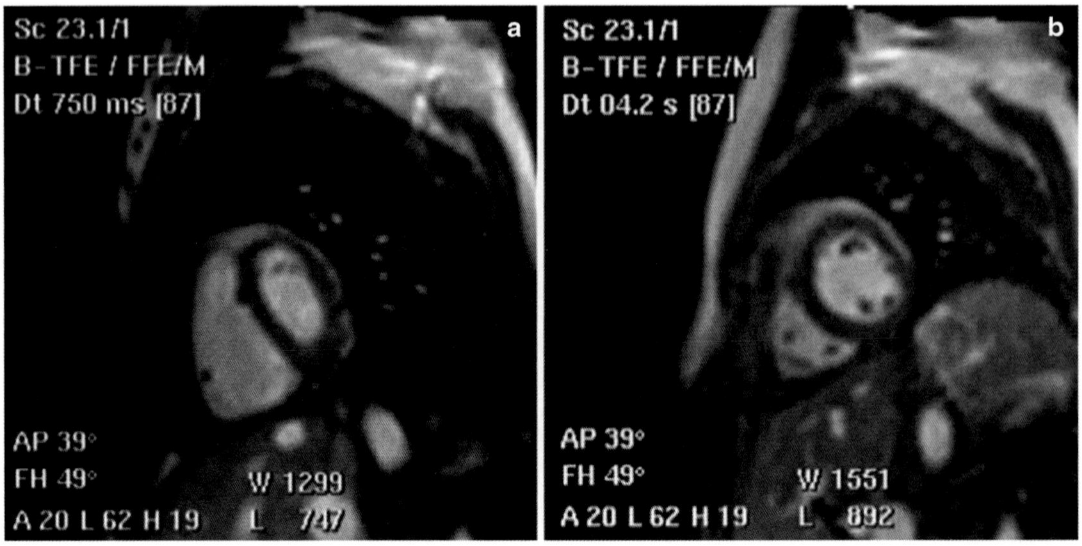


图 16.9　CMR 自由呼吸序列显示室间隔移位。舒张期吸气时室间隔向左心室移动(a)，舒张期呼气时室间隔向右心室移动(b)。

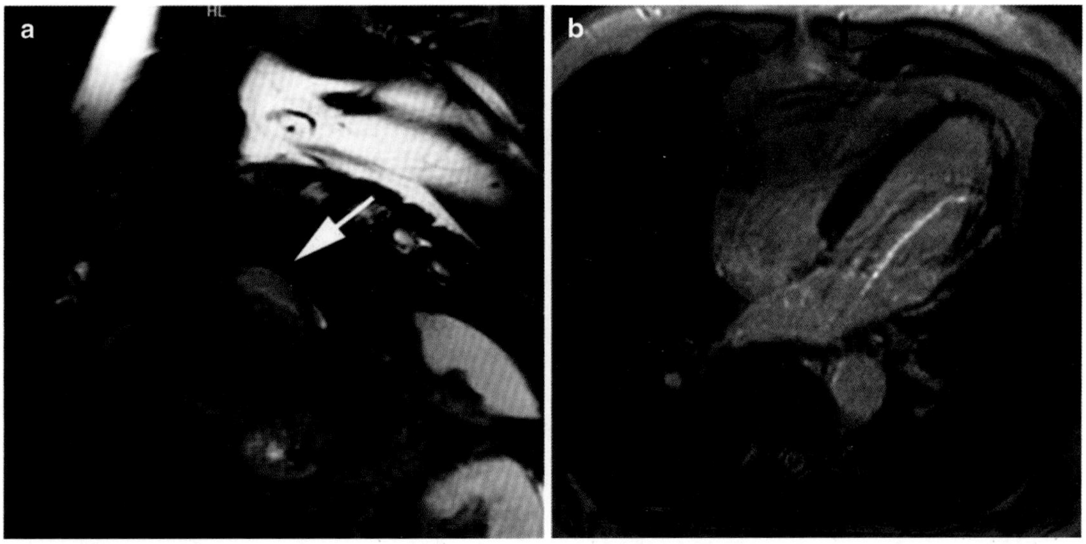


图 16.10 结节病患者的 CMR。(a)$T_2$-STIR 显示心肌信号强度增加，提示心肌水肿(白色箭头所示)。(b)延迟增强成像显示非缺血性晚期钆增强。在基底部和下室壁中部有近透壁的晚期钆增强(保留心内膜)，在前外侧中部有近透壁的晚期钆增强，在下外侧顶部有近透壁的晚期钆增强。

RCM 的金标准。非侵入性成像的改善有助于提高 CP 和限制的早期诊断。尽管 CP 和 RCM 中存在许多相似的血流动力学特征，但某些独特的发现(如果存在)有助于鉴别诊断。

在 CP 患者中经常观察到的血流动力学结果是由于 RA 周围的粘连心包导致的 RA 压力增加，从而防止了心包扩大。因心房快速排空和 RV 充盈不足(M/W 模式)、Sion、Kussmaul 征(通常存在)以及 RA 压力描记的显著 x 降支和 y 降支 (图 16.11a)。RV 舒张末期压力升高(通常大于或等于 RV 收缩压的 1/3)是由于 RV 的限制，导致充盈压升高。缩窄通常不会引起肺动脉高压；因此，右心室收缩压不受影响。在右心室和左心室压力描记图中可见"平台下降"/"平方根"征，这是由于舒张中期和晚期发生压力均衡(平台)时快速早期舒张血流(下降)和舒张所致。左心室和右心室的舒张(平台)压中发现了另一个关键特征，由于刚性非弹性心包而均衡(图 16.11b)。这一发现在接受导管检查且存在缩窄的患者中相对常见；然而，在一些患者中，仅在吸气时观察到，继发于全身静脉回流增加。最后，RV 和 LV 收缩压成负相关，这是心室间期的结果。吸气时，左心室收缩压下降，右心室收缩压升高，呼气时右心室收缩压升高(图 16.11c)。限制型心肌病患者具有心室一致性。收缩面积指数用于进一步量化这种血流动力学差异。使用心室压力曲线下面积来确定 LV 和 RV 的相对容积变化，这是搏动比单独峰值压力更好的决定因素。收缩面积指数定义为吸气与呼气时 RV 面积(mmHg×s)与 LV 面积(mmHg×s)的比值。研究表明，大于 1.1 的指数对预测 CP 患者具有 97%的敏感性[19](图 16.12)。

# 临床病例

## 钙化性缩窄性心包炎

一例 45 岁女性患者，主诉劳力性呼吸困难加重和进行性心力衰竭。她有复发性心包炎病史，其他方面不显著。体格检查发现双侧凹陷性 LE 水肿、颈静脉压升高和心包叩击音。胸部 X 线检查(CXR)显示无肺水肿或渗出，但心包散在钙化明显(图 16.8a,b)。超声心动图显示 LV 和 RV 功能保留，但Ⅲ级舒张功能不全、VSS 和 IVC 充血 (图 16.5e)。诊断为Ⅲ级舒张功能障碍，因为 LA 扩张，LA 容积指数约为 36mL/m²。跨二尖瓣流入血流显示高 E/A 比约为 2.3(图 16.5A)。此外，二尖瓣环速度的 TDI 显示"瓣环逆转"，中隔 e' 为 10cm/s，外侧 e' 为

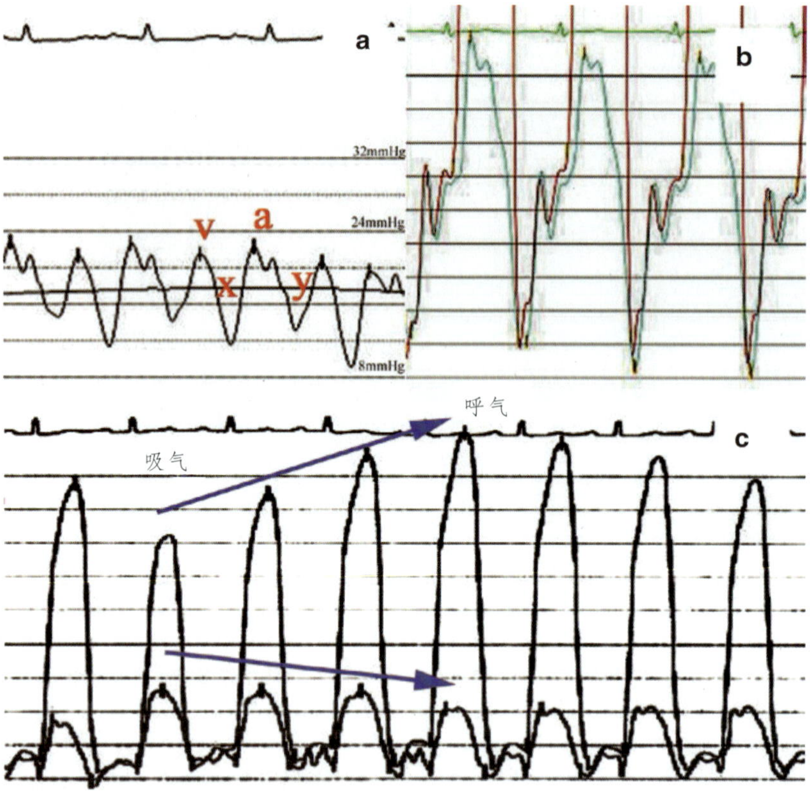


图 16.11 缩窄性心包炎患者左、右心导管置入。(a)右心房压力追踪显示显著的 x 和 y 降支。v,v 波;a,a 波;x,x 降支;y,y 降支。(b)左心室和右心室压力示踪显示“下降-稳定”/“平方根”征和室性舒张压平衡。(c)伴有呼吸变异的左心室和右心室压力示踪同时记录显示心室相互依赖。LV,左心室;RV,右心室。

5cm/s(图 16.5b,c),平均 E/e’约为 18.8。TR 信号不足以估计 PASP。二尖瓣血流中也存在显著的呼吸变异,即二尖瓣 E 血流峰值的呼吸变异> 25%(图 16.5d)。GLS 研究显示 LV 侧壁应变缩短低于间隔应变缩短(图 16.5f)。

左心和右心导管检查显示冠状动脉正常,并通过 CP 的血流动力学发现证实 CP 诊断。左心室和右心室的舒张期压力均衡化,心室相互依赖(图 16.11b,c)。

考虑到上述结果和药物治疗后的持续症状,患者被转诊接受心包切除术。术后患者症状明显改善。

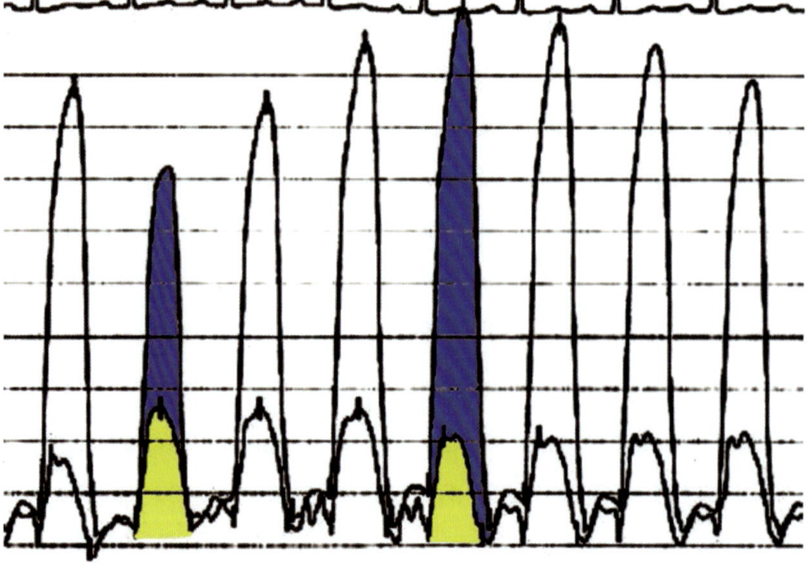

图 16.12 一例缩窄性心包炎患者。吸气时,RV 压力曲线的面积(黄色阴影区域)较呼气时增大。对比于呼气时,吸气时压力曲线的面积(蓝色阴影区域)减小。

## 渗出性缩窄性心包炎

一例 39 岁女性患者，有胸部和呼吸困难病史。她有系统性红斑狼疮和间质性肺病伴肺纤维化病史。体格检查可听到心包摩擦音。ECG 显示窦性心动过速伴Ⅱ导联弥漫性 ST 段抬高和 PR 压低。ESR 和 CRP 均升高。超声心动图显示有心包填塞特征的较大环周心包积液。然后进行心包穿刺术，发现渗出性心包积液，培养和细胞学结果为阴性。然而，心包穿刺术后复查超声心动图显示残留心包较小。经心包穿刺后复查的超声心动图显示少量心包积液残余，具有受限的特征。二尖瓣和三尖瓣血流中均存在室间隔移位和显著呼吸变异，分别为 25.8%和−46.7%(图 16.13a,b)。显示"瓣环逆转"(图 16.13c,d)。IVC 仍较多(图 16.13 e)。肝静脉血流显示呼气末舒张期血流显著逆转，肝静脉呼气舒张期逆转率约为 0.9(图 16.13f)。由于心包穿刺术前后的中心静脉压仍>20mmHg，因此确认了渗出性缩窄性心包炎的诊断。

ECP 是一种不常见的临床综合征，其特征为内脏心包积液和心脏收缩共存。根据患者人群、方法

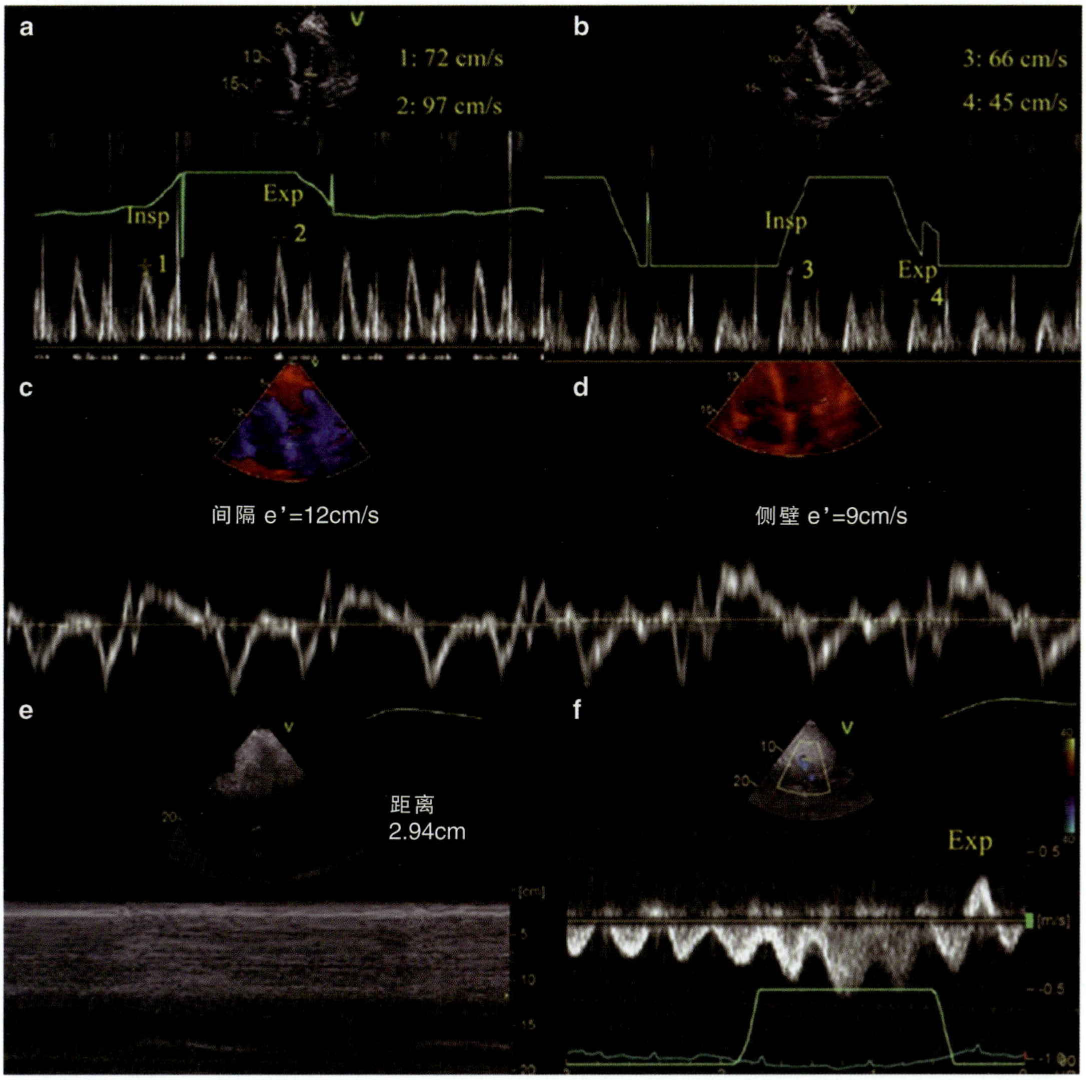


图 16.13 一例渗出性缩窄性心包炎患者的超声心动图。(a)二尖瓣流入[(呼气−吸气)/呼气；(97−72)/97×100%≈25.8%]存在显著的呼吸变异。Insp 表示吸气，Exp 表示呼气。(b) 三尖瓣流入端有明显的呼吸变异 [(呼气−吸气)/呼气；(45−66)/45×100%≈−46.7%]。二尖瓣环的组织多普勒成像显示"瓣环可逆"，(c)间隔 e'为 12cm/s，(d)侧壁 e'为 9cm/s。(e)下腔静脉充血，直径约为 2.9cm，呼吸时大小变化<50%。(f)肝静脉血流脉冲波多普勒显示明显的呼气末舒张期血流逆转，肝静脉呼气舒张期逆转率约为 0.9。

和定义的差异，心包炎患者的发病率范围为2%~15%。ECP的标志是心包穿刺术后心包内压降至正常水平后，通过侵入性血流动力学评估测量右心房压持续升高。

患者接受类固醇和秋水仙碱治疗。1年后重复超声心动图未显示任何收缩特征。

## 限制型心肌病(心肌淀粉样变性)

一例72岁男性患者，最初表现为新发心房颤动和静息时呼吸困难。在窦性节律期间进行超声心动图检查，显示射血分数降低约40%，双心房明显扩大伴Ⅲ级舒张功能障碍、中度肺动脉高压、左心室壁厚度增加和心肌斑点样改变。GLS研究显示了心尖部保留的模式(图16.3c)。假定患者接受β受体阻滞剂和利尿剂治疗，而血清和尿液电泳为阴性。骨髓活检对浆细胞群具有显著意义，刚果红染色与淀粉样变性一致。考虑到系统性淀粉样变性和重度舒张功能障碍的诊断，推测患者患有心脏淀粉样变性，并开始使用泼尼松和静脉注射美法仑治疗淀粉样变。由于疾病的慢性性质和晚期表现以及缺乏有效的治疗选择，患者对治疗无应答，并在接下来的几个月内继续恶化。心脏淀粉样变性通常在生命后期表现为隐匿性发作，并且通常由关键超声心动图特征诊断。在这种情况下，无须进行进一步检测(包括CT、MRI或导管插入术)进行诊断。

# 评估要点

当评估疑似CP或RCM患者时，重点病史和体格检查(强调症状以及提示任一诊断的线索或体征)至关重要。胸部X线片和ECG也有助于初步检查，以评估心脏肥大和心包钙化以及可能的RCM的电压模式。无创性影像学检查是主要和第一线的检查，超声心动图和呼吸计用于评估充盈速度和压力的变化，心包增厚通常是下一步检查。根据超声心动图结果和对心包或心肌过程的怀疑，进一步的

表16.2 缩窄性心包炎和限制型心肌病的关键特征

| | 缩窄性心包炎 | 限制型心肌病 |
|---|---|---|
| 体格检查 | 心包叩诊 | $S_4$(早期)和$S_3$(晚期就诊) |
| | 心尖回缩 | 明显的心尖搏动 |
| 超声心动图 | | |
| 2D图像 | 心包增厚 | 双心房扩大 |
| | 室间隔移位 | 心室肥大(通常存在) |
| | 心包积液(可能存在) | 心肌斑点(淀粉样变性) |
| PW二尖瓣流入 | E/A比值≥2 | E/A比值≥2 |
| | E波中呼吸变异>25%[a] | E波呼吸变异<25%[a] |
| PW三尖瓣流入 | E波中呼吸变异>40%[a,b] | E波呼吸变异<40%[a,b] |
| TDI | “反流瓣环”——外侧e'速度降低，而间隔e'速度正常或高于正常 | 室间隔和侧壁速度均降低 |
| PW肝静脉血流 | 肝静脉血流量倒转率≥0.79 | 肝静脉血流逆转率<0.79 |
| GLS | LV隔膜>游离壁 | 心尖部保留(淀粉样变性) |
| 左心和右心导管检查 | LV和RV之间的舒张压均衡 | LVEDP可能≥RVEDP |
| | 心室相互依赖 | 心室一致性 |
| | 收缩面积指数>1.1 | 收缩面积指数<1.1 |
| | 肺动脉压通常正常 | 肺动脉高压(RVSP>50mmHg) |

GLS，整体纵向应变；LV，左心室；LVEDP，左心室舒张末期压力；PW，脉冲波多普勒；RA，右心房；RV，右心室；RVEDP，右心室舒张末期压力；RVSP，右心室收缩压；TDI，组织多普勒成像。

[a] 呼吸变异=(呼气−吸气)/呼气×100%

[b] 这是负值。

非侵入性成像(包括心脏CT或CMR)有助于获得超声心动图无法提供的更多信息，例如心包钙化、心包炎症、心肌纤维化等。如果诊断仍不确定,则进行左心和右心导管插入术，重点关注RV和LV压力描记“下降和平稳”的血流动力学结果以及指向CP特异性诊断的心室相互依赖。表16.2总结了缩窄性心包炎和限制型心肌病的关键特征。使用利尿剂治疗症状通常是一种临时措施,患者通常需要进行心包切除术以缓解CP症状。RCM的治疗取决于潜在病因。

## 复习题

1.下列哪一项是心包缩窄的原因?

A.感染。

B.既往心脏手术。

C.淋巴瘤的斗篷式放射野放疗。

D.A和B。

E.以上所有。

答案:(E)。感染、既往心脏手术和淋巴瘤斗篷式放射野放疗是缩窄性心包炎的确定原因。

2.左心和右心导管术检查时,下列哪些特征可见于心包缩窄?

A.LV和RV之间的舒张压均衡。

B.心室相互依赖。

C.右心房波形上的M(或W)型。

D.陡峭或快速y降支。

E.以上所有。

答案:(E)。以上列出的所有结果通常见于缩窄性心包炎。

3.关于缩窄性心包炎,下列陈述哪一项是错误的?

A.“瓣环逆转”是由于心脏间隔纵向运动代偿性增加,以适应心脏充盈受限、心包包扎所致的充盈。

B.“奇脉”表示吸气时收缩压异常降低(>10mmHg)。

C.心包叩诊发生在x线下降的最低点,与心室充盈的突然停止一致。

D. 美国超声心动图学会建议在缩窄性心包炎中，计算二尖瓣和三尖瓣流入道呼吸变异百分比(呼气-吸气)/呼气×100%。

E.不建议使用经胸超声心动图测量心包厚度。

答案:(C)。心包叩诊发生在y降支的最低点,与心室充盈突然停止一致。

4.下列哪一项超声心动图结果与限制型心肌病生理学结果不一致?

A.大心房。

B.肺静脉和肝静脉血流中S/D比值钝化。

C.TDI上的室间隔和侧壁e’波速较低(即室间隔e’波速<7cm/s;侧壁e’波速<10cm/s)。

D.吸气时二尖瓣血流速度(E波)降低。

E.E/A比值>2。

答案:(D)。缩窄性心包炎中发现二尖瓣血流减少(E波),而在限制型心肌病中,二尖瓣血流不随呼吸而改变。其他发现均见于限制型心肌病。

5.下列哪一项不是缩窄性心包炎与限制型心肌病的特异性特征?

A.室间隔移位。

B.Kussmaul征。

C.心室相互依赖。

D.肝静脉血流逆转率≥0.79。

E.逆转环。

答案:(B)。在缩窄性心包炎和限制型心肌病中均可出现Kussmaul征。

(李田乐　译)

## 参考文献

1. Welch TD. Constrictive pericarditis: diagnosis, management and clinical outcomes. Heart. 2017; https://doi.org/10.1136/heartjnl-2017-311683. pii: heartjnl-2017-311683
2. Boyd LJ, Elias H. Contribution to diseases to the heart and pericardium. Bull NY Med Coll. 1955;18:1–31.
3. Elliott P, Andersson B, Arbustini E, et al. Classification of the cardiomyopathies: a position statement from the European Society of Cardiology working group on myocardial and pericardial diseases. Eur Heart J. 2008;29(2):270–6.
4. Muchtar E, Blauwet LA, Gertz MA. Restrictive cardiomyopathy genetics, pathogenesis, clinical manifestations, diagnosis, and therapy. Circ Res. 2017;121(7):819–37. https://doi.org/10.1161/CIRCRESAHA.117.310982.
5. Welch TD, Ling LH, Espinosa RE, et al. Echocardiographic diagnosis of constrictive pericarditis Mayo Clinic criteria. Circ Cardiovasc Imaging. 2014;7(3):526–34. https://doi.org/10.1161/CIRCIMAGING.113.001613.

6. Nagueh SF, Smiseth OA, Appleton CP, et al. Recommendations for the evaluation of left ventricular diastolic function by echocardiography: an update from the American Society of Echocardiography and the European Association of Cardiovascular Imaging. J Am Soc Echocardiogr. 2016 Apr;29(4):277–314. https://doi.org/10.1016/j.echo.2016.01.011.
7. Alraise MC, Kusunose K, Negishi K, et al. Relation between echocardiographically estimated and invasively measured filling pressures in constrictive pericarditis. Am J Cardiol. 2014;113(11):1911–6. https://doi.org/10.1016/j.amjcard.2014.03.022.
8. Ha JW, Oh JK, Ling LH, et al. Annulus paradoxus: transmitral flow velocity to mitral annular velovity ration is inversely proportional to pulmonary capillary wedge pressure in patients with constrictive pericarditis. Circulation. 2001;104(9):976–8.
9. Klein AL, Abbara S, Agler DA, et al. American Society of Echocardiography clinical recommendations for multimodality cardiovascular imaging of patients with pericardial disease: endorsed by the Society for Cardiovascular Magnetic Resonance and Society of Cardiovascular Computed Tomography. J Am Soc Echocardiogr. 2013;26(9):965–1012.e15. https://doi.org/10.1016/j.echo.2013.06.023.
10. Smiseth OA, Torp H, Opdahl A, et al. Myocardial strain imaging: how useful is it in clinical decision making? Eur Heart J. 2016;37(15):1196–207. https://doi.org/10.1093/eurheartj/ehv529.
11. Urbano-Moral JA, Rowin EJ, Maron MS, et al. Investigation of global and regional myocardial mechanics with 3-dimensional speckle tracking echocardiography and relations to hypertrophy and fibrosis in hypertrophic cardiomyopathy. Circ Cardiovasc Imaging. 2014;7(1):11–9. https://doi.org/10.1161/CIRCIMAGING.113.000842.
12. Amaki M, Savino J, Ain DL, et al. Diagnostic concordance of echocardiography and cardiac magnetic resonance-based tissue tracking for differentiating constrictive pericarditis from restrictive cardiomyopathy. Circ Cardiovasc Imaging. 2014;7(5):819–27. https://doi.org/10.1161/CIRCIMAGING.114.002103.
13. Talreja DR, Edwards WD, Danielson GK, et al. Constrictive pericarditis in 26 patients with histologically normal pericardial thickness. Circulation. 2003;108:1852–7. https://doi.org/10.1161/01.CIR.0000087606.18453.FD.
14. Sagrista-Sauleda J, Permanyer-Miralda G, Candell-Riera J, et al. Transient cardiac constriction: an unrecognized pattern of evolution in effusive acute idiopathic pericarditis. Am J Cardiol. 1987;59:961–6.
15. Taylor AM, Dymarkowski S, Verbeken EK, Bogaert J. Detection of pericardial inflammation with late-enhancement cardiac magnetic resonance imaging: initial results. Eur Radiol. 2006;16:569–74.
16. Gupta A, Singh Gulati G, Seth S, et al. Cardiac MRI in restrictive cardiomyopathy. Clin Radiol. 2012;67(2):95–105. https://doi.org/10.1016/j.crad.2011.05.020.
17. Maceira AM, Joshi J, Prasad SK, et al. Cardiovascular magnetic resonance in cardiac amyloidosis. Circulation. 2005;111(2):186e93.
18. Kondur AK, Li T, Vaitkevicius P, et al. Quantification of myocardial iron overload by cardiovascular magnetic resonance imaging T2* and review of the literature. Clin Cardiol. 2009;32(6):E55e9.
19. Talreja DR, Nishimura RA, Oh JK, Holmes DR. Constrictive pericarditis in the modern era: novel criteria for the diagnosis in the cardiac catheterization laboratory. J Am Coll Cardiol. 2008;51(3):315–9. https://doi.org/10.1016/j.jacc.2007.09.039.

# 第 17 章

# 瓣膜性心脏病

Amar Krishnaswamy, Brian P. Griffin

## 引言

心脏瓣膜病的诊断和治疗具有挑战性，需要我们了解相关的既往史，解释重要的体格检查结果，能够准确解读影像和有创血流动力学数据。本章将重点介绍最常见的心脏瓣膜疾病的相关诊断。

## 主动脉瓣狭窄

### 病例介绍

一例 78 岁的男性患者，有高血压、高脂血症病史，并于 4 年前在左前降支行冠状动脉介入治疗植入药物洗脱支架。主诉劳力性呼吸困难 6~12 个月，轻度胸部不适 3 个月，休息后可缓解。最初归因于“高龄”，由于症状的进展，他最终决定寻求医疗救助。

体格检查的主要发现包括轻度高血压（BP 145/90mmHg）和正常心率（70 次/分）。PMI（心尖搏动最强点）未及移位，可闻及 $S_4$ 奔马律，于胸骨上缘可闻及 2/6 级、呈递增或递减的收缩期杂音，并在收缩末期达到顶峰，向两侧颈动脉放射，颈动脉搏动轻度延迟、减弱。

根据症状和体检结果，我们进行了经胸超声心动图检查（TTE）。TTE 显示左心室功能正常，左心室中度向心性肥大，主动脉瓣中度增厚和钙化以及重度主动脉瓣狭窄，其跨瓣压差峰值和平均压差分别为 85 和 50mmHg。由于诊断出诊断为重度、有症状的主动脉瓣狭窄，该患者心脏手术前接受了冠状动脉造影检查。冠状动脉造影显示：轻度冠心病及左前降支中段支架影，患者顺利地进行了主动脉瓣膜生物瓣置换术。

### 流行病学和病理生理学

75 岁以上的人群中，约有 5%存在主动脉瓣狭窄[1]。AS 可能是由先天性瓣膜疾病（单瓣或二叶瓣）、风湿性瓣膜病以及胸部疾病的并发症，或最常见的退行性（“老年性”）增厚和钙化引起的。AS 逐渐导致左心室压力增加，并导致后负荷处于长期升高的状态。为了代偿，心室变得肥大。由于左心室肥大和舒张期充盈机制恶化，接着出现了舒张功能障碍。随着功能恶化和长期狭窄，LV 收缩功能最终下降。此外，由于左心室舒张和（或）收缩功能受损可能导致左心疾病相关性肺动脉高压。由于老年性 AS 与冠状动脉疾病有许多共同的危险因素，因此，临床表现可能还反映了这些患者中有进行性冠状动脉

A. Krishnaswamy (✉)
Interventional Cardiology, Cleveland Clinic, Cleveland, OH, USA
e-mail: KRISHNA2@ccf.org

B. P. Griffin
Cardiovascular Imaging, Cleveland Clinic, Cleveland, OH, USA
e-mail: GriffiB@ccf.org

狭窄，以及瓣膜狭窄引起的心肌需氧量增加。

主动脉瓣狭窄患者多年来可能存在“已知杂音”，临床是无症状的，特别是二叶瓣或风湿性瓣膜疾病患者。假设长期无症状，老年患者的瓣膜面积每年估计减少约 $0.12cm^2$[2]。另一方面，症状的发展预示着严重的预后：如未经治疗，心绞痛、晕厥和心力衰竭的半数死亡率（50%）分别在 5 年、3 年和 2 年出现[3]。

## 体格检查

AS 患者的体格检查可提供许多特征性发现。听诊收缩期杂音的最佳位置是在主动脉位置（胸骨右上角），并传导至颈动脉。随着狭窄程度的加重，杂音的峰值更接近 $S_2$，因为跨瓣膜的 LV 射血需要更长的时间。对于非常严重的疾病，由于杂音峰值接近于瓣膜关闭，$S_2$ 可能几乎听不见。重度 AS，在心尖也可能听到类似于二尖瓣反流的杂音，但不会传递到腋下，这就是 Gallivardin 现象。重度 AS 患者的触诊脉搏（最好是在颈动脉）显示出特征性的缓慢上升（幅度小）和延迟（迟发性）峰值。另外，严重 AS 的患者触诊上肢的脉搏可能会发现出现“肱-桡”延迟，这通常在 LV 衰竭或临床症状之前出现。值得注意的是，该发现很微妙，有 53.5ms 的测量延迟[4]。在左心室肥大和心室僵硬的情况下，可能会听到快速的 $S_4$。

AS 与肥厚型心肌病的杂音存在重要的区别。AS 患者，前负荷的减少（即 Valsalva 动作或从蹲坐到站立状态）将减少跨狭窄瓣膜的流量，杂音减轻。与之相反的是，HCM 患者前负荷的减少会导致左心室充盈减少，从而导致左室流出道直径减小并加重二尖瓣的收缩前向运动（SAM），从而加重杂音。

## 超声心动图

经胸超声心动图（TTE）是 AS 评估的基础，可提供有关左心室功能、主动脉瓣形态、狭窄程度和肺动脉压评估的信息。经食管超声心动图（TEE）在 TTE 图像诊断受限或瓣膜面积的精确平面测量时可能是必要的（如下所述），这种情况少见。在 AS 的早期阶段，LV 的收缩功能得以保留，LVH 的补偿程度不同。随着时间的推移，左心室逐渐僵硬，舒张期充盈变得更加依赖于心房收缩，导致舒张功能障碍，最终，慢性的后负荷导致左心室扩张，左心室收缩功能下降。

瓣膜狭窄的程度可以定性和定量评估。先天性瓣膜疾病（例如单叶瓣、二叶瓣等）是在胸骨旁长轴剖面（瓣膜没有在中心线上对齐，或可能具有“圆顶样”外观）和短轴剖面评价（随着“中缝”的出现，瓣叶的数量以及增厚和钙化的程度可以被识别出来）。同时，短轴剖面也可用于主动脉流出口的平面测量。

通过 TTE 对 AS 进行血流动力学评价需要对以下各项进行评估：射血速度、平均压差及无量纲指标（DI）（表 17.1）[5]。射血峰值速度可以粗略估计狭窄程度；速度>4m/s 为重度。使用峰值速度通过伯努利方程（$\Delta P=4v^2$）计算压差峰值。

平均压差是用速度时间积分（VTI）计算的，VTI 计算的是整个心动周期内的速度总和，通过跟踪主动脉流出道连续多普勒血流得出。无量纲指数是左室流出道的速度（或 VTI）与主动脉的速度之比；比率<0.25 意味着 AVA <LVOT 的 25%。DI 对于难以测量 LVOT 直径的患者是有帮助的。

主动脉瓣面积（AVA）的计算可通过上述平面测量或使用连续性方程进行。连续性方程假设流量和体积不变的。由于流量=横截面积（CSA）×速度，这种关系也可以描述为每搏输出量=CSA×VTI，并且由于体积是恒定的，方程可以重新排列为 $A_{AV}V_{AV}=A_{LVOT}V_{LVOT}$。AVA 的计算如图 17.1 所示。计算 AVA 的常见错误包括对 LVOT 直径（低估 LVOT 导致低估 AVA）和 LVOT/AV 流出道压差的不正确测量。

表 17.1 超声心动图对主动脉瓣狭窄程度的评价

| | 轻度 | 中度 | 重度 |
|---|---|---|---|
| 射血峰值速度（m/s） | <3.0 | 3.0~4.0 | >4.0 |
| 平均压差（mmHg） | <25 | 25~40 | >40 |
| 瓣口面积（$cm^2$） | >1.5 | 1.0~1.5 | <1.0 |
| 无量纲指标 | * | * | <0.25 |

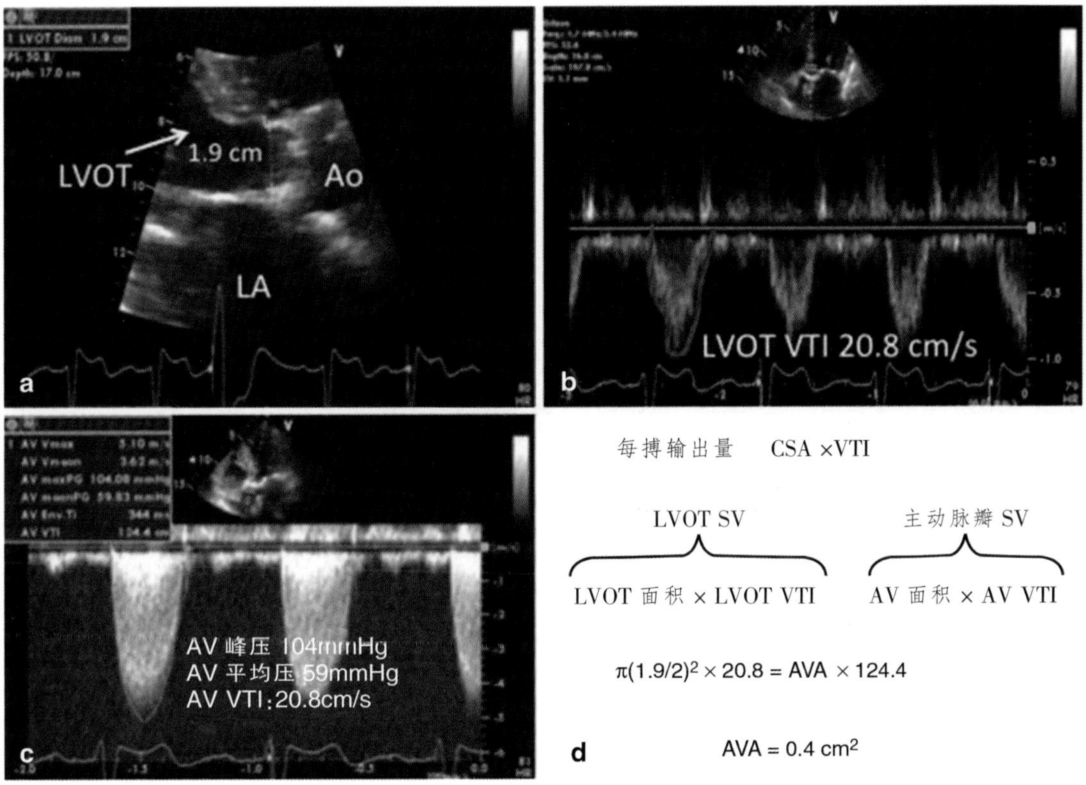


图 17.1 用连续性方程计算主动脉瓣面积(AVA)测量左室流出道(LVOT)直径(a)、LVOT(b)主动脉瓣(AV)VTI(c)的速度时间积分(VTI)是计算 AVA 所必需的(d)。

## 低流量、低压差主动脉瓣狭窄

AS、CAD 或内在心肌功能障碍的慢性压力超负荷的患者可能表现为 LV 功能低下和低压差的主动脉瓣狭窄。低流量/低压差(LF/LG)AS 的定义为 LVEF<35%、平均压差<30mmHg 和 AVA<1.0cm$^2$。评估这些患者 AS 的真实程度是一个常见的临床难题,因为患者可能有真正严重的 AS 或“功能性”AS,这是由于在低心输出量(假性 AS)的环境中瓣叶偏移不良所致。

在这种情况下,多巴酚丁胺负荷超声心动图(DSE)是常见的诊断工具。随着多巴酚丁胺(DBA;5~20μg)输注剂量的增加,可以测量、计算每搏输出量、速度峰值、平均压差和 AVA。SV>20%的增加意味着收缩储备。峰值速度和(或)平均压差的增加意味着真正的 AS;通过瓣膜的流量增加受瓣膜本身疾病的限制,并导致更高的压差,而不是简单地导致瓣叶偏移增加。AVA 增加>0.3cm$^2$ 表示为假性 AS,由于瓣叶偏移增加,LVOT 速度的增加大于 AV 速度的增加,从而导致更高的 AVA 计算值。表 17.2 总结了 DSE 的潜在结果和临床诊断[6]。

对于假性 AS 患者;应治疗管理心力衰竭。LF/LG 真性 AS 患者的 AVR 研究表明,DSE 收缩储备患者的围术期死亡率仅轻度增加 (5%)。另一方面,LF/LG 真性 AS 患者但无收缩储备的患者的围术期死亡率很高(32%)[7]。然而,此后的生存是合理的,

表 17.2 多巴酚丁胺负荷超声心动图在低流量、低压差主动脉瓣狭窄中的应用

| 多巴酚丁胺反应 | 诊断 |
|---|---|
| CO 和压差增加 | 存在收缩储备<br>真性 AS |
| 以恒定或减小的压差增加 CO 和 AVA | 存在收缩储备<br>假性 AS |
| DBA 无响应 | 无收缩储备<br>不确定储备:AS |

CO,心输出量;AVA,主动脉瓣口面积;AS,主动脉瓣狭窄;DBA,多巴酚丁胺。

两组射血分数的改善情况相似[8]。

## 心导管检查

除了评估冠状动脉疾病外，心导管检查可以作为基于无创检测时症状和严重程度相互矛盾的 AS 患者的备选检查[5]。心导管检查可用于测量心内压、心输出量和压差，并计算 AVA。

以往，压差的测量是通过房间隔穿刺分别在主动脉根部和 LV 放置导管，但是现在很少这样做。压差可以用双腔猪尾管来测量，同时测量 LV 和主动脉内的压力，或者将导管放置在 LV 中，然后将其迅速拉回至主动脉根部（“回撤压差”）。应该注意的是，这种“峰值到峰值”的压差通常低于多普勒超声心动图获得的峰值压差，该峰值压差被采样为峰值瞬时速度（图 17.2）。峰到峰压差与平均压差有很好的相关性。

瓣膜面积通常是用 Gorlin 方程计算的：

$$AVA=CO\div(HR\times SEP\times 44.3\times\sqrt{平均压差})$$

[CO：心输出量；HR：心率；SEP：收缩射血期]

由于 Gorlin 方法取决于跨主动脉瓣血流，因此，LF/LG AS 患者的 AVA 被明显低估。在这种情况下，多巴酚丁胺在导管置入过程中的输注可能显示出类似于上述 DSE 过程中描述的假性 AS（心输出量增加，AVA 增加，压差不变或下降）。

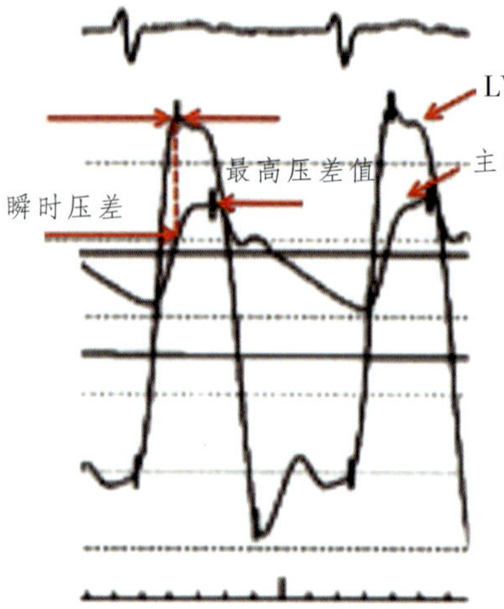


图 17.2 同时进行左心室和主动脉压描迹。最高压差值的测量是在导管置入期间 LV 最高压力与主动脉最高压之间的差。超声心动图的峰压差是瞬时压力。平均压差的计算方法是 LV 和主动脉压力之间的平均压差（曲线之间的面积）。

Gorlin 方程的简化就是 Hakki 方程，其基础是假设（HR×SEP×44.3）在正常条件下近似为 1[9]：

$$AVA=CO\div\sqrt{平均压差}$$

对于心率>100 次/分的患者，使用 Hakki 方法得到的 AVA 应除以 1.35，以提高准确性。

# 主动脉瓣反流

## 病例介绍

一例 42 岁男性患者，进行性呼吸困难 6 个月。他以前耐力好，每隔一天跑 3 英里（1 英里=1.609千米），但现在跑 2 英里后就因呼吸困难需要休息。3 个月前，他发作了几次阵发性夜间呼吸困难，最近 1~2 个月，爬 3 层楼后出现呼吸困难症状，无胸部不适或下肢水肿。

体格检查中，患者向前倾时，胸骨左缘听诊对长时间的、渐弱的、全舒张期的杂音听得最清楚。腕部脉搏触诊显示轻而有力的上冲和宽脉压。指甲尖处施加的柔和压力显示指甲床“来回”填充。TTE 显示二叶瓣主动脉瓣、左右冠瓣叶融合、钙化程度最小。前叶轻度脱垂，导致重度逆向主动脉瓣关闭不全。主动脉根和升主动脉大小正常，无扩张迹象。左心室收缩功能和心室大小正常。在诊断出重度，有症状的主动脉瓣关闭不全后，患者术前行冠状动脉造影检查，提示轻度的动脉粥样硬化。随后，他成功地进行了主动脉瓣修复。

## 流行病学和病理生理学

主动脉瓣反流在高达 12%的男性中存在，可能并发风湿性瓣膜病、放射性瓣膜病或主动脉二叶瓣。感染性心内膜炎可能由于瓣膜变性、瓣叶穿孔或瓣周漏引起 AR。治疗厌食的药物，例如芬氟拉明和芬特明，可能通过 5-羟色胺介导的途径引起 AR，从而导致瓣膜形态学的退行性变。此外，主动脉疾病，如升主动脉夹层或主动脉根扩张可引起瓣膜畸形，并导致 AR。AR 的罕见的病因是干下型室间隔缺损，可能由于无冠瓣脱垂导致 AR。

在上述原因中，主动脉夹层和心内膜炎通常会导致急性重度 AR。血流动力学通常难以耐受，这主要是由于一定程度的左心室顺应性不能适应容积的大量增加，导致急性容积超负荷和心输出量减少。因此，急性 AR 通常是一种外科急症。

反流程度取决于主动脉和左心室之间的舒张压差、舒张期持续时间、反流孔的大小以及左心室顺应性。在慢性 AR 中，LV 代偿性扩张，LV 顺应性增加和 LV 壁肥大，以适应充盈和后负荷的增加。保持适当的心率（即合理使用负性变时性药物）对于舒张期反流时间最小化也很重要。总之，这些变化使 LVEDP 保持相对正常，并且每搏输出量增加。因此，患者可能长时间无症状，并以平均每年 4.3%的速度出现症状或左心室功能障碍[5]。

还应注意的是，由于 AR 患者的主动脉舒张压降低，因此冠状动脉灌注压也降低。由于冠状动脉流量减少和左心室氧需求增加，即使没有限流性冠状动脉狭窄，患者也可能出现冠状动脉供血不足的症状。

## 体格检查

在急性 AR 中，AR 的舒张期杂音可能不那么容易观察到，因为主动脉舒张压和 LV 舒张压迅速趋于一致，并且由于血流动力学不稳定，患者通常出现心动过速。这也强调了谨慎使用负性变时性的药物（即 β 受体阻滞剂、非二氢吡啶类钙离子通道阻滞剂等）的重要性，因为较慢的心率导致较长的反流时间。

然而，对于慢性 AR，长期以来左心室容积增加和肥大，使心室通过反流病变适应了较长的舒张期反流，这就导致了典型的听诊舒张期杂音。杂音听诊的最佳位置是在主动脉瓣位置（胸骨左缘），在患者前倾时可能更容易听到。通常，由主动脉扩张引起的 AR 在胸骨右缘处听诊，由瓣膜疾病引起的 AR 在左胸骨边界处听诊。在心尖也可能听到类似于二尖瓣狭窄的杂音。通常认为这种 Austin-Flint 的杂音是由于 AR 反流射血的压力导致二尖瓣前叶过早闭合的结果。

血压测量通常会发现脉压增宽（SBP-DBP）。这是基于以下事实：在较高的每搏输出量的情况下，SBP 升高，而由于血液反流到 LV 中，DBP 降低。

AR 中的外周检查提供了一些同名的诊断结果，它们对诊断具有不同程度的敏感性和特异性（表 17.3）[10]。这些发现的大部分是由于每搏输出量的增加伴随着由于瓣膜反流引起的主动脉压力的突然下降，如宽脉压）。尽管大多数临床发现缺乏明显的临床相关性，但 Durozier 征及 Hill 征这两个征象已被证明与 AR 的严重程度相关。

## 超声心动图

根据病史和体格检查的启示，超声心动图可以对 AR 进行明确的诊断，并可以评估瓣膜形态、LV 大小和功能、主动脉根部结构以及反流的严重程度。

瓣膜解剖结构的评估对于确定 AR 的病因很重要。尽管全球风湿性疾病仍然是最常见的病因，但先天性二叶瓣膜是发达国家的患者大多数为瓣膜性 AR 的主要原因。在二叶瓣患者中，评估瓣叶变性和钙化的程度对于确定瓣膜修复是否可行或是否需要更换瓣膜非常重要。同样，心内膜炎的评估对于抗生素管理和规划治疗策略（如大的赘生物、脓肿、瓣叶穿孔等）也很重要。

左心室大小和收缩功能对于治疗策略非常重要。在无症状重度 AR 的患者中，除非有 LV 扩大的证据（舒张末期内径>7.5cm 或收缩末期内径>5.5cm），或收缩功能障碍（LVEF <50%），否则不建议手术。因此，建议在无症状的情况下，对慢性 AR 患者进行密切的超声心动图检查（轻度和中度 AR 每年 1 次，重度 AR 每 6 个月 1 次）[5]。

表 17.3 重度主动脉瓣关闭不全的外周体格检查结果

| 体征 | 描述 |
| --- | --- |
| Corrigan 脉搏（“水冲脉”） | 动脉脉搏的迅速起落 |
| Duroziez 征 | 股动脉受压引起的“双相”杂音 |
| Quincke 征 | 轻微压迫远段指甲引起甲床处毛细血管搏动 |
| de Musset 征 | 点头征 |
| Mueller 征 | 悬雍垂搏动 |
| Hill 征 | 下肢血压>上肢血压 |
| Rosenbach 征 | 肝脏搏动 |
| Gerhard 征 | 脾脏搏动 |

Adapted from Babu et al., Ann Int Med 2003, with permission

升主动脉及其根部结构的评估对诊断很重要，也可能决定治疗的进程。例如，对于二叶瓣主动脉瓣的患者，主动脉扩张超过 5cm 被认为是外科手术的适应证，因此，即使在无症状性 AR 患者中也可以进行主动脉瓣膜手术。涉及升主动脉的主动脉夹层是外科手术的紧急情况，应适当处理。

精确评估 AR 的严重程度会产生细微差别，需要对多个参数进行严格评估。考虑因素包括反流射血宽度和 LVOT 高度、腔静脉收缩(VC)、计算近段等速度表面积(PISA)、计算 AR 射流在连续波多普勒上的密度和半压力时间(PHT)的主观表象，以及使用脉冲波多普勒检测降主动脉舒张期血液反流的证据(表 17.4)。

反流射血宽度是在胸骨旁长轴剖面在 LVOT 中测量的，并与 LVOT 的高度进行比较。比率>60%提示重度 AR。腔静脉收缩通常是在同一剖面中测量的(虽然可以使用心尖五腔剖面)，并且是在主动脉瓣的最窄点处的射血宽度。宽度>0.6cm 提示重度 AR。根据定义，腔静脉收缩小于反流射血的宽度。

PISA 方法最常用于评估二尖瓣反流（本章稍后将详细讨论），但也可用于 AR 中以计算有效的反流口径(ERO)。ERO>0.3cm² 被认为是重度的。

测量 PHT(将跨瓣膜压差减小 1/2 所需的时间)的依据如下：随着 AR 的恶化，主动脉舒张压和 LVEDP 的平衡更快，导致 PHT 缩短。PHT<250ms 表示重度 AR，PHT>400ms 提示轻度 AR。虽然这种方法被很好地使用，但应注意的是负荷条件的变化(例如，SVR、LV 的顺应性变化)可能会对 PHT 产生影响，可能与所测的反流率相反。此外，慢性 AR 的患者可能已经充分改变了其 LV 顺应性，以使 LV 适应长期的舒张期充盈(如长 PHT)。因此，PHT 仅应用于诊断困难的一部分[11]。用连续波多普勒评估 AR 射血密度是一种主观的测量方法，缺点包括多普勒信号与反流血流缺乏同轴校准。然而，短时 PHT 的密集射血可能会增加对重度 AR 的怀疑。还应注意的是，由于慢性重度 AR 患者的 LV 每搏输出量较大，可能会测量到较小的流出压差，并不能反映真实的 AS。

**表 17.4　严重主动脉瓣反流的超声心动图特征**

| | |
|---|---|
| 最小射血直径 | >0.6cm |
| 反流射血宽度/LVOT 高度 | >60% |
| PISA | ERO>0.3cm² |
| PHT | <250ms |
| 降主动脉脉冲波多普勒 | 流速>20cm/s 的全舒张期反流 |

LVOT，左室流出道；ERO，有效的反流口径。

降主动脉在舒张早期中存在一些反流是很常见的，这是由于主动脉瓣关闭所致。速度> 20cm/s 的持续性全舒张期反流是重度 AR 的标志（图 17.3)。左心室压力严重升高的患者，如急性重度 AR 患者，可能会出现舒张期 MR(CW 或 PW 多普勒，心尖或四腔多普勒剖面)。

## 心导管检查

有创性导管检查在 AR 诊断中的作用逐渐减弱。与 AS 患者相似，其仅在无创检查无法证实临

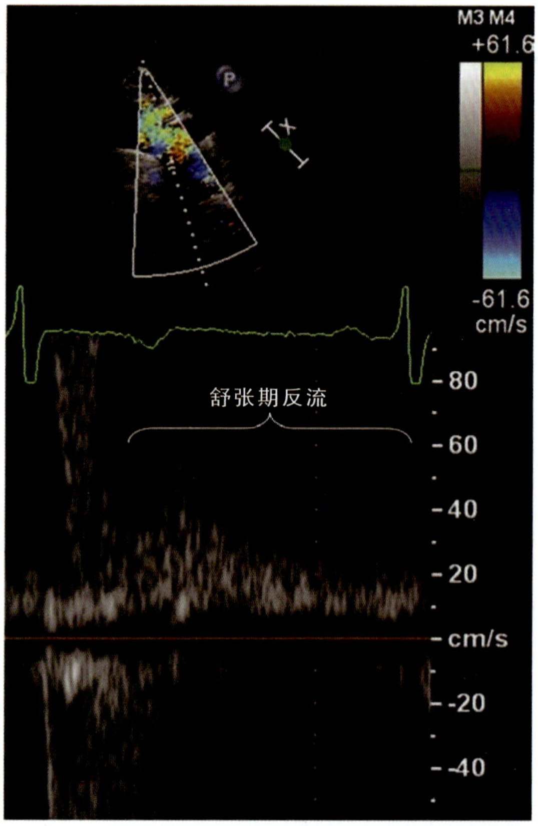


**图 17.3**　多普勒显示重度主动脉反流患者降主动脉全舒张期反流。

床诊断时才建议使用。心导管检查可用于测量 LVEDP,检查主动脉压,并量化 AR 程度。

主动脉压记录显示，由于左心室收缩力增强，SBP 升高（由于每搏输出量增加），收缩期快速上升。脉压变宽（如上所述），舒张期主动脉压接近 LVEDP。在慢性 AR 的患者中,左心室顺应性增加会导致 LVEDP 接近正常或仅轻度升高。急性 AR 时,LVEDP 急剧上升。由于每搏输出量减少,SBP 降低。通过在主动脉根部(AV 上方 2cm 处)放置猪尾管,使用升主动脉造影测量 AR 程度。选择左前斜(LAO)投影,以正确显示升主动脉和主动脉弓部分支血管。必须使用高压注射器，通常需要 40mL 对比剂才能使主动脉完全显影。在两个心动周期上评估 AR，其量化方法如下:LV 显影不完全（1+）;LV 中度显影<主动脉根部不显影(2+);LV 显影-两个周期内(3+)主动脉根部显影;LV 立即显影>主动脉根部显影(4+)。

# 二尖瓣狭窄

## 病例介绍

一例 48 岁的女性患者，因进行性呼吸困难和轻度下肢水肿 3 周就诊于急诊科。她没有任何胸部不适或心悸。尽管饮食规律,但她在过去一周内的排尿量一直在减少。患者有青少年时的风湿热病史。

检查发现,她有轻度不适状态,表现为呼吸急促和呼吸困难。心动过速,心律失常,心率为 120 次/分,血压为 100/65mmHg。心血管检查显示左侧胸骨下缘出现听诊 $S_2$ 后有明显的开瓣音(OS),在 $S_2$ 和开瓣音之间有一个较短的间隔,随后心尖出现左侧位舒张中期杂音。坐直时,颈动脉搏动抬高至下颌角。周围检查显示双下肢水肿(++),皮温较低。心电图显示心房颤动,心室率为 125 次/分,无缺血改变的证据。根据检查结果,进行了加急床旁超声心动图检查,发现左心室射血分数正常偏低(50%),主动脉瓣轻度增厚和钙化。最重要的是二尖瓣前叶出现隆起,二尖瓣后叶运动受限以及两个联合处的小叶融合。二尖瓣跨瓣膜压力峰值和平均压差分别为 34 和 20mmHg。

由于临床诊断为失代偿性心力衰竭和重度二尖瓣狭窄并伴有快速心房颤动引起的心源性休克，该患者被紧急转运至心脏重症监护室。肺动脉导管检查(Swan-Ganz)证实了诊断,其心脏指数为 1.5，PCWP 为 35mmHg，混合静脉血氧饱和度为 40%。进行了紧急电复律,成功恢复了 70 次/分的正常窦性心律。随着节律的恢复,患者的尿量立即增加,并且继续进行容积超负荷的治疗。再次 TTE 检查提示二尖瓣平均压差降低至 12mmHg。成功治疗急性发作后，患者成功进行了经皮二尖瓣球囊扩张术，二尖瓣平均压差降至 4mmHg。

## 流行病学和病理生理学

二尖瓣狭窄是第一种超声心动图诊断和手术治疗的瓣膜病变。风湿性心脏病是全球 MS 的主要原因(每 1000 例儿童中有 6 例患病,而在美国则为每 1000 例中有 0.5 例)[12]。在发达国家,终末期肾疾(ESRD)引起的严重二尖瓣环钙化、感染性心内膜炎、炎性疾病(如狼疮和类风湿性关节炎)、放疗以及导致 MV 阻塞的 LA 黏液瘤等其他病因更为常见。MS 是一种缓慢的进行性疾病,最终导致心房颤动、肺动脉高压和心输出量降低。一旦出现症状,患者预后不佳,10 年死亡率为 70%[13]。

风湿热的炎症会导致小叶边缘结节形成,随后小叶增厚、连合融合以及增厚和缩短。持续的炎症与跨瓣膜湍流共同导致进行性瓣膜功能障碍[14]。终末期肾病患者的钙代谢紊乱导致二尖瓣环钙化(MAC)。随着瓣环的钙化逐渐累及瓣叶,由于二尖瓣瓣口变小和瓣叶运动功能受累,可能会阻碍瓣膜的运动[15]。与风湿性 MS 的瓣膜面积最小的部位在瓣叶尖端,相反,非风湿性 MS 的阻塞主要发生在瓣环水平。

## 体格检查

MS 的典型发现包括开瓣音和舒张中期杂音。开瓣音源于二尖瓣前叶的活动,通常最佳听诊位置在胸骨左缘,而在心尖部无法听到。呼气相(当出现两种声音表示 MS 的 OS 时),OS 可能不同于生理性分裂的 $S_2$。如果 $S_2$ 和 OS 之间的间隔很短,则表明严重的MS，因为左心房压力过高会导致二尖瓣在舒张期快速打开。

最好在左侧卧位时用听诊器放在心室最强搏动处(PMI)处听到MS的杂音。与其他瓣膜病变一样,较强的杂音表示瓣膜有大量的流量(因此有较高的压差)。同样,在心房颤动患者中,在较长的RR间期内导致$S_1$的舒张期杂音提示重度MS,即使在舒张末期也存在持续的压差。

## 超声心动图

对二尖瓣评估的主观评估包括对瓣叶的活动度(通常是前瓣叶“凸起”和后瓣叶的限制)和厚度以及增厚程度、钙化和(或)融合程度、瓣膜结合处和瓣下结构的评估。Wilkins及其同事将这些因素考虑在内,提供的系统评分系统也可用于评估经皮球囊二尖瓣置换术的可行性(表17.5)[16]。

MS的客观评估包括瓣口面积、压差和肺动脉压的测量(表17.6)[17]。可以使用胸骨旁短轴投影中的平面测量法评估二尖瓣面积,尽管该方法的一个常见缺陷是在真实孔口附近进行测量,从而高估了MVA。瓣膜面积也可以使用PHT方法进行估算,与AR一样，这是跨瓣压差下降一半所需时间的度量(图17.4)。值得注意的是,对于重度AR或严重LV舒张功能不全的患者,PHT方法并不可靠,因为LA和LV之间的压差迅速平衡,从而导致PHT异常缩短(从而高估了MVA)。

最好通过追踪在心尖四腔心剖面(图17.5)中获得的二尖瓣流入多普勒信号来评估MS中的瓣膜压差。主要考虑因素是平均压差,它是通过将整个心动周期的压差求和自动计算得出的。如图所示，较短的RR间隔期会导致二尖瓣压差明显增加,并突出显示MS患者(尤其是伴有心房颤动的患者)需要适当控制心率。

表17.6 超声心动图评价二尖瓣狭窄程度

| | 轻度 | 中度 | 重度 |
|---|---|---|---|
| 平均压差 | <5mmHg | 5~10mmHg | >10mmHg 或 >15mmHg(负荷) |
| 瓣口面积 | >1.5cm² | 1.0~1.5cm² | <1.0cm² |
| 肺动脉收缩压 | <30mmHg | 30~50mmHg | >50mmHg 或 >60mmHg(负荷) |

使用右心室收缩压(RVSP)估算肺动脉压是MS评估的重要组成部分。静止时RVSP>50mmHg或在运动TTE时>60mmHg与明显的肺动脉高压相一致,并提供了干预MS的指征。

## 心脏导管检查

与其他瓣膜疾病一样,当临床情况与无创方法之间存在差异时,建议在MS的诊断中建议采用导管检查[5]。重症监护病房通常不可缺少右心导管(RHC),以指导肺功能不全、心输出量降低和严重二尖瓣狭窄的患者的容积状态管理。

二尖瓣膜压差的测量是通过同时通过LV导管和处于楔形位置的肺动脉导管或直接左心房导

表17.5 二尖瓣狭窄超声心动图评分系统,评分≤8通常与经皮二尖瓣球囊切开术的良好结果相关

| 分级 | 瓣膜运动性 | 瓣下增厚 | 厚度 | 钙化 |
|---|---|---|---|---|
| 1 | 高度移动的瓣膜,只有瓣叶尖端受限制的 | 二尖瓣正下方的最低程度增厚 | 小叶厚度接近正常(4~5mm) | 回声增加的单个高亮区域 |
| 2 | 瓣叶中部和基部可以正常运动 | 腱索增厚累及到腱索最大长度的1/3 | 瓣叶中部正常,明显瓣膜边缘增厚(5~8mm) | 仅限于单个瓣叶边缘的高亮区域 |
| 3 | 瓣膜在舒张期继续前进,主要从底部开始 | 腱索增厚累及腱索远端1/3 | 整个瓣叶增厚(5~8mm) | 高亮区域扩展到瓣叶的中部 |
| 4 | 舒张期瓣叶没有或只有极少的前向运动 | 向下延伸至乳头肌的所有腱索的广泛增厚和缩短 | 所有小叶组织明显增厚(>10mm) | 在整个瓣叶组织中都具有广泛的高亮区域 |

Reproduced with permission from Wilkens et al., Br Heart J. 1988 Oct;60 (4):299-308

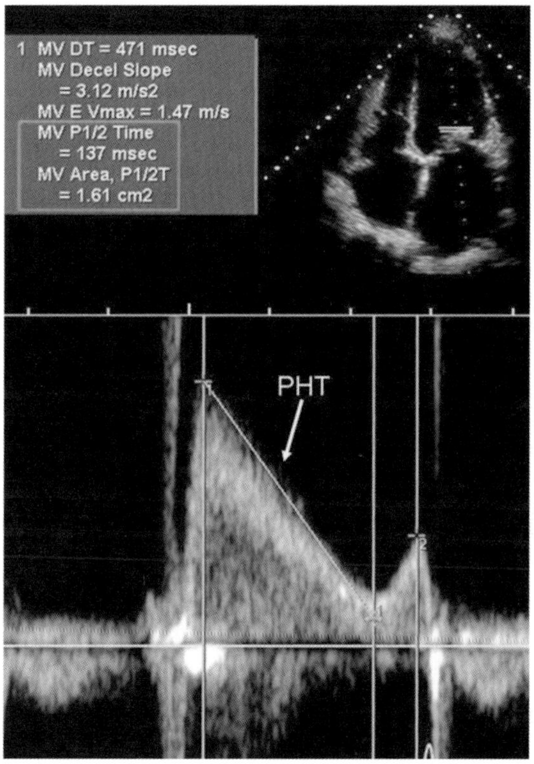


图 17.4　二尖瓣流入的脉冲波多普勒演示使用压力减半时间(PHT)方法计算二尖瓣面积(MVA)。MVA=220/PHT。

管进行压力追踪来进行的(图 17.6)。肺静脉闭塞性疾病患者不可使用 PCWP。同样重要的是,要记住“真实”楔形压力是测得的 PCWP 减去二尖瓣平均压差。

如上所述,平均压差对心率非常敏感,因为更快的心率会减少舒张压排空的时间,并导致更高的压差。因此,对于心房颤动患者,建议对 10 个心动周期的压差进行平均。

瓣口面积使用 Gorlin 公式估算如下:

$$MVA=(SV\div DFP)\div(37.7\times\sqrt{平均压差})$$

[SV:每搏输出量;DFP:舒张期充盈期]

值得注意的是,对于低心输出量或三尖瓣关闭不全的患者,使用热修饰法计算 SV 不准确。与 AS 患者一样,也可以使用 Hakki 方程来计算瓣口面积:

$$MVA=CO\div\sqrt{平均压差}$$

对于 HR<75 次/分的患者,将上述值除以 1.35,以提供更高的准确性。

## 二尖瓣反流

### 病例介绍

一例 87 岁男性患者,有糖尿病、高血压、高脂血症和慢性肾脏疾病[Ⅳ期,GFR 25mL/(min/1.73 $m^2$)]史。他之前接受过两次冠状动脉旁路移植术,最近的血管造影显示左前降支、左旋支和右冠状动脉桥血管影。劳力性呼吸困难加剧 12 个月,最近出现了端坐呼吸增加和下肢水肿的情况。最初,使用利尿剂和肼苯哒嗪的剂量增加而感到缓解,但他的症状再次恶化。

体格检查显示心房颤动,控制的心率为 80 次/分,血压为 110/75mmHg。PMI 横向移位至腋中线,在心尖部可闻及 3/6 收缩期杂音并传导到腋下和脊柱。颈静脉血压(JVP)升高了 12cm$H_2O$(1cm$H_2O$=9.81×

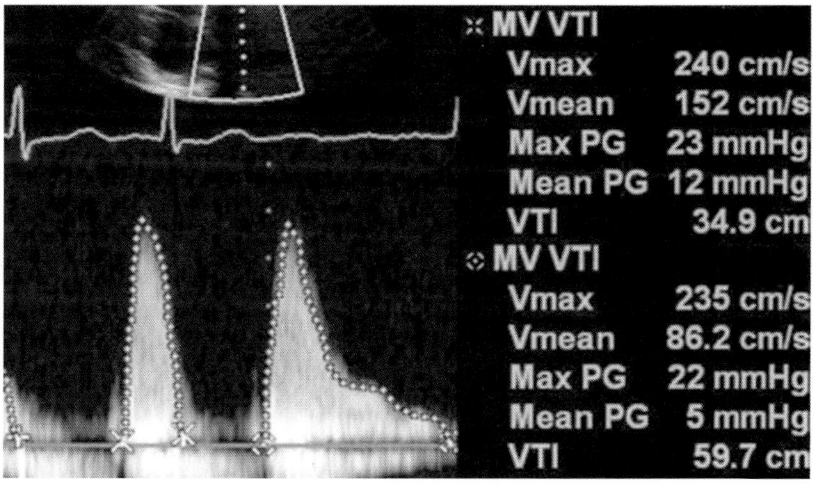


图 17.5　有中度二尖瓣狭窄和心房颤动的患者,在舒张期充血时间减少(即心率增加)的情况下,跨二尖瓣的平均梯度会显著增加(搏动 1:12mmHg 对比搏动 2:5mmHg)。

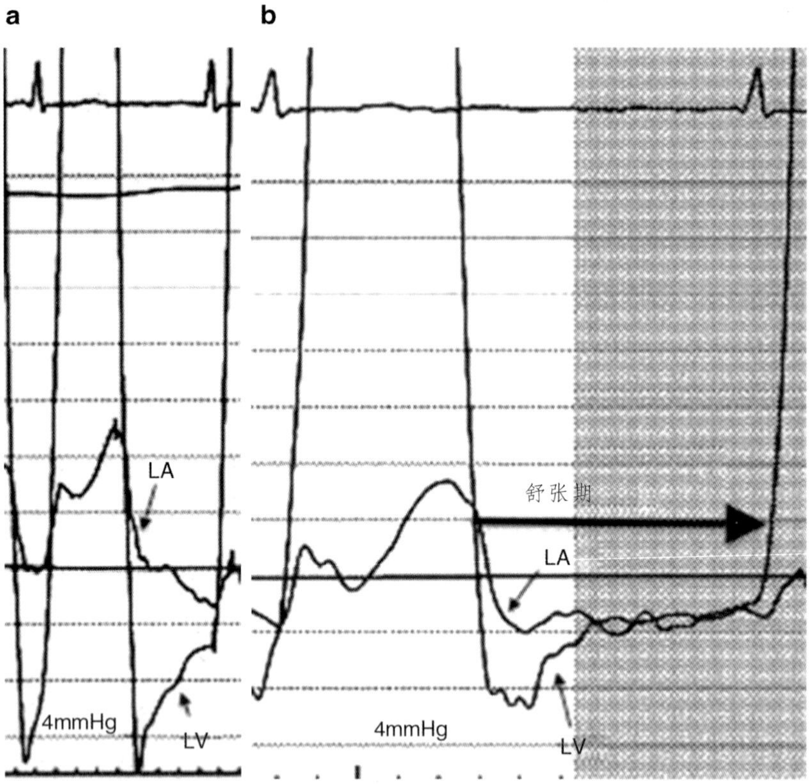


图 17.6　对二尖瓣狭窄患者经皮二尖瓣球囊瓣成形术前(a)和术后(b)的左心房(LA)和左心室(LV)压力的同时测量。在PMBV之前,直到舒张末期为止,存在明显的压差。该患者的术前静息压差为10mmHg和术后压差为4mmHg。图(a)中的走纸速度更快。

$10^{-3}$kPa)。TTE显示LV功能严重降低(EF 25%),LV中度扩张、LA中度增大。由于二尖瓣环扩张、二尖瓣叶顶端移位和二尖瓣后叶受限,导致二尖瓣后叶重度反流。

考虑到患者的年龄、合并症以及两次心脏手术史,进行二尖瓣修复手术有风险,所以不可手术。因此,应用MitraClip装置(近似于Alfieri缝合手术修复方法)进行了二尖瓣经皮修复,这大大降低了他的二尖瓣反流程度并改善了他的临床症状。

## 流行病学和病理生理学

在美国,二尖瓣关闭不全影响了超过200万人[18]。MR的分类大致分为两类:原发性和继发性MR。原发性MR是瓣膜本身的疾病,最常见的原因是发达国家的黏液性(变性)疾病或二尖瓣脱垂(MVP;巴洛病)和发展中国家的风湿病。继发性MR是左心室几何结构紊乱的结果,通常称为"功能性"或"缺血性" MR。在继发性MR中,瓣环扩张,二尖瓣叶的根部束缚和(或)由于腱索撕脱或乳头肌断裂引起的瓣叶过度运动会导致反流性病变。

急性MR最常见的原因是心肌梗死,导致乳头肌破裂或腱索撕脱、非梗死性乳头肌超正常收缩或局部LV功能障碍。与急性AR相似,它是一种严重的容积超负荷状态,导致肺水肿和心输出量降低。管理需要紧急通过药理和机械的方式减少后负荷,并及时进行外科转诊。慢性MR会逐渐导致左心室容积超负荷状态,并导致左心室扩张和功能障碍、LA增大、心房颤动和肺动脉高压。

## 体格检查

MR患者的主要体格检查结果包括心尖部听到的经典高音、全收缩期杂音,并传导到腋下。如果MR是由于MV脱垂引起的,则杂音可能要等到收缩期中段才开始,直到受影响的小叶脱垂。在重度、后向性MR的患者(即功能性MR或前叶脱垂的患者)中,在胸椎听诊到杂音。后叶脱垂时,反流射血指向前方,在胸骨上缘(与AS相似)可能听到。杂音的严重程度与MR的严重程度并不一致,因为在严重失代偿性疾病的情况下,其他因素(包括LV腔扩张和心输出压降低)可以减轻杂音。与AS中的杂音类似,通过增加后负荷(即握力)来增强声音,并通过减少静脉回流(即Valsalva动作)来减小声音。

$S_1$ 常因二尖瓣叶无法合拢而减弱，而 $S_2$ 可能由于主动脉瓣($A_2$ 成分)在前向射血不良的情况下过早关闭而被广泛分裂。对于 MV 脱垂的患者,在最大瓣叶脱垂时可能会出现收缩中期的喀喇声。心力衰竭和左心室扩张时,还会听到 $S_3$ 奔马律。严重 MR 患者的周围检查通常显示出明显的搏出并反映出左心室射血量的增加,类似于重度 AR。但是,与 AR 中的脉冲相反,具有重度 MR 的脉冲压力是正常的。

## 超声心动图

超声心动图用于量化 MR、评估瓣膜病理并确定病变的具体性质,并评估左心室大小和收缩功能。MR 的定量基于许多参数,包括彩色多普勒、连续波和脉冲波多普勒以及肺静脉血流模式(表 17.7)[19]。彩色多普勒成像可以根据对左心房反流射血的视觉估计,提供反流程度的总体印象。更定量的方法包括测量收缩静脉(反流孔反流射血最薄的部分)和测量反流到左心房的射血面积(RJA)。

如先前在 AR 评估中所讨论的,近段等速面积法(PISA)提供了最精确的 MR 超声心动图估计。简而言之,该技术基于这样的思想,即随着血液向反流孔汇聚,速度增加并形成一系列具有相同速度的半球形壳体(因此具有等速性)。可以在机器上将给定壳体的速度设置为“走样速度”,通过计算以壳体为边界的区域(通过测量半径)可以在壳体表面提供流量。由于流量是恒定的(即流量原理的守恒),因此可以使用彩色多普勒和连续波多普勒跟踪测量 MR 速度,如图 17.7 所示计算 ERO。如果将 MR 速度假定为 5m/s,并将混叠速度设置为 40cm/s,则可将 PISA 公式简化为:$ERO=r^2/2$。反流量也可以使用如下公式:$R_{vol}=ERO\times MR_{VTI}$(通过在连续波多普勒上追踪 MR 获得 $MR_{VTI}$)。

脉冲波多普勒用于评价二尖瓣血流和舒张功能。在 MR 中,峰值流入速度的评估对于定量很有用。重度反流导致二尖瓣血流期间较高的 LA-LV

表 17.7 超声心动图决定二尖瓣关闭不全的因素

| | 轻度 | 中度 | 重度 |
|---|---|---|---|
| 彩色血流成像 | | | |
| RJA/LAA | <20% | 20%~40% | >40% |
| VC(cm) | <0.40 | 0.40~0.69 | >0.70 |
| ERO(cm²) | <0.20 | 0.20~0.40 | >0.40 |
| RV(毫升/次) | <30 | 30~60 | >60 |
| 脉冲波多普勒 | | | |
| 二尖瓣 E 波速度 | | | >1.2m/s |
| PV 流型 | | | 收缩减弱或反流 |

Reproduced with permission from Krishnaswamy et al. Coron Art Dis 2011

RJA,反流射血区;LAA,左心房面积;VC,最小射流口径;ERO,有效反流瓣口面积;RV,反流量;PV,肺静脉。

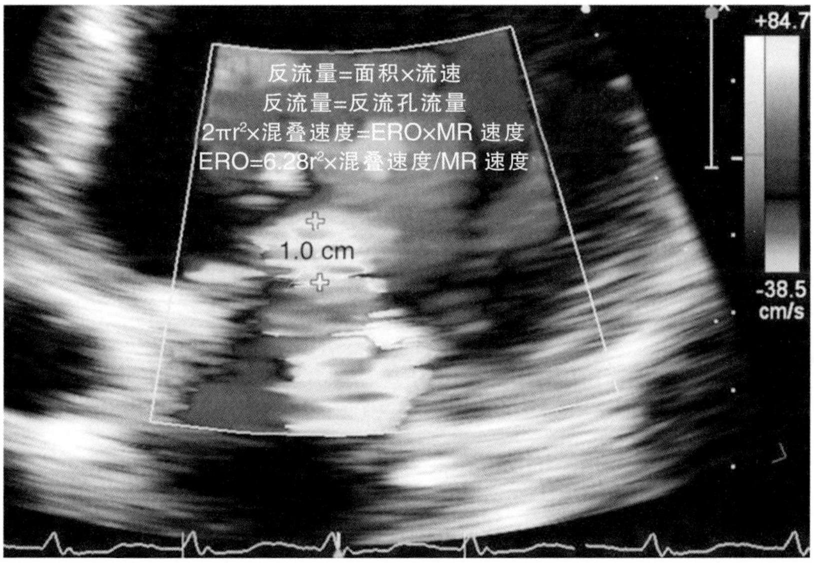


图 17.7 二尖瓣反流(MR)射流的演示和近段等速表面积(PISA)的计算。在该患者,混叠速度设置为 38.5cm/s,MR 速度为 500cm/s(未显示),可以使用简化的有效反流孔(ERO)计算($r^2/2$),提供的 ERO 为 0.5cm²,与重度 MR 一致。(Adapted with permission from Krishnaswamy et al., Coron Art Dis 2011)

压差，因此产生较高的 E 波速度。使用脉冲波多普勒评估肺静脉流量也很重要，特别是在肺静脉中出现收缩减弱或逆转时，这表明 LA 压力升高(假设是由于严重的 MR 导致的)。

## 心导管检查

MR 患者的有创血流动力学评估几乎没有必要，但在无创性检查无法确定时可以进行。在急性 MR 中，PCWP 描记(或直接 LA 测量)显示出大的“v”波，这是由于大量的反流射血进入低顺应性LA，以及“v”波的振幅和左心室收缩压可能几乎相等(图 17.8)。重要的是，要记住，在经皮球囊二尖瓣切开术作为并发症的指标，左心室反流性病变的容积负荷导致 LV 压力升高。

在慢性 MR 的患者中，LA 的顺应性逐渐增加(与慢性 AR 中的 LV 一样)。因此，“v”波较急性 MR 中所见更小，在慢性 MR 中使用血管扩张剂会产生相似的结果。LV 对 MR 的慢性容积超负荷有反应，就像在慢性 AR 中一样，顺应性增加，导致 LV 压力的上升幅度不如急性 MR。

心室造影也可用于评估 MR 的严重程度。反流分级采用与 AR 相似的分级：1+=短暂的 LA 显影而没有 LA 增大；2+=中度 LA 显影，但小于 LV 的显影且无 LA 增大；3+=LA 和 LV 显影大小相等，可在多个周期内清除并且 LA 增大；4+=立即显影，且 LA> LV，并伴有肺静脉充盈和 LA 增大。考虑到可能已经超负荷的患者的对比负荷，对 MR 患者进行心室造影时应谨慎行事。

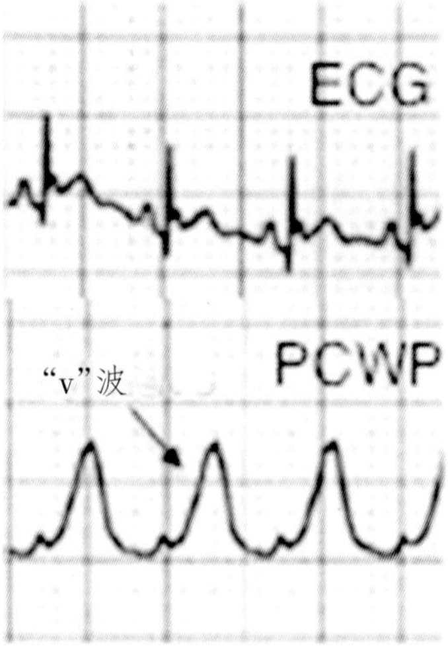

图 17.8 一例急性重度二尖瓣反流合并急性心肌梗死患者，楔形位肺动脉导管压力描记显示一个大的“v”波。

### 复习题

1. 一例 74 岁的男性患者，表现为劳力性呼吸困难和端坐呼吸。超声心动图显示瓣中叶增厚伴钙化，主动脉瓣活动受限，LVEF 为 20%。在休息时和输注多巴酚丁胺时，对主动脉瓣进行检查，结果如下(见表 17.8)：

表 17.8 患者的主动脉瓣检查结果

| 静息 | | 多巴酚丁胺 | |
|---|---|---|---|
| 左心室射血分数 | 20% | 左心室射血分数 | 25% |
| LVOT 直径 | 2.4cm | LVOT 直径 | 2.4cm |
| LVOT VTI | 15.9cm/s | LVOT VTI | 20.2cm/s |
| 计算的 AVA | $0.6cm^2$ | 计算的 AVA | $0.9cm^2$ |

下一步合适的步骤是什么？

A.建议主动脉瓣置换。

B.进行有创血流动力学研究。

C.左心室功能不全的管理。

D.建议主动脉瓣膜球囊成形术。

答案：(C)。该病例证明了“假性 AS”的诊断，对于这种假性 AS，潜在的左心室收缩功能障碍的治疗是适当的。对于低流量、低压差 AS 的患者，采用 DBA 输注进行有创检查可能有助于区分真 AS 和假 AS。在该患者中，每搏输出量 (LVOT 面积×LVOT VTI)为 71mL，在压力下为 91mL，>20%的增长意味着存在收缩功能储备。负荷使计算出 AVA 增加 $0.3cm^2$，提供了较高的 SV 改善主动脉瓣偏移的证据；即由于固有的瓣膜问题，“狭窄”没有得到解决。在这种情况下，手术干预或瓣膜成形术无济于事。无须进行侵入性研究，因为仅通过超声心动图即可明确诊断。

2.一例有风湿热病史的 45 岁女性患者表现出劳力性呼吸困难加重。体格检查显示规律的心率和心律。心脏听诊显示心尖处有开瓣音和舒张期杂音。没有下肢水肿，颈静脉搏动在胸骨上方 5cm 处可观察到。经胸超声心动图检查显示 LVEF 正常，二尖瓣前叶隆起，二尖瓣后叶运动受限，二尖瓣的平均压差为 7mmHg。估计的 RVSP 为 407mmHg。

管理的下一步是什么？

A.评估呼吸困难的非心脏原因。

B.进行运动超声心动图以评估 MV。

C.建议有创心脏导管检查以评估 MV。

D.6 个月后随访超声心动图

答案：(B)。这位有风湿热病史的患者表现为劳力性呼吸困难和风湿性二尖瓣疾病的典型超声心动图表现。平均压差最多为中等程度，提示存在临界肺动脉高压(RVSP：40mmHg)。考虑到患者的劳累症状，进行超声心动图检查以评估二尖瓣压力压差和用力时肺动脉压力的是下一个合适步骤。在该患者中，TTE 显示平均 MV 压差为 16mmHg，RVSP 为 65mmHg。随后，她接受了经皮球囊二尖瓣成形术，术后经过重要积极的治疗，症状消失。心脏导管检查在 MS 评估中的准确性不如超声心动图检查，因此尚未在该患者中显示。

3.一例患有主动脉瓣二叶瓣的 42 岁男性患者在失访多年之后寻求新的心脏病专家。他不服用任何药物。他感觉良好，每周跑步 4 次，在跑步机上锻炼 45 分钟。他没有劳累或姿势性呼吸困难。经检查，HR 为 70 次/分，血压为 115/50mmHg。在胸骨左缘可闻及舒张期杂音，周围检查显示出周围搏动迅速减弱。TTE 显示 LVEF 60%，LVIDd 7.2cm、LVIDs 5.7cm 以及主动脉瓣二叶病变，定量 AR 显示最小射血直径 0.7cm，PHT 200ms 和全舒张期降主动脉反流。下一步最好做什么？

A.6 个月内使用 TTE 进行常规临床随访。

B.应用 ACEI。

C.建议主动脉瓣手术。

D.运动负荷实验。

答案：(C)。无症状重度 AR 的患者表现出 LV 腔扩张(LVIDd> 7.5cm 或 LVIDs> 5.5cm)，这是无症状但重度 AR(ACC/AHA Ⅱa 级)患者主动脉瓣修复或置换的标准。对于重度 AR 和正常 LV 腔大小但无症状的患者，应每 6 个月进行一次随访超声心动图检查(ACC/AHA Ⅰ类)。血管扩张剂对于重度 AR 患者(Ⅱa 类)的症状缓解是合理的，但在 LV 扩张的情况下，不应取代明确的治疗方法。运动负荷可能有助于区分“无症状”患者是否真正无症状(ACC/AHA 分类Ⅱa)，但这例患者有 LV 腔扩张但没有症状，因此没有必要接受手术。

4.一例 67 岁男性 STEMI 患者，有高血压和高脂血症史，对右冠状动脉近段闭塞病变进行经皮冠状动脉介入治疗。过程很顺利，他被转移到心脏重症监护病房，病情稳定。14 小时后，他突然出现低血压和呼吸困难。没有新的 ECG 改变。诊断检查应满足以下哪一项要求？

A.PCWP 描记上的大“ v”波。

B.1 个周期内的显影 LA>LV。

C.TTE 显示收缩期肺静脉血反流。

D.出现上述所有的表现

**答案：(D)。上述患者提供了急性心肌梗死后**机械并发症的经典表现，在这种情况下，由于乳头肌破裂导致严重的 MR。A~C 选项均可为重度 MR 提供诊断依据。适当的管理包括减少后负荷[如果耐受，使用主动脉内球囊反搏和(或)血管扩张剂]和手术转诊以进行二尖瓣手术。

5.一例 40 岁男性患者，在过去 1 周内表现为劳力性呼吸困难加重，发烧至 102°F。经常静脉注射毒品，并声称自小就有“心脏杂音”。床旁超声心动图提示重度 AR。还会有其他诊断结果吗？

A.胸骨左缘的舒张期杂音。

B.心动过缓。

C.AR 压力减半时间<250ms。

D.心尖听到类似 MR 的收缩期杂音。

答案：(C)。在急性 AR 中，由于无顺应性的心室导致的 LV 压力快速升高会导致主动脉和 LV 压力快速平衡，进而导致压力减半时间缩短。出于相同的原因，在急性 AR 的标志性舒张期杂音可能不容易被听诊到。由于病灶的血流动力学耐受性差，急性 AR 患者通常有心动过速。AR 的 Austin-Flint 杂音类似于 MS 的杂音，并且被认为是由于 AR 反流过早关闭了 MV 前叶。

(郭书栋 译)

## 参考文献


1. Nkomo VT, Gardin JM, Skelton TN, Gottdiener JS, Scott CG, Enriquez-Sarano M. Burden of valvular heart diseases: a population-based study. Lancet. 2006;368:1005–11.
2. Otto CM, Burwash IG, Legget ME, et al. Prospective study of asymptomatic valvular aortic stenosis. Clinical, echocardiographic, and exercise predictors of outcome. Circulation. 1997;95:2262–70.
3. Carabello BA. Clinical practice. Aortic stenosis. N Engl J Med. 2002;346:677–82.
4. Leach RM, McBrien DJ. Brachioradial delay: a new clinical indicator of the severity of aortic stenosis. Lancet. 1990;335:1199–201.
5. Nishimura RA, Otto CM, Bonow RO, et al. 2014 AHA/ACC Guideline for the Management of Patients with Valvular Heart Disease: executive summary a report of the American College of Cardiology/ American Heart Association Task Force on Practice Guidelines. Circulation. 2014;129:2440–92.
6. deFilippi CR, Willett DL, Brickner ME, et al. Usefulness of dobutamine echocardiography in distinguishing severe from nonsevere valvular aortic stenosis in patients with depressed left ventricular function and low transvalvular gradients. Am J Cardiol. 1995;75:191–4.
7. Monin JL, Quere JP, Monchi M, et al. Low-gradient aortic stenosis: operative risk stratification and predictors for long-term outcome: a multicenter study using dobutamine stress hemodynamics. Circulation. 2003;108:319–24.
8. Quere JP, Monin JL, Levy F, et al. Influence of preoperative left ventricular contractile reserve on postoperative ejection fraction in low-gradient aortic stenosis. Circulation. 2006;113:1738–44.
9. Hakki AH, Iskandrian AS, Bemis CE, et al. A simplified valve formula for the calculation of stenotic cardiac valve areas. Circulation. 1981;63:1050–5.
10. Babu AN, Kymes SM, Carpenter Fryer SM. Eponyms and the diagnosis of aortic regurgitation: what says the evidence? Ann Intern Med. 2003;138:736–42.
11. Griffin BP, Flachskampf FA, Reimold SC, Lee RT, Thomas JD. Relationship of aortic regurgitant velocity slope and pressure half-time to severity of aortic regurgitation under changing haemodynamic conditions. Eur Heart J. 1994;15:681–5.
12. Padmavati S. Rheumatic fever and rheumatic heart disease in India at the turn of the century. Indian Heart J. 2001;53:35–7.
13. Selzer A, Cohn KE. Natural history of mitral stenosis: a review. Circulation. 1972;45:878–90.
14. Braunwald E, Bonow RO, Braunwald E. Chapter 57: Valvular heart disease. 7th ed. Philadelphia: Elsevier Saunders; 2005.
15. Muddassir SM, Pressman GS. Mitral annular calcification as a cause of mitral valve gradients. Int J Cardiol. 2007;123:58–62.
16. Wilkins GT, Weyman AE, Abascal VM, Block PC, Palacios IF. Percutaneous balloon dilatation of the mitral valve: an analysis of echocardiographic variables related to outcome and the mechanism of dilatation. Br Heart J. 1988;60:299–308.
17. Baumgartner H, Hung J, Bermejo J, et al. Echocardiographic assessment of valve stenosis: EAE/ASE recommendations for clinical practice. Eur J Echocardiogr. 2009;10:1–25.
18. Enriquez-Sarano M, Akins CW, Vahanian A. Mitral regurgitation. Lancet. 2009;373:1382–94.
19. Zoghbi WA, Enriquez-Sarano M, Foster E, et al. Recommendations for evaluation of the severity of native valvular regurgitation with two-dimensional and Doppler echocardiography. J Am Soc Echocardiogr. 2003;16:777–802.

# 第 18 章 肺动脉高压

Jordan D. Awerbach，Richard A. Krasuski

## 引言

正常情况下，肺循环是一个低压、低阻、高顺应性的系统。肺动脉高压(PH)是一种以平均肺动脉压(mPAP)升高为特征的病理状态。肺动脉高压可以是一种原发疾病，但多数情况下为其他慢性病尤其是心力衰竭和慢性肺病的并发症。从全局上将肺动脉高压二分为毛细血管前 PH 或称肺动脉性的高压(PAH)，以及毛细血管后 PH，即所谓的肺静脉高压，有助于临床诊治。患者也可能兼有两种类型的表现。PAH 患者，不论病因如何，通常具有共同的肺血管改变，这种改变构成此型 PH 的定义。血管收缩和进行性内皮功能不全导致肺血管重塑，最终导致肺血管闭塞以及肺血管阻力(PVR)增加[1]。

右心导管检查(RHC)仍是诊断肺高压以及区分毛细血管前或后型 PH 的金标准。它的分类系统随时间推移而不断发展变化，目前公认的主要病因的 PH 有 5 种(表 18.1)[2]：1 型，PAH；2 型，左心疾病相关性 PH；3 型，肺疾病或者低氧相关性 PH；4 型，慢性血栓性 PH(CTEPH)以及其他肺动脉闭塞；5 型，多因素导致的 PH。PH 从血流动力学角度的定义为静息状态下 mPAP≥25mmHg。以往也有定义参考标准为运动时 mPAP 升高(>30mmHg)，但对于静息压力正常而运动诱发 PH 的患者这一现象仍然难以描述，近期的指南已将其从定义中删除[3,4]。PAH 进一步定义为：①PVR>3Wood 单位；②正常的肺毛细血管楔压(≤15mmHg)。

J. D. Awerbach · R. A. Krasuski (✉)
Division of Cardiovascular Medicine, Duke University Health System, Durham, NC, USA
e-mail: jordan.awerbach@duke.edu; richard.krasuski@duke.edu

## 肺高压的流行病学

PH 成为全球性负担已逐渐得到认可[5]。2015 年，全世界估计有 5000 万~7000 万 PH 患者(占全球人口的 1%)。在发达国家以及发展中国家，左心疾病和慢性肺疾病是最常见原因。但大部分 PH 患者出现在发展中国家，这些地区更常见到伴随疾病，包括血吸虫病、风湿性心脏病、人类免疫缺陷病毒(HIV)以及镰状细胞病。PH 在发展中国家主要影响年轻人群，而在工业化国家主要累及老年患者(65 岁以上)。

尽管是大多数临床研究和治疗的主要关注点之一，PAH 仍是一种罕见的疾病。基于欧美国家为主的注册数据，PAH 的患病率为(12~15)例/100 万[4,6]。大多数病例(40%~50%)为特发性(iPAH)或家族遗传性。20%散发性 PAH 以及 80%遗传性 PAH 与骨形态发生蛋白受体 2 基因(BMPR2)突变有关[7]。BMPR2 突变的 PAH 患者死亡率增加，并且这些患者常见于合并很多严重疾病的年轻患者[8]。历史上，iPAH 通常在 40 多岁发病，但同期注册研究显示，

表 18.1 世界卫生组织肺动脉高压分类 [a][2]

| |
|---|
| 1 型：肺动脉高压 |
| 1.1 特发性 PAH |
| 1.2 遗传性 PAH |
| 1.2.1 BMPR2 |
| 1.2.2 AK-1，ENG，SMAD9，CAV1，KCNK3 |
| 1.2.3 未知 |
| 1.3 药物和毒物诱导 |
| 1.4 继发性 |
| 1.4.1 结缔组织病 |
| 1.4.2 HIV 感染 |
| 1.4.3 门静脉高压 |
| 1.4.4 先天性心脏病 |
| 1.4.5 血吸虫病 |
| 1' 肺静脉闭塞疾病和(或)肺毛细血管瘤病 |
| 1'' 新生儿持续性肺动脉高压(PPHN) |
| 2 型：左心疾病相关性肺动脉高压 |
| 2.1 左心室收缩功能不全 |
| 2.2 左心室舒张功能不全 |
| 2.3 瓣膜疾病 |
| 2.4 先天性、后天性左心流入、流出道梗阻以及先天性心肌病 |
| 3 型：肺疾病和(或)缺氧导致的肺动脉高压 |
| 3.1 慢性阻塞性肺疾病 |
| 3.2 间质性肺疾病 |
| 3.3 其他混合性限制性以及阻塞性肺疾病 |
| 3.4 睡眠呼吸紊乱 |
| 3.5 肺泡通气不足 |
| 3.6 长期暴露于高原 |
| 3.7 发育性肺疾病 |
| 4 型：慢性血栓性肺动脉高压(CEPTH) |
| 5 型：未知因素所致肺动脉高压 |
| 5.1 血液病：慢性溶血性贫血，骨髓增生性疾病，脾切除术 |
| 5.2 全身性疾病：结节病，肺组织细胞增生症，淋巴管平滑肌瘤病 |
| 5.3 代谢紊乱：糖原贮积症，戈谢病，甲状腺疾病 |
| 5.4 其他：肿瘤阻塞、纤维化性纵隔炎，慢性肾衰竭，节段性 PH |

[a]Reproduced with permission of publisher [2]

这一患者群体的平均年龄已增至 50~65 岁[9]。女性的发病率是男性的 3~4 倍，但男性患者总体预后更差[10]。在靶向药物治疗时代之前，iPAH 的长期生存率很低，中位生存期为 2.8 年，1、3、5 年生存率分别为 68%、48%和 34%[11]。在当前的治疗时代，对应时期的生存率分别提高至 91%、74%和 65%[12]。

PAH 的其他重要病因包括结缔组织病(CTD)与先天性心脏病(CHD)。15%~25%的 PAH 患者与 CTD 有关。系统性硬化是世界上大多数地区 CTD 相关性 PAH 的最常见原因，与 iPAH 患者相比，CTD-PAH 患者的生存率总体上更差[5,12]。CHD 相关 PAH 约占 PAH 患者的 10%。CHD 患者发生 PAH 是由于存在血流动力学显著的左向右(体循环至肺循环)分流，使肺血管床血液过多，在某些情况下，则由于压力的缓慢升高。这类人群发展成 PAH 与慢性分流以及位置有关，三尖瓣远段病变风险最大，因为此时体循环压力直接传送至肺血管床。因此，先心病术后的患者也可能发展成 PAH，尤其是缺损矫正时间较晚。如果 CHD 没有矫正，PAH 逐渐发展，最终导致艾森曼格综合征，出现反向分流、发绀和右心衰竭。有趣的是，与未治疗的 iPAH 相比，艾森曼格综合征患者的远期生存率更高，3 年生存率达 77%[4]。

## 临床表现

怀疑 PH 需要临床医生头脑机敏，特别是对于 iPAH，这些患者相对年轻，在其他方面通常很健康。许多患者经常在症状出现后数年才被诊断[13]。最初的症状通常是非特异性的，患者和他们的医生都可能忽视或归因于其他原因，如去适应。临床医生还必须积极主动地筛查患有相关慢性疾病(如系统性硬化症或艾滋病毒感染)的患者是否合并 PH。

呼吸困难是最常见的症状，见于 60%的 PAH 患者[14]。患者也可能在疾病早期主诉疲劳和虚弱。如果不进行治疗，症状的严重程度会随着患者右心功能不全而加重，患者可能出现晕厥、心律失常或明显的心力衰竭[4]。WHO 功能分类(FC)模式为评估疾病的严重程度和预后提供了一项最强大的临床工具。WHOFC Ⅰ患者无活动受限。FC Ⅱ患者休息时无症状，但日常活动中会出现症状。FC Ⅲ患者在休息时仍无症状，但在体力活动方面明显受限。FC Ⅳ 患者做任何体力活动均有明显症状。其症状进展通常进展迅速，休息时可能也有症状，体格检查时存在右心衰竭体征；劳累后可能伴随明显的晕厥发作，这有助于将 FC Ⅲ和Ⅳ之间的患者定义为 FC Ⅳ。FC Ⅳ患者预后很差，对于新诊断的患者一般需要住院治疗，并启用静脉前列腺素类药物。

临床进行 6 分钟步行距离(6MWD)测评可以客观地评估其功能状态。使用改良伯格呼吸困难量表(见图 18.1)评估患者的费力程度，以及监测无创脉搏血氧饱和度可能增加额外的预测价值。尽管基线数字对生存率能提供预测性见解，但时间变化趋势的重要性仍存在争议。最初步行距离>440 米的患者被证实 1 年生存率能得到改善，而低于 165 米的患者预后明显较差[15]。包括氧耗量测量的正式练习测试，也是一个独立的生存预测因素，与 6MWD 密切相关。

尽管多数患者第二心音的 P2 成分突出，但体格检查结果还是因疾病严重程度的差异而不同，即使是轻症患者。随着右心衰竭的增加而出现的其他听诊发现包括三尖瓣反流的低频全收缩期杂音，其最容易在胸骨左缘下方听到，以及右心室奔马律[可能出现 $S_3$ 和(或)$S_4$]。随右心室扩张，患者胸骨旁可触及明显的隆起。容积超负荷的表现也会随着右心室功能不全加重，包括颈静脉扩张伴明显的 a 波和 v 波搏动，分别与右心室顺应性下降和 TR 加重有关。在单纯 PAH 时肺应该是干的；肺水肿表现提示存在毛细血管后 PH，此时应寻求另一种诊断方法。

| 呼吸困难<br>改良伯格呼吸困难量表 | |
|---|---|
| 0 | 完全没有 |
| 0.5 | 非常，非常轻微(刚发觉) |
| 1 | 非常轻微 |
| 2 | 轻微 |
| 3 | 中度 |
| 4 | 有点严重 |
| 5 | 重度 |
| 6 | |
| 7 | 非常严重 |
| 8 | |
| 9 | 非常、非常严重(几乎最大极限) |
| 10 | 最大极限 |

**图 18.1** 改良伯格量表可能就患者呼吸困难的主观状态提供迅速、简单、快速的信息。

# 肺动脉高压的无创检查

对疑似 PH 患者的初步评估通常包括多种诊断方法。实验室评估很少有助于 PAH 的诊断，但可疑有其他病因(如风湿疾病)时可能就很重要了。脑钠肽(BNP 或 NT-proBNP)的趋势变化可能对临床医生有所帮助，因其与确诊 PAH 患者 RV 功能不全和预后相关[4]。

90%的 PAH 患者胸部 X 线片存在异常[4]。右心扩张、肺动脉扩大、远段肺野结构消失、肺野清晰，这些都可以在胸部 X 线片上看到[14]。所有怀疑PAH 的患者均应进行通气灌注（V/Q）扫描以排除 CTEPH，因为后者可接受治疗性干预(肺血栓内膜切除术）或球囊肺血管成形术。V/Q 诊断和排除 CTEPH 的敏感性和特异性接近 95%~100%[4,16]。计算机断层扫描常用于已知或怀疑潜在肺实质病变的患者。肺功能检测(PFT)可发现潜在的气道疾病，如慢性阻塞性肺疾病(阻塞型)或间质性肺疾病(限制型)。然而，值得注意的是，根据肺功能检测判断肺部疾病的严重程度通常与 PH 的表现或严重程度不相关[17]。PFT 发现弥散能力(DLCO)降低且同肺病程度不成比例多提示 PH 的存在。

所有怀疑 PH 的患者都应进行经胸超声心动图检查。这是一种很好的筛查工具，也可用于评估 PH 的严重程度。大多情况下仍采用 TR 射血峰值速度估测右心室收缩压，该数值可代替肺动脉收缩压(无右室流出道梗阻时)。当 TR 速度>2.8m/s 时，PH 的可能性很高[4]。然而，TR 射血峰值正常并不能排除 PH，此时一些额外的超声心动图参数会有帮助，包括主肺动脉扩张、肺动脉瓣反流速度加快、收缩期室间隔变平、右心室扩张和(或)右心室肥大，以及右心房压力升高。所有 PH 患者均应测量三尖瓣环平面收缩偏移(TAPSE)，其数值<1.8cm 与死亡率增加相关[18]。心包积液是提示晚期 PAH 的不良信号。超声心动图也有助于找出 PH 潜在的

心脏病因,包括严重瓣膜疾病、左心衰竭(收缩和舒张功能障碍)和心内分流的存在。

心脏磁共振(CMR)可提供高分辨率的结构信息,以及带有相位对比研究的血流动力学数据。但开展的医疗单位有限,且成本高昂,故该方法不应用于筛查。

## 血流动力学评估

诊断 PH 的基础方法仍是 RHC。测量右心室压力尤其是肺动脉压、心输出量/心脏指数(CO/CI)、PVR 和血管反应性是建立诊断、收集预后指标和协助治疗选择的核心要素。建议所有 PA 患者行 RHC 以明确诊断,评估 PH 的严重程度以及是否有必要服用特定药物[4]。在 6~12 个月的监测窗口期、治疗更改后的 3~6 个月以及临床恶化时,也推荐对 PAH 患者行 RHC[4]。为 PAH 患者实施 RHC 通常令术者如履薄冰,因为这些患者往往被视为脆弱群体。有经验的 PH 中心数据表明其心导管介入手术是安全的,主要并发症风险低于 1%[19]。

评估 PH 最好在心输出量偏低或正常状态下进行。短暂高心输出量状态,如贫血、妊娠或败血症可导致肺动脉压升高,但 PVR 保持正常。目前指南建议用热稀释法测量 CO。该方法在低 CO 和严重 TR 患者中的可靠性也得到了验证[4,20]。但是,在心内分流时容易出现测量误差。直接 Fick 法是测量 CO 的金标准,但由于直接测量耗氧量的过程烦琐,现已很少应用。间接 Fick 法现已成为广泛应用的 CO 测量方法;它的可靠性相对较低,对结果进行解读时应谨慎,特别是对严重肥胖患者[21]。

我们建议对首次接受 RHC 排查 PAH 的患者行完整的血氧饱和度检查以排除先天性心脏病。当肺动脉血氧饱和度>75%或上腔静脉与肺动脉之间的差值>7%时,应怀疑存在左向右分流。分流部位的检测应包括无名静脉、SVC、下腔静脉、RA、RV 和 PA。应同时获取 SVC饱和度的高值和低值,以确定是否存在异常肺静脉引流。进行完整血氧饱和度测量时,必须认识到 RA 接受 3 种不同来源的血液回流(SVC、IVC 和冠状窦)。因此,混合静脉血氧饱和度的估算方法是 3 倍的 SVC 血氧饱和度加上 IVC 血氧饱和度,再除以 4。哪些分流可以通过手术获益以及治疗时机的选择不在本章讨论范围(见第 20 章),但理想情况下应将这些患者交给治疗成人先天性心脏病的专家处理。

PH 的右心房压力波形 (以及由此产生的中心静脉压波形)可能具有一些不同特征。当右心室舒张压升高时,a 波明显, 而正常的 y 波下降可能减弱,反映右心室顺应性降低。显著的 v 波提示有明显的 TR,有时还可见融合的 cv 波。平均右心房压力严重升高(>20mmHg)与死亡率增加有关[22]。此外, 严重 PH 和明显 TR 的患者在吸气时右心房压力可能不会降低;有时 RA 压力甚至可能随着吸气而增加,让人误以为存在心包疾病(渗出性或缩窄性)。右心室和肺动脉描记的曲线偶可见交替脉,提示严重的右心室功能不全。其特点是强弱交替的搏动, 这是由于 Frank-Starling 曲线关系的改变,以及右心室丧失顺应性导致的不同步。

正常成人的静息 mPAP 不超过 20mmHg。PH 定义为静息 mPAP≥25mmHg。“临界”mPAP(21~24mmHg)患者的诊断归属仍不确定;尽管合理推测未来指南会降低定义 PH 的 mPAP 阈值,但目前认为其只是处于疾病早期阶段[23]。先前 PH 定义还包括运动时 mPAP>30mmHg。而这最新指南中已将其删除,因为这些患者在心导管室的最佳运动方法尚需进一步确定[4,23]。衰老也会对运动时 mPAP 的上升程度产生影响;50 岁以上的患者即使轻微运动也可表现 mPAP 显升高[23]。然而,mPAP 明显升高(>45mmHg)通常只见于 PAH 以及 CTEPH 患者。

对 PAH 患者而言, 获取准确的 PCWP 评估数值至关重要。在没有二尖瓣狭窄或肺静脉闭塞性疾病(PVOD)时,由 PCWP 可获知左心房压力,并作为 LVEDP 的替代指标。监测楔压时建议在肺血管系统几个不同部分取样,最好在肺血管系统下叶西 3 区取样。3 区是肺循环中唯一一个肺动脉压大于肺静脉压和肺泡压的部位,其对肺动脉压测量影响最小。对怀疑或确诊 CTEPH 的患者应采集多个样本;某些肺动脉段阻塞性血栓可能导致对楔压升高的错误解释。记录是否存在 PAH 的一个巧妙方法是连续记录 PCWP,然后球囊放气,并小心撤出导管记录 PAP(图 18.2a,b)。此时应观察到压力波形的显著上升，放气后立即恢复 PAP 波形。

如果 PCWP 波形有较大的 v 波，表明左心房僵硬度增加或可能有明显的二尖瓣反流。严重肺高压时，由于球囊与动脉壁不完全的密闭贴合导致的混合性描记，精确测量 PCWP 可能很困难。操作时务必谨慎，不要使球囊过度膨胀或在楔状位反复充放气，因上述操作可导致肺动脉破裂，这是一种罕见但可能致命的并发症[23]。

PCWP 应在呼气末测量，此时胸腔内压的影响最小。这一点在肥胖和低氧血症患者中尤为重要，

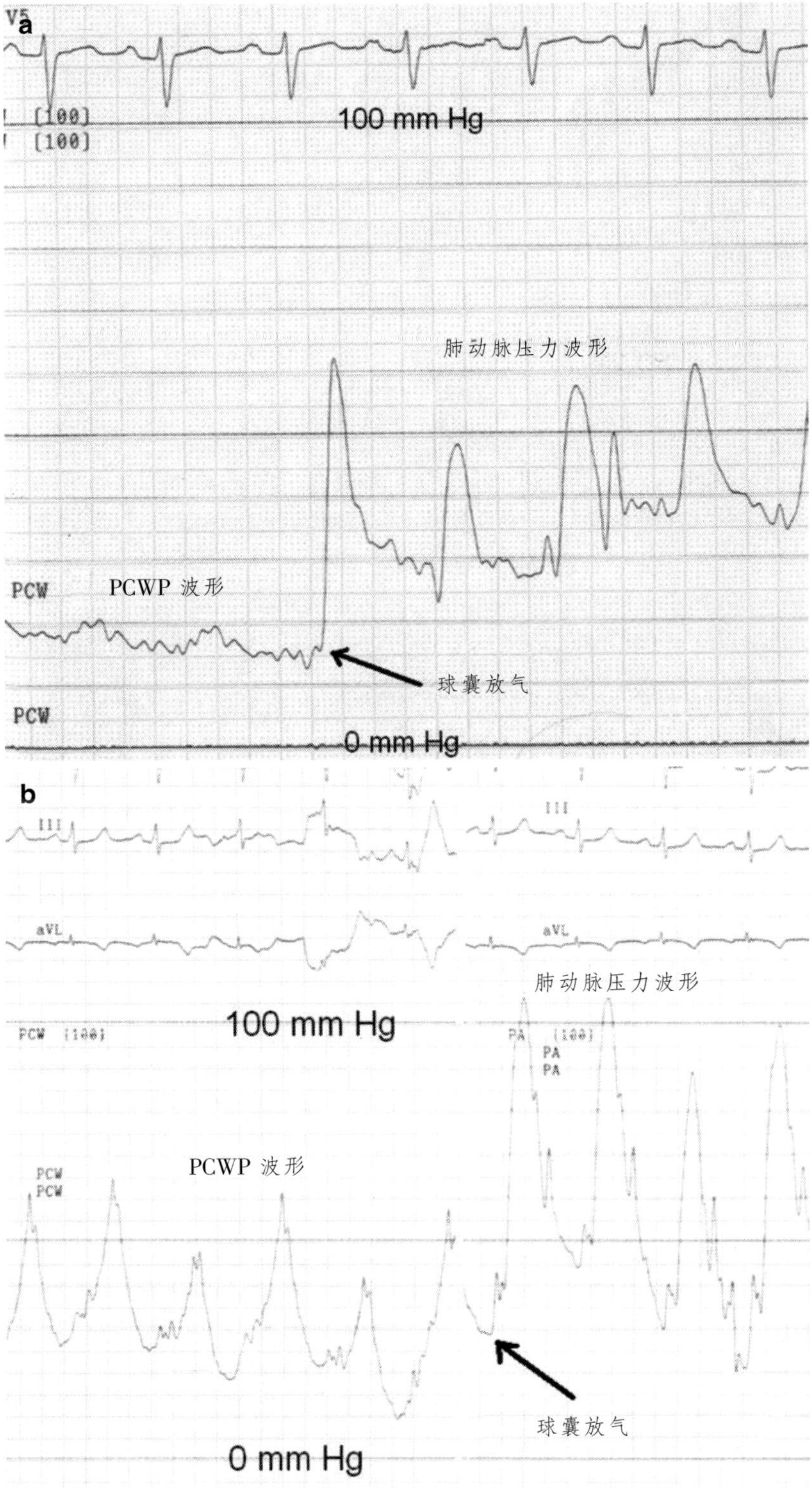


图 18.2　(a)楔状肺毛细血管球囊导管的放气导致压力读数快速增加。本例患者 mPAP>25mmhg，PCWP<15mmhg，符合 PAH 的诊断。(b)使用持续右心压力监测通过快速球囊充放气判定肺静脉高压。本例患者 PA 压力升高，mPCWP 明显超过 15mmHg，有大的 v 波，反映了重度二尖瓣反流。

因为这些人群的胸膜腔内压往往变化较大[23]。在大多数导管室，平均压力通常由软件计算获得；然而，这是一个耗时数秒的推导计算过程[24]。测量的呼气末期压力和计算的平均压之间可能存在显著的不一致性，导致对毛细血管前和后PH的错误分类和不良后果(图18.3)[24]。如果PCWP是正常的，但临床上仍怀疑左心室舒张功能受损，可在5~10分钟内一次性安全输入500mL液体，借以明确是否存在射血分数保留的心力衰竭。获取运动时的血流动力学也可能有助于发现舒张型心力衰竭患者，但目前不建议这样做，原因与上述采用运动方法诊断PH的原因类似[23]。如果对PCWP测量准确性有疑问，可通过主动脉瓣逆行直接测量LVEDP。

正常人PVR随年龄增长而增加，随心输出量增加而降低。PVR可以表示为Wood单位[Wu；mmHg/(L·min)或dynes[dyn·s·$cm^{-5}$)]$^1$，正常PVR<1.1Wood (88dyn·s·$cm^{-5}$)[25]。PVR通过跨肺压梯度(mPAP–PCWP)除以肺血流计算出来的，在没有心内分流情况下等于CO。PAH的定义要求PVR>3Wood单位。毛细血管前和毛细血管后PH可能共存，且共存时临床很难区分。存在毛细血管前PH时，跨肺压梯度更高，至少>12mmHg，且通常显著升高。舒张压梯度(舒张期PAP–PCWP)也非常有用。在单纯毛细血管后PH中，这种差异通常接近0，而毛细血管前PH时压力梯度≥7mmHg。

作为初始RHC检查的一部分内容，所有怀疑特发性、遗传性或药物性PAH的患者均应接受肺血管反应实验。只有少数PAH患者(5%~10%)存在血管反应；这些患者接受钙通道阻滞剂治疗预后更佳，5年生存率可达90%[26]。反应性提示肺血管具有良好的血管舒张储备，可能代表疾病的早期阶段。

血管活性试验中最常用到的是吸入性一氧化氮(iNO)，因其具有靶向肺血管的特异性和对冠状动脉血流的中性效应(也可使用注射用前列环素和腺苷作为血管舒张试验的替代药物，但可能减少冠状动脉血流量)。其获益还在于iNO半衰期极短，这在伴有隐性左心室舒张性衰竭或PVOD患者出现急性肺水肿时尤为重要。吸入过程中，PCWP描记的v波显著增加，表明可能具有肺血管反应性。

但用于iNO给药的装备构成烦琐，且需要患者在吸入时佩戴一只完整的面罩，患者可能很难接

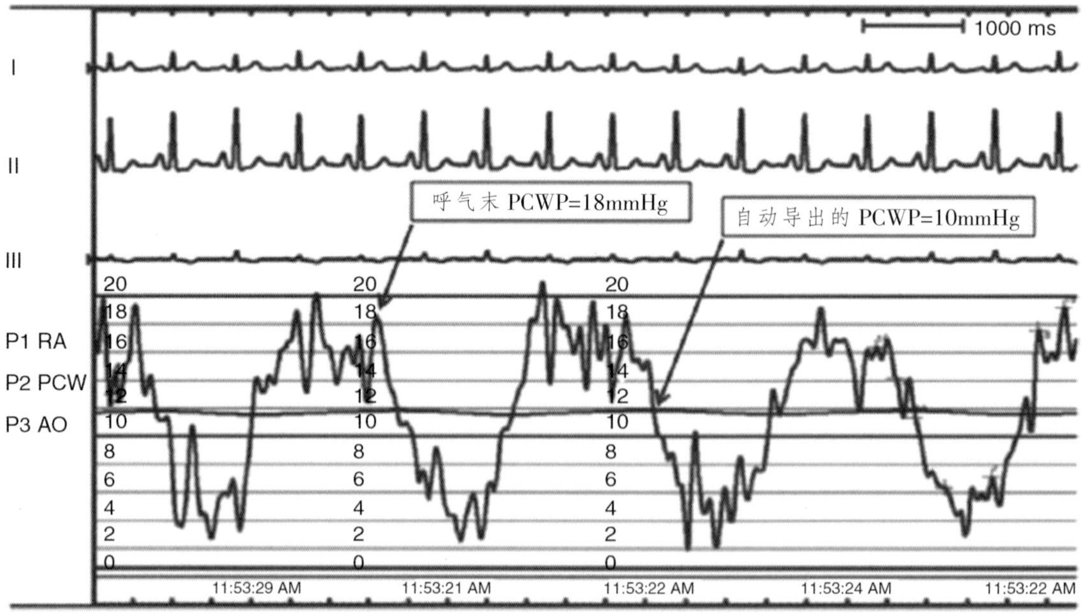


图18.3 楔形探头描记的呼吸相波形，包括数字化平均值、PCWP-exp与自动计算的平均PCWP之间的差值，这会导致错误分类。(Reprinted with permission of publisher [24])

1 1Wu×80=1dyn

受。新型吸入药物和更迷你的吸入装置正在开发中(例如改良款 iNeb 装置,能够在重复使用的环路中释放伊洛前列素)。该装置可能具有同样的安全性,且具有与 iNO 相当的敏感性。

NO 以 40 ppm 吸入 10 分钟后可获得最大效应,之后操作者应重复测量 mPAP 和 PCWP,获取 PA 和全身饱和度,以重新评估心输出量[27]。阳性反应的最新定义为,在 CO 不变的情况下,mPAP 降低 10mmHg 至绝对值≤40mmHg。虽然血管反应实验传统意义上用于识别 iPAH 的 CCB 治疗候选人群,但最近的研究表明,该实验也可能为 WHO 分型Ⅰ型(PAH)甚至非Ⅰ型的 PH 患者提供独立的预后信息[28-30]。

## 本中心的 PH 血流动力学评估方法

1.患者在禁食状态下,在最低镇静限度下(防止对血氧饱和度或心输出量产生任何不利影响)进入导管室。

2.初次 RHC 可选取股静脉和股动脉入路,再次评估可经肱部、颈部或股部血管入路(基于患者偏好)。如果打算启用静脉药物治疗,应首选颈部入路,因有助于操作后原位留置右心导管便于重症监护室长期血流动力学监测。这种情况下,可考虑经桡动脉完成左心的检测操作。如果对 PCWP 测量结果存疑,或测量值显著升高,动脉入路可同时测量 LVEDP。这也使分流操作中动脉血气的采集更方便,以及急性血管舒张实验期间监测动脉血压和采集动脉血气采集。必要时还可用于冠状动脉造影或心室造影。

3.理想情况下,在急性血管舒张实验期间应使用两个传感器——有助于同时监测肺动脉和主动脉压力。

4.首次 RHC 应进行完整的血氧饱和度检测。包括无名静脉(或高位 SVC)、SVC、IVC、RA、RV、PA 和主动脉饱和度。检测中应立即对血氧饱和度读数进行研判,如对测量结果有任何存疑,应再次策略。应同时计算 Fick 法的 CO。

5.在导管推进过程中,采集血氧饱和度的同时,还应测量每个腔室的压力。采集的压力包括右心房平均压;右心室收缩压和舒张压;肺动脉收缩压、舒张压和平均值;PCWP 收缩压、舒张压和平均值;主动脉收缩压、舒张压和平均值。

6.应在呼气末西 3 区测量 PCWP。如果对PCWP 的测量有效性有任何疑问,或者 PCWP 意外地>15mmHg,应测量 LVEDP。

7.急性血管舒张实验之前,可采用热稀释法进行热稀释 CO 测量。至少测量 3 次测量,且单次结果间的变异度不超过 15%。如若不然应重复测量,直到 3 次数据的变异度<15%。

8.考虑对 PAH 患者行高级药物治疗时,应对所有这样的患者行 iNO(或适当的替代药物)急性血管舒张实验。实验期间 PCWP 升高通常是这些药物治疗的禁忌证。阳性反应(mPAP 下降≥10mmHg 至 mPAP≤40mmHg,而 CO 没有下降)的 iPAH 患者可启动钙通道阻滞剂治疗。如选择该药物治疗,建议密切随访,因为治疗失败是很常见的。

9.将结果立即传达给转诊医生和治疗医生对于迅速识别和开始治疗至关重要。

# PAH 的治疗

有关 PAH 治疗的详细讨论不在本章范围内。药物治疗目标是取得正常的血流动力学和良好生活质量——WHO FC Ⅰ或Ⅱ级症状[31]。治疗必须个体化,最好在有经验的 PAH 治疗中心进行。大多数患者需要利尿剂来优化容积状态,并可能需要吸氧维持 90%以上的血氧饱和度[31]。血管舒张试阳性者应启用大剂量 CCB(通常为氨氯地平、地尔硫䓬或硝苯地平)。自 1995 年首次批准使用静脉依前列烯醇以来,靶向 PAH 物治疗领域有了巨大的发展。目前 PAH 主要有磷酸二酯酶-5 抑制剂(PDE5)、内皮素受体拮抗剂(ERA)、前列腺素、鸟苷酸环化酶激活剂和选择性前列环素 IP 受体激动剂。低危患者可单药治疗,但目前推荐使用不同类别的药物联合治疗,特别是在高危患者中。另外,对于毛细血管前肺高压的非 1 型患者,包括毛细血管前后混合类 PH 患者可能从该疗法中获益[32,33]。然而,这一用法未经临床实验认可,应仅限于严密监测下的临床研究。采取高级药物治疗后仍有进展的患者可能需要肺或心肺联合移植才能存活。

对于严重的药物难治性PAH和右心衰竭可考虑行心脏介入手术以减轻痛苦。球囊房间隔造口术(BAS)造成心房水平右向左分流,以加重缺氧为代价为RV减压并增加CO。BAS证实短期内可改善血流动力学和运动能力,但长期生存获益仍缺乏数据[34]。建议在有经验的中心实施此手术,但对平均右心房压力>20mmHg或在室内空气下静息氧含量<85%的患者禁用[4]。2013年,Esch等[35]首次描述了经导管肺动脉和胸降主动脉的左肺-体分流人体试验(Potts分流)。过去,Potts外科分流术用于缓解先天性发绀心脏病缺氧症状,但最近其在儿童和成人PAH中的应用逐渐受到关注。Potts分流较BAS分流的优点是,前者能使流向头部和冠状动脉的血流维持完全氧合的状态[34]。PAH治疗的一个新兴研究领域是通过导管消融使PA去神经。这是基于实验证据显示PAH患者存在肾上腺素能信号增强,并与肺血管疾病的发展和右心室异常重构有关[36]。最近对66例PH患者(39例为1型PAH)的研究表明,94%的患者术后即刻mPAP下降>10mmHg,1年后mPAP持续下降,CO和WHO FC分级得到改善[37]。尽管早期数据看起来很有希望,但在这种转变范式的疗法在获批之前,还需要进行广泛深入的研究。

# 病例

## 病例1

M.H.是一例53岁的硬皮病男性患者,10年前诊断为硬皮病,有控制良好的原发性高血压史,其主诉为加重的劳力性呼吸困难。一位肺科医生5年前的评估诊断结果为轻度间质性肺病。在过去的3个月内,他的疲劳和呼吸困难逐渐恶化,已达到WHO FC Ⅲ级症状。既往没有心脏病史。

体格检查显示颈静脉压力为12cm,$P_2$轻度亢进,Ⅱ/Ⅵ全收缩期杂音,伴三尖瓣分流和外周水肿(1+)。超声心动图显示IVC扩张,右心增大,右室收缩期轻度功能障碍,RVSP估测60mmHg。左心室舒张功能障碍为1级,LA大小正常。心导管压力检测结果为:RA平均压12mmHg,RV 66/12mmHg,PA 71/41mmHg,平均51mmHg,PCWP 41mmHg,CI为2.3L/(min·m$^2$),计算的PVR为1.9 Wu。利尿剂治疗后因低血压和轻度的急性肾衰竭住院治疗。

在询问病史后,我们觉得他的血流动力学检查结果提示为PVH,与临床病史(提示为PAH)不符。我们回顾了他的血流动力学数据,发现测量的PCWP有问题(图18.4)。其仅在一个位置进行测量,描记的曲线显示球囊并未完全堵住PA。患者勉强同意复查心导管检查,数据显示右心房平均压为8mmHg,RV 60/8mmHg,PAP 60/33(平均40)mmHg,PCWP 12mmHg,CI 2.2L/(min·m$^2$),PVR 6.4 Wu(图18.5)。逆行左心导管检查直接测量的LVEDP为11mmHg。血管舒张试验提示mPAP降至36mmHg,同时PCWP和CI保持稳定,PVR降至5.4 Wu。随后启用内皮素受体拮抗剂治疗,后期随访中,其6MWD增加了50米,症状恢复到WHO FC Ⅱ级。

这个患者的RHC由于采集不当而让医生感到困惑。这种情况下要回顾实际波形,评估测量操作是否得当,这一点很重要。本例患者首次RHC评估的是混合性PCWP波形,因而严重高估了PCWP。通过再次RHC,并通过LVEDP确认后,我们明确了PAH的诊断并采取了恰当治疗。确保正确测量PCWP的其他技术包括在双肺不同节段的重复测量,确保描记中有适当的呼吸变化,球囊楔住后,采集血氧饱和度(应≥95%)并轻推小量(2~3mL)对比剂,直到球囊放气后再冲掉(图18.6)。

## 病例2

R.B.是一例36岁男性患者,过去几年中,他出现进行性劳累性呼吸困难和疲劳,严重限制了他在建筑施工中的工作能力。最近的超声显示右心室扩大和右心室压稍微高出临界值。超声造影显示卵圆孔未闭。右心导管检查显示右心房平均压为10mmHg,RV 40/9mmHg,PA 40/18平均25mmHg,PCWP平均12mmHg,心脏指数4.0L/(min·m$^2$),PVR 1.3Wu。氧饱和度测量值为SVC 75%,IVC 76%,RA 89%,RV88%,PA 88%,全身饱和度98%。

本个案强调了恰当地实施分流检测试验的诊断能力。这种情况下,RA水平血氧饱和度明显增加。对比剂注射后显示右上肺静脉异位引流至SVC

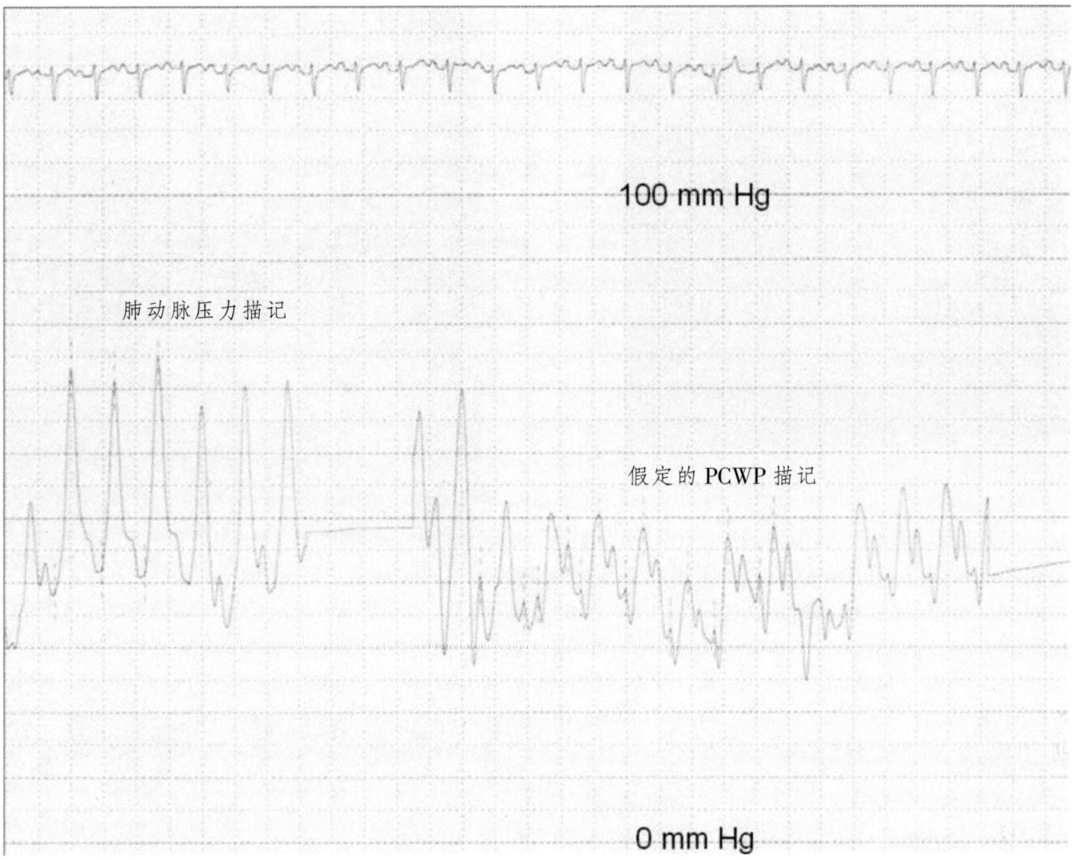


**图 18.4**　硬皮病患者的首次 RHC 提示为 PVH。PCWP 描记过程中呈现有限的呼吸变化，描记结果呈现混合（PAP 和 PCWP 波形融合），提示球囊未完全楔住肺动脉。这一描记结果与预期不符。在这种情况下，应在不同位置多次测量，并通过测量 LVDFP 加以证实。该患者需再次行血流动力学评估以获得准确测量。

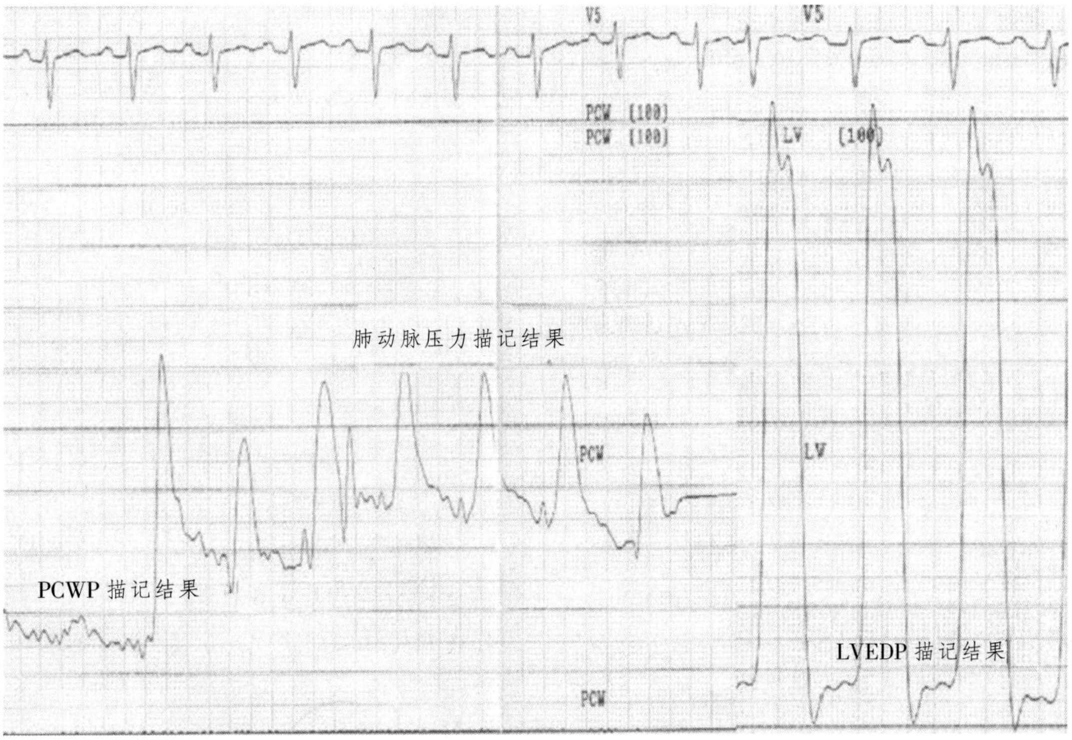


**图 18.5**　再次 RHC 提示为 PAH（结合临床病史符合预期）。本例患者的 LVEDP 证实其 PCWP 是低的。

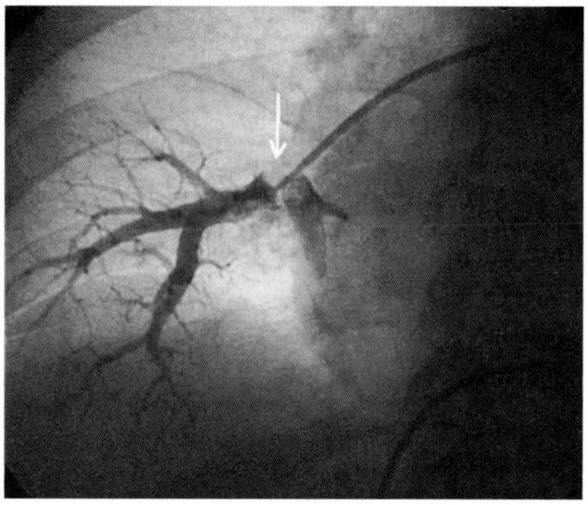

图 18.6 球囊充气下向右肺动脉轻柔推入对比剂（肺楔形血管造影）。球囊顶端由高亮箭头显示。图像显示对比剂充填至球囊近段的肺动脉分支，提示球囊未完全阻塞肺血管。这种情况会出现混合描记，导致 PCWP 读数过高。

和 RA 以及房间隔上部的右向左分流。这与静脉窦房间隔缺损伴发部分型肺静脉异位引流（PAPVR）的表现一致。PAPVR 也可单独存在，这种情况下超声造影结果可能是阴性的。右心导管检查时行分流检测试验或至少测量 SVC 和 PA 血氧饱和度检查可确保不会遗漏此类分流。通过使用一个柔韧导丝进行精细操作可以相当容易且安全地进入异位静脉，轻推对比剂即可描记其汇入心脏的位置（图 18.7）。此静脉中抽取的血气分析氧饱和度应≥95%。

心脏指数成为提示潜在分流的主要线索。大多数 PH 患者 CO 至少会轻微降低（如果没有明显降低的话）。如果超声心动图显示右心增大，而 CO/CI 正常（例如本例患者），就有可能存在分流，应仔细寻找。PFO 通常不会导致左向右分流，当然也不会导致右心扩大。本例患者转入心外科并接受了成功的修补手术。术后再次行超声心动图显示修补术后右心压力和心腔大小恢复正常。

## 病例 3

J.T. 是一例 66 岁的女性患者，患有终末期肾病、扩张型心肌病（LVEF 约为 20%）以及继发的、合并严重的二尖瓣和三尖瓣反流等多种疾病。她因进行性充血性心力衰竭加重和血流动力学不稳定入住冠心病监护病房接受进一步治疗。检查提示其存在显示严重的容积超负荷和呼吸窘迫，JVD 位于

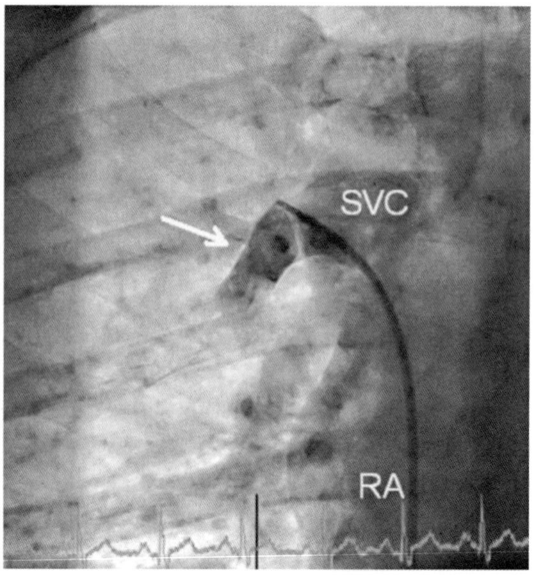


图 18.7 右股静脉入路（经导管端孔注射）对异位右上肺静脉行有限的肺静脉血管造影（前后位）。白色箭头突出显示肺静脉远段汇入 SVC 与 RA 的交界处。此静脉的取样显示氧饱和度>95%。在右心增大、超声造影阴性，且导管检查发现高 CO 时应仔细评估是否可能为肺静脉异位回流。

下颌角以上 45°和一个大的 cv 波。$P_2$ 亢进，心尖上部可闻及Ⅲ/Ⅵ全收缩期杂音，最强搏动点侧移，RV 隆起可触及抬举感。双肺基底有湿啰音，周围水指凹性水肿 2+。

超声显示，心脏 4 个腔室扩张伴严重的二尖瓣和三尖瓣反流，估测右心室收缩压为 80mmHg。床边右心导管检查显示 RA 压力 24mmHg，右心室 96/22mmHg，PA 96/40mmHg，平均压 62mmHg，PCWP 平均压 34mmHg，CI1.8L/(min·m$^2$) 和 PVR 10Wood 单位。会诊时我们认为她是可以启用肺部针对性治疗，但我们最终还是建议基于强化利尿，以及肼苯哒嗪和硝酸盐降低后负荷（基础肌酐为 2.5mg/dL），待情况稳定后重做血流动力学评估。

10 天后于导管室再次行 RHC 显示 RA 压力 15mmHg，RV 73/15mmHg，PA 73/28，平均压44mmHg，PCWP 16mmHg，CI 1.5L/(min·m$^2$)，PVR 12.2Wood 单位（图 18.8）。吸入 40 ppm 一氧化氮后，PA 压力基本保持不变（73/30mmHg，平均 46mmHg），但肺毛细血管平均楔压增加到 30mmHg，V 波为 65mmHg（图 18.9）。在此指导下，患者不被建议采用选择性肺血管扩张剂，外科会诊后建议行二尖瓣和

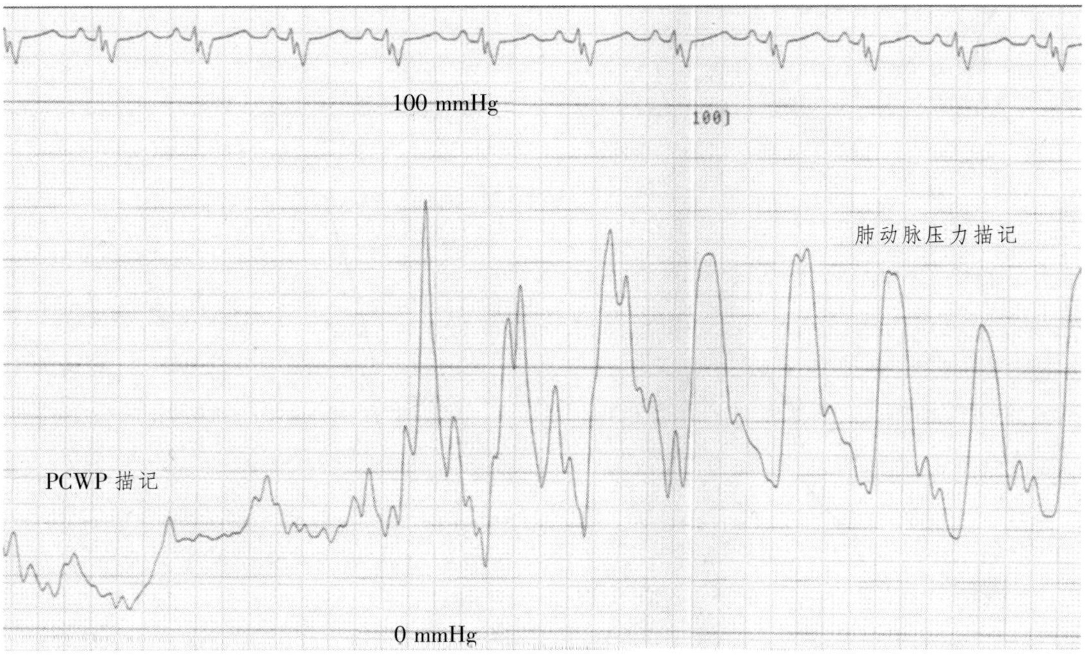


**图 18.8**　因心力衰竭和严重二尖瓣反流导致肺高压患者在积极利尿后记录的右心导管检查波形。结果提示存在 PAH，最初支持其使用选择性肺血管舒张治疗。

三尖瓣修复。

该患者有长期右心室功能障碍，可能由左心功能不全、二尖瓣反流引起左心室充盈压增高，最终肺静脉压升高引起。这种情况下 PH 是长期左心疾病的继发改变，可能对左心室起到代偿性保护。急性血管舒张试验就肺选择性治疗提供了一些洞见，

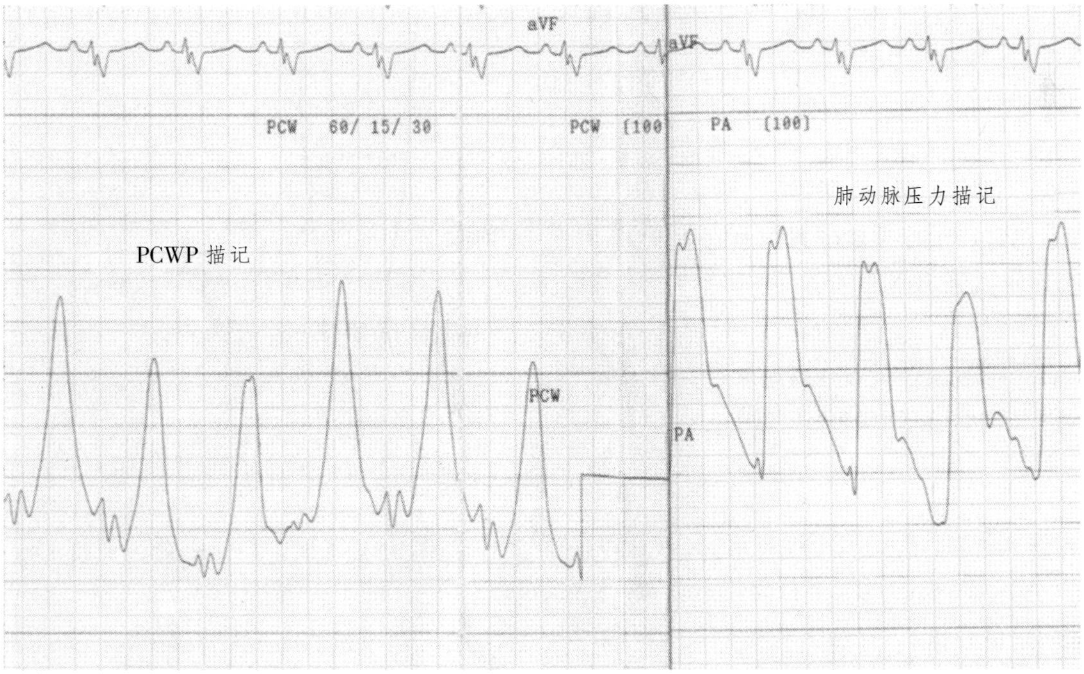


**图 18.9**　在吸入 40ppm 一氧化氮时采集的右心导管波形。这里注意到 mPCWP 显著增加至 30mmHg 以及显著的 v 波 >65mmHg。与基线相比（图 18.7），PA 压力基本保持不变（73/30mmHg，平均 46mmHg）。该个案中，急性血管舒张试验揭示了左心疾病所导致的肺静脉高压。

结果表明患者对该疗法的耐受性很差。在这些个案中，该疗法可能恶化其临床经过，导致失代偿，甚至死亡。对该个案的血流动力学做出全面评估，使我们更好地理解其中的生理学，避免潜在的药物风险。

## 要点总结

• 对PH保持高度的临床警惕，尤其是对于有模糊主诉，如呼吸困难的年轻患者。家庭和社会史可能为诊断提供重要线索。

• PAH是一种排除性诊断，患者诊断PAH前必须接受完整检查。继发性PVH是PH更常见的原因。

• 超声心动图不足以评价轻至中度PH。只有在重度PH时，超声心动图才能为RVSP的评价提供可靠数据。超声心动图对排除左心疾病至关重要。

• PAH的诊断只能靠RHC确诊。指南将PAH定义为mPAP>25mmHg、PCWP≤15mmHg、PVR>3Wood单位，并排除其他原因引起的毛细血管前PH（如CTEPH，慢性肺病）。

• 接受RHC的合适患者应进一步进行血管舒张试验。这有助于选择治疗方法及明确预后。

• 警惕混合描记问题，应确认记录的PCWP数值是否准确。PCWP被认为不可靠时应直接测量LVEDP。

• PCWP应在呼气末测量PCWP，并且在多个PA段进行以验证其准确性，特别是CTEPH或PVOD患者。

• 预后信息和治疗决策依赖于血流动力学。因此，对PH患者实施RHC时，正确的操作技术以及恰当及时的解释是至关重要的。

• 对于这种非常严重的临床疾病，与转诊和治疗医生的沟对合理简化治疗至关重要。

## 复习题

1a.一例46岁非裔美国女性患者，以咳嗽、下肢水肿和活动后呼吸困难3个月为主诉就诊。35岁时诊断为结节病以及30包/年的吸烟史。生命体征是血压135/78mmHg，脉搏87次/分，呼吸频率20，室内空气条件下血氧饱和度88%。心脏检查除$P_2$亢进外无明显异常。心电图显示窦性心律伴电轴右偏。动脉血气显示$PO_2$ 49mmHg、$PCO_2$ 35mmHg。胸部X线片显示双肺浸润性改变，肺门周围淋巴结肿大和肺血管扩张。

该患者下一步最好的处置是什么？

A.PFT。

B.经胸超声心动图。

C.胸部CT血管造影。

D.RHC检查。

E.NT-proBNP。

答案：(C)。虽然临床上高度怀疑PH，但必须排除导致急性低氧血症的其他的原因。CT扫描可以评估肺实质，考虑到患者的既往史结果很可能是异常的。获取对比剂血管造影将对急性肺栓塞或CTEPH做出评估，两者分别作为低氧血症和PH的潜在原因。如果其他检查怀疑PAH，后续采用超声心动图、PFT、实验室检查以及最终的RHC都是合适的。

1b.正如预期，患者CT扫描显示结节病，没有肺栓塞。心脏超声显示右心结构增大，左心功能正常，右心室收缩压70mmHg。6MWT后血氧饱和度降到83%，只完成了280米。RHC已预约。

下列哪项血流动力学与PAH最为一致？

A.mPAP 28mmHg，PCWP 15mmHg，CO4.9L/min，PVR 4.7 Wood单位。

B.mPAP 40mmHg，PCWmmHg，CO5.2L/min，PVR 2.7 Wood单位。

C.mPAP 52mmHg，PCWP 14mmHg，CO13.4L/min，PVR 2.8 Wood单位。

D.mPAP 18mmHg，PCWP 12mmHg，CO5.5L/min，PVR 1.1 Wood单位。

E.mPAP 54mmHg，PCWP 10mmHg，CO5.1L/min，PVR 8.6 Wood单位。

答案：(E)。该患者的血流动力学与目前指南中有关PAH的诊断最为一致。答案(B)更提示为毛细血管后PH，可见于在射血分数保持的心力衰竭。答案(C)中跨肺梯度显著升高，同时CO也显著升高，提示存在急性高心输出量状态，如败血症或心内分流。这例患者应该进行一次完整的血氧饱和度检测，以彻底地排除后一种可能性。答案(D)符合完全正常的血流动力学。如果PVR没有计算错误，答案(A)本应是正确的。实际 PVR 为(28~15)/4.9=2.7Wood 单位,不符合 PAH 的正式标准。

1c. 随后进行了吸入 40 ppm iNO 的急性血管反应性试验。5 分钟后,下列哪项血流动力学与阳性反应最为一致（基线 mPAP 54mmHg,PCWP 10mmHg,CO 5.1L/min)?

A.mPAP42mmHg、PCWP10mmHg 和 CO5.1L/min。

B.mPAP38mmHg、PCWP10mmHg 和 CO5.6L/min。

C.mPAP50mmHg、PCWP25mmHg 和 CO4.9L/min。

D.mPAP68mmHg、PCWP8mmHg 和 CO4.8L/min。

答案:(B)。目前对阳性反应的定义是 mPAP 下降幅度≥10mmHg, 且绝对值≤40mmHg,CO 保持稳定或增加。答案(A)显示 mPAP 大幅下降,但不<40mmHg。答案(C)显示 mPAP 略有下降,但 PCWP 有所增加,CO 略有下降。她的 PVR 为(50 25/4.9)=5.1Wood 单位,符合毛细血管前后混合型 PH 表现,主要驱动因素为左心舒张功能障碍。尽管这些混合型 PH 患者可从 PAH 靶向治疗中获益, 但首先应对该患者左心衰竭情况进行治疗优化,下一步复查 RHC 以确定最佳方案。答案(E)不合逻辑,因为在血管舒张试验期间 mPAP 不会升高,PWCP 也不会下降。

2.一例 45 岁男性患者因疑似轻度 PAH 而接受 RHC 检查。他的体重为 80kg,身高 1.75 米,体表面积为 1.97m$^2$,血红蛋白是 12.5g/dL。全身动脉血气饱和度为 95%。并进行分流试验检查。以下哪项最为疑似继发于先天性心脏病的 PAH?

A.SVC 饱和度 75%、IVC 饱和度 77%以及 PA 饱和度 74%。

B.SVC 饱和度 78%、IVC 饱和度 84%以及 PA 饱和度 68%。

C.SVC 饱和度 70%、IVC 饱和度 74%以及 PA 饱和度 72%。

D.SVC 饱和度 74%、IVC 饱和度 77%以及 PA 饱和度 90%。

E.SVC 饱和度 69%、IVC 饱和度 72%以及 PA 饱和度 71%。

答案:(D)。混合静脉血氧饱和度的估算方法为(3×SVC+IVC)/4。如果 PA 血氧饱和度比混合静脉饱和度至少高 7%,则极有可能存在分流。在答案(D)中,估测的混合静脉血氧饱和度为(3×74+77)/4=75%,PA 饱和度为 90%。肺静脉饱和度(如未采集)估计为 95%。分流程度可通过肺循环血流量(*Q*p)除以全身血流量(*Q*s)计算获得。可用血氧饱和度粗略估计分流量:(全身混合静脉饱和度-混合静脉血氧饱和度)/肺静脉血氧饱和度-肺动脉血氧饱和度),在该个案中,*Q*p:*Q*s 的计算值为(95-75)/(95-90)=5:1,提示存在大量的左向右分流。其他选择中没有一个显示饱和度升高。B 中的 PA 血氧饱和度一定是不正确的,因为右的心饱和度不可能是降低的。分析前应多次测量,以确保从注射器中抽出任何残余气泡(可能导致读数异常)。

3.一例 44 岁诊断为血管反应性 iPAH 的男性患者,在过去 3 年中每天服用 20mg 氨氯地平,病情稳定。他随访时报告,近 3 个月有进行性呼吸困难和疲劳感。他在休息时很舒服,能够进行一些日常生活活动,但做一些重复性动作,如站立刷牙时,会出现疲劳和头昏眼花。6MWD 中,50 米后他的饱和度降至 83%。而 1 年前,100 米后他的饱和度降至 92%。他的 FC 应该如何分类,下一步该如何处理?

A.FC Ⅱ:将 CCB 治疗改为维拉帕米或地尔硫䓬。

B.FC Ⅲ:将 CCB 治疗改为维拉帕米或地尔硫䓬。

C.FC Ⅲ:再次 RHC 并考虑启用靶向 PAH 治疗。

D.FC Ⅵ:将 CCB 治疗改为维拉帕米或地尔硫䓬。

E.FC Ⅵ:住院并启用静脉注射前列环素治疗。

答案:(C)。该患者临床症状恶化,与 WHO FC Ⅲ症状一致。值得注意的是,目前采用的反应性的定义来自一组 iPAH 患者, 其目的在于找出单用 CCB 即获得良好效果的患者[38]。在这个队列中,只有约 5%的患者长期使用 CCB 单药效果良好。随着当前 PAH 靶向治疗的发展, 很难证明这种策略的合理性。因此,目前的血管反应性实验用于找出那些缺乏反应性的高危人群,该队列也许只能通过最积极的治疗方案获益。这些患者应接受 RHC 检查并应考虑启动 PAH 靶向治疗。目前没有证据表明更换为一种替代性 CCB 药物能带来获益（如答案 A、B、D 所提到的)；出于其负性肌力作用的考虑,维拉帕米通常避免在 PAH 患者中应用。答案 E 是不正确的，因为患者的FC还未达到Ⅵ级。虽然FC Ⅵ级患者通常需要入院接受静脉注射前列环素治疗，但也应首先行PAH，顺序上早于升级PAH治疗。

（粮与恒 译）

## 参考文献


1. Galie N, Torbicki A, Barst R, Dartevelle P, Haworth S, Higenbottam T, et al. Guidelines on diagnosis and treatment of pulmonary arterial hypertension. The task force on diagnosis and treatment of pulmonary arterial hypertension of the European Society of Cardiology. Eur Heart J. 2004;25(24): 2243–78.
2. Simonneau G, Gatzoulis MA, Adatia I, Celermajer D, Denton C, Ghofrani A, et al. Updated clinical classification of pulmonary hypertension. J Am Coll Cardiol. 2013;62(25 Suppl):D34–41.
3. Kovacs G, Berghold A, Scheidl S, Olschewski H. Pulmonary arterial pressure during rest and exercise in healthy subjects: a systematic review. Eur Respir J. 2009;34(4):888–94.
4. Galie N, Humbert M, Vachiery JL, Gibbs S, Lang I, Torbicki A, et al. 2015 ESC/ERS guidelines for the diagnosis and treatment of pulmonary hypertension: the joint task force for the diagnosis and treatment of pulmonary hypertension of the European Society of Cardiology (ESC) and the European Respiratory Society (ERS): endorsed by: Association for European Paediatric and Congenital Cardiology (AEPC), International Society for Heart and Lung Transplantation (ISHLT). Eur Heart J. 2016;37(1):67–119.
5. Hoeper MM, Humbert M, Souza R, Idrees M, Kawut SM, Sliwa-Hahnle K, et al. A global view of pulmonary hypertension. Lancet Respir Med. 2016;4(4):306–22.
6. Lai YC, Potoka KC, Champion HC, Mora AL, Gladwin MT. Pulmonary arterial hypertension: the clinical syndrome. Circ Res. 2014;115(1):115–30.
7. Soubrier F, Chung WK, Machado R, Grunig E, Aldred M, Geraci M, et al. Genetics and genomics of pulmonary arterial hypertension. J Am Coll Cardiol. 2013;62(25 Suppl):D13–21.
8. Evans JDW, Girerd B, Montani D, Wang X-J, Galiè N, Austin ED, et al. BMPR2 mutations and survival in pulmonary arterial hypertension: an individual participant data meta-analysis. Lancet Respir Med. 2016;4(2):129–37.
9. Hoeper MM, Simon RGJ. The changing landscape of pulmonary arterial hypertension and implications for patient care. Eur Respir Rev. 2014;23(134):450–7.
10. McGoon MD, Miller DP. REVEAL: a contemporary US pulmonary arterial hypertension registry. Eur Respir Rev. 2012;21(123):8–18.
11. D'Alonzo GE, Barst RJ, Ayres SM, et al. Survival in patients with primary pulmonary hypertension: results from a national prospective registry. Ann Intern Med. 1991;115(5):343–9.
12. Benza RL, Miller DP, Barst RJ, Badesch DB, Frost AE, McGoon MD. An evaluation of long-term survival from time of diagnosis in pulmonary arterial hypertension from the REVEAL registry. Chest. 2012;142(2):448–56.
13. Brown LM, Chen H, Halpern S, Taichman D, McGoon MD, Farber HW, et al. Delay in recognition of pulmonary arterial hypertension: factors identified from the REVEAL registry. Chest. 2011;140(1):19–26.
14. Runo JR, Loyd JE. Primary pulmonary hypertension. Lancet. 2003;361(9368):1533–44.
15. Benza RL, Miller DP, Gomberg-Maitland M, Frantz RP, Foreman AJ, Coffey CS, et al. Predicting survival in pulmonary arterial hypertension: insights from the registry to evaluate early and long-term pulmonary arterial hypertension disease management (REVEAL). Circulation. 2010;122(2):164–72.
16. Gopalan D, Blanchard D, Auger WR. Diagnostic evaluation of chronic thromboembolic pulmonary hypertension. Ann Am Thorac Soc. 2016;13(Suppl 3):S222–39.
17. Seeger W, Adir Y, Barbera JA, Champion H, Coghlan JG, Cottin V, et al. Pulmonary hypertension in chronic lung diseases. J Am Coll Cardiol. 2013;62(25 Suppl):D109–16.
18. Forfia PR, Fisher MR, Mathai SC, Housten-Harris T, Hemnes AR, Borlaug BA, et al. Tricuspid annular displacement predicts survival in pulmonary hypertension. Am J Respir Crit Care Med. 2006;174(9):1034–41.
19. Zuckerman WA, Turner ME, Kerstein J, Torres A, Vincent JA, Krishnan U, et al. Safety of cardiac catheterization at a center specializing in the care of patients with pulmonary arterial hypertension. Pulm Circ. 2013;3(4):831–9.
20. Hoeper MM, Maier R, Tongers J, Niedermeyer J, Hohlfeld JM, Hamm M, et al. Determination of cardiac output by the Fick method, thermodilution, and acetylene rebreathing in pulmonary hypertension. Am J Respir Crit Care Med. 1999;160:535–41.
21. Narang N, Thibodeau JT, Levine BD, Gore MO, Ayers CR, Lange RA, et al. Inaccuracy of estimated resting oxygen uptake in the clinical setting. Circulation. 2014;129(2):203–10.
22. Benza RL, Gomberg-Maitland M, Miller DP, Frost A, Frantz RP, Foreman AJ, et al. The REVEAL registry risk score calculator in patients newly diagnosed with pulmonary arterial hypertension. Chest. 2012;141(2):354–62.
23. Hoeper MM, Bogaard HJ, Condliffe R, Frantz R, Khanna D, Kurzyna M, et al. Definitions and diagnosis of pulmonary hypertension. J Am Coll Cardiol. 2013;62(25 Suppl):D42–50.
24. Ryan JJ, Rich JD, Thiruvoipati T, Swamy R, Kim GH, Rich S. Current practice for determining pulmonary capillary wedge pressure predisposes to serious errors in the classification of patients with pulmonary hypertension. Am Heart J. 2012;163(4):589–94.
25. Kovacs G, Olschewski A, Berghold A, Olschewski H. Pulmonary vascular resistances during exercise in normal subjects: a systematic review. Eur Respir J. 2012;39(2):319–28.
26. Thenappan T, Ormiston ML, Ryan JJ, Archer SL. Pulmonary arterial hypertension: pathogenesis and clinical management. BMJ. 2018;360:j5492.
27. Krasuski RA, Warner JJ, Wang A, Harrison JK,

Tapson VF, Bashore TM. Inhaled nitric oxide selectively dilates pulmonary vasculature in adult patients with pulmonary hypertension, irrespective of etiology. J Am Coll Cardiol. 2000;36(7):2204–11.
28. Krasuski RA, Devendra GP, Hart SA, Wang A, Harrison JK, Bashore TM. Response to inhaled nitric oxide predicts survival in patients with pulmonary hypertension. J Card Fail. 2011;17(4):265–71.
29. Skoro-Sajer N, Hack N, Sadushi-Kolici R, Bonderman D, Jakowitsch J, Klepetko W, et al. Pulmonary vascular reactivity and prognosis in patients with chronic thromboembolic pulmonary hypertension: a pilot study. Circulation. 2009;119(2):298–305.
30. Post MC, Janssens S, Van de Werf F, Budts W. Responsiveness to inhaled nitric oxide is a predictor for mid-term survival in adult patients with congenital heart defects and pulmonary arterial hypertension. Eur Heart J. 2004;25(18):1651–6.
31. McLaughlin VV, Shah SJ, Souza R, Humbert M. Management of pulmonary arterial hypertension. J Am Coll Cardiol. 2015;65(18):1976–97.
32. Andersen CU, Mellemkjær S, Nielsen-Kudsk JE, Bendstrup E, Hilberg O, Simonsen U. Pulmonary hypertension in chronic obstructive and interstitial lung diseases. Int J Cardiol. 2013;168(3):1795–804.
33. Opitz CF, Hoeper MM, Gibbs JS, Kaemmerer H, Pepke-Zaba J, Coghlan JG, et al. Pre-capillary, combined, and post-capillary pulmonary hypertension: a pathophysiological continuum. J Am Coll Cardiol. 2016;68(4):368–78.
34. Leopold JA. Catheter-based therapies for patients with medication-refractory pulmonary arterial hypertension. Circ Cardiovasc Interv. 2015;8(11):e003332.
35. Esch JJ, Shah PB, Cockrill BA, Farber HW, Landzberg MJ, Mehra MR, et al. Transcatheter Potts shunt creation in patients with severe pulmonary arterial hypertension: initial clinical experience. J Heart Lung Transplant. 2013;32(4):381–7.
36. Maron BA, Leopold JA. Emerging concepts in the molecular basis of pulmonary arterial hypertension: part II: neurohormonal signaling contributes to the pulmonary vascular and right ventricular pathophenotype of pulmonary arterial hypertension. Circulation. 2015;131(23):2079–91.
37. Chen SL, Zhang H, Xie DJ, Zhang J, Zhou L, Rothman AM, et al. Hemodynamic, functional, and clinical responses to pulmonary artery denervation in patients with pulmonary arterial hypertension of different causes: phase II results from the pulmonary artery denervation-1 study. Circ Cardiovasc Interv. 2015;8(11):e002837.
38. Sitbon O, Humbert M, Jais X, Ioos V, Hamid AM, Provencher S, et al. Long-term response to calcium channel blockers in idiopathic pulmonary arterial hypertension. Circulation. 2005;111(23):3105–11.

# 第 19 章

# 急性失代偿性心力衰竭

Andrew D. M. Grant, Michael A. Hanna, Mazen A. Hanna

## 流行病学

目前估算的成年心力衰竭患病率为 2%。美国每年因急性失代偿性心力衰竭(ADHF)住院治疗人数超过 100 万,而以心力衰竭作为出院诊断的患者,在参与联邦医疗保险的人群中也高居榜首[1,2]。其中,25%的患者表现为新发性心力衰竭,而其余 75%则表现为慢性心力衰竭的恶化。对于非心律失常或原发性瓣膜病引起的心力衰竭,可分为左心室射血分数降低(≤40%)、保留(≥50%)或中间射血分数(40%~50%)[3,4]。由于合并症及临床表现不同,心力衰竭患者最终的住院死亡率为 3%~25%[5]。其 30 天再入院率也高达惊人的 20%~25%[6]。

## 失代偿性心力衰竭的血流动力学

失代偿性心力衰竭综合征的血流动力学紊乱症状表现为心内充盈压升高,心输出量正常或降低,以及体循环和肺循环阻力异常。尽管在某些综合征中,心输出量出现了异常的升高现象,但在本章中这些不予讨论。

### 心内充盈压

当出现容积超负荷(即前负荷增加)以及后负荷增加时,左心室舒张末压(LVEDP)较正常基线升高(基线本身可能已经升高)。这将导致左心房压力升高,并进一步使肺毛细血管楔压升高,最终出现被动性肺动脉高压 (肺静脉高压,WHO 分型第二类)。容积超负荷、肺动脉高压(或两者兼有)都将导致右心房压力升高。肺动脉高压的程度一方面取决于 PCWP 升高的程度和患者的病程,另一方面也与肺血管收缩和血管重塑的程度相关(参阅本章“血管阻力”一节)。

在 ADHF 患者中,PCWP 通常会>22mmHg[1],同时 RAP>10mmHg;故而将其特色归类为“湿型”。而在 ADHF 患者中,RAP >10mmHg 与 PCWP> 22mmHg 关联出现的情况约占 80%的时间[7-10]。在这些“联动”的案例中,PCWP 往往会达到 RAP 的 2~2.5 倍。而剩余 20%的情况可表现为 PCWP 和 RAP 的 “非联动”关系,例如某些右心室衰竭的患者,其 RAP 显著升高,而 PCWP 却正常或仅轻度升高。另一种情况是 RAP 正常,PCWP 显著升高,如不伴有容积超负荷的急性左心衰竭,或 LV 顺应性极差,静息充盈压高伴血容量正常,但静息状态下仍存在高充盈压。由于可能影响到后续治疗,因此这些都是重要的血流动力学概念,应当理解掌握。

A. D. M. Grant
Libin Cardiovascular Institute, Calgary, AB, Canada
e-mail: andrew.grant@ahs.ca

M. A. Hanna · M. A. Hanna (✉)
Cleveland Clinic, Cleveland, OH, USA
e-mail: hannam@ccf.org

## 心输出量

心输出量是每搏输出量和心率的乘积（参见本书第 4 章）。每搏输出量由前负荷(充盈压)、心肌收缩力和后负荷(主要为全身血管阻力)所决定。在 ADHF 患者中,心输出量的下降更倾向归咎于每搏输出量的降低,但也可由心率异常下降所致。值得注意的是,在多数 ADHF 患者中,其心输出量往往保持正常。而通过 Fick 法(参见本书第 4 章)或热稀释法所测得的低心输出量(本机构通常更倾向于采用 Fick 法）通常出现于少数晚期心力衰竭或由于过度利尿而导致充盈压极度低下的患者身上。较为武断地说,一旦心排血指数(心输出量/体表面积)<2.2 便被认为低心排，这种患者通常被定义为“冷型”,即低灌注现象;而当患者心排血指数>2.2 便被定义为“暖型”,即无低灌注现象[1]。低心排血指数的患者可能出现代偿,因此在休息时不会表现出低灌注的体征或症状;因此在确定治疗方案和预后时,除了计算出的心排血指数外,还应考虑整体临床情况。

在评估 ADHF 患者时,可以根据左心充盈压和心输出量的评估或测量对患者进行分类。图 19.1 中所示的分类方案简单有效,可用于对患者临床分类并帮助指导制订合适的治疗策略。

## 血管阻力

体循环血管阻力的计算方法是平均动脉压与右心房压力之差除以心输出量。传统意义上讲,在 ADHF 患者中,由于血管收缩性神经激素(如去甲肾上腺素,血管紧张素Ⅱ和内皮素)水平升高导致 SVR 升高。然而,现在由于阻断肾素血管紧张素醛固酮系统的药物(如血管紧张素转换酶抑制剂、血管紧张素受体阻断剂、血管紧张素受体阻断剂+脑啡肽酶抑制剂）和 β 受体阻滞剂的普遍应用,SVR 可能是正常的,有时甚至还会降低。右心衰竭和肾功能不全的患者更可能出现正常或低 SVR。了解患者的血压和(或)SVR 对于确定治疗方案至关重要。

肺循环阻力的计算方式为平均肺动脉压力与 PCWP(用以替代左心房压力)之差除以心输出量。值得注意的是,在某些患者中,除了因左心房压力升高而引起的被动肺动脉高压外,还有另外一部分因素来自肺动脉血管收缩引起的肺血管阻力增加,进一步升高了肺动脉压力(肺动脉高压)。PCWP 的长期升高同时还会导致肺血管重构。这一肺血管阻力的组成部分不能由 PCWP 的急剧下降或者使用肺血管舒张药而逆转。肺血管重构的逆转可以通过长期持续降低左心房压力来实现(如矫正二尖瓣狭窄、放置左心室辅助装置等)。一旦患者的 PVR 升高不能逆转,则其预后通常较差。

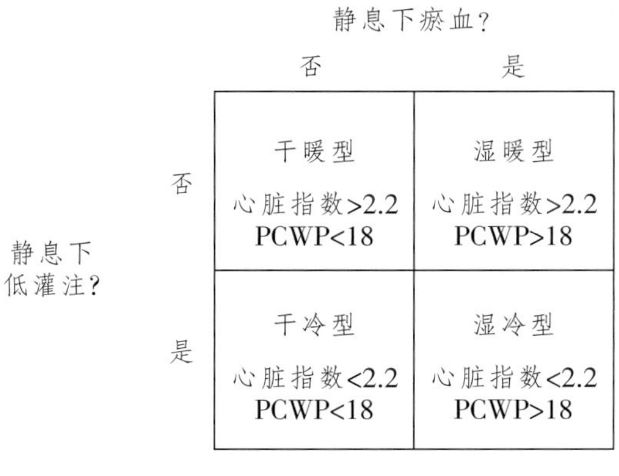


**图 19.1** 左心衰竭患者的血流动力学特征。

# 失代偿性心力衰竭的血流动力学评估

评估心力衰竭患者血流动力学的方法多种多样。首选也最为实用的方法是询问病史和体格检查。超声心动图能提供更多的重要血流动力学信息。作为一种有创但最精确的检查方法,用肺动脉导管进行右心导管检查会在某些特殊情况下使用。

## 临床评估

询问病史、体格检查、胸部 X 线片和基本的实验室检查能够提供大多数在治疗 ADHF 患者时所需要的血流动力学信息。然而,询问病史和体格检查固然重要,但仍需要了解其有何不足之处,当我们在本章末尾对每个临床病例进行讨论时,其中的某些还将被重点展示。

## 充盈压的临床评估

根据病史和体格检查,经验丰富的临床医生已经足以合理而又准确地估算出心内充盈压[12,13]。其中一些用以评估充盈压的重要的体征和症状在表19.1中进行了概述。右心房压力升高的轻重取决于症状的严重程度和病程长短,包括腹胀、腹部不适、早期饱胀感以及腹部病因学所表现出的右上腹疼痛。右心房压力升高的体征包括下肢水肿、肝大以及在晚期右心衰竭时可能出现的腹腔积液。然而,右心房压力升高的最可靠标体征是颈静脉压升高,根据检查者的技术水平,大多数心力衰竭患者都能在床旁对心房压力进行可靠的评估。实际上,右心房压力升高的患者可能没有水肿或腹腔积液,唯一的体征可能只有颈静脉压升高。正是在这些病例中,循环瘀血往往被忽略,并且患者被错认为血容量正常。

左心房压力或PCWP压力升高导致的症状包括劳力性、静息性呼吸困难、干咳(卧位加重)、端坐呼吸和夜间阵发性呼吸困难。实际上,呼吸困难,尤其是夜间阵发性呼吸困难是PCWP升高最特异的症状。PCWP升高最特异的体征是第三心音奔马律(当不存在二尖瓣狭窄时),然而,由于大多数PCWP升高的患者并不存在第三心音奔马律,所以该征象在敏感性上有所欠缺。对于评估一位PCWP升高的心力衰竭患者,最有效的线索之一便是颈静脉压升高。因为右心房压力的升高在大多数慢性心力衰竭患者中预示着PCWP升高(参见本章“心内充盈压”一节)。

表19.1 心内充盈压升高的症状和体征

| | 右心房压力升高 | PCWP升高 |
|---|---|---|
| 症状 | 下肢肿胀 | 静息或劳累时呼吸困难 |
| | 腹胀 | 端坐呼吸 |
| | 早期饱胀感 | 夜间阵发性呼吸困难 |
| | 恶心,厌食 | 体位性咳嗽 |
| | 右上腹疼痛 | |
| 体征 | 颈静脉压升高[a] | 第三心音奔马律 |
| | 腹腔积液 | 肝颈静脉反流征 |
| | 肝大/压痛 | 啰音[b] |
| | 下肢水肿[c] | |

[a] 右心房压力升高的最特征性、最敏感的体征,通常可能是唯一的体征。

[b] 慢性心力衰竭中罕见。

[c] 非特异性体征,可能由静脉功能不全、DVT、钙通道阻滞剂等引起。

## 心输出量的临床评估

相比充盈压,床旁评估心输出量的难度更大[12],但仍有一些能够指向心输出量降低的线索,我们将其列在表19.2中。全身乏力、精神萎靡、肢端发凉、尿量减少和乳酸水平上升都是有用的线索。一种客观的评估方式是计算“脉压比例”即收缩压减去舒张压除以收缩压的值。若其结果<25%,则暗示患者的心排血指数<2.2[11]。

# 超声心动图显像

在评估心力衰竭时,超声心动图是一种有力的工具。对初诊心力衰竭的患者明确其发病机制(射血分数正常、减低还是瓣膜病,详情参见本书第6章)至关重要。根据ACC/AHA指南,对于新近确诊心力衰竭的患者行基线超声心动图检查为Ⅰ类推荐[14]。然而对于慢性心力衰竭急性加重的患者,不一定能完成超声心动图。尤其当临床境况瞬息万变,更应灵活抉择。当患者病情严峻或症状急剧恶化时,超声心动图可排除是否出现了新的结构性异常,这在ACC/AHA指南中建议是Ⅱa,即其收益风险比更高,有理由予以执行[14],与此同时,该技术亦可为有创性血流动力学监测提供可靠的评估[15]。

## 充盈压的超声评估

传统意义上,可通过测量下腔静脉管径及其呼吸变化来评估右心房压力[16]。采取这种估算方法时

表19.2 心输出量低的症状和体征

| | |
|---|---|
| 症状 | 乏力、头晕 |
| | 记忆力减退,精神状态下降 |
| 体征 | 肢端发凉 |
| | 昏昏欲睡,行为迟缓 |
| | 脉压窄 |
| | 少尿 |

通常将中心静脉和右心房之间视作连续结构，类似于将颈静脉压作为右心房压力的反映。IVC 直径≤2.2cm，或吸气时在原有基础上塌陷超过 50%，应考虑右心房压力降低(此时为进行计算可将右心房压力赋值为 3mmHg)。与之相对，若患者的 IVC 直径扩张，不存在塌陷现象，则应视作右心房压力升高(15mmHg)。处于两者之间的患者，右心房压力可赋值为 8mmHg[16]。关于这项技术的实际应用我们将在本章病例 3 中予以介绍。

当前研究的热门方向是如何通过超声心动图显像来估计 LVEDP。二尖瓣的舒张早期血流流入速度(E)与二尖瓣环的早期峰值流速(E')之比展现出了与 LVEDP 显著的相关性[17,18]。这项技术通常采用半定量法进行。E:E'<8 表示 LVEDP 正常。E:E'>15 则表示 LVEDP>15mmHg[17]。收入 ICU 的晚期心力衰竭患者，E:E'的预测效果相对较差[19]。目前，研究正致力于找到 LVEDP 更加精确的超声心动图预测指标。

## 肺动脉压的超声评估

目前以超声心动图测量肺动脉压的公认最佳方法是通过三尖瓣反流峰值流速来计算三尖瓣压力梯度[16]。利用简化的伯努利方程，右心室和右心房之间的压力梯度可采用公式 $P=4v^2$ 估算。具体细节我们同样在本书第 6 章进行了论述，而关于应用实例则可详见本章病例 3。

## 心输出量的超声评估

尽管需要构建几项关键性假设，但心脏每搏输出量(以及相关的心输出量)同样可以借助超声心动图估算[20]。关于如何使用这项技术将在下一段进行描述(亦可参见本书第 6 章)。

首先，经 LVOT 的血流多普勒曲线为速度对时间图像。对该曲线取积分可得到距离单位。再以此距离乘以 LVOT 的表面积，即为每搏输出量(体积)。对于 LOVT 面积的计算，我们需要先通过使用二维超声测量其长轴直径，然后假设它是一个圆，即可得出结果。尽管这项技术并不常用，但理论上可提供较为合理且精确的每搏输出量数值，从而估计心输出量(即每搏输出量×心率)。

## 右心导管检查

右心导管检查术仍是测量许多血流动力学参数的金标准，这些参数在心力衰竭的治疗中很重要。然而，随着各种非侵入式检测方法的改进，上述获取这种信息的情况越来越少[14]。此外，一项大型随机研究表明，常规使用肺动脉导管治疗 ADHF 患者在死亡率和 6 个月的出院天数方面没有获益[21]。

以下情况应考虑行右心导管检查：初始治疗无效、容积状态和心脏内充盈压不确定、临床治疗过程中出现明显低血压(收缩压低于 80mmHg)或肾功能恶化以及考虑心脏移植而需要评估肺动脉高压和 PVR 的程度和可逆性[14,22]。关于具体例子的进一步讨论详见本章病例 3。

在本章的 3 个病例中，都展示了右心房压力、肺动脉压和经右心导管检查获得的 PCWP 值。在临床上，右心房压力和 PCWP 常常分别作为右心室和左心室前负荷的描述指标(参见第 1 章)。肺动脉压的计算方式为肺动脉收缩压或肺动脉舒张压，此结果即平均肺动脉压。此外还展示了根据 Fick 法(参见第 4 章)所获得的心脏指数的病例。其计算方法为心输出量除以患者的体表面积。由于正常心输出量随体型而变化，因此体型因素显然很重要。

## 植入式血流动力学检测

近期，心力衰竭治疗中使用的植入式血流动力学检测系统引起了人们的兴趣。于 2016 年获得 FDA 批准上市的 Cardio MEMS™ HF 系统 (圣犹达医疗公司生产)是一种通过植入肺动脉的分支，用以持续性监测肺动脉压力的小型植入式装置。一项针对 NYHA Ⅲ级心力衰竭患者的大型随机临床试验结果表明，使用该装置后患者入院治疗的次数有所减少[23]。

## 一般治疗原则

大多数 ADHF 患者表现出循环瘀血和充盈压升高。因此，治疗的核心目标是缓解肺循环和体循环的瘀血，并使充盈压将至正常或接近正常水平。使用静脉输注袢利尿剂可以更高效地达成这一目标。当出现耐药的情况下，将袢利尿剂与噻嗪类、阿米洛利和(或)螺内酯组合非常高效。如果上述方法仍不成功,例如,患者本身存在晚期肾功能不全,也可考虑进行超滤[24,25]。

为进一步改善血流动力学,还可以将降低充盈压的血管扩张剂与利尿剂配合使用。除降低充盈压外,血管扩张剂还通过降低后负荷来提升心输出量,同时减少功能性二尖瓣反流(增加前向心输出量)以及降低心壁压力[26-28]。血压升高和 SVR 升高的患者从血管扩张剂中获益最大。值得注意的是,即便是血压“正常”的患者,仍然可能出现 SVR 升高,并最终从血管扩张剂治疗中获益。无论患者是否存在液体潴留(干、湿型)和低灌注征象(冷、暖型),都可以使用血管扩张剂进行治疗。

心力衰竭患者应用的静脉血管扩张药物包括硝普钠、硝酸甘油和奈西利肽。本机构在临床中通常采用硝普钠进行治疗,通常应在有右心导管监测血流动力学的 ICU 内使用,抑或是在大多数情况下,以血压袖带(对应于动脉血压监测)进行血流动力学监测。硝普钠拥有良好的耐受性,同时也几乎不存在氰化物或硫氰酸盐毒性[29,30]。一般来说,平均动脉压的理想目标大约为 65mmHg,但同样取决于患者本身。如果其合并和怀疑有肾血管或冠状动脉病变;或者已发生肾脏自调节阈值改变的慢性高血压,那么平均动脉压可能需要更高一些。过度的血管舒张将导致血压降低,一旦其超过肾脏自身调节的阈值,那么将会导致肾脏灌注减少及肾功能下降,故此应避免过度使用血管扩张剂。一旦患者使用静脉内血管扩张剂后临床和血流动力学状况得到改善,就应当转为口服 ACEI 药物、联用肼苯哒嗪及硝酸异山梨酯,或者同时联用以上 3 种药物[31]。

对于心脏输出功能下降,伴随有低血压和远段器官灌注不足的患者,应保留强心治疗,包括米力农和多巴酚丁胺[32]。这类典型的患者虽然具有足够的充盈压(排除血容量不足),但仍然有严重的心脏收缩功能障碍、脉压比例降低、肢端发凉和肾功能下降,并且对静脉血管扩张药无反应或不耐受。这些患者不超过 ADHF 总人数的 5%。正性肌力药物也可用作终末期心力衰竭的缓解性治疗方案或心脏移植的桥接治疗。

需要注意的是,正性肌力药物通过增加心率和心肌收缩力来增加心肌耗氧量,故而可能加剧房性和室性心律失常以及心肌缺血。与多巴酚丁胺相比,米力农半衰期较长(2.5 小时),并且从肾脏代谢,因此应根据患者的肾功能调整剂量。同时,由于米力农是一种强力的血管扩张剂,使用中常常导致低血压,因此,当患者收缩压<90mmHg 时应谨慎甚至避免使用此药物。如果患者本身已经使用了 β 受体阻滞剂治疗,那么多巴酚丁胺除非大剂量使用,否则收效甚微,此时米力农应为首选[33,34]。在极少数情况下,患者使用血管扩张药出现 SVR 降低和严重低血压后,需使用升压药(多巴胺,去甲肾上腺素,升压素)。

对于接受远程监测且无侵入性监测的患者,治疗目标是使血管内容积正常化,反映在水肿的缓解和颈静脉压正常化(<8cm$H_2O$)。当这一目标得以实现时,通常大多数患者的呼吸困难和端坐呼吸都将不再发作。过度利尿的体征包括直立性低血压和肾功能下降。一个常见的临床错误是,当水肿已经消失,但颈静脉压力虽然仍持续升高,却没能得到识别时,便已经错误地认为达到了正常血容量。同样的道理,患者可能已经达到了正常颈静脉压力,并且血管内容量也已恢复正常,但仍然由于白蛋白水平较低、静脉回流障碍或者药物副作用(如钙通道阻滞剂等)而留有水肿体征,以至于错误地被认为是血管内容积超负荷。

在使用右心导管进行血流动力学监测的患者中,血管扩张剂治疗(包括静脉和口服)和利尿剂治疗可以通过滴定法以达到某些血流动力学目标。通常为 PCWP≤16mmHg,右心房压力≤8mmHg,SVR 为 1000~1200dyn·s·$cm^{-5}$。一个常见的误解是舒张功能障碍的心室需要更高的充盈压力来维持心输出量(基于 Starling 曲线)。但有数据表明,这些患者中的大多数在 PCWP 正常或接近正常时能够维持甚至改善心输出量[30,35]。就右心房压力的目标而言,患有原发性右心室衰竭的患者可能需要高于 8mmHg 的右心房压力以维持心输出量和肾脏灌注。但当右心房压力过高时,肾脏也可由于肾静脉瘀血而出现肾功能下降。所以,通过使用利尿剂以及血管扩张剂降低右心房压力、改善肾脏瘀血或为其减压,肾功能往往能够改善[36-38](见图 19.2)。

心脏指数的目标范围通常>2.2，但必须承认的是，在 Fick 方程中，耗氧量的值是估算结果而非测量得到，导致心输出量变异度可能高达 20%[39]。因此，从本质上来说，设定一个确切的数字可能将问题过于简化处理，在临床环境中，仍需要用总体思维进行把握（例如，一例患者 PCWP 正常且无明显不适，虽然心脏指数为 1.8，但并不需要进一步干预）。尽管心输出量通常能得到改善，但治疗的主要目标并非心输出量，而应该是降低充盈压本身[40]。图 19.3 显示了对于不同心力衰竭表现的一般治疗原则。

## 急性心力衰竭的临床实例

### 病例 1

一例 46 岁男性患者，有糖尿病、高血压病史，主诉突发胸骨后疼痛。急诊入院，查体显示颈静脉压升高、双侧肺部啰音、水肿，肢端灌注良好。心电图示下壁导联 ST 端抬高（Ⅱ、Ⅲ、aVF）。患者被转入心脏导管中心，但平躺后出现呼吸困难和缺氧。检查示患者 HR 为 90 次/分，血压为 130/90mmHg。高流量吸氧后氧饱和度 93%。

对患者进行左心导管检查。结果显示右冠状动脉完全闭塞，患者进行了血管成形术治疗并植入支架，手术结果良好。通过放置肺动脉导管得到血流动力学数据见表 19.3。

该患者通过左心导管得到的压力曲线见图 19.4，可见 LVEDP 升高，并与右心导管检查所获得的 PCWP 紧密相关。超声心动图结果显示心脏下壁广泛性运动明显减低。左心室整体收缩功能轻度下降。右心室收缩功能正常。

### 血流动力学评估

该患者是所谓的“湿暖”型心力衰竭，即存在低

表 19.3　患者放置肺动脉导管后的血流动力学数据

| RA | PA | PCWP | 心脏指数 |
|---|---|---|---|
| 12 | 38/25(30) | 24 | 3.2 |

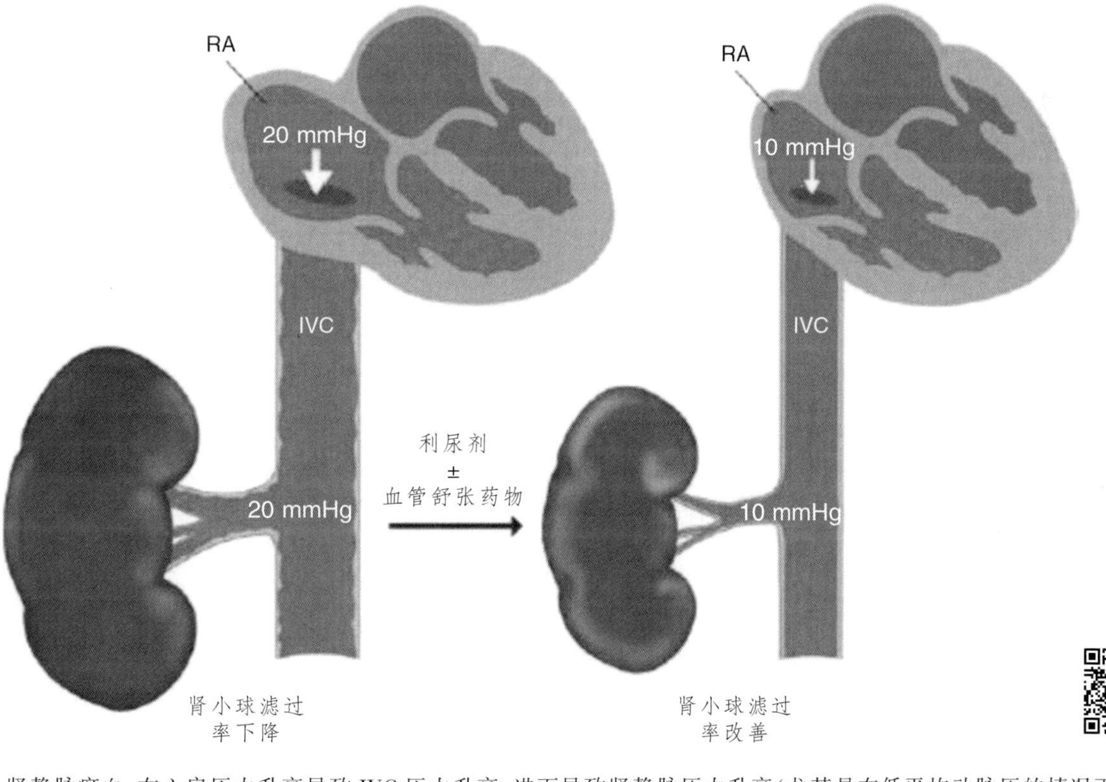


图 19.2　肾静脉瘀血：右心房压力升高导致 IVC 压力升高，进而导致肾静脉压力升高（尤其是在低平均动脉压的情况下）。造成“肾瘀血”和肾功能下降。通过降低右心房压力可降低肾静脉压力，改善肾功能。

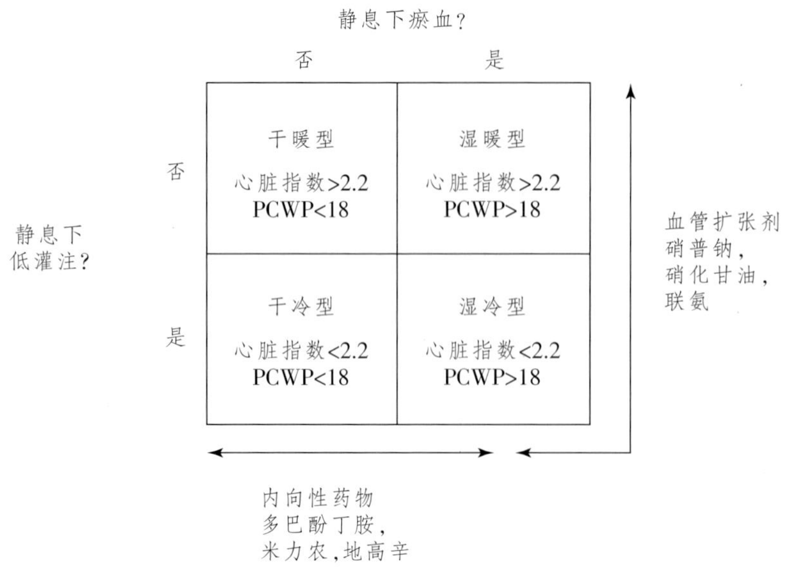


图 19.3 左心衰竭患者的治疗。

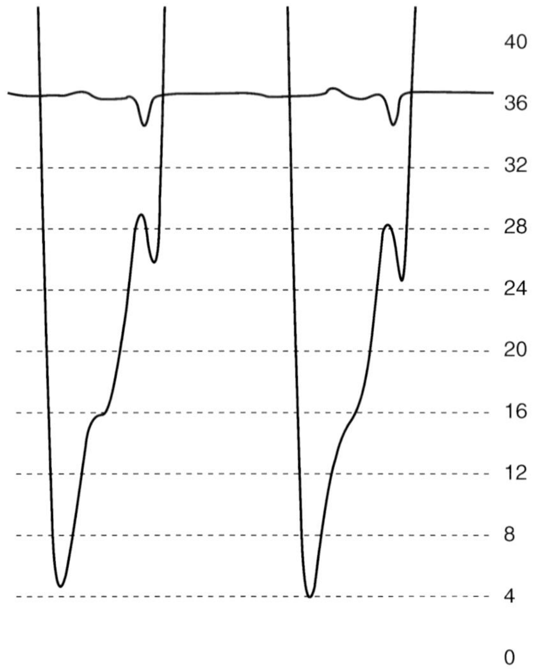


图 19.4 病例 1:左心室压力描计曲线。

灌注现象,有液体潴留(临床上主要基于其颈静脉压力、下肢水肿、肢端温暖以及血流动力学的PCWP升高,同时心排血指数在正常范围)。右冠状动脉阻塞导致左心室的收缩和舒张功能障碍。这导致左心充盈压升高同时伴肺水肿的发生。

端坐呼吸和低氧体征表明PCWP急剧升高。临床中,急性心肌梗死患者PCWP与肺瘀血体征的关系相当引人注目。通常当PCWP为18mmHg~20mmHg时,更倾向于发生肺瘀血,当PCWP超过30mmHg时,相关的体征则为急性肺水肿[41]。然而,这些数据如今备受质疑[42],并且都是在再灌注治疗(例如溶栓治疗和经皮冠状动脉介入治疗)得到应用之前所收集的。

在本例中,超声心动图的重要性在于确定主要疾病为左室壁运动障碍,而非急性二尖瓣反流,后者是下壁心肌梗死的机械并发症。从该患者的一般表现来看,出现心源性休克的可能性不大,但是保持警惕很重要。另一种下壁心肌梗死的并发症是右心室梗死。在某些患者中,当右冠状动脉近段闭塞时会出现该并发症,通常表现为颈静脉压升高和低血压,而不会出现肺瘀血。右心导管检查可准确测量心输出量,这对评估预后具有重要意义[43]。

在本例中,左心室功能障碍的根本原因是急性冠状动脉闭塞。此时最佳的治疗方法是迅速开通罪犯血管(借助急诊PCI),通过恢复因缺血而受损心肌的血供来改善收缩功能。此外,还可以通过利尿剂治疗减轻体内容积超负荷以及清除肺水肿。利尿剂治疗通常被认为是伴有右心房压力和PCWP升高的代偿性心力衰竭的治疗的主要药物。该患者通过静脉输注呋塞米治疗,反应良好,数日后不再需要吸氧,同时肺瘀血的临床征象及影像学表现都得到了改善。

## 病例 2

一例 19 岁女性患者，既往孕 1 产 1，因严重乏力及右上腹痛入急诊治疗。2 周前顺产一男婴，乏力自分娩后逐渐加重，已影响日常生活，出现静息状态下气短。患者无端坐呼吸或下肢水肿，但间或出现夜间阵发性呼吸困难，自述右上腹钝痛。

查体：患者心动过速，HR 120 次/分，血压 106/88mmHg，四肢灌注良好，颈静脉搏动点高于胸骨角所在水平线 8cm，于胸骨角连线和水平呈 60°角。胸部听诊清晰，除第一心音和第二心音外，同时还可闻及明显的第三心音。右上腹压痛，无反跳痛及肌紧张。胸部 X 线检查显示心影扩大，心电图示窦性心动过速、低电压及非特异性 ST 段异常。实验室检查显示肝酶升高。

超声心动图显像示严重左心功能不全、LVEF 10%、中度二尖瓣关闭不全、中度右心室功能不全。患者被诊断为围生期心肌病，送入心力衰竭重症监护室，随后进行了肺动脉导管检查。所追踪到的样本数据见图 19.5。注意在其肺动脉段所描记的波形有些夸张，这是常见的伪影。

她的血流动力学报告见表 19.4。

表 19.4　患者的血流动力学报告

| RA | PA | PCWP | 心脏指数 |
|---|---|---|---|
| 10 | 46/30(35) | 32 | 2.0 |

## 血流动力学评估

该患者是所谓的“湿冷”型心力衰竭，即无低灌注征象，同时伴液体潴留。其心脏指数下降，而右房压及 PCWP 都有所升高。当伴有终末器官功能损害时，这一阶段被定义为心源性休克(参见本书第 14 章)。对于该患者，没有低灌注状态的临床证据，例如低血压、意识水平下降、肢端发凉或肾衰竭。

患者的右上腹疼痛和肝酶升高反映了其肝脏的被动瘀血。其体格检查发现颈静脉压升高，反映患者右心房压力升高。与此同时，患者胸部听诊未闻及啰音，胸部 X 线检查仅显示极少量的肺水肿，这些征象有助于临床医生判断患者 PCWP 并未升高。遗憾的是，随着病情的失代偿，以上这些 PCWP 升高的征象会在慢性心力衰竭患者身上消失。在本例中，肺淋巴液的引流增加阻止了肺间质水肿的发生。不过，$S_3$ 的出现仍然足以将临床医生导入正确的思路上。由于肢端发凉、精神状态异常和尿量减低等体征并未出现，故而在床旁未能发现心输出量的下降，间接证明了这些指标在敏感性上有所欠缺[12,44]。然而，该患者的 17%的脉压比例依然表明其心脏指数过低(CI<2.2)(见本章“心输出量的临床评估”一节)[11]。

然而，静息状态下的心动过速预后差，这表明患者正在通过增加心率来维持心输出量，以补偿每搏输出量的减少。

要明确严重双室功能障碍是心力衰竭综合征

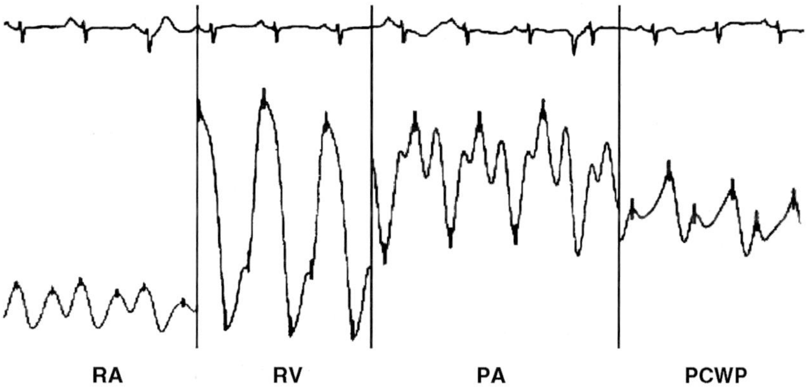


图 19.5　病例 2：血流动力学描计曲线。通过导管记录到右心房(RA)、右心室(RV)、肺动脉(PA)的压力以及肺毛细血管楔压(PCWP)。记录到如下压力：RA 平均压力为 10mmHg（正常值为 0~8mmHg）；RV 压力为 46/10mmHg（正常值为 15~30/0~8mmHg）；PA 压力为 46/30mmHg(正常值为 15~30/4~12mmHg)；PCWP 平均为 32mmHg(正常值为 1~10mmHg)。

产生的原因，超声心动图是至关重要的。由于患者并不稳定，且需要行侵入性监测，因而对其行右心导管检查。本例中右心导管检查同样显示肺动脉压轻度升高。所计算的肺血管阻力正常，为 1.0 Wood 单位（参见本书第 12 章）。

$$肺血管阻力=\frac{(平均肺动脉压-肺动脉楔压)}{心输出量}$$

$$肺血管阻力=\frac{35-32}{3^{*}}=1$$

* 由于身体表面积为 1.5m$^2$，故此心脏指数为 2.0，对应于 3L/min 的心输出量。

该计算结果表明患者属于被动性肺动脉高压，不存在肺血管收缩或肺血管重塑。

患者随后接受了利尿剂、ACEI 和地高辛治疗，并于 ICU 进行了持续监护观察。在此类患者中，直到其血容量恢复正常且血流动力学趋于稳定后，方可开始使用 β 受体阻滞剂治疗。7 天后患者出院。在接下来的 6 个月中，该患者进行了密切的门诊随访，其症状明显改善，左心室功能障碍完全缓解。由于患者心力衰竭复发的风险较高，故建议未来避免再次妊娠。

## 病例 3

一例 58 岁男性患者，转诊至心力衰竭专科医院。患者有非缺血性扩张性心肌病史，运动耐力严重受限，已随访数年。目前由于心力衰竭已达终末期，被医生送至专门机构评估其状态是否可行心脏移植。问诊时患者自述过去 3 周内体重增加，伴下肢水肿加重。以上症状皆出现于患者开始服用非甾体抗炎药治疗关节炎之后。查体显示患者 HR 为 90 次/分，血压 98/70mmHg。患者双腿严重凹陷性水肿，同时伴有阴囊水肿。患者颈静脉压力升高，同时伴有颈静脉搏动图中显著的 v 波。患者肺部听诊正常，无啰音或哮鸣音。患者心前区听诊中出现明显肺动脉瓣成分，包括第二心音即第三心音奔马律。超声心动图显示患者严重左心功能不全，LVEF 10%，并伴有中度二尖瓣反流及严重的右心室功能障碍，右心室收缩压（RVSP）为 88mmHg（参见图 19.6）。

患者被建议入院并行右心导管检查，结果见表 19.5。

表 19.5 患者的右心导管检查结果

| RA | PA | PCWP | 心脏指数 |
|---|---|---|---|
| 19 | 88/44（59） | 39 | 1.5 |

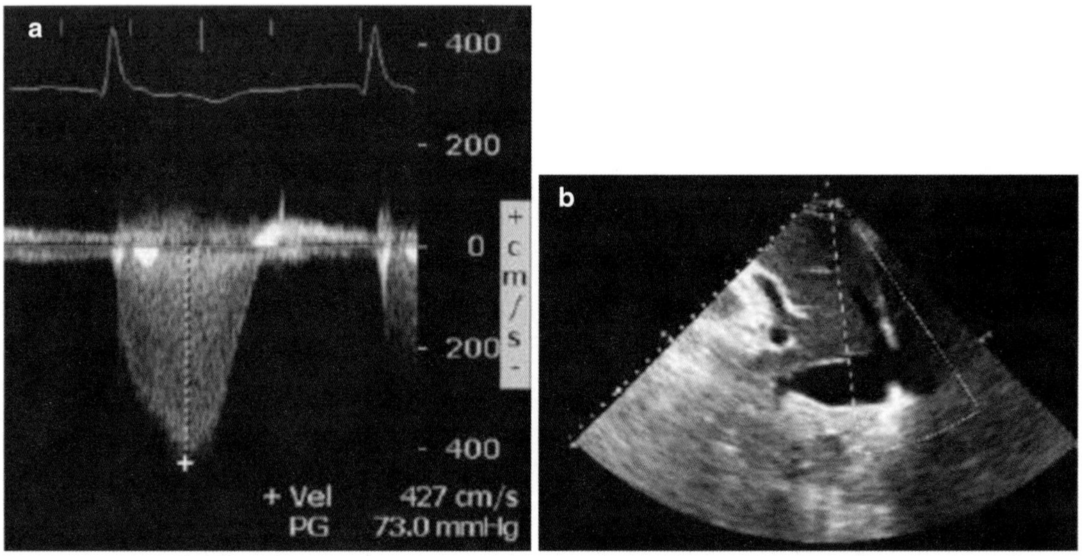


图 19.6 病例 3：通过超声心动图估测肺动脉收缩压。三尖瓣反流射血的峰速为 4.27m/s（a），这表明从 RV 到 RA 的梯度约为 73mmHg。[RV 到 RA 的梯度=$4v^2=4\times(4.27)^2=72.9$mmHg]。扩张的 IVC（b）直径为 2.8cm，随呼吸而产生的变异<50%，这表明 RA 压力为 15mmHg。估计的肺动脉压峰值为 88mmHg（假设没有肺动脉瓣狭窄）（计算方法：73+15=88）。

## 血流动力学评估

该患者是又一例所谓的“湿冷”型心力衰竭，无低灌注征象，存在液体潴留，同时伴有心输出量下降和心脏双侧充盈压升高。再次需要注意的是，尽管患者 PCWP 很高，但其并未出现低氧体征，肺部听诊亦未闻及啰音。不过与病例 2 相反的是，患者肺动脉高压相当严重，其数值接近体循环压力，这与心前区听诊中出现的第二心音肺动脉瓣成分相关，然而，这一线索并不具备敏感性。

经过下方计算可得知，患者的肺血管阻力很高，这表明其肺动脉高压体征中存在肺动脉成分。即使其 PCWP 降低，肺动脉高压也不会立刻缓解。

$$\text{肺血管阻力}=\frac{(\text{平均肺动脉压}-\text{肺动脉楔压})}{\text{心输出量}}$$

$$\text{肺血管阻力}=\frac{59-39}{2.5}=8\ \text{Wood 单位}$$

值得注意的是，本例中经胸超声心动图估测的肺动脉压力与右心导管检查获得的数值十分接近。超声心动图研究胸骨旁短轴图像还有助于我们对左、右心内压力的相对关系有所了解（见图 19.7）。收缩期和舒张期室间隔的扁平形状提示右心室压力（也就是肺动脉压）在此期间极高。

患者随后接受了米力农的正性肌力和持续输注呋塞米的治疗。经评估，患者为晚期心力衰竭，但由于肺血管阻力过高，术后可能进展为急性右心衰竭，故排除了心脏移植手术的可能。患者进而接受了左心室辅助设备的植入，可作为额外的机械泵帮助将血液从左心室泵入主动脉。通过干预，患者在症状和运动耐力上都出现巨大的改善，PCWP 和肺动脉压力显著降低。

### 要点总结

- 病史和体格检查可提供治疗急性失代偿性心力衰竭所需的大部分血流动力学信息。
- 急性失代偿性心力衰竭的诊断不存在单一的敏感性或特异性的症状或体征。
- 提示右心房压力升高的最可靠体征是颈静

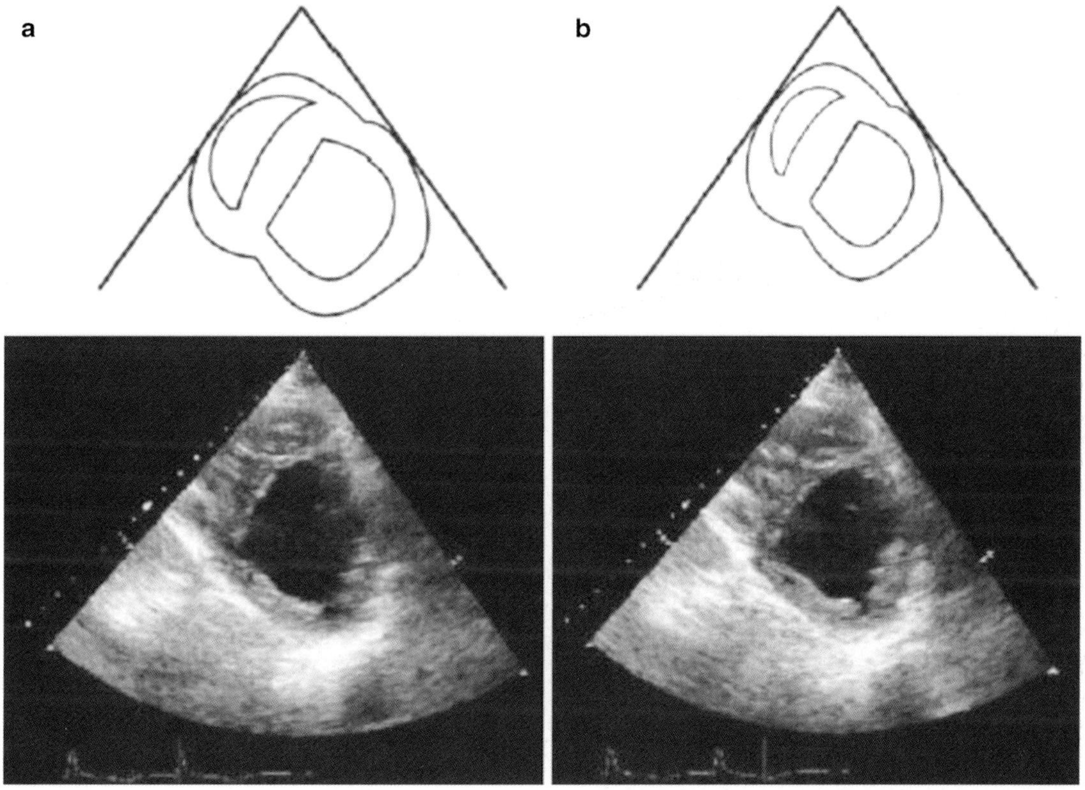


图 19.7 病例 3：胸骨旁短轴超声影像显示舒张期室间隔明显趋于扁平（a），该现象在收缩期仍然存在（b）。如上面的模式图所示，左心室出现了“D 形外观”。左心腔面积的微小变化提示已出现严重的左心室功能障碍。

脉压升高。

• 夜间阵发性呼吸困难是 PCWP 升高的特征性表现。

• 经胸超声心动图是建立新诊断心力衰竭机制和排除新的结构问题作为心力衰竭恶化诱因的重要手段。

• 当造成既有心力衰竭加重的失代偿原因明确时,不需要超声心动图检查。

• 大多数情况下通过非侵入性方法来评估血流动力学参数可替代右心导管检查。

• 当容积状态和心脏充盈压未知,并且在临床治疗期间出现显著的低血压或肾功能下降,导致急性失代偿性心力衰竭时,应进行右心导管检查评估肺血管阻力。

## 复习题

1.患者有慢性收缩性心力衰竭病史,本次因急性失代偿性心力衰竭入院。患者出现端坐呼吸及夜间阵发性呼吸困难。查体中,当患者端坐时,其颈静脉压力升高,其搏动点约高于胸骨角水平线 10cm。听诊闻及 $S_3$ 奔马律。请问下列选项中哪一项提示肺毛细血管楔压升高?

A.端坐呼吸。

B.$S_3$ 奔马律。

C.颈静脉压力升高。

D.以上所有。

答案:(D)。端坐呼吸及夜间阵发性呼吸困难是 PCWP 升高的特征性表现。虽然 $S_3$ 奔马律不敏感,但这是反映左心室充盈压的特别体征。而尽管可以直接估算右心房压力,但颈静脉压升高仍然是大多数情况下 PCWP 升高的替代指标。

2.患者因失代偿性心力衰竭入院,并接受右心导管插入术检查。其右心房压力为 5mmHg,肺毛细血管楔压为 10mmHg,心输出量为 4.0L/min,心排血指数为 1.9L/(min·m$^2$)。

请问该患者属于心力衰竭中的哪种?

A.湿暖型。

B.干暖型。

C.湿冷型。

D.干冷型。

答案:(D)。4.0L/min 的心输出量接近正常值,但是该患者的体表面积较大,故而其计算出的心排血指数很低。PCWP 和 RA 压力则均在正常范围内。

3.患者为 72 岁男性,于 2 周前始出现进行性呼吸短促,同时伴有端坐呼吸及夜间阵发性呼吸困难,就诊于急诊科。查体显示周围性水肿和颈静脉压力升高,直立坐位时其搏动点约高于胸骨角水平线 10cm。心肺听诊可闻及明显的 $S_3$ 以及双侧肺中央吸气相啰音。胸部 X 线片显示肺瘀血及血管再分布,可见 Kerley B 线及双侧胸腔少量积液。

为进一步评估该患者心力衰竭的病因和血流动力学,最适合采取以下选项中哪一项作为下一步检查?

A.多普勒二维超声心动图。

B.右心导管检查。

C.强化计算机断层扫描。

D.磁共振成像。

答案:(A)。超声心动图是一种无创、易于识别读取且相对廉价的工具,可用于评估左心室功能、瓣膜疾病以及血流动力学指标。对于新确诊的心力衰竭患者,指南建议将其作为一线检查方法。

4.以下是在心力衰竭中使用肺动脉导管检查的适应证,应除外哪一项?

A.在重症监护病房,对危重患者进行心力衰竭相关的肺水肿与其他不明原因缺氧的鉴别。

B. 当其他无创方法不能充分评估休克患者心内充盈压时,采取该方法进行估算。

C. 常规年度随访中监测患者对 β 受体阻滞剂治疗的反应。

D.在进行心脏移植前,对肺动脉压和肺血管阻力进行测量和计算。

答案:(C)。出于上文中在血流动力学评估部分中已经进行讨论的原因,在心力衰竭患者中使用肺动脉导管应仅限于某些情况下,譬如在答案 A、B 和 D 中所论述的类型。

5.患者因失代偿性心力衰竭入院,并接受右心导管检查。其右心房压力为 10mmHg,肺动脉压为 59/32mmHg,平均为 40mmHg。肺毛细血管楔压为 34mmHg,心输出量为 4.0L/min。

在本例中，患者肺动脉压可描述为：

A.正常，因为没有肺动脉高压的证据。

B.在肺静脉高压的基础上升高。

C.在肺动脉高压的基础上升高。

D. 既存在肺静脉高压，也同时存在肺动脉高压，肺动脉压为两者合并的结果。

答案：(B)。本题中的肺动脉压显然异常。确定由于左心压力升高导致上述压力升高的程度取决于肺血管阻力的计算结果。这里为 1.5 Wood 单位，在正常范围内。这表明如果 LVEDP 可降至正常水平（如通过利尿），肺动脉压就会恢复正常。这就是肺静脉高压的定义。

（郑伟锋 译）

## 参考文献


1. Benjamin EJ, Blaha MH, Chiuve SE, et al. Heart disease and stroke statistics – 2017 update: a report from the American Heart Association. Circulation. 2017;135(10):e146–603.
2. Kupari M, Lindroos M, Iivanainen AM, et al. Congestive heart failure in old age: prevalence, mechanisms and 4–year prognosis in the Helsinki Ageing Study. J Intern Med. 1997;241:387–94.
3. Owan TE, Hodge DO, Herges RM, et al. Trends in prevalence and outcome of heart failure with preserved ejection fraction. N Engl J Med. 2006;355:251–9.
4. Ponikowski P, Voors AA, Anker SD, et al. 2016 ESC guidelines for the diagnosis and treatment of acute and chronic heart failure: the task force for the diagnosis and treatment of acute heart failure of the European Society of Cardiology (ESC). European Heart J. 2016;37:2129–200.
5. Fonarow GC, Adams KF, Abraham WT, et al. Risk stratification for in-hospital mortality in acutely decompensated heart failure. JAMA. 2005;293:572–80.
6. Bergethon KE, Ju C, DeVore AD, et al. Trends in 30-day readmission rates for patients hospitalized with heart failure: findings from the GWTG-HF registry. Circ Heart Fail. 2016;9(6):e002594.
7. Drazner MH, Hamilton MA, Fonarow GC, et al. Relationship between right and left-sided filling pressures in 1000 patients with advanced heart failure. J Heart Lung Transplant. 1999;18:1126–32.
8. Drazner MH, Prasad A, Ayers C, et al. The relationship of right- and left-sided filling pressures in patients with heart failure and preserved ejection fraction. Circ Heart Fail. 2010;3(2):202–6.
9. Campbell P, Drazner MH, Kato M, et al. Mismatch if right- and left-sided filling pressures in chronic heart failure. J Card Fail. 2011;17(7):561–8.
10. Drazner MH, Brown RN, Kaiser PA, et al. Relationship of right- and left-sided filling pressures in patients with advanced heart failure: a 14-year multi-institutional analysis. J Heart Lung Transplant. 2012;31(1):67–72.
11. Stevenson LW, Perloff JK. The limited reliability of physical signs for estimating hemodynamics in chronic heart failure. JAMA. 1989;261:884–8.
12. Drazner MH, Hellkamp AS, Leier CV, et al. Value of clinician assessment of hemodynamics in advanced heart failure: the ESCAPE trial. Circ Heart Fail. 2008;1:170–7.
13. From AM, Lam CS, Pitta SR, et al. Bedside assessment of cardiac hemodynamics: the impact of noninvasive testing and examiner experience. Am J Med. 2011;124(11):1051–7.
14. Yancy CW, Jessup M, Bozkurt B, et al. 2013 ACCF/AHA guideline for the management of heart failure: a report of the American College of Cardiology Foundation/American Heart Association Task Force on Practice Guidelines. JACC. 2013;62(16):e147–239.
15. Nagueh SF, Bhatt R, Vivo RP, Krim SR, Sarvari SI, Russell K, Edvardsen T, Smiseth OA, Estep JD. Echocardiographic evaluation of hemodynamics in patients with decompensated systolic heart failure. Circ Cardiovasc Imaging. 2011;4(3):220–7.
16. Rudski LG, Wyman WL, Afilalo J, Hua L, Handschumacher MD, Chandrasekaran K, Solomon SD, Louie EK, Schiller NB. Guidelines for the echocardiographic assessment of the right heart in adults: a report from the American Society of Echocardiography. J Am Soc Echocardiogr. 2010;23:685–713.
17. Ommen SR, Nishimura RA, Appleton CP, Miller FA, Oh JK, Redfield MM, Tajik AJ. Clinical utility of Doppler echocardiography and tissue Doppler imaging in the estimation of left ventricular filling pressures: a comparative simultaneous Doppler-catheterization study. Circulation. 2000;102:1788–94.
18. Andersen OS, Smiseth OA, Dokainish H, et al. Estimating left ventricular filling pressure by echocardiography. JACC. 2017;69(15):1937–48.
19. Mullens W, Borowski AG, Curtin RJ, Thomas JD, Tang WH. Tissue Doppler imaging in the estimation of intracardiac filling pressures in decompensated patients with advanced systolic heart failure. Circulation. 2009;119:62–70.
20. Armstron WF, Ryan T, editors. Feigenbaum's echocardiography. 7th ed. Philadelphia: Lippincott Williams & Wilkins; 2009.
21. Binanay C, Califf RM, Hasselblad V, O'Connor CM, Shah MR, Sopko G, et al. Evaluation study of congestive heart failure and pulmonary artery catheterization effectiveness: the ESCAPE trial. JAMA. 2005;294(13):1625–33.
22. Lindenfeld J, Albert NM, Bochmen JP, et al. HFSA 2010 comprehensive heart failure practice guideline. J Card Fail. 2010;16:e1–194.
23. Adamson PB, Abraham WT, Bourge RC, et al. Wireless pulmonary artery haemodynamic monitoring in chronic heart failure: a randomized controlled trial. Lancet. 2011;377:658–66.
24. Liang KV, Hiniker AR, Williams AW, et al. Use of a novel ultrafiltration device as a treatment strategy for diuretic resistant, refractory heart failure: initial clinical experience in a single center. J Cardiol Fail. 1996;12(9):707–14.
25. Bart BA, Goldsmith SR, Lee KL, et al. Ultrafiltration in decompensated heart failure with cardiorenal syn-

drome. N Engl J Med. 2012;367:2296–304.
26. Stevenson L, Belili D, Grover-McKay M, et al. Effects of afterload reduction (diuretics and vasodilators) on left ventricular volume and mitral regurgitation in severe congestive heart failure secondary to ischemic or idiopathic dilated cardiomyopathy. Am J Cardiol. 1987;60:654–8.
27. Rosario LB, Stevenson LW, Soloman SD, et al. The mechanism of decrease in dynamic mitral regurgitation during heart failure treatment: importance of reduction in the regurgitant orifice size. J Am Coll Cardiol. 1998;32:1819–24.
28. Palardy M, Stevenson LW, Tasissa G, et al. Reduction in mitral regurgitation during therapy guided by measured filling pressures in the ESCAPE trial. Circ Heart Fail. 2009;2:181–8.
29. Mullens W, Abrahams Z, Francis GS, et al. Sodium nitroprusside for advanced low-output heart failure. J Am Coll Cardiol. 2008;52(3):200–7.
30. Opasich C, Cioffi G, Gualco A. Nitroprusside in decompensated heart failure: what should a clinician really know? Curr Heart Fail Rep. 2009;6(3):182–90.
31. Mullens W, Abrahams Z, Francis GS, et al. Usefulness of isosorbide dinitrate and hydralazine as add-on therapy in patients discharged for advanced decompensated heart failure. Am J Cardiol. 2009;103:113–9.
32. Cuffe MS, Calif RM, Adams KF Jr, et al. Short-term intravenous milrinone for acute exacerbation of chronic heart failure: a randomized controlled trial. JAMA. 2002;287:1541–7.
33. Jennings DL, Thompson ML. Use of combination therapy with a beta-blocker and milrinone in patients with advanced heart failure. Ann Pharmacother. 2009;43(11):172–1876.
34. Tsvetkova T, Feguson D, Abraham WT, et al. Comparative hemodynamic effects of milrinone and dobutamine in heart failure patients treated chronically with carvedilol. J Card Fail. 1998; 4(Suppl 1):36.
35. Stevenson LW, Tillisch JH. Maintenance of cardiac output with normal filling pressures in patients with dilated heart failure. Circulation. 1986;74: 1303–8.
36. Mullens W, Abrahams Z, Francis GS, et al. Importance of venous congestion for worsening of renal function in advanced decompensated heart failure. J Am Coll Cardiol. 2009;53:589–96.
37. Winton FR. The influence of venous pressure on the isolated mammalian kidney. J Physiol. 1931;72(1):49–61.
38. Firth JD, Raine AE, Ledingham JG. Raised venous pressure: a direct cause of renal sodium retention in oedema? Lancet. 1988;1(8593):1033–5.
39. Kendrick AH, West J, Papouchado M, et al. Direct Fick cardiac output: are assumed values of oxygen consumption acceptable? Eur Heart J. 1988;9:337–42.
40. Steimle AE, Stevenson LW, Chelimsky-Fallick C, et al. Sustained hemodynamic efficacy of therapy tailored to reduce filling pressures in survivors with advanced heart failure. Circulation. 1997;96:1165–72.
41. McHugh TJ, Forrester JS, Adler L, Zion D, Swan HJC. Pulmonary vascular congestion in acute myocardial infarction: hemodynamic and radiologic correlations. Ann Intern Med. 1972;76:29–33.
42. Bergstra A, Svilaas T, van Veldhuisen DJ, van den Heuvel AF, van der Horst IC, Zijlstra F. Haemodynamic patterns in ST-elevation myocardial infarction: incidence and correlates of elevated filling pressures. Neth Heart J. 2007;15(3):95–9.
43. Forrester JS, Diamond G, Chatterjee K, Swan HJC. Medical therapy of acute myocardial infarction by application of hemodynamic subsets. N Engl J Med. 1976;295:1361.
44. Menon V, White H, LeJemtel T, Webb JG, Sleeper LA, Hochman JS. The clinical profile of patients with suspected cardiogenic shock due to predominant left ventricular failure: a report from the SHOCK trial registry. J Am Coll Cardiol. 2000;36:1071–6.

# 第 20 章

# 心内分流

Olcay Aksoy, Alper Ozkan, E. Murat Tuzcu

## 引言及流行病学

在正常情况下，未经氧合的静脉血经过右心和肺循环后转变为氧合的动脉血。氧合后的动脉血通过左心输送至体循环。若左右心腔之间存在异常的连接通道，则可造成由体循环向肺循环（左向右）的分流，或者由肺循环向体循环（右向左）的分流，抑或双向分流。在本章节中，我们将系统地讨论心内分流的评估和治疗。

通常情况下，先心病是最为常见的病因，而后天获得性疾病有时也能造成心内分流。心肌梗死后的室间隔缺损和直立性低氧血症（POS）分别是引起获得性"左向右"和"右向左"心内分流的典型代表。心内分流的检测、定位和定量在它的治疗过程中具有重要的临床意义，检查方法分为有创和无创两种。无创的方法包括经胸壁和经食管心脏超声、心血管磁共振（CMR）和放射性核素检查。有创的方法可以应用导管介入选择性地检查不同部位的血氧饱和度来诊断和评估心内分流。

## 无创检查方法

经胸壁超声在检查心内分流时是一种安全、可重复而且相对廉价的检查手段，其应用较为广泛。经食管超声是明确心内分流解剖结构的一种良好的手段，还可以提供额外信息，但对评估分流的价值相对有限。磁共振成像可以精确地测量心脏容积和流量，从而对心内分流进行准确的计算。

### 心脏超声在评估心内分流中的作用

超声心动图是诊断先天性心脏病的主要工具，在形态学评价和血流动力学评价中发挥着重要作用。经食管超声可以全面地提供有关于缺损位置和大小的解剖信息。而且对于病损位置靠后的患者以及即将接受经皮或外科手术的患者来说，经食管超声也是一种很重要的辅助成像手段。尽管有时单纯使用彩色多普勒或二维成像检查的敏感性有限，但这并不影响彩色多普勒的重要地位，尤其是在对分流的检测、定位和判定分流方向方面。当患者存在卵圆孔未闭时，使用盐水稀释的超声对比剂配合瓦氏动作提高右心房压力的方法能够提高诊断的敏感性。如果从外周静脉注射的超声对比剂在 3 次心动周期可以进入左心腔，这提示左右心之间可能存在分流。如果超声对比剂在左心室延迟出现（>5 次

O. Aksoy (✉)
David Geffen School of Medicine, UCLA Medical Center, Los Angeles, CA, USA
e-mail: oaksoy@mednet.ucla.edu

A. Ozkan
Acibadem University, Istanbul, Turkey
e-mail: alper.ozkan@acibadem.edu.tr

E. M. Tuzcu
Heart and Vascular Institute, Cleveland Clinic, Cleveland, OH, USA
e-mail: tuzcue@ccf.org

心动周期),这可能与肺内分流有关。通过使用微气泡作为对比剂,可能使经胸超声多普勒探测到经食管超声都难以发现的心内分流[1]。

除了检测分流以外,超声心动图技术还可以对分流的程度进行量化。肺循环血流($Q_p$)与体循环血流($Q_s$)比值可用多普勒和二维超声心动图计算。

然而,对心内分流患者的综合评价不应局限于分流流量的检测和量化。其还涉及对原发解剖异常和继发表现的评估。例如,对于房间隔缺损的患者,评估右心房和右心室的大小、间隔运动以及其他相关异常,如肺静脉回流异常等,这些对于量化缺损也非常重要。

心内分流的血流动力学意义可以通过使用横截面积(CSA)和两侧心室流出道的速度-时间积分(VTI)的容积流量计算来评估。在没有分流的情况下,肺循环流量($Q_p$)等于体循环流量($Q_s$)。在满足两个假设的前提下,体积流量可以使用公式来计算。第一个假设是血液均匀流动且速度恒定的液体。第二个假设是流出道的形状是圆形的。

流量的计算公式如下:

$$Q = \mathrm{CSA} \times \mathrm{VTI}$$

($Q$=流量,CSA=横截面积,VTI=速度-时间积分)

CSA 的计算基于圆形假设:

$$\mathrm{CSA} = \pi \times r^2$$

(π 为常数,3.14;$r$ 为流出道半径)

对于肺循环血流来说,公式如下:

$$Q_p = \mathrm{CSA}_{\mathrm{RVOT}} \times \mathrm{VTI}_{\mathrm{RVOT}}$$

$$Q_p = \pi \times \left(\frac{\text{RVOT 直径}}{2}\right)^2 \times \mathrm{VTI}_{\mathrm{RVOT}}$$

$$Q_p = \pi \times \frac{(\text{RVOT 直径})^2}{4} \times \mathrm{VTI}_{\mathrm{RVOT}} \quad \text{及} \quad \left(\frac{\pi}{4} = 0.785\right)$$

$$Q_p = 0.785 \times (\text{RVOT 直径})^2 \times \mathrm{VTI}_{\mathrm{RVOT}}$$

对于体循环来说,公式可被简化为如下形式:

$$Q_s = 0.785 \times (\text{LVOT 直径})^2 \times \mathrm{VTI}_{\mathrm{LVOT}}$$

经过简化后,$Q_p/Q_s$ 可计算为:

$$\frac{Q_p}{Q_s} = \frac{(\text{RVOT 直径})^2 \times \mathrm{VTI}_{\mathrm{RVOT}}}{(\text{LVOT 直径})^2 \times \mathrm{VTI}_{\mathrm{LVOT}}}$$

如图 20.1 所示($Q_p$=肺循环血流;$Q_s$=体循环血流;RVOT=右室流出道;LVOT=左室流出道)。

$$\frac{Q_p}{Q_s} = \frac{\text{CSA RVOT} \times \text{VTI RVOT}}{\text{CSA LVOT} \times \text{VTI LVOT}},$$

$$\frac{Q_p}{Q_s} = \frac{3.14 \times (2.3/2)^2 \times 21.1}{3.14 \times (1.8/2)^2 \times 17.1}, \quad \frac{Q_p}{Q_s} = \frac{87.6}{43.5} = 2$$

CSA 横截面积,LVOT 左室流出道,VTI 速度时间积分,RVOT 右室流出道。

## 潜在的错误来源及陷阱

准确地测量左室流出道和右室流出道的直径需要检查者选择准确的剖面。左室流出道的直径应在左心室收缩时于胸骨旁长轴剖面的主动脉环水平测量,而右室流出道直径则应在胸骨旁短轴剖面的肺动脉瓣环水平测量(图 20.1)。值得注意的是,尽管流出道的形状在整个心动周期内都会发生变化,横截面积的计算应尽量保持一个标准的圆形。脉冲波多普勒信号样本体积的获取也应当在之前测量两侧心室流出道直径的同一剖面进行。即通过脉冲多普勒信号估算容积时,检查者还应该注意将探头固定在已测量过左、右室流出道直径的位置。为了能够获得准确的速度和容积数据,检查者应尽可能地采集最佳的多普勒信号数据。患者的呼吸活动可以影响探头的位置或多普勒速度。此外,一些基础疾病如心律失常、心率变异、瓣膜病的存在,特别是主动脉瓣反流和二尖瓣反流也会干扰评估结果。在计算横截面积时,直径测量中的小误差会被放大,进而转化为流量计算中的大误差。

## 磁共振在心内分流中的作用

尽管超声心动为临床医生提供了评估分流的初步筛选工具,但心血管磁共振也已逐渐成为评估先天性心脏缺陷大小和形态特征的重要无创方法。磁共振成像不仅提供了精确可视的心脏解剖,而且还可以对心内分流进行准确和可重复的量化。研究表明,在儿童[2-5]和成人[5]中,使用不同 MRI 方法测量的心内分流结果与通过有创方法获得的结果类似[6,7]。容积磁共振成像和磁共振相位对比法是评价心内分流的常用方法。利用这些技术,可以计算每个心室的短轴和(或)四腔轴面的心室每搏输出量

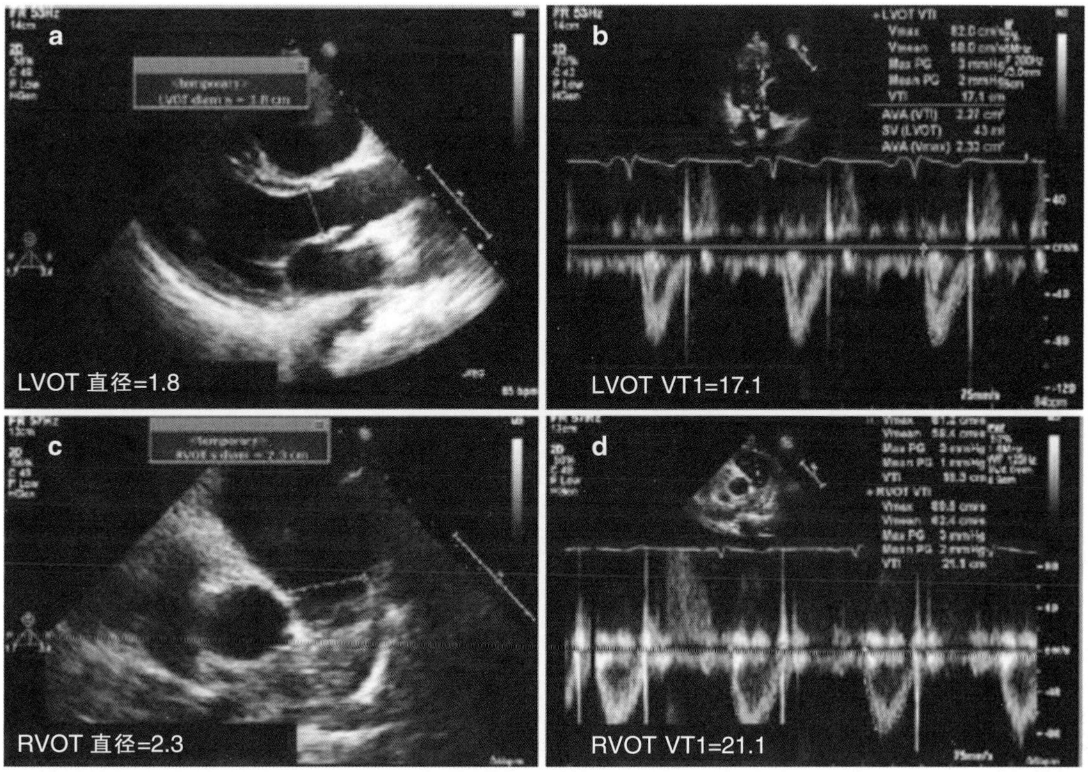


**图 20.1**　使用经胸超声对心内分流进行定量评估。体循环的射血量或流量($Q_s$)可以通过左室流出道的横截面积(左室流出道在收缩期末的直径)和左室流出道速度时间积分来计算。肺循环的射血量或流量($Q_s$)可以通过右室流出道的横截面积(右室流出道在收缩期末的直径)和右室流出道速度-时间积分来计算。

(图 20.2)。在无明显瓣膜反流或室间隔缺损的情况下,右心室与左心室的每搏输出量之比记为 $Q_p/Q_s$ 比值。速度编码(VENC)MR 是在心内分流测量的另一种应用。每个体素都用自己的速度穿过血管的灰度图像。结合血管的横截面积和同一水平的血流速度相可以一起估算血流量。磁共振图像提供了对血管横截面积的精确测量, 相位对比 MR 图像提供了对平均流速的可靠量化[3](图 20.3a,b)。

与其他无创的成像方法相比,MRI 有许多独特的优点。与超声心动不同,MR 可以显示心腔以外的大血管结构。还可通过对血流速度进行可靠的和可重复的测量来并评估瓣膜狭窄和反流性病变。此外与超声心动图相比,MRI 的主观性要小得多。与放射性核素技术或心脏计算机断层扫描相比,MRI 没有任何电离辐射。磁共振成像除了能准确地定量计算心内分流外,MRI 引导先天性心脏病导管封堵术也是一种很有前途的技术[8]。在封堵治疗完成后,MRI 能清楚地显示出封堵器械的部位,并能够量化其治疗效果[9-11]。然而,磁共振成像需要患者更好的依从性和配合,全面的磁共振检查也需要更长的时间而且相对昂贵的费用。目前市面上的许多支架、设备和血管过滤器本身也都是兼容 MR 的。尽管以前植入式心脏装置被认为是绝对禁忌证,但现在有磁共振条件下和磁共振安全起搏器可供选择。

## 其他无创成像模式

放射性核素技术也可用于心内分流的评估。放射性核素显像可作为一种无创性的方法来定量评价室间隔缺损患者的心内分流和左心室功能[12]。

心脏 CT 可为先天性心脏病的诊断提供全面的解剖学信息。虽然同层动态扫描 CT 使一些血流动力学的测量(如心输出量)成为可能,但 CT 对心内分流的定量方法还不够完善。

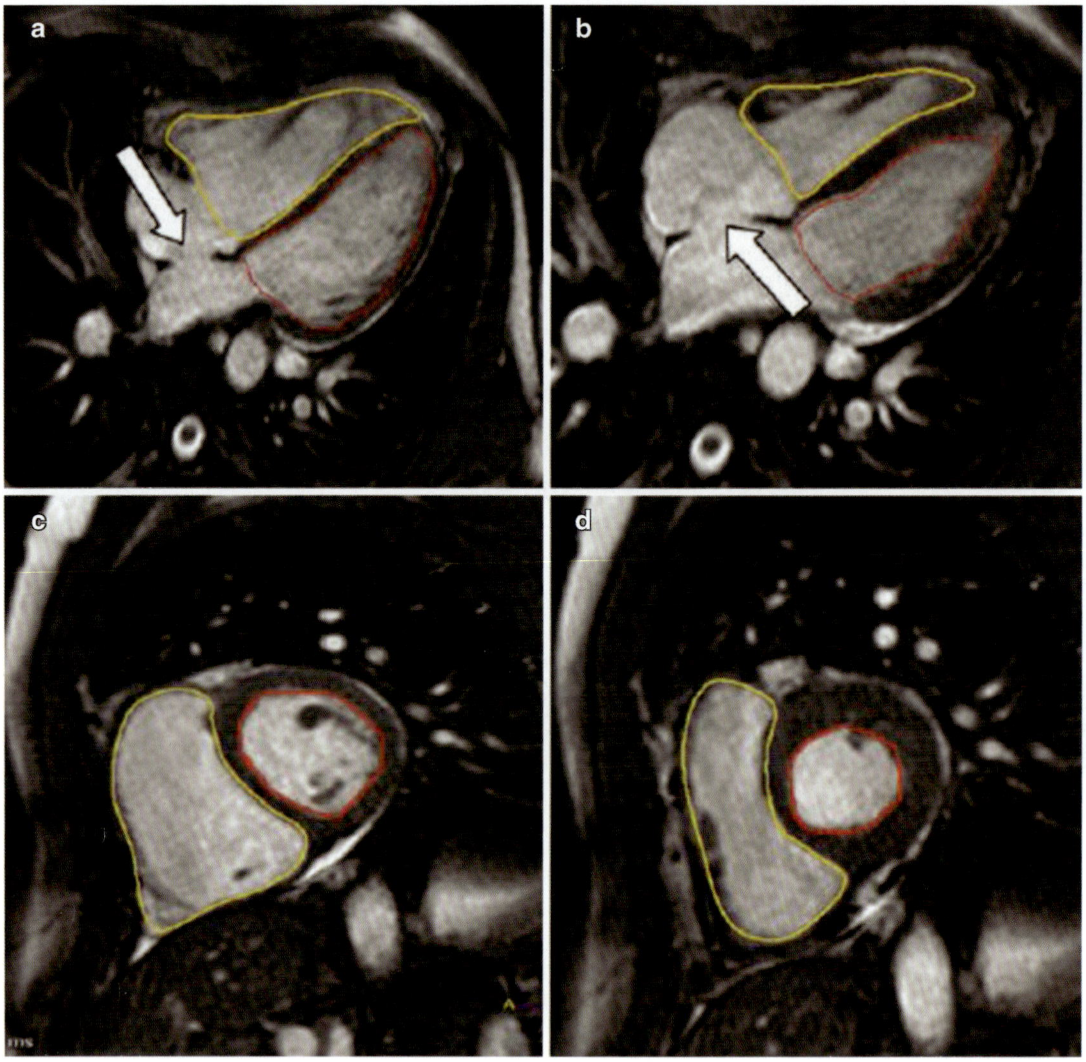


图 20.2 容积法定量心内分流。舒张期(a)和收缩期(b)四腔心同层动态双心室扫描 MR 显示右心室中度扩张、收缩功能正常。舒张期(c)和收缩期(d)短轴同层动态双心室扫描 MR。RV 与 LV 搏出容积之比提示分流比($Q_p/Q_s$)。LV EDV=194cm³;低 LV ESV=102cm³;LV SV=92cm³;LV EF=48%,RV EDV=289cm³;RV ESV=124cm³;RV SV=165cm³;RV EF=57%。因此,可以计算这个 ASD 患者的分流比(白色箭头表示缺损);$Q_p/Q_s$=165/92=1.8(ASD,房间隔缺损;EDV,舒张末期容积;ESV,收缩末期容积;LV,左心室;RV,右心室)。

## 侵入性心内分流定量

计算心内分流目前有许多侵入性方法。过去使用的是亮蓝稀释法和染色曲线。对比剂造影可明确分流的存在并进行定位,但是这种方法不适合精确的定量。目前应用比较广泛的侵入性技术是氧饱和度测量研究,它主要通过采取循环血液中不同部位的样本来进行计算。

### 氧饱和度测量

了解 Fick 方法的基本原理是了解如何通过导管计算心内分流的基础。

## 血液标本

在患者能耐受的前提下,应在患者心率、呼吸频率和血压达到"稳定状态"后采集血液样本。抽血时应使用大孔径的导管。应当注意的事,采集血

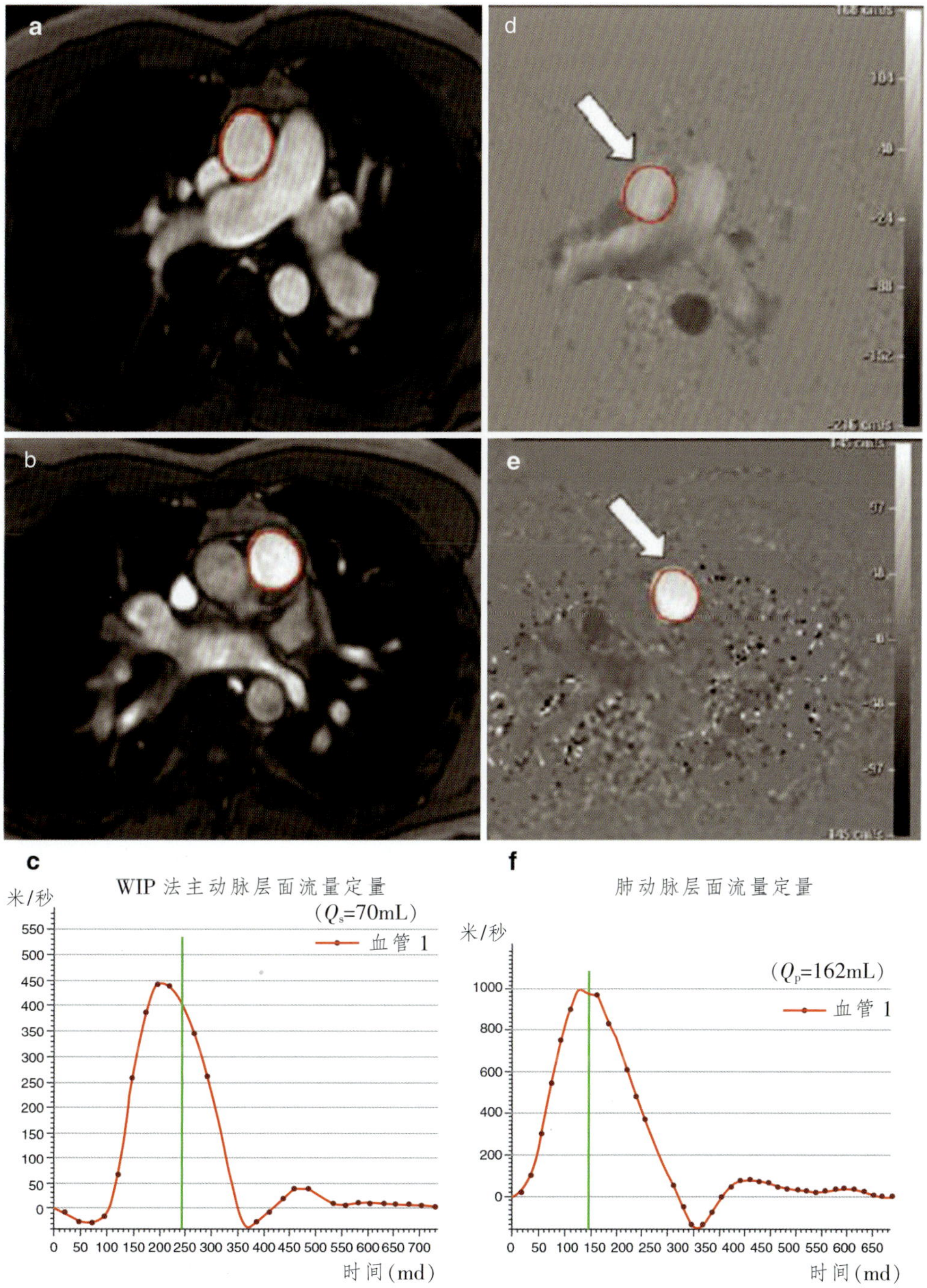


图 20.3　(a~c)速度编码(相位对比)同层动态双心室扫描 MR 用于全身血流定量($Q_s$)。(a)肺动脉磁共振成像。升主动脉磁共振成像用于测量升主动脉的横截面积。层面位于主肺动脉分叉的水平。(b)相位对比度图像到主肺动脉。同层动态双心室扫描 MR 垂直于升主动脉(白色箭头所示)。(c)平面速度图显示了跨主肺动脉流量与时间曲线的关系。通过平面速度映射建立流量与时间曲线。下面的区域曲线表示升主动脉的搏出容积($Q_s$),这个病例的测量值是每次 70mL。($Q_s$=70mL)。(d~f)相位对比同层动态扫描磁共振成像定量肺流量($Q_p$)(白色箭头所示)。该区域表示肺动脉的每搏输出量,这个病例的计算值是每次 162mL。因此,计算出的比率 $Q_p/Q_s$=162/70=表 2.2,提示明显的左向右分流。

液标本时，如果抽吸过快或连接错误，可能会使微气泡进入注射器，从而造成氧气饱和度增加和 $Q_p$ 过高[13]。采集者必须根据可能的病变类型和病理情况仔细选择采血部位(图 20.4)。整个采血过程应当在 5~10 分钟内完成（或同时进行氧耗量计算），以尽量减少氧耗量的变化。在每次取样后都必须用生理盐水冲洗导管。将导管从肺动脉远段回撤至近段内过程中采集的血样更为实用。如果可以耐受的话，受试者的吸氧浓度应尽可能控制在 30%以下，因为右心血液溶解氧的增加可能增加肺动脉流量，从而导致高估分流比。

在取样过程中，采集者应考虑氧饱和度测量值和氧含量的变异，特别是右心室的变异。一项对 980 例无分流患者的研究显示[14]，上腔静脉与右心房、右心房与肺动脉、上腔静脉与肺动脉的氧饱和度存在差异，分别为（3.9±2.4)%、(2.3±1.7)%和(4.0±2.5)%。另一项研究[15]也对 102 例无左向右分流的成人进行了评估，以确定氧含量差异的正常上限。结果显示，右心房至混合静脉、右心室至右心房、肺动脉至右心室之间的差异分别为 0.5mL/dL、0.6mL/dL 和 0.9mL/dL。

## 混合静脉血氧饱和度

在正常循环状态下，缺氧血混合在肺动脉中。然而，在左向右分流的情况下，静脉血混合的位置会因病变部位的不同而不同。但是，由于不同来源的 $MVO_2$(上腔静脉、下腔静脉、冠状静脉窦)有不同的血量和饱和度，因此并没有实际的方法来测量混合静脉氧。一般情况下，应在病变的近段和远段分别采集血液样本，并使用分流位置邻近的心腔中的血液来测量 $MVO_2$。例如，动脉导管未闭时，动脉血与肺动脉的静脉血在主动脉水平混合。因此，静脉样本应取自右心室，因为它是紧邻分流部位的腔室。在室间隔缺损患者中，右心房饱和度可作为混合静脉氧饱和度。但是房间隔缺损患者动脉分流与静脉血混合的位置并不是固定的。采用不同的公式来进行 $MVO_2$ 的计算。估测 $MVO_2$ 最常用的公式是 $(3\times SVC+1\times IVC)/4$[16]。其他公式也可以用于估测 $MVO_2$，如下所示：

$$MVO_2=\frac{(1\times SVC_{Sat})+(2\times IVC_{Sat})}{3}$$

$$MVO_2=\frac{(2\times SVC_{Sat})+(3\times IVC_{Sat})}{5}$$

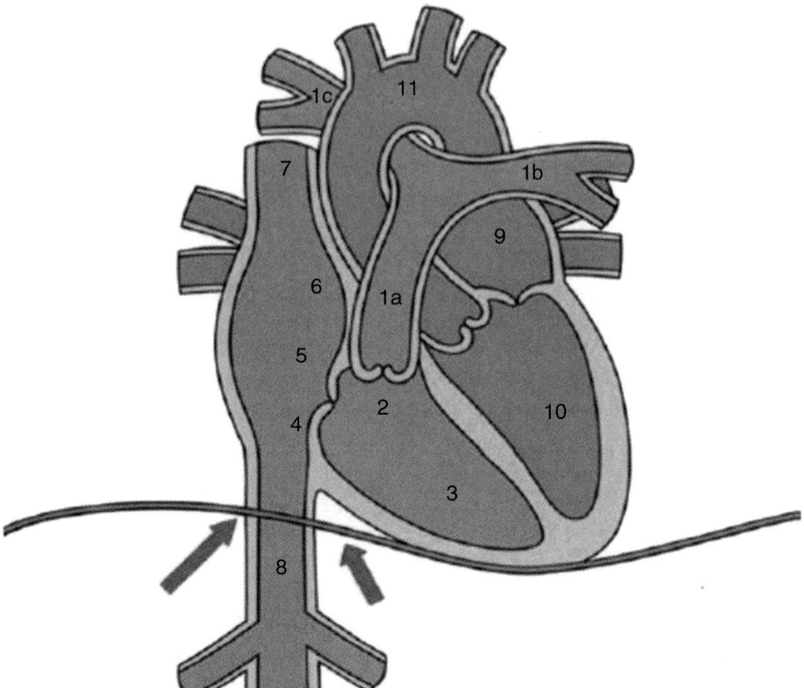


图 20.4 测量氧饱和度研究中血样采取的精确定位。1a，主肺动脉；1b，左肺动脉；1c，右肺动脉；2，右室流出道；3，右心室；4，右心房下部；5，右心房中部；6，右心房上部；7，上腔静脉；8，下腔静脉[采应仅低于隔膜（蓝色箭头所示)，下腔静脉采样必须考虑肝静脉]；9，左心房；10，左心室；11，主动脉或股动脉。

$MVO_2$=混合静脉血氧饱和度,$SVC_{Sat}$=上腔静脉血氧饱和度,$IVC_{Sat}$=下腔静脉血氧饱和度[15,17]。

## 分流量大小——"肺-体流量比($Q_p$/$Q_s$)"的计算

在没有分流存在的情况下,肺血流($Q_p$)等于体循环血流($Q_s$)。根据 Fick 原理,$Q_p/Q_s$ 比值的计算如下:

心输出量=血氧饱和度/[(动脉血氧饱和度-静脉血氧饱和度)×血红蛋白浓度×1.36×10]

由于肺循环存在于在肺静脉和肺动脉之间,因此公式如下:

$Q_p$=氧耗量/[(肺静脉血氧饱和度-肺动脉血氧饱和度)×血红蛋白浓度×1.36×10]

$Q_p$=肺血流量,$PVO_2$=肺静脉血氧饱和度,$PAO_2$=肺动脉血氧饱和度

体循环指主动脉和静脉血完全混合点之间。因此,公式对应为:

$Q_s$=氧耗量/[(主动脉或体循环动脉血氧饱和度-混合静脉血氧饱和度)×血红蛋白浓度×1.36×10]

$Q_s$=体循环血流量,$AoO_2$=主动脉或者体循环动脉血氧饱和度,$MVO_2$=混合静脉血氧饱和度

$Q_p/Q_s$ 的计算公式可以简化为:

$$\frac{Q_p}{Q_s}=\frac{(AoO_2-MVO_2)}{(PVO_2-PAO_2)}$$

对于右向左或双向的分流:必须计算有效的肺血流。体循环血流与分流血流的净差值就是有效的肺血流量。

## 分流比的临床应用

分流比($Q_p/Q_s$)的临床意义在于,它可以帮助临床医生更好地了解心内分流的血流动力学特性,并对决定是否需要干预具有重要的指导意义。如果比率<1.5,则通常表示"小病灶";比率为 1.5~2.0 表示"可能需要干预";比率为 2 或以上通常被视为"严重病变"。不过在实际情况下,每个病例都应该根据其临床表现进行个体化评估,分流比应该根据疾病状态的临床情况来确定。如果有创检查和无创检查之间存在不一致的情况,应仔细分析分流引起的症状、可能相关的先天性异常以及测量误差。继发的表现如心室扩大或心室功能全等,也可能会为决策提供帮助。

### 复习题

1.女性患者,30 岁,主诉劳力性呼吸困难。超声心动检查显示右心室扩大,肺血流增加。

彩色多普勒超声显示房间隔水平左向右分流。以下哪一项超声检查的数据对该患者心房分流的定量计算不是必要的?

A.左室流出道直径。

B.右室流出道直径。

C.房间隔缺损直径。

D.右室流出道速度-时间积分。

E.左室流出道速度-时间积分。

答案:(C)。超声心动图是评价先天性心脏病的主要工具。虽然超声心动图可以提供缺损的大小,但在分流比的定量中并不需要。然而,缺损的大小并不能完全代表分流比。小病灶可伴有小分流比,而大病灶可伴有左右或双向分流的艾森门格综合征。

2.在下列哪些先天性心脏病中,磁共振容积测量法不适用于心内分流的定量分析?

A.肌部室间隔缺损。

B.膜部室间隔缺损。

C.动脉导管未闭。

D.部分性肺静脉异位引流。

E.主动脉肺动脉窗。

答案:(A)。梯度回波扫描动态 MR 可以为两个心室提供全面的容积评估。分流量可以很容易地计算为 LV 和 RV 搏出量之间的净差值。然而,室间隔缺损时心内分流发生在心室水平,用这种方法无法定量 $Q_p/Q_s$。另一方面,如果有严重的瓣膜反流,由于大量血液回流到心房,每搏输出量也可能被低估。

3.哪一个公式可用于估算心导管检查中的混合静脉血氧饱和度?

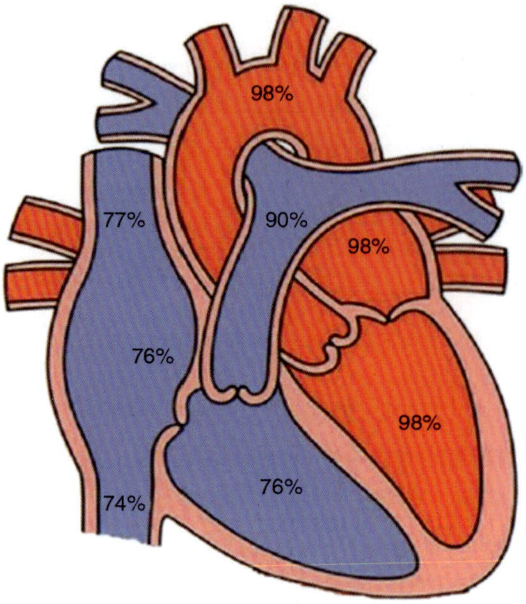


A.$MVO_2=\frac{(3\times SVC_{sat}+1\times IVC_{sat})}{4}$

B.$MVO_2=\frac{(SVC_{sat}+IVC_{sat})}{2}$

C.$MVO_2=\frac{(2\times SVC_{sat}+3\times IVC_{sat})}{5}$

D.$MVO_2=SVC_{sat}$

E.以上都是。

答案:(E)。虽然最常用的公式是(3×SVC+IVC)/4,但在估测 $MVO_2$ 血氧饱和度时,可以考虑其他公式。

4.女性患者,16岁,因怀疑患有先天性心脏病而接受心导管检查。她的血红蛋白水平为13g/dL,计算的氧耗量为190mL/min。根据饱和度研究结果,如下所示,哪项诊断正确?

A.肌部室间隔缺损——$Q_p/Q_s$=1.5。

B.原发孔型房间隔缺损——$Q_p/Q_s$=2.8。

C.继发孔型房间隔缺损——$Q_p/Q_s$=2.8。

D.动脉导管未闭——$Q_p/Q_s$=2.8。

E.动脉导管未闭——$Q_p/Q_s$=1.5。

答案:(D)。诊断应为:动脉导管未必伴左向右分流。在主肺动脉可以清楚地看到氧含量的增加。因此,我们可以很容易地使用简化公式计算 $Q_p/Q_s$,

$Q_p/Q_s=(AoO_2-MVO_2)/(PVO_2-PAO_2)$

$Q_p/Q_s=(98-76)/(98-90)=(22)/(8)=2.75$

以下是评估心内分流定量的分步计算方法:

第一步:计算主要位置的含氧量。

主动脉含氧量=0.98×1.36×13×10=173

肺静脉氧含量=0.98×1.36×13×10=173

肺动脉氧含量=0.90×1.36×13×10=160

混合静脉血氧含量=0.76×1.36×13×10=134

(由于这是一例PDA患者,右心室氧饱和度可以表示 $MVO_2$)。

第二步:计算体循环血流($Q_s$)。

190/(173-134)=4.87

第三步:计算肺循环血流($Q_p$)。

190/(173-160)=14.6

第四步:计算分流比。

14.6/4.87=3

5.男性患者,36岁,诊断为继发孔型房缺,左向右分流。计算后的 $Q_p/Q_s$ 比值为2.1,并伴有右心房和右心室扩大。瓣膜无明显异常,正常窦性心律(68次/秒)。主诉心悸和劳累性呼吸困难症状,希望能够进一步检查和治疗。患者在吸氧浓度为21%时完成心导管检查,在导管室测量以下氧饱和度:下腔静脉69%,上腔静脉73%,肺动脉80%,股动脉98%。请问下一步该如何评价患者的病情?

A. 这些数据尚不能计算有创检查的 $Q_p/Q_s$ 比值;应该增加血红蛋白和心输出量。

B.超声心动图分流比显示左向右分流明显,右心腔扩大,足以诊断。

C.室内氧气水平不够;让患者吸氧浓度为80%时,应重复氧饱和度测量研究。

D.有创检查获得的 $Q_p/Q_s$ 显示明显的左向右分流,应尽快行缺损修补。

E.有创性 $Q_p/Q_s$ 显示左向右分流不明显,因此,患者应继续接受药物治疗,并密切监测。

答案:(B)。有创检查测得的 $Q_p/Q_s$ 比值为1.5,与超声心动图分流比不一致。这种情况在日常工作中并不少见。虽然 $Q_p/Q_s$ 比值在临床上对决策非常重要,但如果有明显的临床怀疑或实验室证据表明有明显的分流(该患者有症状,经胸壁超声显示右心室扩大),则应修补缺损。另一方面,应当注意的是,心房分流量很容易受心室充盈(如顺应性或者僵硬)的影响,在重度三尖瓣反流或心房颤动的情况下也可能被低估。血红蛋白和氧含量并不是估算 $Q_p/Q_s$ 比值的确切必要条件。由于方程的分母和分子中使用了相同的参数,所以简化算法是可以应用的。

(米睿 译)

## 参考文献


1. Lang RM, Goldstein SA, Kronzon I, Khandheria BK, Mor-Avi V. ASE's comprehensive echocardiography, Patnet foramen ovale. 2nd ed. Elsevier; 2011. p. 840–5.
2. Brenner LD, Caputo GR, Mostbeck G, et al. Quantification of left to right atrial shunts with velocity-encoded cine nuclear magnetic resonance imaging. J Am Coll Cardiol. 1992;20:1246–50.
3. Korperich H, Gieseke J, Barth P, et al. Flow volume and shunt quantification in pediatric congenital heart disease by real-time magnetic resonance velocity mapping: a validation study. Circulation. 2004;109:1987–93.
4. Beerbaum P, Korperich H, Barth P, Esdorn H, Gieseke J, Meyer H. Noninvasive quantification of left-to-right shunt in pediatric patients: phase-contrast cine magnetic resonance imaging compared with invasive oximetry. Circulation. 2001;103:2476–82.
5. Debl K, Djavidani B, Buchner S, et al. Quantification of left-to-right shunting in adult congenital heart disease: phase-contrast cine MRI compared with invasive oximetry. Br J Radiol. 2009;82:386–91.
6. Hundley WG, Li HF, Lange RA, et al. Assessment of left-to-right intracardiac shunting by velocity-encoded, phase-difference magnetic resonance imaging. A comparison with oximetric and indicator dilution techniques. Circulation. 1995;91:2955–60.
7. Beerbaum P, Korperich H, Gieseke J, Barth P, Peuster M, Meyer H. Rapid left-to-right shunt quantification in children by phase-contrast magnetic resonance imaging combined with sensitivity encoding (SENSE). Circulation. 2003;108:1355–61.
8. Ratnayaka K, Raman VK, Faranesh AZ, et al. Antegrade percutaneous closure of membranous ventricular septal defect using X-ray fused with magnetic resonance imaging. JACC Cardiovasc Interv. 2009;2:224–30.
9. Lapierre C, Raboisson MJ, Miro J, Dahdah N, Guerin R. Evaluation of a large atrial septal occluder with cardiac MR imaging. Radiographics. 2003;23:Spec No:S51–8.
10. Weber M, Dill T, Deetjen A, et al. Left ventricular adaptation after atrial septal defect closure assessed by increased concentrations of N-terminal pro-brain natriuretic peptide and cardiac magnetic resonance imaging in adult patients. Heart. 2006;92:671–5.
11. Schoen SP, Kittner T, Bohl S, et al. Transcatheter closure of atrial septal defects improves right ventricular volume, mass, function, pulmonary pressure, and functional class: a magnetic resonance imaging study. Heart. 2006;92:821–6.
12. Wynne J, Fishbein MC, Holman BL, Alpert JS. Radionuclide scintigraphy in the evaluation of ventricular septal defect complicating acute myocardial infarction. Catheter Cardiovasc Diagn. 1978;4:189–97.
13. Matta BF, Lam AM. The rate of blood withdrawal affects the accuracy of jugular venous bulb. Oxygen saturation measurements. Anesthesiology. 1997;86:806–8.
14. Hillis LD, Firth BG, Winniford MD. Variability of right-sided cardiac oxygen saturations in adults with and without left-to-right intracardiac shunting. Am J Cardiol. 1986;58:129–32.
15. Pirwitz MJ, Willard JE, Landau C, Hillis LD, Lange RA. A critical reappraisal of the oximetric assessment of intracardiac left-to-right shunting in adults. Am Heart J. 1997;133:413–7.
16. Flamm MD, Cohn KE, Hancock EW. Measurement of systemic cardiac output at rest and exercise in patients with atrial septal defect. Am J Cardiol. 1969;23:258–65.
17. French WJ, Chang P, Forsythe S, Criley JM. Estimation of mixed venous oxygen saturation. Catheter Cardiovasc Diagn. 1983;9:25–31.

# 第 21 章

# 休克

Jose Mariano T. Tan, Michael P. Brunner

## 休克流行病学

休克是一种以组织缺氧为特征的病理生理状态。它是一种危及生命的疾病，可导致细胞死亡和重要器官功能障碍。休克的常见临床表现包括心动过速、低血压、少尿和意识模糊。实验室检查证实存在终末器官损伤的迹象，如急性肝损伤或肾损伤、代谢性酸中毒和乳酸酸中毒。

休克有四大类：心源性休克、低血容量性休克、分布性休克和梗阻性休克。但需要注意这些主要类型的休克之间并不互相排斥，可能并存。

心源性休克（CS）常被描述为泵衰竭。CS 的主要障碍是由于内源性心功能障碍导致的低心输出量。它的常见病因是心肌梗死，其他如心律失常、充血性心力衰竭或原发性瓣膜病。复杂的急性心肌梗死病例中有 3%~8%会发展为心源性休克[1-3]。文献上急性心肌梗死相关的 CS 死亡率接近 80%[1]。由于目前急性冠脉综合征治疗策略的规范，急性心肌梗死相关 CS 死亡率控制在 45%~66%[4]。

低血容量性休克为出血性或非失血性容量丢失，后者常与外伤、胃肠道出血、呕吐或腹泻有关。低血容量性休克发病率依赖于其潜在的病因。

J. M. T. Tan (✉) · M. P. Brunner
Spectrum Health Medical Group,
Grand Rapids, MI, USA
e-mail: Jose.Tan@Spectrumhealth.org;
Michael.Brunner@Spectrumhealth.org

分布性休克最常见的病因是败血症，是机体对感染产生的一种不正常反应。美国每年约有 160 万人被诊断为败血症[5]。严重的败血症随后可发生休克。严重脓毒症和脓毒性休克导致的死亡率估计为 14.7%~29.9%[6]。若严重败血症和败血性休克同时合并其他疾病，如肺炎、尿路感染，胃肠道感染，皮肤感染和恶性肿瘤，那么整体死亡率远高于此。

梗阻性休克的主要紊乱为外部心功能不全导致的梗阻性低心输出量，梗阻性休克的发生率依其病因的不同而不同，主要包括肺栓塞、心脏压塞和张力性气胸。

## 休克的临床表现

了解每种类型休克相关的病理生理学对于休克临床评估和指导治疗都是必要的，这里列举了休克的主要分类与病因。接下来的这些病例都是各种休克的典型例子。

## 病例 1：心源性休克

一例 55 岁男性患者，有高血压、言语不利、高脂血症和冠状动脉疾病家族史。以严重胸骨后胸痛、呼吸短促来诊，查体显示心动过速和低血压，可闻及 $S_3$，肺底部可闻及吸气相啰音，颈内静脉充盈，四肢湿冷、皮肤花斑、发绀，心电图显示胸前导联 ST 段抬高。

该病例为急性心肌梗死引起的 CS。CS 是一种由于心脏功能不全而导致组织灌注不足的临床疾

表 21.1 休克的病因

| 心源性[a] | 分布性 |
|---|---|
| 心肌病 | 败血症；胰腺炎 |
| 急性心肌梗死 | 胰腺炎 |
| *左心室衰竭* | 过敏反应 |
| *右心室衰竭* | 细菌毒素类 |
| 急性心肌炎 | 酸中毒 |
| 特发性心肌病 | 肾上腺危象 |
| 限制型、收缩型心肌病 | 黏液水肿昏迷 |
| 应激性心肌病 | 医源性 |
| 急性心脏移植排斥反应 | 神经源性损伤 |
| 医源性(负性肌力或血管扩张剂) | 复苏后综合征 |
| 心搏骤停 | 体外循环术后 |
| 机械性 | 低血容量 |
| *室间隔破裂* | 出血性 |
| *心室游离壁破裂* | 创伤 |
| 肥厚型梗阻性心肌病 | 胃肠道出血 |
| *左室流出道梗阻* | 血肿破裂 |
| 心房黏液瘤 | 出血性胰腺炎 |
| 创伤性 | 骨折 |
| 瓣膜性 | 主动脉瘤破裂 |
| *乳头肌、脉络膜破裂* | 急性主动脉夹层 |
| *急性二尖瓣反流* | 血浆外渗相关性 |
| 人工瓣膜阻塞 | 全身炎症反应 |
| 严重主动脉瓣反流 | 败血症 |
| 严重主动脉狭窄 | 大手术 |
| 重度二尖瓣狭窄 | 胰腺炎 |
| 心律失常 | 大手术 |
| *心动过速* | 体液丢失相关 |
| 持续性室性心动过速 | 脱水 |
| 心室颤动 | 严重烧伤 |
| *心动过缓* | 呕吐 |
| 高度 AV 传导阻滞 | 腹泻 |
| 完全性心脏传导阻滞 | 发汗 |
| | 隐形丢失 |
| | 液体摄入不足 |
| | 梗阻性 |
| | 心脏压塞 |
| | 肺栓塞 |
| | 肺动脉高压 |
| | 张力性气胸 |

[a] 可能使急性心肌梗死复杂化的原因用斜体表示。

病，它的特征是尽管充盈压力足够，但心输出量减少，CS 的原因包括心肌病、机械性瓣膜病和心律失常(表 21.1)。通常定义 CS 的标准包括：收缩压<90mmHg 至少持续 30 分钟，或需要升压药或机械循环支持以保持收缩压>90mmHg，肺毛细血管楔压>15mmHg，心脏指数<2.2L/min/(kg·m$^2$)[7]。

通常心动过速、低血压、少尿、意识障碍、发绀和四肢湿冷是 CS 的临床表现特征。心动过速是在心输出量减少时为维持心输出量而发生的。少尿是组织灌注不良的结果。四肢湿冷、皮肤花斑、发绀是外周血管收缩的表现。

外周血管搏动常因脉压下降而减弱(细脉)。左心衰竭时心搏的强度可能会发生每隔一次的交替变化，这种现象称为交替脉。细迟脉可见于严重主动脉瓣狭窄的心源性休克。

左心室衰竭引起的 CS 可出现肺水肿，患者可出现端坐呼吸和阵发性夜间呼吸困难(PND)。查体显示双侧肺内湿啰音，可闻及病理性 $S_3$，心界向左扩大，心尖冲动点外移。胸部 X 线片可显示心影增大、肺血管影增粗紊乱、Kerley B 线和肺实质水肿。如果同时合并右心衰竭，则可观察到静脉瘀血的迹象，包括颈静脉怒张、肝颈静脉回流征阳性和双侧下肢水肿。

值得注意的是，在 SHOCK 研究中，约有 28% 的休克患者未发生肺瘀血(我们应该在心源性休克时紧急对闭塞冠状动脉行血运重建吗？)。有 28% 的患者在听诊和胸部 X 线片上并不会出现肺水肿或肺瘀血的迹象[8]。

高达半数以上的右心室梗死常常合并下后壁心肌梗死[9]。右室梗死血流动力学的典型表现为低血压、肺野清晰和颈静脉怒张。右心室衰竭可表现为胸骨左缘的全收缩期三尖瓣反流性杂音、颈静脉怒张、肝瘀血和下肢水肿。卵圆孔未闭和急性右心室梗死的患者，由于梗死的右心室顺应性下降和右向左分流，可能出现严重缺氧。

当急性心肌梗死出现机械并发症时常常会导致 CS，查体中比较明显。心前区全收缩期杂音可能与急性二尖瓣反流、三尖瓣反流和室间隔破裂有关。然而，如果心房和心室内的压力通过代偿机制基本平衡，即使发生急性反流性病变也不会引起明显的杂音。另外，颈静脉 v 波明显提示严重的三尖瓣反流，颈静脉大炮 a 波提示完全性心脏传导阻滞。心室游离壁破裂通常会导致严重的心脏压塞

(见“病例 4:梗阻性休克”)。

在 CS 中,体循环血管阻力(SVR)会代偿性增加,通过外周血管收缩来维持组织灌注。然而,这一经典模式受到了挑战。来源于 SHOCK 研究的数据表明,许多 CS 患者的 SVR 较低,与感染性休克患者相似[10](图 21.1)。据推测,高达 1/5 的急性心肌梗死并发 CS 的患者可能会出现低 SVR 的全身炎症反应综合征[11]。

根据临床表现对急性心肌梗死进行危险分层。Killip 研究了一所大学重症监护室中的 250 例心肌梗死患者,根据临床表现将患者分为 4 类: Ⅰ 级为无心力衰竭临床症状,Ⅱ 级表现为肺底啰音和(或) $S_3$ 和(或)颈静脉压升高,Ⅲ 级表现为肺水肿,Ⅳ 级表现为心源性休克,结果中相应的死亡率分别为 6%、17%、38%和 67%。目前,再灌注治疗使急性心肌梗死的死亡率明显下降。然而,Killip Ⅱ、Killip Ⅲ、Killip Ⅳ的患者为高危亚群。临床表现可以指导急性心肌梗死的治疗方法。例如,临床表现为心肌梗死的患者需要紧急血管重建。出现左心室衰竭的情况可能需要正性肌力药物等血管活性药物。合并机械并发症、血流动力学不稳定等情况可选择使用主动脉内球囊反搏、体外膜肺氧合或经皮左心室辅助装置等机械循环支持。右心室梗死可能需要快速液体复苏和(或)经皮右心室辅助装置支持。

## 病例 2:低血容量性休克

25 岁男性患者,因腹部枪伤就诊。患者大出血、心跳过速、低血压、意识障碍,颈静脉无怒张,肺野清晰无啰音,黏膜和皮肤干燥,四肢湿冷。血压下降明显,仰卧位改为站立位时心跳加快。

该病例为创伤性出血相关的低血容量性休克,低血容量性休克的特点是有效血容量不足,病因常与出血、血浆外渗或液体流失有关(见表 21.1)。出血病因包括外伤、消化道出血、血肿破裂、出血性胰腺炎、骨折和腹主动脉瘤破裂。血浆外渗原因包括全身炎症反应、大手术和重症胰腺炎。液体流失可能是由于严重烧伤、呕吐、腹泻、出汗、其他不显性丢失以及口入量不足。

低血压、心动过速、意识障碍、少尿和四肢湿冷通常是低血容量性休克的临床表现,心输出量通常会因心脏前负荷降低而下降。同时出现外周血管收缩诱导的心动过速和 SVR 增加,以此改善组织灌

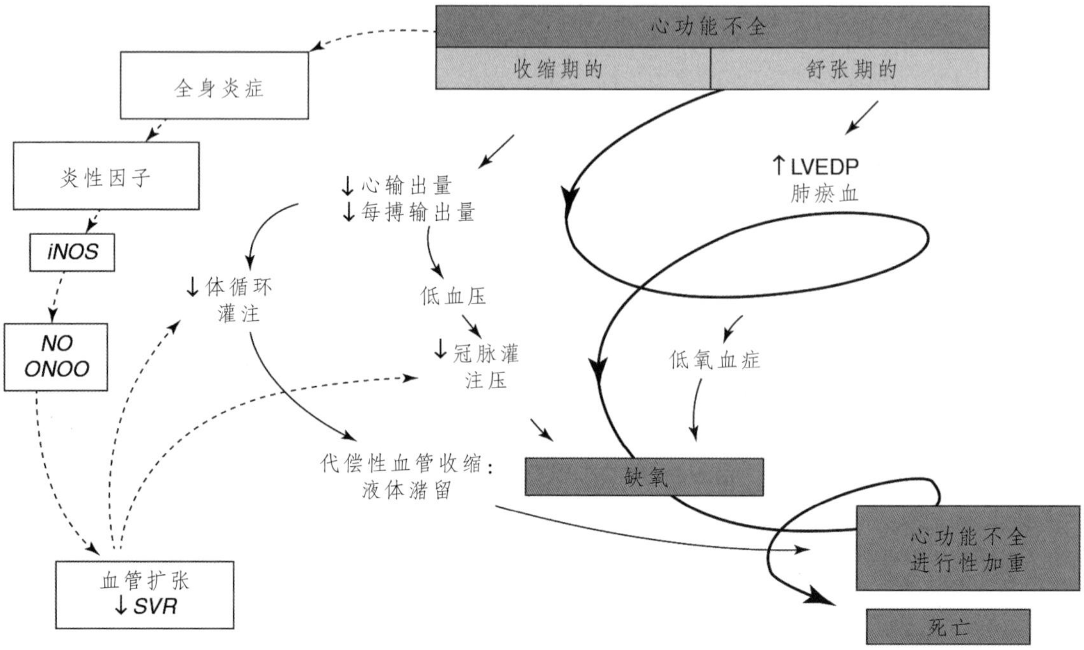


图 21.1 心源性休克病理生理学模式的扩展,包括炎症介质的潜在参与。LVEDP,左心室舒张末期压力;NO,一氧化氮;iNOS,诱导型一氧化氮氧化物合酶;ONOO,单氧过氧亚硝酸盐;SVR,体循环血管阻力。(Reprinted with permission from Hochman and Ohman [26])

注，交感神经活动增强可能导致脉压减小和排汗增多，周围血管收缩导致四肢发冷、皮肤花斑和发绀。

临床病史通常提示潜在的病因。区别CS和低血容量性休克的关键是前者心内充盈压升高(PCWP>15mmHg)，而后者由于血管内容量不足而心内充盈压较低。低血容量性休克时，肺野基本清晰，无颈静脉怒张或周围水肿的迹象。

有文献对成人低血容量性休克的查体进行了系统性回顾[13]。最有用处的发现包括严重的体位性眩晕或脉搏至少每分钟增加30次，收缩压下降至少20mmHg，或舒张压下降至少10mmHg(保持直立姿势2分钟后测量)。仰卧位低血压和心动过速常常是不存在的，即使在高达1150mL的失血后也是如此[13]。对于呕吐、腹泻或口入量减少的患者，腋窝干燥有助于诊断低血容量。成人的毛细血管再充盈时间不良和皮肤水肿未被证实有诊断价值。

## 病例3：分布性休克

80岁女性患者，以反复尿路感染就诊，表现为发热、心动过速、低血压、尿少和意识障碍，发汗、尿臭，颈静脉无怒张，肺内无啰音，四肢温暖，毛细血管充盈正常，尽管进行了积极的液体复苏，低血压并没有得到改善。

该病例为严重败血症相关的分布性休克。外周血管舒张、SVR降低、低血压和组织氧合不良是分布性休克的特征。分布性休克的病因包括全身炎症反应综合征、严重败血症、细菌毒素(如葡萄球菌感染性休克)、过敏反应、肾上腺损伤、黏液水肿昏迷、神经源性损伤、复苏后综合征和体外循环后(见表21.1)。

感染性休克是分布性休克最常见的表现类型，脓毒性休克的定义是脓毒症引起的低血压，尽管进行了充分的液体复苏（20~30mL/kg羟乙基淀粉或40~60mL/kg生理盐水至PCWP为12~20mmHg)，但低血压仍然存在[14]。

分布性休克的临床表现因病因而异，但通常表现为心动过速、低血压、少尿、意识障碍和四肢温暖、外周灌注良好。代偿性心动过速、少尿和意识障碍是组织灌注不良的表现，温暖充血的四肢和快速的毛细血管充盈是血管不适当扩张和SVR降低的结果。在分布性休克中，心输出量通常升高并可能表现为洪脉。肺野清晰无啰音，无颈静脉怒张或周围水肿。

严重脓毒症休克患者可能有发热或体温过低、出汗和四肢僵硬，这可能与感染过程（如肺炎)相关。呼吸急促常见，这是为弥补乳酸升高引起的严重代谢性酸中毒。过敏性休克可伴有声音嘶哑、喘鸣、皮肤瘙痒、潮红、荨麻疹和腹痛。低温、低通气和嗜睡与黏液水肿昏迷(严重甲状腺功能减退)有关。严重的直立性低血压和皮肤色素沉着可能为肾上腺功能不全。尽管大多数分布性休克患者出现心动过速，但神经源性休克患者可能由于副交感神经兴奋而出现心动过缓。

## 病例4：梗阻性休克

65岁女性患者，转移性乳腺癌，表现为呼吸困难、心悸、心音遥远，血压是80/50mmHg，颈内静脉怒张，肺内听诊清音。无下肢水肿，无发烧、出血、呕吐或腹泻。胸部X线片显示心脏扩大，无明显实质性病变。

该病例为心脏压塞所致的梗阻性休克，因乳腺癌病史，高度怀疑心包转移。心脏压塞的典型表现包括心音低钝遥远、颈静脉怒张和低血压。也可以观察到心室间依赖，表现为吸气性血压下降(奇脉)>10mmHg。

梗阻性休克的其他原因包括张力性气胸和肺栓塞。张力性气胸可伴有呼吸困难和受累侧肺呼吸音减弱。肺栓塞可能出现咳嗽、咯血、晕厥或脑供血不足引起的肢体活动障碍。

# 休克的诊断评价

休克的病因通常可以通过病史、体格检查、基本实验室评估和放射学检查中获得的信息来确定。然而，在休克的最佳评估和管理中可能需要额外的诊断测试。有创动脉内血压监测、超声心动图和肺动脉插管是常用的诊断方法。

在休克状态下，臂袖测量血压通常是不准确的，有创动脉内血压监测提供了对血压和心率的连续评估，并指导安全有效地滴定血管活性药物。通过评估动脉波形也可以获得额外的数据。此外，脉压（收缩压–舒张压）可能有助于区分各种休克状态。

2004年，ACC/AHA ST段抬高型心肌梗死患者管理指南规定，对于严重低血压（全身动脉压低于80mmHg）应进行动脉内压监测（Ⅰ级指征），尤其在给缩血管药物和（或）正性肌力药物和（或）心源性休克期间[15]。尽管2016年ACC/AHA指南没有提到动脉压监测，但其仍然频繁用于上述相同的指征。动脉压监测的潜在并发症包括疼痛、感染、血肿、动脉阻塞和动脉栓子。

超声心动图是评估休克的宝贵工具，它可能有助于确定休克的病因和指导治疗。超声心动图可用于评估左、右心室功能，并可检测心脏压塞、限制型或收缩型功能障碍、严重瓣膜反流或瓣膜狭窄、室间隔或游离壁破裂、近段主动脉夹层。超声心动图显示急性右心室功能不全、肺动脉高压、三尖瓣反流可能提示存在肺栓塞。

超声心动图是检测心内和肺血管分流的敏感诊断方法。血流动力学参数如中心静脉压、肺动脉压和左心室舒张末期压力，也可以用常规超声心动图估计。

肺动脉导管也可用于确定休克的病因，并有助于指导治疗。肺动脉导管获得的数据包括中心静脉压、右心房压力、右心室压力、肺动脉压和肺毛细血管楔压。通过混合静脉血氧饱和度可以计算心输出量、心脏指数和全身血管阻力。此外，还可以通过分析压力波形来确定重要的诊断信息。

通过肺动脉导管收集的血流动力学数据可滴定缩血管药物剂量，评估机械通气改变（如呼气末正压）对血流动力学的影响，并指导液体复苏。此外，当利尿剂和（或）血管扩张剂治疗失败时，这些数据可有助于区分心源性和非心源性肺水肿。

当临床评估不能确定或超声心动图不可用时，肺动脉导管可能有助于确定是否存在心脏压塞。心脏压塞的表现包括收缩压下降、脉压减小、心率增快（见第15章）。肺动脉导管的其他用途包括评估心脏瓣膜病变程度以及考虑心脏移植患者的肺血管收缩可逆性。肺动脉导管也可以用于外周血氧测定，这对心脏分流的研究很重要。

尽管肺动脉导管具有潜在的优势，但它并没有显示出能显著改善患者的预后。因此，它的使用是存在有争议，在某些中心未受到追捧。重要终点指标缺乏获益是由于使用该工具的患者病情过于严重，还有对所获取数据的错误解释和使用，这还是一个尚存争议的话题。值得注意的是，ESCAPE评价研究心力衰竭和肺动脉导管置入效果试验研究显示，在治疗难治性充血性心力衰竭时应用肺动脉导管对最终的死亡率和住院天数方面不会造成显著差异[16]。然而，该研究证明该组患者使用肺动脉导管是安全的。

在ESCAPE研究中，肺动脉导管与较高的不良事件发生率相关，但并不影响总死亡率和住院时间。不良事件包括需要电复律的心律失常、心源性休克、缺血性心绞痛、肺动脉导管相关性感染、心肌梗死、脑出血、缺血性发作、心搏骤停和感染。两组间唯一有统计学差异（$P<0.05$）的个体事件是肺动脉导管相关性感染（$P=0.03$）。

ESCAPE试验的额外结果一直在争论之中。许多注册中心的患者没有随机进入试验，因为研究人员认为肺动脉导管对于管理是必要的。随后，只有那些被医生很好地处理了有或没有血流动力学监测的心力衰竭失代偿期的临床情况基本平衡的患者才被纳入研究。因此，这项研究不适用于经常被考虑需要进行肺动脉导管置入术的重症心力衰竭患者。

重症监护病房常规使用肺动脉导管也存在争议。2005年13个随机试验（包括5000多例危重患者）的Meta分析显示，使用肺动脉导管与临床获益或增加死亡率均无关[18]。然而，Meta分析包括来自各种原因的危重患者。

目前还没有任何旨在直接评估肺动脉导管在CS患者中的应用的随机研究。共有2968例心源性休克患者入选GUSTO–1（全球使用链激酶和组织纤维蛋白溶酶原激活物治疗冠状动脉阻塞性疾病的试验）研究，其中使用肺动脉导管患者（$n=995$）的死亡率（45.2%）低于未使用肺动脉导管的患者（$n=1406$）（63.4%）[19]。

肺动脉导管血流动力学监测的一个潜在限制是许多医生不知道如何正确解读相关参数[20]。对13家不同中心的496名医生进行了31道多项选择题考试，评估他们对肺动脉导管使用及获取数据解读的掌握情况。该项测试在内科、麻醉科、外科的普通组会上测试，且事先未做通知。平均得分为 67 分，近半数（47%）受试者无法从清晰的描记曲线中读出肺毛细血管楔压。

2013 年 ACCF/AHA 心力衰竭管理指南为合理使用肺动脉导管评估血流动力学提供了指导[21]。对呼吸窘迫的患者，或存在灌注受损的临床证据，但无法通过临床评估测定心内充盈压时可使用肺动脉导管监测，为Ⅰ级适应证，并可指导灌注受损患者的治疗。指南还指出，在液体状态、组织灌注、全身血管阻力或肺血管阻力不确定的情况下，对标准治疗进行看似恰当的调整却仍有持续症状的急性心力衰竭使用肺动脉导管“可能”是有用的（Ⅱa 类指征）。同时，肺动脉导管可用于肾功能不全、血管活性药物调节或机械循环支持的情况。2017 年 ACC/AHA/HFSA 对上述指南的更新并未对肺动脉导管的使用提供额外的指导意见。

对于血压正常的急性失代偿性心力衰竭患者，不建议对血流动力学进行常规的有创性监测，这些患者对治疗有适当的反应性[21]。使用肺动脉导管的潜在并发症包括感染、右束支传导阻滞、室性心动过速、肺动脉破裂和肺栓塞。在经过一段时间的发展，目前的肺动脉导管材质更加柔软，更容易向远段移动，即使在球囊顶端未充气时也会自发楔入。

## 休克的血流动力学评价

通过病史、体格检查、基础实验室和影像学检查的评估，对休克的血流动力学有一个基本的了解是至关重要的。血流动力学数据有助于正确诊断休克病因，指导正确处理。

全身组织灌注（血压）由心输出量和 SVR 决定，类似于欧姆定律，通过电路的电流与整个电路的电位差成正比，与电阻成反比，心输出量直接与整个体循环的血压差[平均动脉压（MAP）－右房平均压（RAP）]成正比，与 SVR 成反比。因此[CO=（MAP－平均 RAP）/SVR]。

心输出量可以用肺动脉导管通过 Fick 法或热稀释技术测量（见第 4 章）。不同种类的休克可通过计算心输出量来加以鉴别。心源性休克和低血容量性休克时心输出量较低，而分布性休克的心输出量一般较高（表 21.2）。然而，分布性休克也可出现心输出量降低的情况，比如心肌的病变（如严重酸中毒）或血管内容量不足导致前负荷降低时。

如果已知血压、右心房压力和心输出量，则可计算全身血管阻力。体循环动脉压差除以心输出量等于 SVR[SVR=（MAP－平均 RAP）/CO]。SVR 的单位是 mmHg/（mL·$m^2$）（Wood 单位），通常乘以 80 即可转换为 dyn·s·$cm^{-5}$。肺血管阻力可通过将体循环压力差

表 21.2 不同类型休克的典型血流动力学模式

| | RA（mmHg） | RV（mmHg） | PA（mmHg） | PCWP（mmHg） | CI（L/min/kg/$m^2$） | PP（mmHg） | HR（次/分） | SVR（dynes） | $SVO_2$（%） |
|---|---|---|---|---|---|---|---|---|---|
| 正常值 | <6 | <25/0~12 | <25/0~12 | <6~12 | >2.5 | 40~50 | 60~100 | 800~1600 | 70 |
| 心源性 | ↑ | ↑ | ↑ | ↑（>15）[a] | ↓（<2.2） | ↑↓ | ↑ | ↑[b] | ↓ |
| 分布性 | ↑↓ | ↑↓ | ↑↓ | ↑↓ | ↑[c] | ↑ | ↑[d] | ↓ | ↑↓[e] |
| 低血容量性 | ↓ | ↓ | ↓ | ↓ | ↓ | ↓ | ↑ | ↑ | ↓ |

RA，右心房；RV，右心室；PA，肺动脉；PCWP，肺毛细血管楔压；CI，心脏指数；PP，脉压；HR，心率；SVR，全身血管阻力；$SVO_2$，混合静脉血氧饱和度。

[a] 在 SHOCK 研究中，28%的患者无听诊或放射学证据表明肺水肿及 PCWP 升高。

[b] 高达 1/5 的急性心肌梗死合并心源性休克患者可能出现全身炎症反应样综合征，SVR 较低。

[c] 分布性休克时，由于严重酸中毒或血管内容量不足导致心脏前负荷降低，可降低心输出量。

[d] 神经源性休克患者可能有交感神经功能障碍引起的心动过缓。

[e] 在脓毒症中由于氧利用不足，$SVO_2$ 通常会增加。

替换为肺循环压力差(即平均肺动脉压–平均肺毛细血管楔压)计算出。分布性休克时 SVR 降低,但 CS 和低血容量性休克时 SVR 普遍升高[22]。

混合静脉氧饱和度有助于区分不同类型的休克。在与脓毒症相关的分布性休克中,由于线粒体不能适当利用氧,$SVO_2$ 普遍升高,因此,静脉血氧饱和度高于预期。在其他休克状态下,$SVO_2$ 一般较低。

肺毛细血管楔压升高(>15mmHg)已被经典地用于区分 CS 与非心源性休克。然而,在 SHOCK 研究中,28%的患者缺少提示 PCWP 升高的听诊或放射学肺水肿证据[8]。严重脓毒症可导致心肌抑制,可能提高左心压力。与右心室梗死相关的 CS 可能存在显著的低血压、低心输出量和休克,尽管此时毛细血管楔压是正常的。

动脉压力波形有助于鉴别各种休克病因。脉压等于收缩压和舒张压之差,通常为 40~50mmHg(图 21.2)。脉压是反映每搏输出量和每一次心室收缩的强度。左心衰竭相关的 CS 患者脉压降低(见图 21.3)。窄脉压定义为脉压<收缩压的 25%,其预测心脏指数<2.2L/(min·$m^2$)的敏感性和特异性分别为 91%和 83%[23]。导致脉压窄的其他原因包括严重的血容量丢失、心脏压塞和主动脉瓣狭窄。

脉压增宽是运动产生的一种生理反应,在某些病理状态下也可见到,如动脉粥样硬化、主动脉瓣关闭不全、完全性心脏传导阻滞、主动脉夹层、动静脉瘘、发热、贫血、甲状腺功能亢进、妊娠和颅内压升高(见图 21.4)。

脉搏宽度也是对每搏输出量的反映。心室收缩力正常或增强的休克患者常出现脉压正常但脉宽窄的主动脉波形。非心源性(如过敏性和严重败血症)和心源性(如心脏压塞、急性二尖瓣反流、心肌梗死后室间隔缺损和主动脉夹层)休克均可能与窄脉搏宽度有关。窄脉搏具有尖刺样外观和较低的切迹(见图 21.5)。

当收缩压随心跳交替上升和下降时,尽管心脏

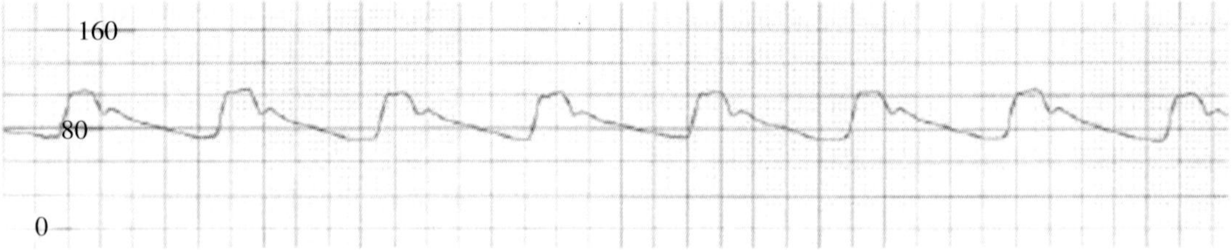


图 21.2　正常主动脉波形。

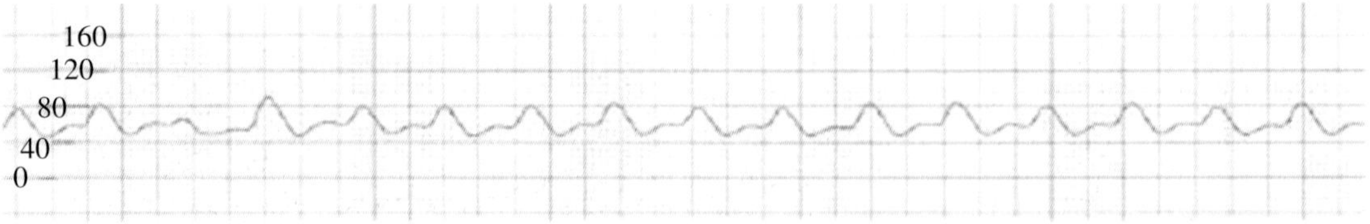


图 21.3　心源性休克患者的窄脉压示例图。

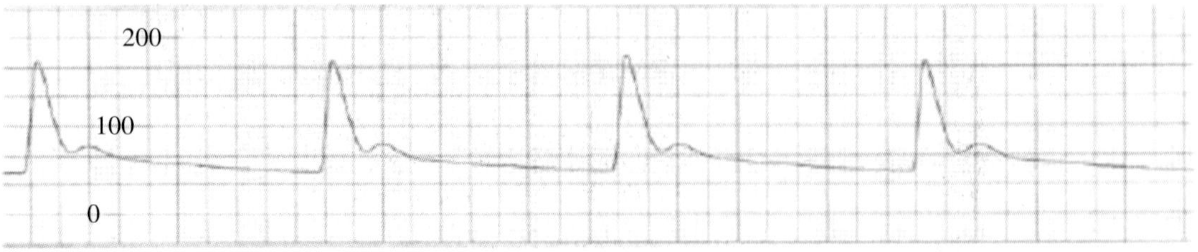


图 21.4　完全性心脏传导阻滞患者的宽脉压示例。

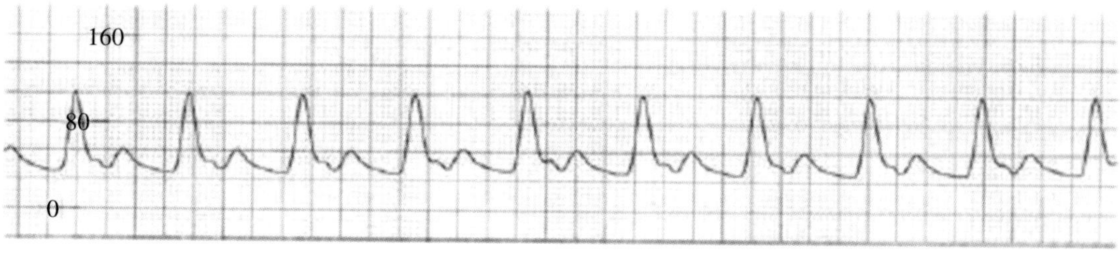


**图 21.5** 急性主动脉夹层患者的窄脉波宽度示例。

节律是规整的,但会出现交替脉(见图 21.6)。交替脉意味着严重的心肌功能障碍,最常见于左心室衰竭。它也可能与严重的主动脉狭窄和严重冠状动脉疾病有关。通常认为交替脉是由于细胞内钙循环异常导致心肌收缩力发生随心脏搏动的变异[24]。

肺动脉导管血管内波形描计曲线也有助于鉴别休克的各种病因。肺毛细血管楔压曲线的大 v 波提示急性、重度二尖瓣关闭不全所致的休克。同样,伴有严重的三尖瓣反流时 RAP 曲线上可以看到巨大的 v 波,大炮 a 波提示完全性心脏传导阻滞。升高且均衡的舒张压伴 y 波降支消失提示心脏压塞。右心房和右心室舒张压显著升高,肺毛细血管楔压正常,提示 CS 与右心室梗死有关。右室梗死发生时,由于心室顺应性降低,患者的右心压力可随吸气而增加(Kussmaul 征)。从肺动脉导管获得的数据可能揭示心源性休克相关的急性心肌梗死后并发症。例如,导管从右心房向右心室推进时氧含量增加,提示左向右分流,可能与室间隔破裂有关。

动脉缺氧可使休克复杂化。评估缺氧时首先需计算肺泡-动脉(A-a)氧梯度。正常 A-a 梯度等于 4+(年龄/4)或 2.5+(0.21×年龄)。利用肺泡氧方程计算肺泡氧含量:肺泡氧分压($P_AO_2$)=氧浓度($FiO_2$)×[海平面大气压(760mmHg)-水蒸气分压(43mmHg)]-二氧化碳分压 ($P_ACO_2$)/呼吸交换率 (0.8)。$P_AO_2=FiO_2\times(760-43)-(P_ACO_2/0.8)$。动脉氧分压采用常规血气分析法测定。

如果 A-a 梯度正常而 $P_aCO_2$ 升高,提示缺氧的原因是通气不足。如果 A-a 梯度升高,则继续检查混合静脉血氧饱和度,混合静脉血氧饱和度低提示高代谢、贫血或心输出量减少。如果混合静脉氧正常,则给予 100%氧气。若缺氧得到纠正,则提示通气、灌注不匹配,表明可能存在气道阻塞(例如哮喘和慢性梗阻性肺疾病)、肺泡瘀血(如肺炎和充血性心力衰竭)和血管源性(如肺栓塞)等现象。如果缺

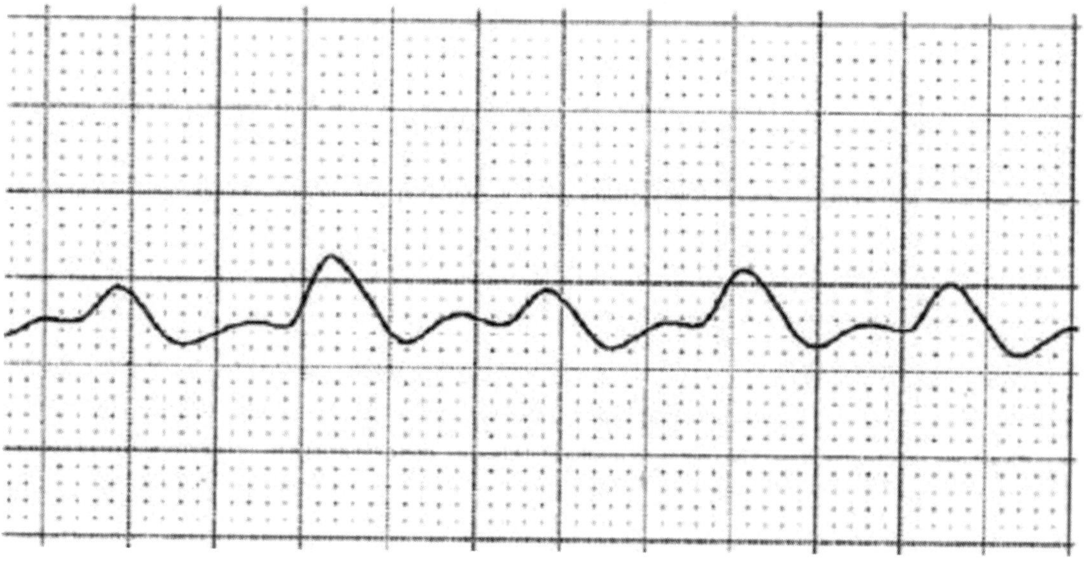

**图 21.6** 严重左心室衰竭患者的交替脉示例。

氧不能通过增氧纠正，则可能存在分流，可能为生理或血管源性，生理性分流包括肺泡塌陷（如肺不张）或肺泡充盈减少（如肺炎和充血性心力衰竭）。血管性分流为右向左的心内分流（如房间隔或室间隔缺损）和肺内分流（如动静脉畸形和肝肺综合征）。

血流动力学数据也可用于急性心肌梗死并发心源性休克的危险分层。在SHOCK研究中，心脏功率（心脏功率=MAP×CO/451）是CS患者院内死亡的最强独立相关因素[25]。

## 要点总结

不同种类休克的临床表现可能有相当大的重叠。尽管典型的休克与血管收缩和四肢湿冷相关，但CS患者可表现为外周血管舒张和四肢温暖。事实上，在SHOCK研究中，平均SVR并未升高，且数值变化范围很大，表明代偿性血管收缩并不普遍[8]。

分布性休克患者的心输出量通常是增加的。但在脓毒症患者中代谢性酸中毒等因素可能导致心肌功能低下。酸血症可能是由于肝脏、肾脏和骨骼肌对乳酸的清除减少，再加上无氧代谢状态。血容量不足可能使分布性休克复杂化，导致心脏前负荷和心输出量降低。

## 复习题

1. 以下哪种类型的休克通常与较高的混合静脉血氧饱和度有关？

A.败血症。

B.心源性。

C.低血容量。

D.过敏性。

答案：(A)。在严重败血症中，线粒体呼吸链未能有效的利用氧。

2. 以下哪项血流动力学特征与心源性休克最为一致？

A.收缩压120mmHg，肺毛细血管楔压10mmHg，心脏指数3.5L/(min·m$^2$)，体循环血管阻力(SVR)1000dyn，混合静脉氧75%。

B.收缩压80mmHg，肺毛细血管楔压5mmHg，心脏指数1.3L/(min·m$^2$)，SVR 1800dyn，混合静脉氧60%。

C.收缩压80mmHg，肺毛细血管楔压10mmHg，心脏指数3.5L/(min·m$^2$)，SVR600dyn，混合静脉氧85%。

D.收缩压80mmHg，肺毛细血管楔压20mmHg，心脏指数1.3L/(min·m$^2$)，SVR 1800dyn，混合静脉氧60%。

• 答案：(D)。通常与心源性休克相关的血流动力学指标包括收缩压<90mmHg至少30分钟，或需要缩血管药物或主动脉内球囊支持以保持收缩压>90mmHg，肺毛细血管楔压>15mmHg，心脏指数<2.2L/min/(kg·m$^2$)[7]。

3.一例85岁男性患者，出现低血压、少尿和意识障碍。心电图显示下壁导联ST段抬高。置入肺动脉导管，血流动力学参数提示伴有心源性休克。肺野清晰无啰音，颈静脉搏动增强。经胸超声心动图显示左心室功能正常。这个患者出现临床症状的原因是什么？

A.右心室梗死。

B.室间隔破裂。

C.急性二尖瓣反流。

D.压塞。

答案：(A)。右心室梗死的典型表现是低血压、颈静脉怒张、肺野清晰。

4.一例85岁女性患者，严重胸痛1周，呼吸困难，活动耐量降低，低血压，肺部可闻及啰音。心电图显示前壁导联q波形成。肌钙蛋白升高，CK-MB在正常范围内。其他实验室检查显示肾和肝损伤。肺动脉导管提示存在心源性休克。血氧饱和度显示从右心房向右心室推进时氧梯度增加。急性心肌梗死的哪种并发症是导致这个患者休克的原因？

A.心室游离壁破裂。

B.室间隔破裂。

C.急性二尖瓣反流。

D.心脏压塞。

答案：(B)。室间隔破裂可使心肌梗死复杂化。典型表型是从右心房进入右心室时出现血氧含量升高。

感谢Venu Menon对本章前一版的贡献。

（崔晓琼 译）

# 参考文献


1. Goldberg RJ, Gore JM, Alpert JS, et al. Cardiogenic shock after acute myocardial infarction. Incidence and mortality from a community-wide perspective, 1975 to 1988. N Engl J Med. 1991;325:1117–22.
2. Goldberg RJ, Spencer FA, Gore JM, Lessard D, Yarzebski J. Thirty-year trends (1975 to 2005) in the magnitude of, management of, and hospital death rates associated with cardiogenic shock in patients with acute myocardial infarction: a population-based perspective. Circulation. 2009;119:1211–9.
3. Holmes DR Jr, Berger PB, Hochman JS, et al. Cardiogenic shock in patients with acute ischemic syndromes with and without ST-segment elevation. Circulation. 1999;100:2067–73.
4. De Luca L, Olivari Z, Farina A, Gonzini L, Lucci D, Di Chiara A, Casella G, Chiarella F, Boccanelli A, Di Pasquale G, De Servi S, Bovenzi FM, Gulizia MM, Savonitto S. Temporal trends in the epidemiology, management, and outcome of patients with cardiogenic shock complicating acute coronary syndromes. Eur J Heart Fail. 2015;17(11):1124–32.
5. Novosad SA, Sapiano MR, Grigg C, et al. Vital signs: epidemiology of sepsis: prevalence of health care factors and opportunities for prevention. MMWR Morb Mortal Wkly Rep. 2016;65:864–9. https://doi.org/10.15585/mmwr.mm6533e1.
6. Gaieski DF, Edwards JM, Kallan MJ, Carr BG. Benchmarking the incidence and mortality of severe sepsis in the United States. Crit Care Med. 2013;41(5):1167–74.
7. Crawford MH. Current diagnosis & treatment cardiology. 3rd ed. New York: McGraw-Hill; 2009.
8. Menon V, White H, LeJemtel T, Webb JG, Sleeper LA, Hochman JS. The clinical profile of patients with suspected cardiogenic shock due to predominant left ventricular failure: a report from the SHOCK trial registry. SHould we emergently revascularize Occluded Coronaries in cardiogenic shocK? J Am Coll Cardiol. 2000;36:1071–6.
9. Kinch JW, Ryan TJ. Right ventricular infarction. N Engl J Med. 1994;330:1211–7.
10. Hochman JS. Cardiogenic shock complicating acute myocardial infarction: expanding the paradigm. Circulation. 2003;107:2998–3002.
11. Kohsaka S, Menon V, Lowe AM, et al. Systemic inflammatory response syndrome after acute myocardial infarction complicated by cardiogenic shock. Arch Intern Med. 2005;165:1643–50.
12. Killip T III, Kimball JT. Treatment of myocardial infarction in a coronary care unit. A two year experience with 250 patients. Am J Cardiol. 1967;20:457–64.
13. McGee S, Abernethy WB III, Simel DL. The rational clinical examination. Is this patient hypovolemic? JAMA. 1999;281:1022–9.
14. Dellinger RP, Levy MM, Carlet JM, et al. Surviving sepsis campaign: international guidelines for management of severe sepsis and septic shock: 2008. Crit Care Med. 2008;36:296–327.
15. Antman EM, Anbe DT, Armstrong PW, et al. ACC/AHA guidelines for the management of patients with ST-elevation myocardial infarction—executive summary: a report of the American College of Cardiology/American Heart Association task force on practice guidelines (writing committee to revise the 1999 guidelines for the Management of Patients with Acute Myocardial Infarction). Can J Cardiol. 2004;20:977–1025.
16. Binanay C, Califf RM, Hasselblad V, et al. Evaluation study of congestive heart failure and pulmonary artery catheterization effectiveness: the ESCAPE trial. JAMA. 2005;294:1625–33.
17. Allen LA, Rogers JG, Warnica JW, et al. High mortality without ESCAPE: the registry of heart failure patients receiving pulmonary artery catheters without randomization. J Card Fail. 2008;14:661–9.
18. Shah MR, Hasselblad V, Stevenson LW, et al. Impact of the pulmonary artery catheter in critically ill patients: meta-analysis of randomized clinical trials. JAMA. 2005;294:1664–70.
19. Hasdai D, Holmes DR Jr, Califf RM, et al. Cardiogenic shock complicating acute myocardial infarction: predictors of death. GUSTO investigators global utilization of streptokinase and tissue-plasminogen activator for occluded coronary arteries. Am Heart J. 1999;138:21–31.
20. Iberti TJ, Fischer EP, Leibowitz AB, Panacek EA, Silverstein JH, Albertson TE. A multicenter study of physicians' knowledge of the pulmonary artery catheter. Pulmonary artery catheter study group. JAMA. 1990;264:2928–32.
21. Yancy CW, Jessup M, Bozkurt B, Butler J, Casey DE Jr, Drazner MH, Fonarow GC, Geraci SA, Horwich T, Januzzi JL, Johnson MR, Kasper EK, Levy WC, Masoudi FA, McBride PE, McMurray JJV, Mitchell JE, Peterson PN, Riegel B, Sam F, Stevenson LW, Tang WHW, Tsai EJ, Wilkoff BL. 2013 ACCF/AHA guideline for the management of heart failure: executive summary: a report of the American College of Cardiology Foundation/American Heart Association task force on practice guidelines. J Am Coll Cardiol. 2013;62:1495–539.
22. Hochman JS, Buller CE, Sleeper LA, et al. Cardiogenic shock complicating acute myocardial infarction—etiologies, management and outcome: a report from the SHOCK trial registry. SHould we emergently revascularize occluded coronaries for cardiogenic shocK? J Am Coll Cardiol. 2000;36:1063–70.
23. Stevenson LW, Perloff JK. The limited reliability of physical signs for estimating hemodynamics in chronic heart failure. JAMA. 1989;261:884–8.
24. Lab MJ, Lee JA. Changes in intracellular calcium during mechanical alternans in isolated ferret ventricular muscle. Circ Res. 1990;66:585–95.
25. Fincke R, Hochman JS, Lowe AM, et al. Cardiac power is the strongest hemodynamic correlate of mortality in cardiogenic shock: a report from the SHOCK trial registry. J Am Coll Cardiol. 2004;44:340–8.
26. Hochman JS, Ohman EM. Pathophysiology. In: Cardiogenic shock. Hoboken: Wiley-Blackwell; 2009.

# 第 22 章

# 冠状动脉内血流动力学

James E. Harvey, Stephen G. Ellis

择期冠状动脉造影是评价心外膜冠状动脉病变存在与否及程度的金标准。尽管透视和导管技术有了进步，但受限于某些因素，心脏介入专家对临界狭窄病变（管腔狭窄率为 40%~70%）的评估仍然面临挑战。血管造影只提供了沿血管长轴的动脉管腔的二维投影。虽然造影能从多个透视角度获取冠状动脉影像，但某些血管特征（如明显成角和弯曲）以及图像采集的限制（如血管重叠、无法获取病变真实垂直投影或局部短病变的观察）削弱了对病变严重程度评估的准确性。有研究对比了冠状动脉造影和尸检组织病理学结果，发现冠状动脉造影结果和实际解剖结果存在差异[1-3]。经血管造影测定某病变的狭窄率时，观察者自身和观察者间的显著差异也是相关因素[4]。采用定量冠状动脉造影（QCA）可将该差异最小化，但并不能消除冠状动脉造影的局限性。血管内可视技术，如血管内超声（IVUS）或光学相干断层扫描（OCT）提高了对病变解剖学的分析，但却不一定能提供病变的功能信息。因此，心脏病专家已开始关注病变的生理学评估来辅助治疗决策。冠状动脉造影及随后的经皮冠状动脉介入治疗（PCI）之前通常需要行无创检测（如负荷实验），以明确缺血的客观证据。但这些方法并非一定可行，结果也并非总是可靠；因此，导管介入中采用生理学方法评估临界病变更可取。

顶端带传感器的直径 0.014in（1in=2.54cm）导丝目前已批量生产，可准确安全地测量冠状动脉内的血流速度或压力。应用这种技术开发的 3 种方法［冠状动脉血流储备（CFR）、血流储备分数（FFR）和瞬时无波比率（iFR）］已用于介入中对冠状动脉病变的生理或功能意义进行评价。

**病例 1**

一例 58 岁女性患者主诉劳累后胸部不适 7 个月。既往有糖尿病和早发冠心病家族史。运动核素负荷试验显示其前壁、心尖部、前间壁和下壁中部存在可逆性灌注缺损区。冠状动脉造影提示“正常冠状动脉”，静脉注射麦角藤素未诱发冠状动脉痉挛。左前降支 CFR 为 1.2，提示严重的微血管功能障碍。

## 冠状动脉血流储备

CFR 定义为指定的冠状动脉在最大充血状态下与静息状态下的平均血流速度之比[5]。它于 20 世纪 70 年代研发，原理为正常冠状动脉扩张后血流量的增加幅度较具有生理意义狭窄的冠状动脉更大（图 22.1）。由于心脏导管介入中无法直接测量单位时间内血流量，而在管腔面积恒定条件下，血流

J. E. Harvey (✉)
York Hospital, WellSpan Health System, York, PA, USA

S. G. Ellis
Cleveland Clinic, Cleveland, OH, USA
e-mail: elliss@ccf.org

速度与血流量成正比，因此，可以将血流速度作为替代指标。CFR 是将顶端带有多普勒的导丝置于可疑心外膜狭窄病变的远段计算得出。然后测量静息和最大充血状态下的血流速度。冠状动脉充血扩张通常是采用静脉注射腺苷的药理学方法。多普勒测得的 CFR 与狭窄程度成反比，且被证实与核素负荷实验具有良好的相关性[6]。CFR 值≤2.0 提示具有生理意义的狭窄(图 22.2)[7-10]。

然而，CFR 受到冠状动脉狭窄程度和微血管阻力的影响。微血管阻力受到糖尿病、年龄、心室肥大等常见病的影响。无论冠状动脉狭窄程度如何，上述因素均会显著影响 CFR 数值[11-14]。为克服这一内在局限，相对 CFR 的概念应运而生。它是将病变血管 CFR 除以另一非病变冠状动脉 CFR，从而校正了微血管阻力对 CFR 数值的影响。提高了其与负荷心肌灌注成像检测缺血的相关性[15]。该方法增加了检测时间，以及评估一支额外血管的风险。由于这些内在局限性，CFR 和相对 CFR 现已很少用于评估冠状动脉的狭窄程度。相反，FFR 现已成为明确心外膜冠状动脉狭窄是否具有生理意义的首选方法。

## 心脏 X 综合征

虽然 CFR 在诊断冠状动脉狭窄方面具有局限性，却是评价冠状动脉微血管功能障碍的首选方法。心脏 X 综合征，即心脏负荷试验结果异常而冠状动脉造影结果正常的心绞痛，是一种具有重要预后意义的疾病，正逐渐被人们所认知[16]。冠状动脉内注射腺苷后冠状动脉流速储备降低（CFR≤2.0）提示存在微血管功能障碍，在无明显冠状动脉狭窄的心绞痛患者中占 47%[17]。本节病例描述的患者症状与心脏 X 综合征相符。此类患者不良心脏事件（心肌梗死、充血性心力衰竭、脑卒中和心源性猝死）的年发病率为 2.5%[16]。

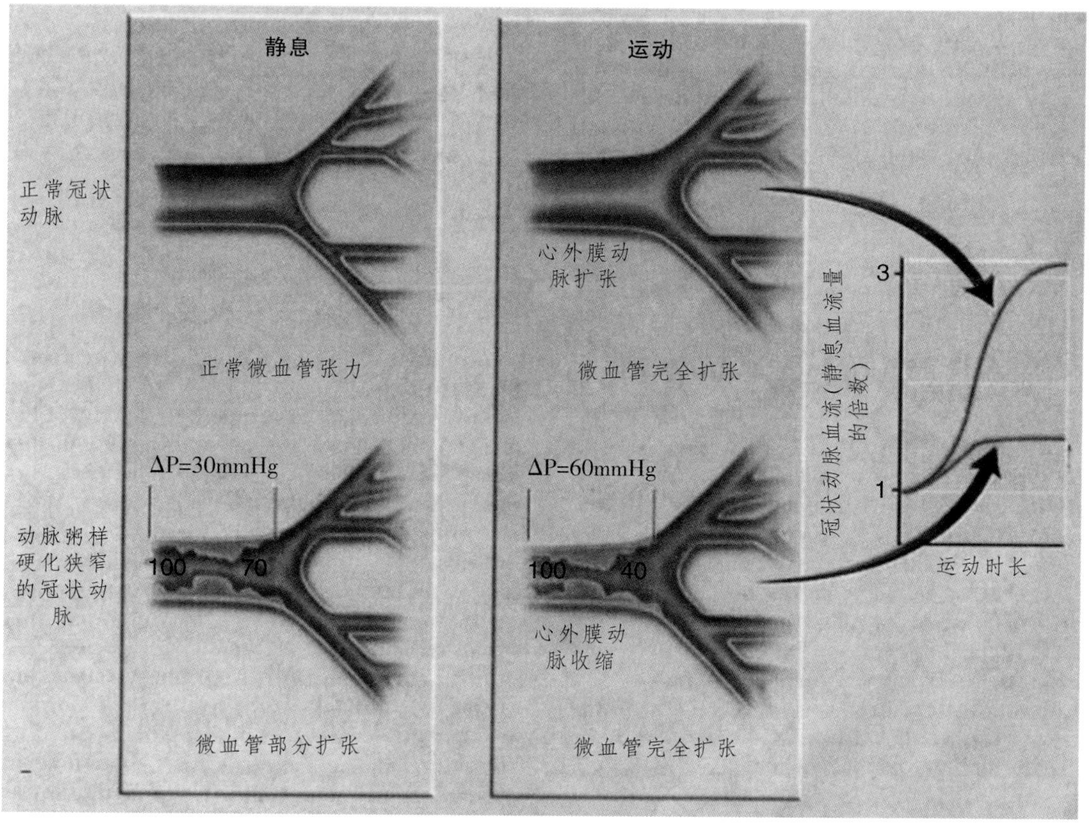


图 22.1 静息和最大充血状态下的冠状动脉血流示意图。正常冠状动脉充血时血流量增加幅度较血流动力学明显狭窄的病变冠状动脉更多。测定狭窄近段和远段的血流速度或压力即可计算出血管最大充血条件下血流量增加或压力降低的相对值。

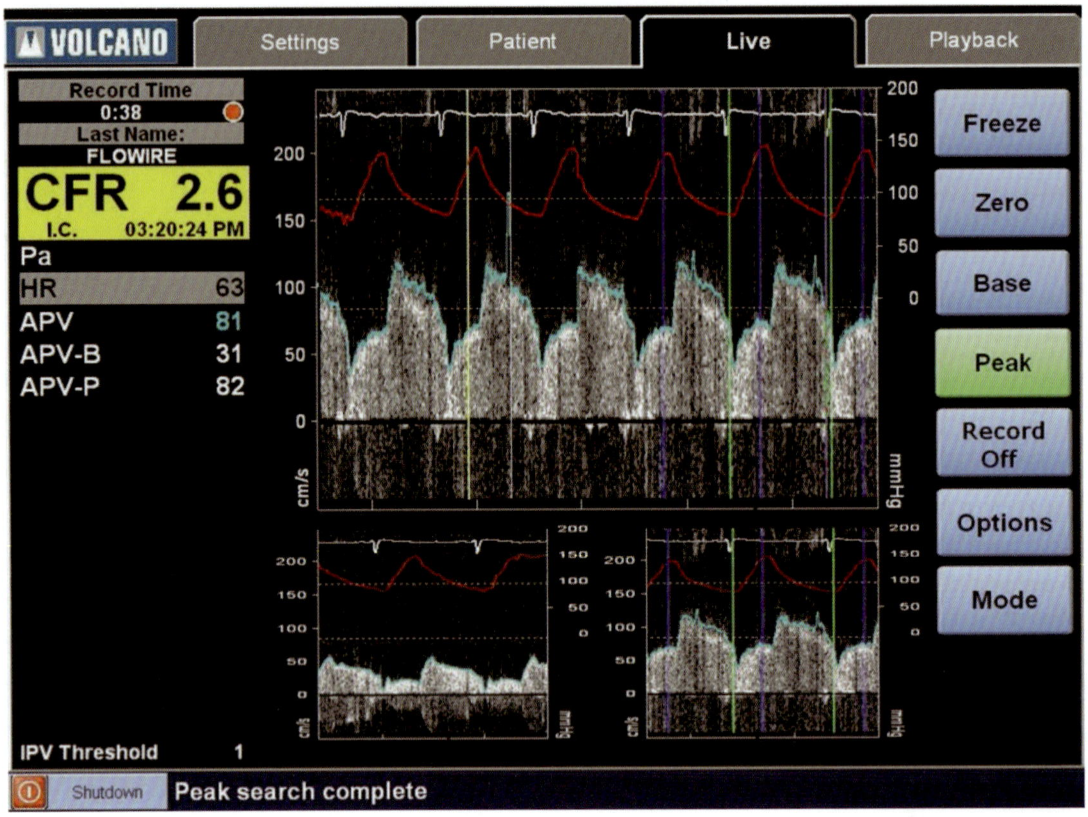


图 22.2 典型的 CFR 测量结果展示。显示屏左下角小图显示了冠状动脉内注射腺苷前的冠状动脉内多普勒血流速度波形。右下方小图和显示屏中间大图显示了冠状动脉内注射腺苷后的冠状动脉内多普勒血流速度波形。CFR 为腺苷注射前后的平均峰流速之比；显示器左上角显示 CFR 为 2.6，提示微血管功能正常。

### 病例 2

一例 62 岁男性患者，有高血压、高脂血症和吸烟病史，主诉劳累性胸部及左上臂不适并加重 1 个月。左心导管检查提示左旋支(LCx)近段 70%局灶性狭窄，右冠状动脉中段 60%长段狭窄。将顶端带压力传感器的 0.014in 冠状动脉导丝送入 LCx，测得 FFR 为 0.83，随后撤回导丝送入 RCA 远段，测得 FFR 为 0.72。最终，对 RCA 中部病变行 PCI。LCx 未行 PCI，而是给予强化药物治疗。

## 血流储备分数

FFR 是介入术中有创评价冠状动脉临界狭窄是否有血流动力学意义的一种方法，定义为冠状动脉扩张充血最大化后，其远段平均压与主动脉平均压之比[18-20]。将一根顶端带压力传感器的 0.014in 冠状动脉导丝送过心外膜狭窄处，在血管扩张最大化时同步记录狭窄远段(经冠状动脉导丝)和近段(经指引导管)的压力(图 22.3)。腺苷因具有良好安全性和低成本常用作冠状动脉最大化扩张的药物；此外，也可使用罂粟碱或多巴酚丁胺[21,23]。

不同于 CFR，FFR 测量的是基线数据，不受血压、心率、心梗病史或侧支循环的影响[20,24]。FFR 的正常值是 1，<0.75 与可诱发的缺血发作有关，两者良好的相关性已得到无创负荷试验证实[19,20,25,26]。FFR>0.75 的患者死亡与不良心血管事件(MACE)的发生率非常低[27,28]。多项研究表明，这些患者推迟接受 PCI 是安全的[19,27,29]。

### 多支血管病变的 CAD

FFR 具有“病变特异性”，可用于单支或多支血管病变的 CAD 患者评价临界狭窄的血流动力学意义[30]。尤其适用于多支血管合并多处临界狭窄有症状的冠心病患者。由于这些患者的无创负荷试验提示为“均衡性缺血”，无法准确解读其罪犯血管，因

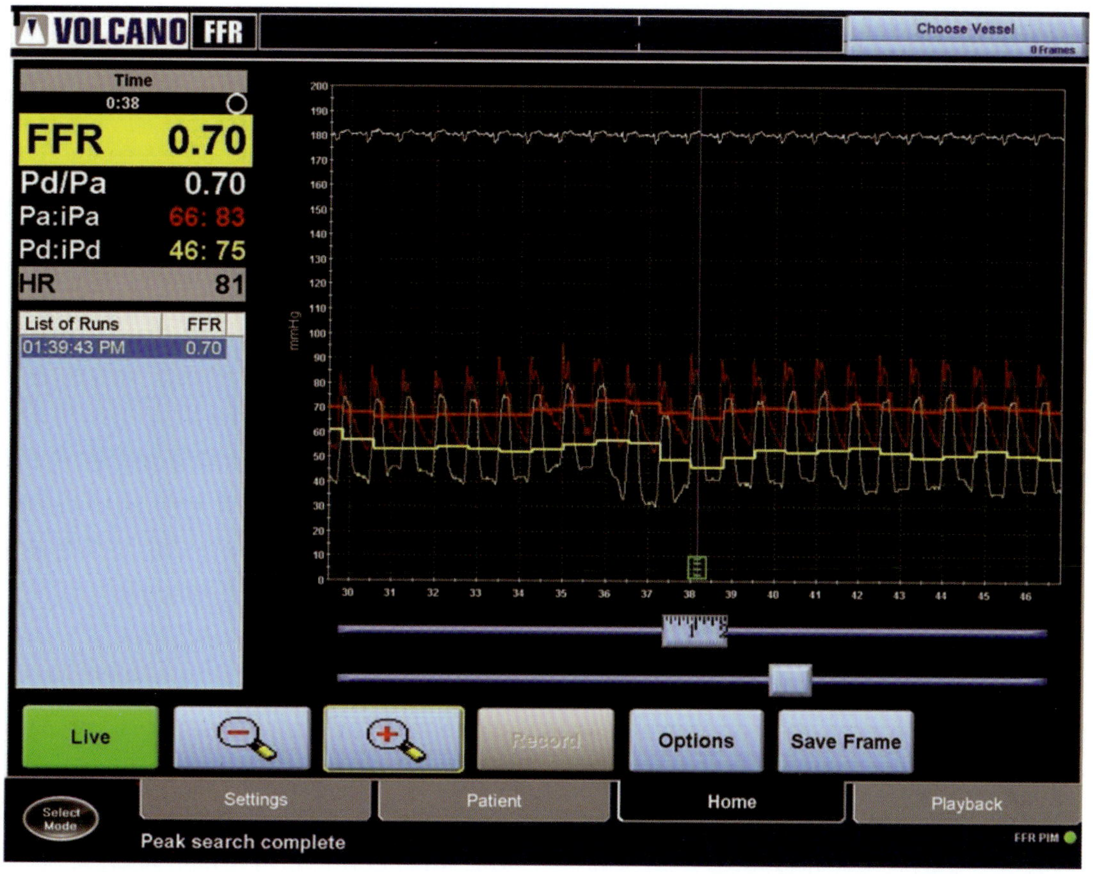


**图 22.3** 典型的 FFR 测量结果展示。指引导管测量主动脉压力(红线)。顶端带压力传感器的 0.014in 导丝测量冠状动脉病变远段压力(黄线)。这个案例中,远段与近段的冠状动脉压力比值为 0.70,为具有血流动力学意义的狭窄。

此通常对多支血管行 PCI,以实现完全血运重建,但该策略未被证实与改善预后相关。因此,有学者提出假设,认为 FFR 指导有助于更准确地识别罪犯血管并采取更恰当的治疗方案。为评价 FFR 在这类患者中的作用,一项研究纳入了 1005 例多支血管狭窄的冠心病患者,并将其随机分为两组。一组对所有超过 50%的病变行 PCI, 植入药物涂层支架。另一组为 FFR 指导下的 PCI,仅干预 FFR≤0.80 的病变。术后 1 年时,FFR 指导组的死亡率、非致死性心梗和再次血运重建率均显著低于血管造影指导组(13.2%对 18.3%),且 FFR 组植入的支架数量显著少于后者[31]。两组患者术后 1 年无心绞痛事件率均为 80%,但 FFR 指导组的医疗支出显著低于血管造影指导组(14 315 美元对 16 700 美元)[31]。

## 弥漫病变或长病变的 CAD

FFR 辅助指导 PCI 决策的另一类患者是冠状动脉弥漫病变或长病变的患者。类似于单支血管多个病灶的评估,在冠状动脉最大化充血时将压力传感器导丝从血管远段缓慢回撤,同时借助透视精确定位具有血流动力学意义的狭窄病变。压力逐渐下降表明为弥漫病变,提示 PCI 在技术上可能并非优选,应考虑冠状动脉旁路移植术或药物治疗。压力突然降低则表明为具有血流动力学意义的局灶性狭窄,提示 PCI 可能更为有利[32,33]。

## 左主干病变和分叉病变

术者通过血管造影评价左主干病变也是一个巨大的挑战。如前所述,血管重叠或走行方向不利于造影观察等因素使造影评价无法达到最优标准，且带有显著的观察者自身偏差[34]。研究表明，这些患者应用FFR对血管做进一步评价是有益的。研究表明，左主干中度狭窄且FFR>0.75的患者3年预后情况良好，提示这一亚组的患者推迟行PCI是安全的[35]。

与左主干病变相似，分叉病变的评估也是介入医生面对的一项重大挑战。对分叉的每个分支分别行FFR能可靠地确定各分支病变的血流动力学意义，帮助术者确定最恰当的治疗方案[36]。

## 冠状动脉旁路移植术

目前尚缺乏FFR评估大隐静脉移植物(SVG)临界狭窄生理学意义的数据。在一项小型观察性研究中，10名退伍军人在心肌负荷灌注成像(MPI)中发现SVG狭窄而被转诊接受PCI。FFR<0.75对于负荷MPI发现缺血的敏感性、特异性和准确性分别为50%、75%和70%。该研究的作者认为，相比于负荷MPI，采用FFR评价SVG病变的生理学意义可行，且具有可接受的敏感性和特异性。

## 急性心肌梗死和心肌梗死后

虽然FFR能为稳定型和不稳定型心绞痛患者的冠状动脉临界狭窄提供有价值信息，但不应将其用于心肌梗死急性期。动物研究表明，即使梗死相关血管恢复再灌注，仍然存在明显的血管周围水肿和毛细血管的白细胞堵塞，导致微血管功能障碍和心肌灌注恢复不完全[37]。人群研究证实此时FFR的高估率可达5%[38]。但也有研究表明，心肌梗死6天后FFR即可准确识别有血流动力学意义的冠状动脉病变，这些病变为有严重残留缺血但尚存活的心肌供血[39]。在这项研究中，对心梗发作至少6天的57例患者行心肌灌注SPECT成像和FFR检查。SPECT提示缺血患者FFR值显著低于心肌瘢痕化但无缺血的患者。当使用0.75作为FFR截断值时，其敏感性和特异性分别为82%和87%。然而，当仅考虑真阳性和真阴性负荷试验时，敏感性和特异性分别升至87%和100%。将敏感性和特异性对FFR绘图，当敏感性与特异性相当（88%）时FFR为0.78；然而，该数值在准确度上与截断值0.75相比并未呈现显著统计学差异。

## FFR用于PCI术后

研究表明，PCI术后加做FFR具有显著的预后价值[40-42]。一般认为FFR≥0.90表明球囊扩张成形成功，而FFR≥0.94则表明支架植入成功。FFR值低于上述数值提示预后不良。

FFR的辅助价值还体现在支架植入后对分支受累的评估。一项FFR评估分支受累可行性的观察研究表明，QCA>75%的病变中只有20%的比例FFR<0.75，而QCA<75%的病变中均未见FFR<0.75[43]。这提示大多数受累分支的狭窄并没有血流动力学意义，对分支血管延期PCI可能是安全的。这一信息非常有用，因为分叉病变双支架置入术后再狭窄和支架血栓的发生率较高[44]。

## FFR的局限性

虽然一些随机对照试验表明FFR指导的冠状动脉血运重建术具有临床获益，但也存在一定局限性。FFR用于AMI并不总是准确的，且由于微血管功能障碍，FFR值常被错误地高估。此外，动物研究表明用腺苷或罂粟碱行FFR时，高达16%的受试个体未达最大扩张状态[45]。这提示在目前使用的标准血管扩张剂量下，某些病变的生理学意义可能被低估。为达到最大的冠状动脉充血状态，血管扩张药物可能需要增加剂量。

# 瞬时无波比率

近来引入了一种有创评价冠状动脉临界狭窄程度的新方法，称为瞬时无波比率(iFR)。与FFR不同，iFR是在静息或非血管扩张状态下评估冠状动脉病变，因此不需要使用腺苷或其他血管扩张剂。

iFR的原理是基于全心动周期中存在多种不同的压力波形，这些压力波形影响了冠状动脉内的瞬时血流量和压力。冠状动脉内的压力和流量关系随心动周期发生变化，且狭窄近段和狭窄远段区域存在差异[46]。但在舒张期的某段时间内没有新的冠状动脉压力波出现，称为无波期(WFP)。在此期间，冠状动脉内压力和血流量呈平行线性下降，微血管阻力显著低于心动周期的剩余时间，且更平稳[47]。因此，这为评估非充血状态下冠状动脉狭窄的血流动力学意义提供了理想条件。

类似于 FFR，iFR 操作时将一顶端带压力传感器的 0.014in 导丝穿过冠状动脉狭窄处，同步记录狭窄远段（经导丝）和近段（经指引导管）的压力（图 22.3）。但与 FFR 不同的是，iFR 记录的测量结果来源于心脏舒张条件下的瞬时无波期。患者处于静息状态，无须诱发血管扩张。

### iFR 及杂交策略

最初，有学者提出 iFR 作为 FFR 的补充，以一种“杂交方式”评价冠状动脉的临界狭窄病变。在这一策略中，患者于静息状态测量 iFR，iFR>0.93 的病变被视为无血流动力学意义，可推迟行血管重建，而 iFR<0.86 时视为缺血，应继续血管重建。而 0.86~0.93 视为“灰色区域”，这些患者需使用腺苷进一步计算 FFR，以明确病变是否需重新血运。这一策略能够使 60%~70%的患者免去不必要的腺苷用药[48]。虽然该策略提供的实践方法将 iFR 整合入当前的临床实践，但近来两项大型随机临床试验表明与 FFR 相比 iFR 具有非劣效性，无须再使用杂交的策略。

### 对比 iFR 与 FFR 的临床试验

两项大型随机临床试验表明，以单一截断值 iFR≤0.89 指导血管重建替代 FFR 是安全可行的。DEFINE-FLAIR（中度狭窄的功能损害评估指导血运重建）是一项对比 iFR 和 FFR 指导临界病变冠状动脉血管重建的随机双盲对照研究，共纳入 2492 例患者，主要终点为 1 年时 MACE 事件[49]。主要终点发生情况：iFR 组为 78/1148（6.8%），FFR 组为 83/1182（7.0%）（非劣效性 $P<0.001$）。此外，iFR 组出现不良手术症状或临床症状的患者人数（3.1%对 30.8%）和手术中位时间（40.5 分钟对 45.0 分钟；$P=0.001$）也显著低于 FFR 组；类似地，iFR-SWEDEHEART（稳定型心绞痛或急性冠脉综合征患者的瞬时波前比和部分流动储备的比较）研究是一项开放性随机研究，比较了 iFR 和 FFR 指导下的稳定型心绞痛或急性冠状动脉综合征患者的血管重建。共登记纳入 2037 例患者，主要终点为 1 年时的 MACE，两组发生率分别为 iFR 组 68/1012（6.7%）、FFR 组 61/1007（6.1%）（非劣效性 $P=0.007$）[50]。次要终点为不良手术症状，FFR 组的发生率依然显著高于 iFR 组（胸痛，68.3%对 3.0%，$P<0.001$）。

尽管和 FFR 相比 iFR 具有非劣效性，但 DEFINE-FLAIR 和 iFR-SWEDEHEART 研究表明，接受 iFR 患者的延迟血管重建率较 FFR 组更高[51]。在这两项研究的汇总分析中，合并后 iFR 组 2240 例患者中有 1119 例（50.0%）延迟了血运重建，而合并后 FFR 组为 1015/2246（45.0%）。重要的是，尽管合并后 iFR 组延迟血运重建率更高，但两组间的主要结局发生率均同样很低。因此，iFR 组的医疗费用显著低于 FFR 组。

除了降低手术并发症、手术时间和手术费用外，iFR 相比于 FFR 还具有其他潜在的获益。在血管扩张状态下（如 FFR 操作时），一旦遇到狭窄率 40%~50%的病变，狭窄远段的冠状动脉血流即减少。当存在多个连续分布的临界病变时，通过近段狭窄后的扩张血流会受到远段狭窄的影响，反之亦然。因此，充血状态下是无法确定单个狭窄的严重程度[52]。相反，静息状态下病变远段的冠状动脉血流是保持不变的，除非遇到临界狭窄[46]。因此，连续分布的临界狭窄彼此之间相互作用极小。通过缓慢回撤顶端带有压力传感器的 0.014in 冠状动脉导丝即可准确评估串联狭窄中单个病变的严重程度。

## 结论

CFR 和相对 CFR 可用于冠状动脉流速的有创监测，评价心外膜狭窄的血流动力学意义或微血管功能障碍。由于 CFR 局限性、操作耗时以及 CFR 相关风险性，现已很少用于心外膜病变的评估。然而，CFR 仍是评价微血管功能障碍的首选方法。

FFR 是目前评价冠状动脉临界狭窄生理意义的首选方法。它比较的是心外膜狭窄处远段与近段的压力之比，因而具有病变特异性。该技术在原有血管造影和血管内影像方式（比如 IVUS 和 OCT）提供的解剖学信息基础上补充了重要的功能信息。研究表明，其指导单支和多支冠状动脉病变 PCI 治疗可以改善患者临床结局，在检查各种类型的冠状动脉病变时也能提供有用的信息。此外，与单纯血管造影指导的 PCI 相比,FFR 辅助 PCI 可显著降低治疗成本。

iFR 是一种评价临界狭窄严重程度的最新有创方法。与 FFR 相比,其优点包括减少手术时间和成本,减少不良手术症状。随着两项大型随机研究的完成,支持应用 iFR 的结果数据是 FFR 的两倍以上。尽管目前该技术在世界范围内推广速度仍较慢,但有理由相信未来几年后 iFR 将成为评价冠状动脉临界狭窄病变的首选方法。

## 复习题

问题 1~2:

一例 62 岁患者因胸痛接受左心导管检查,发现大的第一对角支有一处 65%狭窄。FFR 测量时,主动脉压为 102/77mmHg,对角支远段平均压为 60mmHg。

1.对角支的 FFR 是多少?

A.0.779。

B.0.588。

C.0.703。

D.无法根据提供的信息确定。

答案:(C)。为计算 FFR,你首先需要计算主动脉内平均压(MP)。通过以下方程可得出:MP=舒张压+(收缩压-舒张压)/3。数字代入方程后计算出 MP=85.3mmHg。FFR=MP 远段/MP 主动脉=60/85.3=0.703。

2.对角支是否有 PCI 指征?

A.是,FFR>0.75。

B.否,FFR<0.75。

C.是,FFR<0.75。

D.视冠状动脉狭窄程度而定。

问题 3~4:

一例 63 岁高血压患者间歇性劳累后胸痛 12 个月。外院的运动负荷核素试验提示前间壁和侧壁存在可逆灌注缺损。然而经左心导管行冠状动脉造影检查提示冠状动脉正常。你对 LAD 做了 CFR 检查,结果为 1.6。

3.该患者的诊断是什么?

A.非心源性胸痛。

B.由漏诊的冠状动脉狭窄引起的心源性胸痛。

C.核素负荷试验为假阳性。

D.心脏 X 综合征。

4.该患者未来一年内的不良心血管事件风险为多少?

A.2.5%。

B.1%。

C.10%。

D.15%。

5.你为一例 59 岁劳累后胸痛加重的患者做了左心导管检查。右冠状动脉造影结果提示中段和远段各有一处 60%狭窄,左主干、LAD 和 LCx 仅有轻度病变。通过缓慢回撤顶端带压力传感器的 0.014in 冠状动脉导丝,你对 RCA 做了 iFR 检查并获得如下结果:

- 右后降支 iFR 为 0.76。
- 右冠状动脉中段和远段病变之间的 iFR 为 0.81。
- RCA 近段 iFR 为 1.00。

此时最恰当的治疗决策是什么?

A.对 RCA 的中段和远段病变同时行 PCI。

B.对 RCA 中段病变行 PCI。

C.对 RCA 远段病变行 PCI。

D.以上都不是。

答案:(C)。根据 DEFER(FFR<0.75)和 FAME(FFR<0.80)的研究结果,PCI 是有指征的。

答案:(D)。心脏 X 综合征,即心脏负荷试验异常,但冠状动脉造影正常的心绞痛。CFR≤2 提示微血管病变,与该病的病理生理学一致。

答案:(A)。该患者未来一年内发生心肌梗死、脑卒中、心源性猝死或充血性心力衰竭的风险为 2.5%。

答案:(B)。术者在单支血管内缓慢回撤导丝跨越多个连续狭窄测量 iFR,即可确定单个病变的血流动力学意义。在本案例中,RCA 远段狭窄的血流动力学意义为 0.81。因此,最恰当的干预决策为仅对 RCA 中段病变行 PCI 治疗。

(黄雷 译)

## 参考文献


1. Grondin CM, Dyrda I, Pasternac A, Campeau L, Bourassa MG, Lesperance J. Discrepancies between cineangiographic and postmortem findings in patients with coronary artery disease and recent myocardial revascularization. Circulation. 1974;49:703–8.
2. Hutchins GM, Bulkley BH, Ridolfi RL, Griffith LS, Lohr FT, Piasio MA. Correlation of coronary arteriograms and left ventriculograms with postmortem studies. Circulation. 1977;56:32–7.
3. Arnett EN, Isner JM, Redwood DR, et al. Coronary artery narrowing in coronary heart disease: comparison of cineangiographic and necropsy findings. Ann Intern Med. 1979;91:350–6.
4. Fisher LD, Judkins MP, Lesperance J, et al. Reproducibility of coronary arteriographic reading in the coronary artery surgery study (CASS). Catheter Cardiovasc Diagn. 1982;8:565–75.
5. Gould KL, Lipscomb K, Hamilton GW. Physiologic basis for assessing critical coronary stenosis. Instantaneous flow response and regional distribution during coronary hyperemia as measures of coronary flow reserve. Am J Cardiol. 1974;33:87–94.
6. Gould KL, Kirkeeide RL, Buchi M. Coronary flow reserve as a physiologic measure of stenosis severity. J Am Coll Cardiol. 1990;15:459–74.
7. Doucette JW, Corl PD, Payne HM, et al. Validation of a Doppler guide wire for intravascular measurement of coronary artery flow velocity. Circulation. 1992;85:1899–911.
8. Labovitz AJ, Anthonis DM, Cravens TL, Kern MJ. Validation of volumetric flow measurements by means of a Doppler-tipped coronary angioplasty guide wire. Am Heart J. 1993;126:1456–61.
9. Miller DD, Donohue TJ, Younis LT, et al. Correlation of pharmacological 99mTc-sestamibi myocardial perfusion imaging with poststenotic coronary flow reserve in patients with angiographically intermediate coronary artery stenoses. Circulation. 1994;89:2150–60.
10. Heller LI, Cates C, Popma J, et al. Intracoronary Doppler assessment of moderate coronary artery disease: comparison with 201Tl imaging and coronary angiography. FACTS study group. Circulation. 1997;96:484–90.
11. Akasaka T, Yoshida K, Hozumi T, et al. Retinopathy identifies marked restriction of coronary flow reserve in patients with diabetes mellitus. J Am Coll Cardiol. 1997;30:935–41.
12. Lorenzoni R, Gistri R, Cecchi F, et al. Coronary vasodilator reserve is impaired in patients with hypertrophic cardiomyopathy and left ventricular dysfunction. Am Heart J. 1998;136:972–81.
13. Czernin J, Muller P, Chan S, et al. Influence of age and hemodynamics on myocardial blood flow and flow reserve. Circulation. 1993;88:62–9.
14. Schafer S, Kelm M, Mingers S, Strauer BE. Left ventricular remodeling impairs coronary flow reserve in hypertensive patients. J Hypertens. 2002;20:1431–7.
15. Voudris V, Avramides D, Koutelou M, et al. Relative coronary flow velocity reserve improves correlation with stress myocardial perfusion imaging in assessment of coronary artery stenoses. Chest. 2003;124:1266–74.
16. Bugiardini R, Bairey Merz CN. Angina with "normal" coronary arteries: a changing philosophy. JAMA. 2005;293:477–84.
17. Reis SE, Holubkov R, Conrad Smith AJ, et al. Coronary microvascular dysfunction is highly prevalent in women with chest pain in the absence of coronary artery disease: results from the NHLBI WISE study. Am Heart J. 2001;141:735–41.
18. Pijls NH, van Son JA, Kirkeeide RL, De Bruyne B, Gould KL. Experimental basis of determining maximum coronary, myocardial, and collateral blood flow by pressure measurements for assessing functional stenosis severity before and after percutaneous transluminal coronary angioplasty. Circulation. 1993;87:1354–67.
19. Pijls NH, De Bruyne B, Peels K, et al. Measurement of fractional flow reserve to assess the functional severity of coronary-artery stenoses. N Engl J Med. 1996;334:1703–8.
20. Kern MJ, de Bruyne B, Pijls NH. From research to clinical practice: current role of intracoronary physiologically based decision making in the cardiac catheterization laboratory. J Am Coll Cardiol. 1997;30:613–20.
21. Di Segni E, Higano ST, Rihal CS, Holmes DR Jr, Lennon R, Lerman A. Incremental doses of intracoronary adenosine for the assessment of coronary velocity reserve for clinical decision making. Catheter Cardiovasc Interv. 2001;54:34–40.
22. Wilson RF, White CW. Intracoronary papaverine: an ideal coronary vasodilator for studies of the coronary circulation in conscious humans. Circulation. 1986;73:444–51.
23. Bartunek J, Wijns W, Heyndrickx GR, de Bruyne B. Effects of dobutamine on coronary stenosis physiology and morphology: comparison with intracoronary adenosine. Circulation. 1999;100:243–9.
24. de Bruyne B, Bartunek J, Sys SU, Pijls NH, Heyndrickx GR, Wijns W. Simultaneous coronary pressure and flow velocity measurements in humans. Feasibility, reproducibility, and hemodynamic dependence of coronary flow velocity reserve, hyperemic flow versus pressure slope index, and fractional flow reserve. Circulation. 1996;94:1842–9.
25. Caymaz O, Fak AS, Tezcan H, et al. Correlation of myocardial fractional flow reserve with thallium-201 SPECT imaging in intermediate-severity coronary artery lesions. J Invasive Cardiol. 2000;12:345–50.
26. Leesar MA, Abdul-Baki T, Akkus NI, Sharma A, Kannan T, Bolli R. Use of fractional flow reserve versus stress perfusion scintigraphy after unstable angina. Effect on duration of hospitalization, cost, procedural characteristics, and clinical outcome. J Am Coll Cardiol. 2003;41:1115–21.
27. Bech GJ, De Bruyne B, Bonnier HJ, et al. Long-term follow-up after deferral of percutaneous transluminal coronary angioplasty of intermediate stenosis on the basis of coronary pressure measurement. J Am Coll Cardiol. 1998;31:841–7.
28. Bech GJ, De Bruyne B, Pijls NH, et al. Fractional flow reserve to determine the appropriateness of angioplasty in moderate coronary stenosis: a randomized trial. Circulation. 2001;103:2928–34.
29. Kern MJ, Donohue TJ, Aguirre FV, et al. Clinical outcome of deferring angioplasty in patients with normal translesional pressure-flow velocity measurements. J

Am Coll Cardiol. 1995;25:178–87.
30. Chamuleau SA, Meuwissen M, Koch KT, et al. Usefulness of fractional flow reserve for risk stratification of patients with multivessel coronary artery disease and an intermediate stenosis. Am J Cardiol. 2002;89:377–80.
31. Tonino PA, De Bruyne B, Pijls NH, et al. Fractional flow reserve versus angiography for guiding percutaneous coronary intervention. N Engl J Med. 2009;360:213–24.
32. Pijls NH, De Bruyne B, Bech GJ, et al. Coronary pressure measurement to assess the hemodynamic significance of serial stenoses within one coronary artery: validation in humans. Circulation. 2000;102:2371–7.
33. De Bruyne B, Pijls NH, Heyndrickx GR, Hodeige D, Kirkeeide R, Gould KL. Pressure-derived fractional flow reserve to assess serial epicardial stenoses: theoretical basis and animal validation. Circulation. 2000;101:1840–7.
34. Mintz GS, Kent KM, Pichard AD, Satler LF, Popma JJ, Leon MB. Contribution of inadequate arterial remodeling to the development of focal coronary artery stenoses. An intravascular ultrasound study. Circulation. 1997;95:1791–8.
35. Bech GJ, Droste H, Pijls NH, et al. Value of fractional flow reserve in making decisions about bypass surgery for equivocal left main coronary artery disease. Heart. 2001;86:547–52.
36. Ziaee A, Parham WA, Herrmann SC, Stewart RE, Lim MJ, Kern MJ. Lack of relation between imaging and physiology in ostial coronary artery narrowings. Am J Cardiol. 2004;93:1404–7, A9.
37. Engler RL, Schmid-Schonbein GW, Pavelec RS. Leukocyte capillary plugging in myocardial ischemia and reperfusion in the dog. Am J Pathol. 1983;111:98–111.
38. Claeys MJ, Bosmans JM, Hendrix J, Vrints CJ. Reliability of fractional flow reserve measurements in patients with associated microvascular dysfunction: importance of flow on translesional pressure gradient. Catheter Cardiovasc Interv. 2001;54:427–34.
39. De Bruyne B, Pijls NH, Bartunek J, et al. Fractional flow reserve in patients with prior myocardial infarction. Circulation. 2001;104:157–62.
40. Hanekamp CE, Koolen JJ, Pijls NH, Michels HR, Bonnier HJ. Comparison of quantitative coronary angiography, intravascular ultrasound, and coronary pressure measurement to assess optimum stent deployment. Circulation. 1999;99:1015–21.
41. Pijls NH, Klauss V, Siebert U, et al. Coronary pressure measurement after stenting predicts adverse events at follow-up: a multicenter registry. Circulation. 2002;105:2950–4.
42. Rieber J, Schiele TM, Erdin P, et al. Fractional flow reserve predicts major adverse cardiac events after coronary stent implantation. Z Kardiol. 2002;91(Suppl 3):132–6.
43. Koo BK, Kang HJ, Youn TJ, et al. Physiologic assessment of jailed side branch lesions using fractional flow reserve. J Am Coll Cardiol. 2005;46:633–7.
44. Colombo A, Moses JW, Morice MC, et al. Randomized study to evaluate sirolimus-eluting stents implanted at coronary bifurcation lesions. Circulation. 2004;109:1244–9.
45. Jeremias A, Filardo SD, Whitbourn RJ, et al. Effects of intravenous and intracoronary adenosine 5′-triphosphate as compared with adenosine on coronary flow and pressure dynamics. Circulation. 2000;101:318–23.
46. Nijjer SS, de Waard GA, Sen S, et al. Coronary pressure and flow relationships in humans: phasic analysis of normal and pathological vessels and the implications for stenosis assessment: a report from the Iberian-Dutch-English (IDEAL) collaborators. Eur Heart J. 2016;37:2069–80.
47. Sen S, Escaned J, Malik IS, et al. Development and validation of a new adenosine-independent index of stenosis severity from coronary wave-intensity analysis: results of the ADVISE (ADenosine Vasodilator Independent Stenosis Evaluation) study. J Am Coll Cardiol. 2012;59:1392–402.
48. Escaned J, Echavarria-Pinto M, Garcia-Garcia HM, et al. Prospective assessment of the diagnostic accuracy of instantaneous wave-free ratio to assess coronary stenosis relevance: results of ADVISE II international, multicenter study (ADenosine Vasodilator Independent Stenosis Evaluation II). JACC Cardiovasc Interv. 2015;8:824–33.
49. Davies JE, Sen S, Dehbi HM, et al. Use of the instantaneous wave-free ratio or fractional flow reserve in PCI. N Engl J Med. 2017;376:1824–34.
50. Gotberg M, Christiansen EH, Gudmundsdottir IJ, et al. Instantaneous wave-free ratio versus fractional flow reserve to guide PCI. N Engl J Med. 2017;376:1813–23.
51. Escaned J, Ryan N, Mejia-Renteria H, et al. Safety of the deferral of coronary revascularization on the basis of instantaneous wave-free ratio and fractional flow reserve measurements in stable coronary artery disease and acute coronary syndromes. JACC Cardiovasc Interv. 2018;11:1437–49.
52. Kim HL, Koo BK, Nam CW, et al. Clinical and physiological outcomes of fractional flow reserve-guided percutaneous coronary intervention in patients with serial stenoses within one coronary artery. JACC Cardiovasc Interv. 2012;5:1013–8.

# 索　引


A

艾司洛尔　72

B

瓣膜反流　179
瓣膜性心脏病　147
伯努利方程　121

C

彩色多普勒　121
超声心动图　119
磁共振成像　201

D

地尔硫䓬　60
动脉导管未闭　145
短期机械循环支持系统　92
对比剂　42
多巴胺　34
多巴酚丁胺　34

E

二尖瓣反流　130
二氢吡啶类 CCB　63

F

反流孔　132
反射压力波　18
房间隔缺损　144
非二氢吡啶类 CCB　63
肺动脉高压　203
肺毛细血管楔压　6
腹腔积液　106

G

钙化性缩窄性心包炎　203
钙通道阻滞剂　56
高级心脏生命支持　173
冠状动脉旁路移植术　107
冠状动脉血流储备　270
冠状动脉造影　150

H

后负荷　2
环状单磷酸鸟苷　74
混合静脉血氧饱和度　226

J

急性冠脉综合征　172
计算机断层扫描　201
经食管超声心动图　201

L

连续波多普勒　120

M

脉冲波多普勒　119
美国食品药品监督管理局　75
米力农　75

N

奈西利肽　72
尼卡地平　74

O

耦联　20

P

剖面　120
普萘洛尔　58

Q

期前收缩　34
前负荷　2
腔内解剖学　2
去甲肾上腺素　35

去氧肾上腺素 77
醛固酮拮抗剂 48

R

热稀释技术 172

S

沙库巴曲 82
肾上腺素 56
渗出性缩窄性心包炎 205
生物标志物 83
失代偿性心力衰竭 238
室间隔缺损 145
室性期前收缩 102
舒张理论学 146
输入阻抗 19
双 RAAS 阻断剂 49
瞬时无波比率 274
缩窄性心包炎 148

T

特性阻抗 19
体外泵 95
体外膜肺氧合 70

W

维拉帕米 61

X

限制型心肌病 195
硝普钠 72
硝酸甘油 72
心包疾病 72
心搏骤停 51
心动周期 9
心房颤动 5
心肌标记 141
心肌病 10
心肌梗死 8
心肌收缩力 2
心力衰竭 2
心律失常 35
心率 2
心内充盈压 238
心腔内压力 122
心室壁应力 20
心输出量 6
心源性休克 91
心脏压塞 5
休克 260
血管紧张素 239
血管扩张剂 71
血管升压素 77
血流储备分数 152
血流动力学 2
血氧饱和度 225
循环血流动力学 39

Y

压力–容积环 9
伊伐布雷定 85
异丙肾上腺素 75
右心室肥大 110
右心衰竭 100

Z

整体纵向应变 200
正性肌力药 72
直接肾素抑制剂 48
中心静脉 107
中心静脉压 6
主动脉瓣狭窄 209
主动脉内球囊反搏 70
总外周循环阻力 25
左前降支 80
左心室射血分数 14
左西孟旦 75
左心室充盈 8
左心室肥大 14
左心衰竭 75
左旋支 151